高职高专护理类教材

Histology and Embryology

组织胚胎学

孙晓伟 等 主编

河南大学出版社
HENAN UNIVERSITY PRESS
·郑州·

图书在版编目(CIP)数据

组织胚胎学 / 孙晓伟等主编. -- 郑州：河南大学出版社，2025.1. -- ISBN 978-7-5649-6224-1

Ⅰ. R329.1

中国国家版本馆CIP数据核字第20259RH149号

ZUZHI PEITAIXUE
组织胚胎学

责任编辑 阮林要
责任校对 林方丽
封面设计 郭　灿

出　版	河南大学出版社
	地址：郑州市郑东新区商务外环中华大厦2401号
	邮编：450046
	电话：0371-86059701（营销部）
	网址：hupress.henu.edu.cn
排　版	河南树青文化传播有限公司
印　刷	广东虎彩云印刷有限公司
版　次	2025年1月第1版
开　本	787 mm×1092 mm　1/16
字　数	703千字
印　次	2025年1月第1次印刷
印　张	34.5
定　价	98.00元

（本书如有印装质量问题，请与河南大学出版社营销部联系调换。）

编委会

主　编

孙晓伟	深圳市光明区人民医院
戴晓萍	深圳市光明区人民医院
房媛媛	深圳市光明区人民医院
盘　锋	深圳市中西医结合医院
段宝学	湖北医药学院附属襄阳市第一人民医院
熊怀燕	深圳市第三人民医院

副主编

王爱玉	广州中医药大学深圳医院（福田）
曹春燕	深圳市第三人民医院
欧瑞菊	深圳市儿童医院
林永建	广东医科大学附属医院
高　慧	武汉市第一医院
孙萍萍	长春中医药大学附属第三临床医院
商宏伟	中国人民解放军联勤保障部队第九八三医院
何东全	湖北医药学院附属襄阳市第一人民医院

前　言

地球是一个瑰丽多彩的生物世界，目前世界上有100多万种动物（包括人类）、50多万种植物和几十万种微生物。一切生物体无不由细胞构成。人体内的细胞不但为数甚多，且形态与结构各异。人体不是众多细胞的杂乱组合，一些形态近似功能相关的细胞和由细胞产生的细胞间质组合在一起构成了组织（tissue）。毫无疑问，细胞是构成机体的主要结构和功能单位，但细胞间质及其中的体液成分（血浆、组织液、淋巴液等）构成了细胞生存的微环境，起着支持、保护、营养细胞的作用，并与细胞的增殖、分化、运动、代谢、信息沟通和功能表达密切相关。组织有多种类型，如上皮、血液、固有结缔组织、淋巴、软骨、骨、肌肉、神经等，每种组织具有一定形态、结构特征和相关的功能。几种组织相互结合，组成器官和系统。

组织胚胎学是一门包括组织学（histology）和胚胎学（embryology）的学科。组织学是研究机体微细结构及其相关功能的学科，故又称显微解剖学（microscopic anatomy）；胚胎学则是研究个体发生、发育及有关机制的学科。

组织学与胚胎学的发展同社会和科学技术的进步密切相关，从细胞的发现和细胞学说的建立开始，组织学发展迄今已有300余年历史。在17世纪，Hooke用放大镜观察软木薄片，发现有许多小格，把它命名为"细胞"；之后，Leeuwenhoek用更高倍放大镜发现了精子、红细胞、肌细胞和神经细胞等。19世纪初，Bichat提出了"组织"这一名词，并将人体的组织分为21种。19世纪30年代，Schleiden和Schwann分别提出动物和植物都是由细胞构成的，创立了细胞学说。19世纪中期以后，随着光学显微镜、切片技术及染色方法的不断改进与充实，推进了组织学的继续发展。20世纪40年代，电子显微镜问世，经不断改进，如今可放大数十万倍，为人类揭示丰富多彩的微观世界之奥秘提供了强有力的手段。20世纪80年代初，扫描隧道显微镜的发明将放大倍数提高至100万倍，能直接从原子水平观察物质结构细节的理想基本实现。这是人类认识客观世界的一次革命性飞跃。

近年来，新的技术方法不断出现并用于组织学，如免疫组织化学和免疫细胞化学术、放射性自显影术、组织培养、细胞融合、荧光和激光技术，以及原位杂交、图像分析仪和立体计量术等。这些技术的运用，使研究内容不断充实，研究领域不断扩大，使得各学科间基本理论互相渗透，基本技术互相引用、促进，关系日益密切，并形成了一些新兴的边缘学科，如功能组织学、分子生物学、细胞遗传学、神经内分泌学、生物体视学等，都包含着组织学的丰富内容，促进了医学科学的发展。

随着现代科学技术的发展，组织胚胎学的内容也不断得到充实、更新和发展。现代组织胚胎学的研究，已从光镜水平深入电镜乃至分子水平，并与生物化学、免疫学、病理学及生殖医学等相关学科交叉渗透。目前，现代医学中的一些重大研究课题，如细胞凋亡、细胞突变、癌变及其逆转，细胞识别与细胞通信，细胞增殖、分化和衰老的调控，细胞与免疫，神经调节与体液调节等，都与组织胚胎学有着密切的联系。组织胚胎学是一门重要的医学基础课，只有系统掌握人体微细结构的基本知识，才能更好地学习、分析和理解其生理过程和病理现象，才能进一步学好其他医学基础课和临床各科。

本书在编写的过程中参考了许多相关文献，查阅了很多经典案例，做到深入浅出、图文并茂，书中观点有理有据，既体现了专业特色又不会乏味枯燥，希望可以给学生营造一种轻松快乐的学习氛围。由于编者水平有限，书中可能有不足及错误之处，我们热诚欢迎使用本教材的师生给予评议和指正。

目 录

学习单元一　绪论 ··· 1
　　学习任务一　组织胚胎学的研究内容 ··· 2
　　学习任务二　组织胚胎学的常用技术 ··· 7
　　学习任务三　组织胚胎学的学习方法 ··· 18

学习单元二　细胞 ··· 24
　　学习任务一　细胞的概况 ·· 25
　　学习任务二　细胞的结构 ·· 32
　　学习任务三　细胞增殖 ··· 40

学习单元三　上皮组织 ··· 50
　　学习任务一　被覆上皮 ··· 51
　　学习任务二　腺及腺上皮 ·· 64

学习单元四　结缔组织 ··· 76
　　学习任务一　固有结缔组织 ·· 78
　　学习任务二　软骨和骨 ··· 88
　　学习任务三　血液 ·· 100

学习单元五　肌组织 ··· 113
　　学习任务一　骨骼肌 ·· 114
　　学习任务二　心肌 ·· 120
　　学习任务三　平滑肌 ·· 124

学习单元六　神经组织 ··· 130
　　学习任务一　神经元 ·· 132

学习任务二　神经胶质细胞 …………………………………………………… 139
　　学习任务三　神经纤维和周围神经 …………………………………………… 144
　　学习任务四　神经末梢 ………………………………………………………… 148

学习单元七　循环系统 …………………………………………………………… 157
　　学习任务一　血管 ……………………………………………………………… 158
　　学习任务二　心脏 ……………………………………………………………… 172
　　学习任务三　淋巴管 …………………………………………………………… 179

学习单元八　消化系统 …………………………………………………………… 187
　　学习任务一　消化管 …………………………………………………………… 188
　　学习任务二　消化腺 …………………………………………………………… 201

学习单元九　呼吸系统 …………………………………………………………… 215
　　学习任务一　鼻腔 ……………………………………………………………… 217
　　学习任务二　气管与支气管 …………………………………………………… 225
　　学习任务三　肺 ………………………………………………………………… 231

学习单元十　泌尿系统 …………………………………………………………… 242
　　学习任务一　肾 ………………………………………………………………… 243
　　学习任务二　输尿管 …………………………………………………………… 259
　　学习任务三　膀胱 ……………………………………………………………… 263

学习单元十一　免疫系统 ………………………………………………………… 272
　　学习任务一　绪论 ……………………………………………………………… 273
　　学习任务二　免疫细胞 ………………………………………………………… 281
　　学习任务三　淋巴组织 ………………………………………………………… 284
　　学习任务四　淋巴器官 ………………………………………………………… 285

学习单元十二　内分泌系统 ……………………………………………………… 299
　　学习任务一　甲状腺 …………………………………………………………… 301
　　学习任务二　甲状旁腺 ………………………………………………………… 309
　　学习任务三　肾上腺 …………………………………………………………… 314
　　学习任务四　垂体 ……………………………………………………………… 319
　　学习任务五　松果体 …………………………………………………………… 324

学习单元十三　生殖系统 ··· 332

　　学习任务一　男性生殖系统 ··· 333

　　学习任务二　女性生殖系统 ··· 343

学习单元十四　皮肤 ··· 362

　　学习任务一　表皮 ·· 363

　　学习任务二　真皮 ·· 369

　　学习任务三　皮肤附属器 ··· 373

学习单元十五　眼和耳 ··· 386

　　学习任务一　眼 ··· 387

　　学习任务二　耳 ··· 401

学习单元十六　人体胚胎学 ··· 413

　　学习任务一　生殖细胞与受精过程 ·· 414

　　学习任务二　胚泡形成与植入 ·· 422

　　学习任务三　胚层形成与分化 ·· 426

　　学习任务四　胎膜和胎盘 ··· 431

　　学习任务五　胚体外形的建立和胚胎的外形特征 ······························ 438

学习单元十七　系统发生演变 ··· 447

　　学习任务一　颜面、颈和四肢的发生 ·· 448

　　学习任务二　消化与呼吸系统的发生 ··· 453

　　学习任务三　泌尿与生殖系统的发生 ··· 463

　　学习任务四　心血管系统的发生 ·· 473

　　学习任务五　神经系统的发生 ·· 484

　　学习任务六　眼和耳的发生 ··· 494

参考答案 ··· 508

　　学习单元一　绪论 ·· 508

　　学习单元二　细胞 ·· 509

　　学习单元三　上皮组织 ··· 510

　　学习单元四　结缔组织 ··· 512

　　学习单元五　肌组织 ··· 513

学习单元六　神经组织 ··515

学习单元七　循环系统 ··517

学习单元八　消化系统 ··518

学习单元九　呼吸系统 ··521

学习单元十　泌尿系统 ··522

学习单元十一　免疫系统 ··524

学习单元十二　内分泌系统 ··525

学习单元十三　生殖系统 ··526

学习单元十四　皮肤 ··528

学习单元十五　眼和耳 ··530

学习单元十六　人体胚胎学 ··532

学习单元十七　系统发生演变 ··534

参考文献 ··538

学习单元一　绪　论

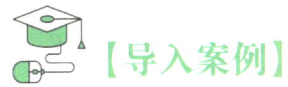【导入案例】

科学家们在干细胞研究上又提出大胆计划，英国科学家正寻求政府批准，要制造出人兔结合的混种胚胎，宣称这样的胚胎可以定做出特定基因缺陷，有助于研究当前还无药可救的人类疾病。

这项申请是由研究运动神经元疾病的伦敦国王学院神经学教授克里斯·萧，以及制造出第一只复制动物"桃莉羊"的爱丁堡大学教授威穆特共同提出，他们认为，如此可以克服可用于研究的人类卵子非常有限的问题。克里斯·萧说，"兔子的生殖力是有名的高"，最重要的是，以动物卵子可以有更好的机会制造出干细胞，如果等待人类卵子可能得等上十年，用动物卵子只需一到两年。

科学家们利用动物卵子复制出胚胎，再从胚胎培育干细胞，干细胞就能携带特定疾病的缺陷基因，有助于了解这些疾病的细胞分子运作机制哪部分出错，可望借此找出新的治疗方案。

克里斯·萧和威穆特的这项研究计划需要英国主管胚胎研究的人类受精和胚胎学管理局批准，该局主任表示，研究团队必须提出该研究有其需要与必要性，而且任何制造出来的人类胚胎都不能存活超过14天，也不能植入妇女体内。

为了制造研究用的人兔混合胚胎，科学家必须从运动神经元病变患者身上取下皮肤细胞，注射到去除细胞核的兔子卵中，生成的胚胎只会携带少量的兔子DNA，这部分成功的话，一周内会分裂出大约200个细胞，科学家就能从中抽取干细胞。

这项研究计划引起反对人类胚胎复制研究者的强烈批评，并质疑研究的真正目的，"生殖道德评论"组织的昆塔瓦尔说，"我的疑问是，他们真正要制造的是什么？他们要制造干细胞那么单纯或者刻意欺骗？为了要取得干细胞，他们肯定要经过囊胚泡这个阶段：他们要制造出'某种东西'以取得新细胞，这个'某个东西'肯定就是人类"。不过研究这个领域的剑桥大学葛登教授则认为，"我看不出来他们提出的有什么道德问题，我不认为那是人类胚胎，但是这所有争议都回归到一个问题，就是你认为生命起于哪里"。

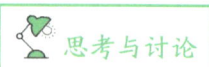

为什么会有克隆羊的诞生或者说为什么可以成功制造出克隆羊？

如上文所述，用类似制造克隆羊的方法来制造人类可不可行？除了上述所陈列的理由，还有什么困难呢？

学习任务一　组织胚胎学的研究内容

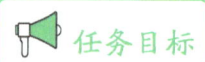

（1）了解组织胚胎学这门学科的研究内容。

（2）熟悉组织胚胎学的发展历程。

（3）掌握组织胚胎学的基本概念。

一、组织胚胎学的定义

组织学（histology）是研究人体微细结构及相关功能的一门学科，内容包括细胞、基本组织、器官组织。细胞是组成机体结构和功能的基本单位，数量众多、形态多样，并具有各自的结构特征、代谢特点及功能活动。由形态和功能相同或相似的细胞和细胞间质组成组织。细胞间质由细胞产生，构成细胞生存的微环境，对细胞起支持、联系、保护和营养等作用，并对细胞增殖、分化、运动及信息传导也有重要影响。多年来，传统地将组织分为四种：上皮组织、结缔组织、肌组织和神经组织，称此为基本组织（primary tissue）。

现代组织学研究愈来愈多地发现，一种组织内往往含有多种类型的细胞，一种组织内的细胞可以转移至另一种组织内，甚至转变为另一种组织的细胞。因此应认识到，组织的结构和功能是复杂多变的，组织的分类是归纳性的相对意义的概念。这些组织按一定规律组合成器官（organ）。器官具有一定的形态结构，执行特定的生理功能，如心、肝、肺、肾等。系统（system）由一些功能相关的器官组合而成，完成连续的生理活动。人体有神经、循环、免疫、消化、呼吸、泌尿、内分泌、皮肤、生殖等系统。

胚胎学是研究人体发生、生长及发育机制的一门科学。胚胎的发生、发育表现为一个连续发展过程，始于受精卵，即合子，它由男性的精子和女性卵子融合而成。这个融合过程称为受精。合子具有旺盛的生命力，在母体内不断增殖和分化，最初形成三个胚层，并在此基础上分化形成各种组织和一系列器官系统，再经过生长和发育，最终形成胎儿直至分娩。

因此，对男女两性生殖细胞、受精、胚胎早期发生及各器官系统发育的研究是人体胚胎学的主要内容。遗传因素和环境因素可造成胚胎发生异常，产生各种先天性畸形。鉴于先天性畸形的发生率有逐渐上升趋势，研究致畸因素及畸形发生机理也已成为胚胎学不可忽视的重要内容。

关于胚胎的发生，古希腊学者亚里士多德最早对胚胎发育进行观察；17世纪50年代，Harvey提出"一切生命皆来自卵"的假设，Leeuwenhoek和Graaf分别发现精子与卵泡，提出"预成论"学说，认为在精子或卵子内有微小的人体，并逐渐长大成为胎儿；18世纪中叶，Wolff提出了"渐成论"学说，认为胚胎是经历了由简单到复杂的渐变过程而形成的；19世纪以后，胚胎的发生经显微镜观察，否定了"预成论"，提出在受精卵细胞核内的脱氧核糖核酸（DNA）中，存在有决定胎儿全身结构形态的各种基因，胚胎发育是各个基因活动的逐步展开；20世纪70年代，开始有试管婴儿诞生。随着科学的不断发展，人们对胚胎发育的认识也越来越清楚。胚胎在母体内的发育是一个连续和复杂的过程，需时266 d（38周）。

为了研究和学习，常将人胚发育分成两个时期。①胚期：指第1~8周的胚胎，包括受精、卵裂、胚层形成和器官原基的建立，第8周末胚已具人形；②胎期：指第9周起至娩出，此期胎儿逐渐长大，各器官的结构和机能逐渐完善。

在个体发育时期，细胞不断增殖、分化和更新，胚胎时期的组织及器官的形成和分化从简单至复杂而趋向成熟。至出生时，各种组织和器官的发育程度并不完全一致，如骨组织和骨、淋巴组织和淋巴器官（免疫器官）、神经组织和脑，以及生殖器官等，它们的结构和功能还远未成熟，在出生后发育时期还需经历很大的结构变化和功能的逐渐完善。组织和器官内的细胞分化程度不一，大多既含有分化程度低的幼稚细胞，也有分化程度高的成熟细胞。

细胞的寿命和更新速度也长短快慢不一。如人的成熟生殖细胞受精能力只能保持24 h，男性在青春期后的数十年内可持续不断地大量生成精子，而女性在出生后则卵子数量不再增多；又如血液的中性粒细胞和血小板的寿命仅几天或十几天，红细胞的寿命120 d，某些淋巴细胞的寿命则可长达数年或数十年。表皮、胃肠上皮、角膜上皮等均有一定的更新周期。

一般认为人自出生后的神经细胞不再有分裂增殖能力，脑神经细胞的数量不再增多，细胞的寿命是终身的。肝细胞寿命也很长，正常情况下也很少见细胞分裂象。组织内不具有分裂增殖能力的细胞称为终末细胞（end cell），如红细胞、粒细胞、精子、卵子、骨细胞、角质细胞等。成体的许多组织内仍保存着数量不等的未分化的原始细胞，它们类似于胚胎早期的细胞，具有潜在的增殖和分化能力，在一定的条件下可呈现很强的增殖和分化能力，此类细胞称为干细胞（stem cell），如结缔组织内未分化的间充质细胞、骨髓内的造血干细胞、表皮和其他上皮内的基细胞、骨膜和软骨膜内的骨原细胞、骨骼肌的卫星细胞、脑内的神经干细胞、肝内的卵圆细胞、睾丸生精小管内的精原细胞等。

二、组织胚胎学的分类

（一）按研究对象划分

按研究对象的不同，组织学有植物组织学、动物组织学与人体组织学之分，胚胎学也有植物胚胎学、动物胚胎学与人体胚胎学之分；动物胚胎学又可分为无脊椎动物胚胎学与脊椎动物胚胎学。由于胚胎学的日益发展，其分科也越来越细，如脊椎动物胚胎学还可分为家畜胚胎学、家禽胚胎学及鱼类胚胎学等。

（二）按研究方法划分

按研究方法的不同，可将组织胚胎学分为许多专门的学科，如组织学可分为比较组织学（comparative histology）、实验组织学（experimental histology）、组织化学（histochemistry）、组织培养（tissue culture），以及病理组织学（pathological histology）等。就胚胎学来说，其门类更加繁多，归纳起来，大体上可分为以下类别。

1. 描述胚胎学

描述胚胎学（descriptive embryology）主要是用描述的方法，记述有机体个体发育的各个过程，包括生殖细胞的起源、成熟、受精、卵裂、胚层分化和器官形成等一系列的发育过程。自古希腊哲学家亚里士多德（Aristotle，公元前384年—前322年）最早描述鸡胚发育成鸡的过程以来，描述胚胎学已有2 000多年的历史。古典的胚胎学知识就是靠描述的方法逐渐积累起来的。显然，描述胚胎学是胚胎学中最基本而又非常重要的一个分科。

2. 比较胚胎学

在描述胚胎学中，有的只描述一种动物的发育过程，如人体胚胎学（humanembryology）；有的则在描述了各种动物的发育过程之后给予比较，从而阐明动物进化的线索，这就是比较胚胎学（comparative embryology），或称进化胚胎学（evolutionary embryology）。比较胚胎学主要是应用比较的方法，这不仅有助于解决胚胎学上的问题，而且对解决进化问题也有重大意义。

如俄国胚胎学家科瓦列夫斯基（A.O.Kovalevsky，1840—1901）研究了海鞘和文昌鱼的发育，他从海鞘的研究中最终确定了海鞘的分类位置。海鞘为植形动物，固着在岩石上，外貌酷似腔肠动物，以前分类位置不明。科瓦列夫斯基研究其发生及变态之后，发现有一蝌蚪状幼虫（有尾幼虫），并在神经管下方出现脊索（限于尾部），胚胎发育具有脊索动物的特点，从而将它确定为脊索动物门尾索动物亚门。至于成体的简化和脊索的消失，可用逆行进化来解释。他从文昌鱼的研究中，最先确定了无脊椎动物和脊椎动物之间的直接联系，而在此之前，无脊椎动物和脊椎动物之间似乎有一道不可逾越的鸿沟。

3. 生态胚胎学

生态胚胎学（ecological embryology）研究个体发育所需要的生态条件，也就是用生态学方法来研究个体发育各阶段对其环境条件的依赖关系。根据有机体与环境统一的规律，可以这样说：如果缺少了生态学的研究资料，任何胚胎学研究都不会是完全的。

4. 实验胚胎学

实验胚胎学（experimental embryology）又称发育生理学（developmental physiology），是用各种实验方法来探索和分析个体发育的机制、器官形成的动力和器官发生时彼此之间的相互作用，以进一步了解个体发育中形态形成的规律。经典的实验胚胎学研究主要是用机械的方法（如胚胎移植、结扎和针刺等）来寻求发育的原理。

5. 化学胚胎学

化学胚胎学（chemical embryology）是现代胚胎学中的一个新兴领域，是用生物化学的方法来探求发育的生理，如研究发育时的代谢、酶的活动、核酸、激素和维生素等在形态形成中的作用。

6. 分子胚胎学

分子胚胎学（molecular embryology）是化学胚胎学的进一步发展，从组成各种类型细胞的大分子（核酸和蛋白质）的化学和物理特征的功能来说明胚胎分化。从现代分子生物学的角度来看，所谓胚胎分化问题，就是胚胎发育过程中特异蛋白质的合成问题。分子胚胎学的一项重要任务，就是了解这些特异蛋白质是怎样在胚胎的特定区域和胚胎发育的特别精确的时期合成的。现代分子胚胎学与经典的化学胚胎学有着重要的区别：化学胚胎学研究胚胎发育的生物化学变化，而分子胚胎学则研究胚胎发育过程中蛋白质和核酸分子的作用。

7. 免疫胚胎学

近年来，许多学者对个体发育中免疫性的研究，使胚胎学与免疫学密切地结合起来，成为胚胎学的一个新的发展方向，这就是所谓的免疫胚胎学（immuno embryology）。

免疫胚胎学就是用现代免疫学方法来研究个体发育过程中免疫反应的起源及其对形态发生的意义等问题，如吞噬反应在胚胎发育中何时出现，有何意义；卵膜具有什么免疫学和形态发生的意义；胚胎发育过程中，发生和变化着的各种液体，即囊胚、原肠胚、羊膜与尿囊等的腔液，有何意义；等等。

当前，由于学科的发展，胚胎学涉及的范围更广泛。如有关生殖细胞的形态构造、形成过程，以及形成过程中的生理生化变化，均已有专门书刊作了评述，并形成了一门生殖生物学（reproductive biology）；又如胚胎发生过程中涉及细胞分化、细胞和组织间的相互诱导和影响，以及基因调控等问题，大大超越过去胚胎学的范围，现在已扩大成为发育生物学（developmental biology）。

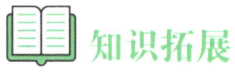

知识拓展

从胚胎学的角度，个体发育从受精开始，因为卵子受精之后才能发育，但发育生物学则应把个体发育追溯到卵子的形成。因为卵子在长大过程中不仅被动地积累营养物质，而且要通过细胞核中的基因活动，合成下一代发育中，尤其是早期发育中所需要的物质。

一方面，成熟的卵子中含有大量的核酸，除rRNA主要是通过基因扩增产生的，其他的如mRNA、5SrRNA、tRNA的相当大的部分是在卵子发生过程中从染色体转录下来的。这时卵母细胞处于减数第一次分裂前期的双线期，染色体形成灯刷状结构，称为灯刷染色体，活跃地转录基因。另一方面，已经知道一些基因的产物显示所谓母体效应，决定下一代某些性状的发育，而受精之后父方的细胞核不能改变这种情况。如美西螈的O突变型，纯合雌体产出卵子，即使由正常雄体的精子受精，也不能进行原肠形成。也发现了果蝇的一些影响卵子的结构和空间格局的突变型，如双腹端（bicaudal, bic）和背方（dorsal, dl）。纯合的双腹端突变型（bic/bic）雌体所产的卵子，受精后只能发育出腹部后端的结构，所形成的胚胎由两个对称排列的腹部后端组成，缺乏头部、胸部和前腹部。

这方面的研究使人们对以前难以理解的体型的基本格局、极性、对称的建立等问题，有了一些认识。

（孙晓伟）

学习任务二　组织胚胎学的常用技术

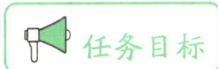
任务目标

（1）了解组织胚胎学的研究方法。

（2）熟悉组织切片标本制作、组织化学和细胞化学、电子显微镜技术等常用组织学研究方法的基本原理和方法。

（3）掌握组织胚胎学常用计量单位换算。

一、一般光学显微镜技术

组织学与胚胎学的进展离不开研究技术的更新与完善，例如，细胞的发现有赖于光学显微镜的发明，而电子显微镜的发明则打开了细胞超微结构的大门。就细胞和组织研究而言，有三个特殊困难：细胞体积小，难以观察；细胞内各种结构之间缺乏反差，不易相互区别；细胞是有生命的动态结构，难以不断追踪观察。为了克服以上困难，可分别采用以下研究技术：用不同的显微镜将细胞和组织放大以后进行观察，除利用物理原理（如相差显微镜）外，还可用不同的染色法以显示细胞内的各种微细结构或化学成分；为避免固定染色引起细胞的死亡，只能用活细胞培养法来观察生活状态的细胞，若辅以放射自显影技术,则更能追踪细胞内代谢活动的动态变化过程。

在组织学与胚胎学中,应用光学显微镜观察组织切片是最常用的方法。取动物或人体的新鲜组织块,先以固定剂(fixative)固定(fixation),使组织中的蛋白质迅速凝固,防止细胞自溶和组织腐败。固定后的组织块(3~5 mm³大小)用石蜡、火棉胶或树脂等包埋(embedding)成硬块,以切片机(microtome)切成5~10 pm厚的组织切片(tissue section),切片贴在载玻片上经脱蜡等步骤后进行染色。组织块也可立即投入液氮(-196 ℃)内快速冻结,用恒冷箱切片机(cryostat)制成冷冻切片(frozen section)。这种方法制片迅速,细胞内酶活性保存较好,常用于酶组织化学染色。血细胞和分离培养的细胞可直接涂在玻片上,制成涂片(smear)。疏松结缔组织和肠系膜等软组织可撕成薄片铺在玻片上(铺片),牙和骨等坚硬组织可磨成薄片(磨片)。组织切片等标本经染色、透明后,以封固剂和盖片封固,即可长期保存,镜下观察。胚胎标本或组织块还可制成连续切片(serial section),经染色后在镜下依次观察,可追踪某种细胞的迁移路线或某种结构的生长方向;还可借此进行三维重建,研究胚胎发育或组织结构的立体构型。

染色(staining)是用染料使组织切片着色,便于镜下观察。天然和人工合成的染料甚多,它们都是含发色团的有机化合物。当染料具有助色团成为盐类物质,即可溶解于水并具电荷,与组织有亲合力,使组织着色。含氨基($-NH_2$)、二甲氨基[$-N(CH_3)_2$]等碱性助色团的染料,称碱性染料(basic dye),它的盐溶液具阳电荷;含羧基(-COOH)、羟基(-OH)或磺基($-SO_3H$)等酸性助色团的染料,称酸性染料(acid dye),它的盐溶液具阴电荷。

组织的染色原理一般认为是基于化学结合或物理吸附作用。细胞和组织的酸性物质或结构与碱性染料亲合力强者,称嗜碱性(basophilia);而细胞和组织的碱性物质或结构与酸性染料亲合力强者,称嗜酸性(acidophilia);若与两种染料的亲合力均不强者,称中性(neutrophilia)。

常用的酸性染料如伊红、坚牢绿、橙黄G等,碱性染料如苏木精、亚甲蓝、碱性品红等。组织学中最常用的是苏木精(hematoxylin)和伊红(eosin)染色法,简称HE染色法。苏木精使细胞核和细胞质内的嗜碱性物质着蓝紫色,伊红使细胞质基质和间质内的胶原纤维等着红色。

物理吸附作用的染色方法,如用苏丹染料显示脂肪组织,染料溶于脂肪内,使细胞内的脂滴显色。又如用硝酸银、氯化金等重金属盐显示细胞和组织的某些结构,则是使金属微粒附着在组织结构表面而呈棕黑色或棕黄色。银染法中有些组织结构可直接使硝酸银还原而显示,称此为亲银性(argentaffin);有些结构无直接还原作用,需加入还原剂方能显色，则称为嗜银性（argyrophilia）。还有些组织成分如结缔组织和软骨基质中的糖胺多糖，当用甲苯胺蓝（toluidine blue）等碱性染料染色后呈紫红色，这种现象称为异染性（metachromasia）。其原理可能是该染料在溶液中呈单体状态时显蓝色，当它与多阴离子的高分子物质耦合后，染料分子聚合成多聚体而显红色。还有些染色方法的原理至今还不清楚。

有一种称之为活体染色法（vital staining），是将无毒、无菌染液注入动物体内，某些细胞或组织可摄取该染料，提取该组织制成切片，即可在镜下观察组织切片中该细胞的分布和功能。常用的如将台盼蓝、印度墨汁、锂卡红等注入动物体内，巨噬细胞吞噬染料颗粒于细胞质内，借此可研究该类细胞的分布和吞噬功能。

二、几种特殊光学显微镜技术

（一）荧光显微镜（fluorescence microscope）

荧光显微镜可用来观察标本内的自发荧光物质或荧光素染色或标记的结构，由光源、滤片系统和显微镜三个部分构成。

光源为高压汞灯，可产生短波的紫外线，受检标本内的荧光强度，取决于光源激发光的强度。滤光系统包括激发滤片、阻断滤片、吸热滤片和吸收紫外线滤片等，标本中的荧光物质在紫外线激发下产生各种颜色的荧光，以此来研究该荧光物质在细胞和组织中的分布。自发性荧光物质如神经细胞内的脂褐素呈棕黄色荧光，视网膜色素上皮细胞内的维生素D呈绿色荧光。细胞内的某些成分可与荧光染料结合而发出荧光，如溴乙啶与吖啶橙可与DNA结合而发出荧光，以此进行细胞内DNA测定。荧光显微镜也广泛应用于免疫细胞化学研究，首先用荧光素标记抗体，然后用该标记抗体直接或间接地与细胞内相应抗原结合，以测定该抗原的分布。

（二）倒置相差显微镜（inverted phase contrast microscope）

倒置相差显微镜是把光源和聚光器安装在载物台上方，物镜放置在载物台的下方，这样可将细胞培养标本直接放在载物台上观察。相差显微镜是将活细胞不同厚度及细胞内不同结构对光产生的不同折射，转换成光密度差异，使镜下结构反差明显，图像清晰。倒置相差显微镜常用于组织培养，能观察活细胞形态及生长情况。

（三）暗视野显微镜（dark-field microscope）

暗视野显微镜主要用于观察反差小或分辨率不足的微小颗粒。此种显微镜有一个暗视野集光器，使光线不直接进入物镜，故称暗视野。标本内的小颗粒产生的衍射光或散射光进入物镜，故使暗视野中的颗粒呈明亮小点。暗视野显微镜的分辨率可达0.004 μm，适用于观察细胞内线粒体的运动及液体介质中未染色的细菌、酵母菌、霉菌等微粒的运动。

（四）激光扫描共聚焦显微镜（confocal laser scanning microscope, CLSM）

激光扫描共聚焦显微镜是20世纪80年代初研制成功的一种高光敏度、高分辨率的新型生物学仪器，主要由激光光源、共聚焦成像扫描系统、电子光学系统和微机图像分析系统四部分组成；此外，还附有外接探测器（由电脑进行遥控或图像传送）、高分辨率的彩色显示器、图像打印机和35 mm照相装置等。CLSM是以激光为光源，激光束通过扫描器和柱状透镜到达物镜，被聚焦成束斑落在样品平面上，通过机械性方式移动对样品进行扫描。经样品反射的激光束反射到光束分散器，然后通过透镜聚焦成像。反射光形成的图像被探测器准确地接收，经光电效应产生电信号并传递到高分辨率的彩色显示器上，图像同时传送到微机图像分析系统，对图像进行二维或三维的分析处理。CLSM可以更准确地检测、识别组织或细胞内的微细结构及其变化，也可对细胞的受体移动、膜电位变化、酶活性和物质转运进行测定，并以激光对细胞及染色体进行切割、分离、筛选和克隆。

三、电子显微镜技术

电子显微镜（简称电镜）的发明和使用，使组织胚胎学的研究发生了深刻的变化。埃贝（Abbe）的理论和实践证明，利用波长愈短的波，分辨本领就愈高。电子束的波长（与加速电压的千方根成反比）远比可见光线和紫外线的波长短。这正是电子显微镜得天独厚的地方，也正是电子显微镜打破光学显微镜分辨本领极限的关键所在，如图1-1所示。电镜的分辨率为0.2 nm，比光镜高1 000倍，可放大几万倍到几十万倍，能观察到细胞内更微细的结构。在电镜下所见的结构称超微结构（ultrastructure），常用的长度计量单位为纳米（nm）。毫米（mm）、微米（μm）和纳米（nm）这些单位间的关系是：

$$1 \text{ mm} = 10^3 \text{ μm} = 10^6 \text{ nm} = 10^9 \text{ pm}$$

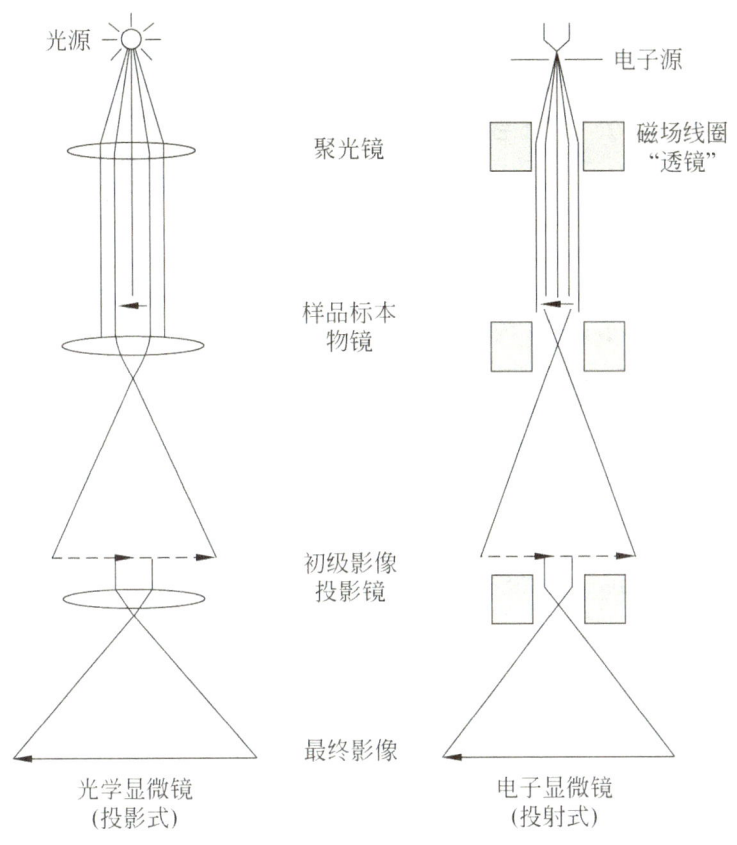

图1-1 光镜与电镜结构原理比较

电镜又分为透射电镜和扫描电镜。

(一) 透射电镜 (transmission electron microscope, TEM)

透射电镜是由电子发射器发射的电子束穿透样品，经过磁场的聚合放大后，在荧光屏上显像。为了获得生物样品的高反差，必须对样品的超薄切片（切片厚50~80 nm）进行电子染色，如用重金属盐、铅、铀等进行电子染色，使组织中的某些结构与之结合，以增加物像的反差而提高结构的清晰度。被重金属盐染色的部位，荧光屏上图像暗，称为电子密度高；反之，称为电子密度低。在荧光屏上显示的图像，可由照相装置摄影，制成永久性照片。

(二) 扫描电镜 (scanning electron microscope, SEM)

扫描电镜是研究细胞和器官表面立体微细结构的电子仪器。由电子发射器发出的电子，经过磁场聚焦形成一束细的电子束，称为电子探针。电子探针在样品表面一点一点移动，扫描整个样品表面，产生代表整个样品形貌的二次电子信号，经过放大在荧光屏上成像。扫描电镜所观察的组织块经固定、脱水、干燥后，在标本表面喷镀一层碳膜和合金膜，以提高样品的导电性和图像反差，在荧光屏上扫描成像。图像清晰且富有立体感，如细胞的突起、微绒毛、纤毛及细胞的吞噬活动等。

（三）冷冻蚀刻复型术和冷冻割断术

冷冻蚀刻复型术（freeze etch replica）是在透射电镜下观察组织或细胞断裂面的金属复制膜，显示细胞微细结构的立体影像。组织块先经甘油生理盐水处理（防止形成冰晶）后投入液氮快速冷冻，在低温下用钢刀将样品劈开，形成凹凸不平的断裂面；-100 ℃真空下使断裂面的冰晶升华，暴露不平整表面；在断裂面上先后喷镀一层合金膜和碳膜，用次氯酸等将组织腐蚀掉；将反差的、凸凹不平的金属复型膜置于镜下观察。此项技术尤适用于研究生物膜的内部结构，如从单位膜的脂质分子疏水端劈开，经蚀刻镀膜，镜下可见细胞膜断裂面复型膜结构状态，其凹凸影像恰与实物相反。

冷冻割断术（freeze cracking）是将固定组织包埋在树脂内，低温下割断，断面喷镀合金，在扫描电镜下观察断面的立体构型。该技术适于研究组织内部微细结构的相互关系，如肝细胞与肝血窦和胆小管的关系、肾小体的肾小囊与血管球的关系等。

（四）电镜X线显微分析术

电镜X线显微分析术（X-ray microanalysis）是研究细胞和组织内元素的种类、分布和含量的新技术。它是利用高速电子束轰击电镜内生物标本的微小区域，使该区所含的元素发射出一定波长的X线，通过检测器对X线进行波谱或能谱分析，即可测定微区内元素的性质、含量和分布，如测定细胞内Na、K、Ca、Fe、P、Cl等及某些微量元素的含量和分布变化，探讨各种元素与细胞生理和病理的关系。

四、组织化学与细胞化学技术

组织和细胞由各种化学成分组成，不同的组织和细胞会有不同的化学组成。组织化学（histochemistry）和细胞化学（cytochemistry）技术是应用化学反应与物理反应原理检测组织或细胞内某种化学成分并进行定位定量及相关功能研究的一种实验技术。如糖类、脂类、酶、核酸等可与试剂发生化学、物理反应，形成有色的终末产物。

（一）过碘酸-希夫反应（periodic acid Schiff reaction, PAS反应）

过碘酸-希夫反应是显示组织或细胞内多糖或黏多糖的一种染色方法。其基本原理是通过过碘酸的氧化作用，使糖分子的乙二醇基变为乙二醛基，这些醛基与Schiff试剂中的亚硫酸品红反应形成紫红色化合物，此反应称PAS阳性反应，而PAS阳性部位为多糖存在的部位。

（二）脂溶性染料脂类物质

脂溶性染料脂类物质包括脂肪和类脂。标本用甲醛固定，冷冻切片，能较好地保存脂类。应用易溶于脂类的染料，使其溶于细胞内脂滴中而使这些脂类物质显色。如用苏丹Ⅲ、苏丹黑B等制成70%乙醇饱和溶液可浸染组织，也可用四氧化锇（OsO_4）染色，脂肪酸或胆碱可使OsO_4还原为OsO_2而呈黑色。

（三）酶细胞化学染色

其基本原理是，利用酶对其相应底物的水解、氧化等作用，使底物的反应产物被某种捕获剂捕获并在原位沉淀，形成有色的终产物，借此测定该酶在细胞内的分布及活性强弱。细胞内有多种酶，如氧化还原酶、水解酶、合成酶、转移酶等，目前已有100多种酶细胞化学染色法。以6-磷酸葡萄糖酶为例，细胞用醛固定后，加入孵育液，然后在37 ℃孵育箱内培育，孵育液中含6-磷酸葡萄糖（此为酶的底物）、硝酸铅及缓冲液。进一步用硫化氨水处理，则可产生硫化铅黑色沉淀。故显微镜下见到的黑色沉淀处即为此酶所在部位。显色深浅反映了酶活性的高低。磷酸铅是电子致密物质，故也可将孵育后的细胞进行透射电镜观察，对此酶做更精确的细胞内定位，此即电镜细胞化学。

（四）孚尔根反应（Feulgen reaction）

孚尔根反应是显示DNA的传统方法。其原理是，组织经盐酸水解后，打开了DNA分子中的脱氧核糖和嘌呤碱基之间的连接键，从而暴露出了脱氧核糖中的醛基，醛基与Schiff试剂作用，原理同PAS反应，使细胞核DNA呈紫红色。

（五）组织培养技术

组织培养（tissue culture）是将离体的细胞、组织或器官放置在合适的培养液中，在无菌和适当的温度下进行培养，使之生存和生长的一种技术方法。组织培养可用于研究各种理化因子（温度、药物、毒物等）对活细胞的直接影响，能随时观察并摄影记录；还可与其他技术方法结合，研究某种因素对细胞增殖、分化、代谢、运动、吞噬、分泌等的影响；也可研究细胞癌变和逆转等机制，达到在体实验难以达到的研究目的。

组织培养液要具有适合细胞生存的pH和渗透压，并含有细胞所需的各种营养物质。

目前广泛应用的人工合成培养基有TC199、RPMI-1640、HAM-F12、Eagle及其改良液等，现有商品供应，使用方便，但需补充部分血清等。

组织培养常用的容器有培养瓶、培养皿、培养板、凹玻片等。取组织块剪碎贴于瓶底进行培养，可观察从组织块边缘生长并迁移出的细胞。更精细的方法是分离和纯化组织中某种细胞，使之贴在瓶底形成单层细胞，称为细胞培养（cell culture）。首次培养的细胞称原代培养；细胞增殖到一定密度后，需进行传代再培养，称传代培养。经长期传代培养的细胞群体，称细胞系（cell line）；用单细胞或细胞克隆培养而建成的某种纯细胞群体，称细胞株（cell strain）。这些细胞群体均可在液氮内长期冻存，供随时取出应用。

（六）细胞分离术

利用离心方法和通过细胞分类器，可把一种或多种细胞从含有许多细胞的群体中分离出来。除血液、胸水和腹水等液体外，分离组织细胞时，先要将组织剪碎，加入一定量的消化酶，置于匀浆器中挤压以分散组织，制成细胞悬液。常用的细胞离心分离方法有差速离心法和密度梯度离心法。流式细胞术是进行细胞分类研究的新技术，这种技术每秒能分离5 000～10 000个细胞，细胞纯度可达90%～99%。

1. 差速离心法（differential centrifugation）

差速离心法主要是根据细胞的密度和体积不同，在离心力的作用下，到达离心管底的速度不一样，而被分离出来。离心后，密度和体积较大的细胞沉淀于管底，密度和体积较小的细胞位于它们的上面。如血液差速离心时，红细胞密度大，而且具有堆积成串的倾向，增加了单位体积，使之沉淀加速，而白细胞密度小，沉淀慢，结果红细胞位于白细胞的下面而彼此分开。

2. 密度梯度离心法（density gradient centrifugation）

密度梯度离心法分离细胞主要是根据它们的比重与分离介质的密度不同而实现的。细胞的沉降速度主要取决于细胞的大小和细胞的比重。当细胞比重和分离介质密度相等时，细胞停留在介质中；当细胞密度小于介质密度时，细胞漂浮在介质上；当细胞的比重大于介质密度时，细胞下沉至管底。因此，了解被分离细胞的比重和选择适当的分离液是分离技术的关键。如高分子蔗糖（商品名Ficoll）和三碘化合物泛影葡胺（urografin）组成的淋巴细胞分离液，能把人的红细胞、粒细胞和单个核细胞分开，已成为获得淋巴细胞悬液的常规试剂。近年来，用人工合成的包有聚乙烯吡咯烷酮的硅胶（商品名Percoll）试剂，可制成连续密度梯度。加入血细胞后，经离心可获得四层细胞组分，从上而下依次为：死细胞组分，单个核细胞组分，小淋巴细胞组分，红细胞、粒细胞组分。

（七）细胞和细胞化学定量术

1. 显微分光光度测量术（microspectrophotometry）

显微分光光度测量术是应用显微分光光度计（microspectrophotometer），以物质分子对光波的选择性吸收为基础，在显微镜下对生物样品中的化学物质进行定量分析。该技术可精确测量细胞、细胞核及核仁内核酸、酶和其他物质的含量。

2. 流式细胞术（flow cytometry，FCM）

流式细胞术是近年来迅速发展起来的细胞分类和定量研究技术。流式细胞仪（flow cytometer）是流体喷射技术、激光光学技术、电子技术和计算机技术的综合性高科技产品，能对细胞的生物化学和生物物理特性进行快速定量测定。其工作原理是，将被检细胞荧光染色并制成悬液，使单细胞液流快速通过该仪器的激光照射分析区，被检细胞产生不同的荧光信号转变为电脉冲，输入计算机内储存，并在示波器屏幕上显示，可获得该细胞群体中不同类型细胞的有关数据，如不同细胞的数量、荧光强度、细胞体积、表面积及内部结构等参数。该仪器还可使细胞附有不同的电荷，分类收集各种细胞。

流式细胞术的建立为细胞动力学、免疫学、血液学和肿瘤学的研究提供了重要的手段。如细胞周期各时相细胞的比例，同步分析细胞内DNA、RNA和蛋白质的含量，T淋巴细胞不同亚群的分离和定量，淋巴细胞膜表面受体的分析，分离和浓缩造血干细胞，血细胞增殖情况，恶性肿瘤早期诊断，化学药物作用机制等。

3. 形态计量术（morphometry）

形态计量术是运用几何学和统计学原理，根据观察组织和细胞获得的二维平面图像资料，推导出三维立体定量的方法。这种研究物体内部某种结构立体数据的科学又称体视学（stereology）。利用体视学方法从二维走向三维，即根据从切片上获得的定量资料推论三维立体组织内所测结构的定量特征，使形态计量研究更可靠更有比较价值。图像分析仪的应用已很普遍，它使形态计量研究更为方便，能从各种成像系统所得的图像中获取几何或光密度数据，用数字形式精确表达标本中的各种信息。

五、免疫细胞化学术

免疫细胞化学（immunocytochemistry）或免疫组织化学（immunohistochemistry）是应用抗原与抗体结合的免疫学原理，检测细胞内多肽、蛋白质及膜表面抗原和受体等大分子物质的存在与分布。这种方法特异性强、敏感度高、应用广泛，是生物学和医学众多学科的重要研究手段。组织的多肽和蛋白质种类繁多，具有抗原性。分离、纯化人或动物组织的某种蛋白质，作为抗原注入另一种动物体内，后者即产生相应的特异性抗体（免疫球蛋白）。从被免疫动物的血清中提取出该抗体，再以荧光素、酶、铁蛋白或胶体金标记；用这种标记抗体处理组织切片或细胞，标记抗体即与细胞的相应蛋白质（抗原）发生特异性结合。常用的荧光素是异硫氰酸荧光素（FITC）和四甲基异硫氰酸罗丹明（TRITC），在荧光显微镜下可观察荧光抗体抗原复合物。常用的酶是辣根过氧化物酶（horseradish peroxidase，HRP；从辣根菜中提取），它的底物是 H_2O_2，供氢体是3，3'-二氨基联苯胺（DAB）。HRP分解 H_2O_2，进而使DAB氧化形成棕黄色产物，可在光镜和电镜下观察。铁蛋白或胶体金标记抗体与抗原的结合，也可在光镜和电镜下观察。

标记抗体与被检抗原的结合方式有两种：一种是直接法，即如上述用标记抗体与样品中的抗原直接结合。这种方法操作简便，但敏感度不及间接法。一种是间接法，是将分离的抗体（一抗）再作为抗原免疫另一种动物，制备该抗体（抗原）的抗体（二抗），再以标志物标记二抗。先后以一抗和标记二抗处理样品，最终形成抗原-一抗-标记二抗复合物。间接法中的一个抗原分子可通过一抗与多个标记二抗相结合，因此它的敏感度较高，而且目前国内外均有多种标记二抗商品供应，使用方便。间接法中较常用的是一种称为过氧化物酶-抗过氧化物酶复合物法（peroxidase antiperoxidase complex method，PAP法），该法除需一抗和二抗外，还需制备HRP标记的抗酶抗体。即以HRP作为抗原免疫动物，制成抗HRP抗体，再以HRP标记该抗体制成由3个酶分子与2个抗酶抗体组成的相当稳定的环形PAP复合物。标本先后以一抗、二抗和PAP复合物处理后，再以DAB显色，即可检测抗原的分布。此法由于细胞内的抗原通过抗体的层层放大而与多个酶分子结合，因此敏感性很强。免疫组化原理如图1-2所示。

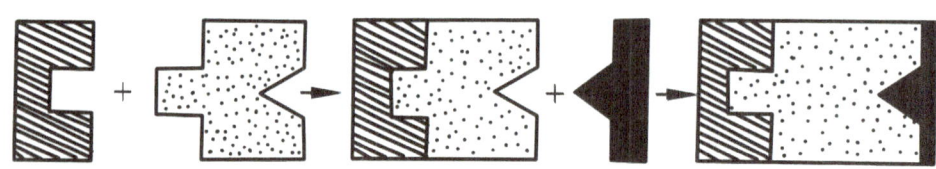

图1-2　免疫组化原理示意图

此外，抗生物素-生物素等新型试剂的应用，为检测微量抗原、受体、抗体开辟了新途径。抗生物素（avidin）又称卵白素或亲和素，是从卵白中提取出的一种糖蛋白（相对分子质量为68 000），每个抗生物素分子具有与生物素结合的4个位点，两者可结合成不可逆的复合物。生物素（biotin）又称维生素H（相对分子质量为244）。此种抗生物素-生物素复合物法（avidin-biotin complex method，ABC法）的敏感性很强，较PAP法高20~40倍。在ABC反应中，以生物素分别标记抗体和过氧化物酶，抗生物素则可作为桥将生物素标记抗体和生物素标记过氧化物酶连接起来，最终形成一个很大的晶格状复合物，其中网络了大量酶分子。市场上有配制现成的ABC药盒商品供应，操作方便，是近年来广泛应用的一种方法。近年来又发展应用链霉抗生物素蛋白-生物素法（strep avidin-biotin complex method，SABC法），链霉抗生物素蛋白是从链霉菌培养物中提取的，相对分子质量为6 000，也具有与4个生物素结合的位点。该法具有高敏感性、高特异性和操作简便、快速的优点。

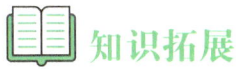
知识拓展

冷冻电子显微镜技术（cryoelectron microscopy）是从20世纪70年代提出的，经过近10年的努力，在80年代趋于成熟。它的研究对象非常广泛，包括病毒、膜蛋白、肌丝、蛋白质核苷酸复合体、亚细胞器等。

一方面，冷冻电子显微镜技术所研究的生物样品既可以是具有二维晶体结构的，也可以是非晶体的，而且对样品的分子量没有限制。因此，大大突破了X射线晶体学只能研究三维晶体样品和核磁共振波谱学只能研究小分子量（小于100 kDa）样品的限制。

另一方面，生物样品是通过快速冷冻的方法进行固定的，克服了因化学固定、染色、金属镀膜等过程对样品构象的影响，更加接近样品的生活状态。

21世纪初，冷冻电子显微镜都具备自动图像采集系统。CCD（charged-coupled device）照相机能快速、动态地记录电子衍射图，但由于像素的限制，其分辨率不如照相胶片。CCD和照相胶片所记录的是生物样品空间结构的二维投影，利用各种计算机软件程序包，可以从电镜的二维图像重构样品的三维结构，即三维重构。已开发出许多软件程序包可供计算机处理使用，大大方便了生物样品的结构重构。

（孙晓伟）

学习任务三　组织胚胎学的学习方法

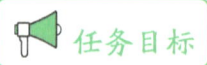

（1）了解组织胚胎学的学习方法。

（2）掌握学习组织胚胎学的思维方式。

恩格斯曾经说过，"科学的发生和发展一开始就是由生产决定的"。正是社会生产发展的需要，推动了自然科学的发展。科学史的研究告诉我们，组织学与胚胎学的雏形始于17世纪。以后的几百年，组织学基本上是沿着描述组织学、比较组织学、实验组织学与功能组织学方向不断发展，而胚胎学则经历了描述胚胎学、比较胚胎学、实验胚胎学直至分子胚胎学几个阶段。近代医学有两个趋势：一个是由整体水平向细胞水平和分子水平不断深入；另一个是各学科间广泛渗透，形成众多边缘学科，从不同角度探讨生命规律，以及人体与环境的关系。组织学与胚胎学的发展也充分体现这两个趋势，一方面，组织学与胚胎学的研究从细胞水平向亚细胞乃至分子水平不断深化；另一方面，组织学与胚胎学又与生物化学、免疫学、生理学、内分泌学和生殖医学等相关学科交叉渗透。一些近代医学的重大课题，诸如细胞增殖与分化的调控、细胞间的通信与识别、细胞突变与癌变及逆转、组织细胞的衰老与死亡，以及组织器官的再生、移植乃至生育、不育与节育、畸形与优生等，无不基于对人体组织学与胚胎学的深刻认识。总之，组织学与胚胎学已处在近代生命科学的交叉网络中，成为一门重要的基础课程。

除了通常的学习方法外，根据学科特点，每一学科都有独特的学习方法。组织学是一门形态学科，在学习中要掌握正确的学习方法，善于自学钻研、纵横联系，做到融会贯通，举一反三，奠定扎实宽厚的基础。通常的学习方法学习组织学特别费力且难以真正掌握，要想达到比较好的学习效果，学习组织胚胎学时要注意如下几点。

一、静态与动态相结合

生活的组织细胞总是处于动态变化之中，如细胞的分化、增殖、死亡、损伤、修复等。但我们观察组织切片的结构，都是某一时刻的静态结构，在学习中要将静态与动态结合。特别是胚胎学的学习，胚胎在发生过程中每时每刻都在变化，而且这种变化是一个连续不断的过程，所以在学习中要了解每一发生过程的时间、空间结构变化的相互关系，建立动态变化的概念。

二、平面与立体相结合

显微镜下所观察到的是组织切片中组织细胞某个切面的平面图像。由于切片部位相切方向的不同，同一组织结构在切片中可表现为多种形式的图像，如当一个弯曲的管道被切时可切成许多种平面图像（图1-3）。

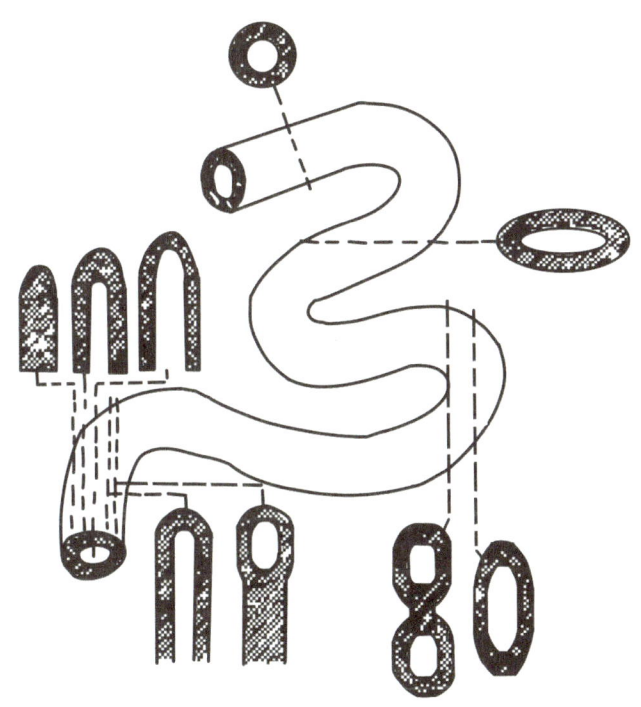

图1-3　弯曲管道与切片图像关系示意图

由此可知，当三维的立体结构切成二维的平面图像进行观察时，立体结构表现出来的图像可因切片的部位和方向等原因而各种各样，由于组织学要掌握的是组织的三维空间结构，而从显微镜下见到的实物只能是二维的平面图像。因此，学习组织学时要充分发挥想象力，时时刻刻注意平面与立体的关系，才能真正学好组织学。

三、染色与图像相结合

显微镜下所见的图像是通过染色显示后的图像，组织学通常用HE染色显示，但许多组织结构的HE染色不能区别显示，需要采取特殊染色，并且不同的结构要采用不同的特殊染色或经特殊的处理方能显示，如在活体时给动物注射台盼蓝染料方能区别显示巨噬细胞。只有了解图像与染色的关系，才能更有效地学习组织学。

四、结构与功能的关系

组织学与胚胎学是以研究形态、结构为主的学科，学习时应首先掌握形态、结构。但是，形态、结构与生理功能有着密切的联系，形态、结构是功能活动的物质基础，功能活动的改变也能引起形态、结构的变化，二者彼此联系、相互统一。例如，肌细胞内含有大量纵行肌丝，是细胞收缩的结构基础；功能活跃的成纤维细胞比纤维细胞体积更大，含有更丰富的粗面内质网和发达的高尔基复合体。又如神经元富于细胞突起，这与它接受刺激、传递信息功能有关；食管、胃、小肠和大肠作为消化管道的组成部分，它们在结构上均有黏膜、黏膜下层、肌层和外膜四层结构的共性，但又各具不同的特点，特别是各段黏膜形态结构有较大差异，这也与各段具有它们各自的功能有关。因此，将结构和功能联系起来进行学习，可以深入理解和掌握形态、结构的特点和规律，这是学习组织学的一种最基本的方法。

五、理论与实际（实验）的关系

一门课程的教学通常包括理论和实验两部分，组织胚胎学作为形态学科，实验课更具有其重要性。判断某病变组织是何种病变，或判断某肿瘤组织是良性还是恶性肿瘤，靠观察组织切片。组织学实验主要是观察组织切片，为今后病理学和临床学科的学习奠定基础。因此，学习组织学要重视实验，重视组织切片的观察，理论联系实际，学以致用。

六、前后联系，总结对比

在学习中，要结合功能进行前后联系，横向对比，不断总结分析，找出共性与个性，抓住结构的特征与规律，这样就能得心应手，融会贯通。在组织学中，我们学习了许多细胞，它们各自有特殊的结构和功能。有些细胞均能合成蛋白质，如成纤维细胞、软骨细胞、成骨细胞、浆细胞等，它们均有相同的超微结构特征，即都有丰富的粗面内质网和发达的高尔基复合体。这样便能举一反三，灵活记忆。人体内的脏器可分为管腔性和实质性两类。它们的结构存在着共性和特殊性。如管腔性脏器的共性是管壁分层，但分的层次又不同，如消化管壁分为4层，心血管及气管、支气管壁分为3层。由于各个器官功能不同，它们的结构也具有一定的特征。学习时，要循序渐进，要注意不断总结及对比分析，这样才能学得扎实，学得生动。

七、各学科间的相互渗透

现代生物学和医学基础理论的研究进展迅速，使各学科间的内容相互印证和渗透，联系日益密切。在组织学与胚胎学的教学中，无论是研究方法还是基本理论的验证，都不可避免地要涉及和联系到其他学科的新成果，尤其是细胞生物学、分子生物学、免疫学、生物化学和生物物理学等。如肌纤维的超微结构及其收缩机制的分子水平原理，血细胞发生的造血干细胞学说及其实验依据，神经元的信息传递的形态学基础，淋巴细胞和巨噬细胞的起源、分化及在免疫应答中的抗原、抗体及受体的关系，许多内分泌细胞的发现和内分泌系统的展开，各种激素和调节因子的产生、作用及相互关系，心血管、肺、肝、肾等器官一些细胞的结构和功能的新发现，神经元的信息传递与递质和受体的关系，生殖细胞的起源、分化和成熟，等等。因此在学习中应注意，在掌握形态结构的基本知识的前提下，不要死记硬背，要善于分析、善于比较，还要善于自学参考资料，扩大知识面，活跃思路，深刻理解，达到融会贯通，从而为其他医学基础课和临床课程奠定坚实的基础。

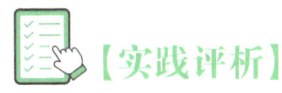
【实践评析】

实践内容：

前已述及，现代医学和生物学研究进展迅速，使各学科的内容相互渗透和交叉，联系日益密切。组织学中研究方法的应用和许多基本理论的验证，都不可避免地要涉及其他学科的新技术和新成就，尤其是细胞生物学、分子生物学、免疫学、生物化学和生物物理学等。如细胞间连接、通信及相互关系与调节，肌纤维的超微结构及其收缩机制的分子水平原理，血细胞发生中的造血干细胞学说的实验依据，淋巴细胞和抗原呈递细胞的起源、分化及其在免疫应答中的抗原、抗体和受体的关系，许多新的内分泌细胞的发现和内分泌系统的展开，各种激素和调节因子的产生、作用及相互关系，心血管、肺、肝、肾等器官一些细胞的结构和功能的新发现，神经元的信息传递与递质和受体的关系，生殖细胞的起源、分化和成熟，等等。随着组织学的发展，本书的修订在阐述基本内容的基础上，必然要有更新、充实和适当的扩展，作为学习参考。因此在学习中应注意在掌握基本形态结构与功能的基础上，要善于自学钻研，扩充知识，纵横联系，深化认识，奠定坚实的基础，方能适应新世纪医药卫生事业发展的要求。

评析：

只有通过正确的学习方法，才能更高效地学习知识。组织胚胎学仅仅通过书本上的理论学习是不够的,还需要通过实验操作,才可能掌握好组织结构,为以后的学习打下坚实的基础。

实践模拟:

(1) 如何通过前后联系的方法,将多个器官联系在一起?它们彼此之间为什么会有那样的联系?对彼此自身的功能有什么帮助?

(2) 通过实验操作或者实验模具,来指出某一器官的组织结构。你是根据什么来判断的?

(孙萍萍)

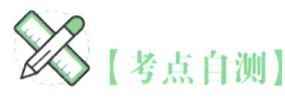【考点自测】

一、选择题

(1) 光镜下观察组织石蜡包埋切片的厚度一般是( )。

  A. 100 μm   B. 1 μm   C. 50 μm   D. 0.1~0.5 μm

  E. 5~10 μm

(2) 透射电镜下观察组织切片厚度一般是( )。

  A. 50~80 nm B. 100~500 nm C. 5~10 nm D. 1~2 nm

  E. 10~20 nm

(3) PAS反应是检测组织内的( )。

  A. 核酸   B. 脂类   C. 蛋白水解酶 D. 抗原

  E. 多糖类

(4) 观察体外培养细胞首选的显微镜是( )。

  A. 一般光镜   B. 暗视野显微镜

  C. 倒置相差显微镜   D. 偏光显微镜

  E. 相差显微镜

(5) 酶组织化学的显色原理是( )。

  A. 酶直接显色

  B. 酶与底物结合而显色

  C. 酶底物的分解产物与捕捉剂的反应产物

  D. 酶与捕捉剂的反应产物

  E. 以上都不是

(6) 扫描电镜主要用于观察（　　）。

　　A．生物膜内部结构　　　　B．细胞器的内部结构

　　C．组织和细胞的表面结构　　D．细胞内的多糖

　　E．细胞核内的结构

二、简答题

(1) 简述组织学与胚胎学的研究内容及其意义。

(2) 比较免疫细胞化学术的基本原理和应用意义。

学习单元二 细胞

【导入案例】

现在，我们大家都知道很多生物都是由细胞组成的。我们常常会说"生水里有细菌，喝了会肚子痛""手上有细菌，饭前要洗手"等，但是，在显微镜发明之前，人们对细胞一无所知，对于我们周围无处不在的微小生物根本毫无察觉，甚至不知道它们的存在。随着技术的进步，显微镜发明之后，人们开始向动植物的细微结构探索进军。在本单元内容中，我们将一起去看看科学家们是怎样逐步发现细胞的，并且去了解一些关于细胞的知识。

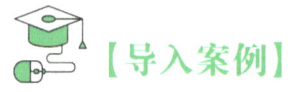

思考与讨论

（1）"生水里有细菌，喝了会肚子痛"，但是开水当中就没有细菌了吗？喝水的时候所处空间就是一个充满细菌的空间。但是人喝了水却没有事，为什么呢？

（2）饮用水中的细菌含量的标准是什么？

（3）微小的细胞是如何构成"庞大"的机体的？机体是如何发挥自身功能的？

学习任务一 细胞的概况

任务目标

（1）了解细胞的发现、发展历程。

（2）认识细胞在生命活动中的重要性。

（3）了解细胞学说的建立过程。

生物体有复杂的生命现象，它的各种生理活动，如新陈代谢、运动、生长、发育、生殖和遗传等，都是生命物质所特有的运动形式。构成生物体的最小基本单位是细胞，它是反映生命现象和进行生理活动的舞台。这里所说的最小基本单位，是指结构和功能上的单位，而不是指生命物质存在的单位。因为在有机界内，还有比细胞结构更简单、不能独立生活的微小生物，如噬菌体、病毒等，它们还算不上是细胞，但是是有生命的。在高等动物体内，参与有机体整个生命活动的，除了细胞以外，还有流动于细胞和细胞间隙中的、不定型的生命物质，叫细胞间质，这类物质也是生物体的一个重要组成成分。

显然，多细胞生物体不是像砖块或水泥板砌搭成的房子那样的堆砌物，而是由无数相对独立的细胞构成的复杂生物体。各个细胞之间具有密切的联系，它们既有分工又有合作，形成一个有机的整体。在这个整体内反映生命现象的一切生理活动，主要是在细胞里面发生的。所以，要认识生物体复杂的生命现象，以及了解生物体内生命活动的机制和规律，必须从弄清细胞的基本结构和功能开始。

早在远古时代，人们就开始探索生命的奥秘。这种探索其实只是对粗浅观察到的生命现象进行朴素的解释，有的甚至是一些主观的猜测，所以还谈不上是科学的探索。

人类真正地用科学的方法认识生命，是从探索人和动植物体的结构开始的。至于发现细胞，更是在研究生物体的形态和结构以后。从发现细胞到确立完整的细胞概念，建立细胞理论以至研究细胞的亚显微结构经历了300多年的时间。

一、细胞的发现

（一）显微镜的发明和细胞的发现

正常视力的肉眼对细小物体的分辨力一般在0.1 mm左右。细胞要比0.1 mm小得多，因此要看到细胞和看清楚细胞内部的东西，只有借助于显微镜。细胞体积的微观特性使细胞的发现，以及细胞秘密的逐步被揭示，同显微镜的发明及显微镜技术的不断发展有着密切的联系。

1590年，荷兰眼镜商詹森（Janssen）父子研究出将两片透镜装在管内，能放大微小物体。意大利著名科学家伽利略（Calileo Galilei，1564—1642）在1610年于铅管中合装几片透镜，制成了第一架复式显微镜。现代复式光学显微镜的原型，是沙依纳（Christoph Scheiner，1575—1650）在1628年制成的。显微镜的诞生和应用，开阔了人类的眼界，在生物科学研究者眼前展现了一个奇异的微观世界。

英国科学家罗伯特·胡克（Robert Hooke，1635—1703）于1665年发现细胞。当时他用自制的光学显微镜观察软木塞的薄切片（图2-1），放大后发现一格一格的小空间，就以英文的cell命名之，而这个英文单词的意义本身就有小房间一格一格的用法，所以并非另创的词汇。而这样观察到的细胞早已死亡，仅能看到残存的植物细胞壁，虽然他并非真的看见一个生命的单位（因为无生命迹象），后世的科学家仍认为其功不可没，一般而言还是将他当作发现细胞的第一人。而事实上真正首先发现活细胞的，还是荷兰生物学家雷文霍克（列文虎克）。

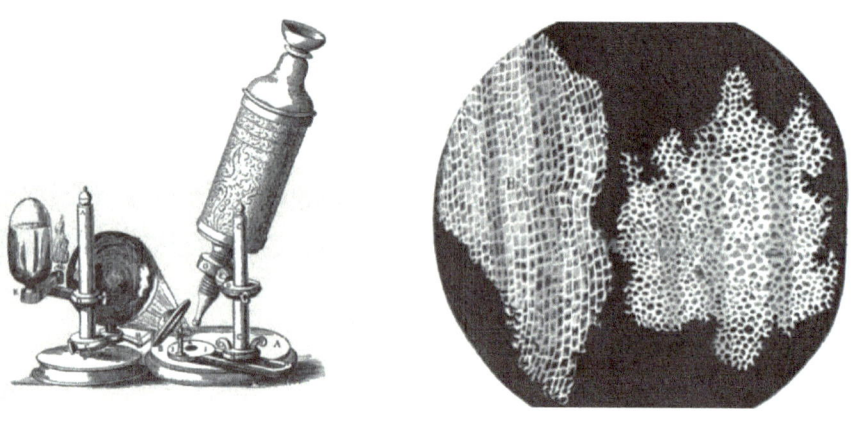

图2-1　罗伯特·胡克观察软木片并绘制其显微结构(右图)用的显微镜(左图)

（二）细胞结构的发现

胡克对细胞的发现，引起了人们对生物体进行微观研究的广泛兴趣。不久，英国的格鲁（Nehemiah Grew，1641—1712）和意大利的马尔比基（Marcello Malpighi，1628—1694）分别在1670年和1671年发表了有关植物体结构的报道。马尔比基认为，植物体是由许多细胞构成的。这个可贵的发现为19世纪细胞理论的诞生奠定了基础。差不多与此同时，荷兰人列文虎克（Antonie Philips van Leeuwenhoek，1632—1723）在动物体中也发现"细胞"结构，并作了轮廓性的描绘。他还在鱼的血细胞中看到了细胞核，但没有鉴定和命名。1772年，意大利的研究人员发现水生植物细胞中有原生质流动现象。1781年，法国的方坦纳在鳗鱼皮肤细胞中看到了细胞核。1831年，英国布朗（Robert Brown，1773—1858）在兰科植物中发现细胞核，并命名。但是这些发现并未引起人们注意，当时大家认为细胞壁是细胞的重要结构。

直至19世纪30年代，人们才进一步发现了细胞是动植物的结构单位，明确提出了一切动植物体都是由细胞构成的细胞学说。19世纪中期，德国动物学家施旺（Theodor Schwann，1810—1882）进一步发现动物细胞里有细胞核，核的周围有液状物质，在外圈还有一层膜，却没有细胞壁，他认为细胞的主要部分是细胞核而非外圈的细胞壁。1830年后，随着工业生产的发展，显微镜制作克服了镜头模糊与色差等缺点，分辨率提高到1 μm，显微镜也开始逐渐普及。改进后的显微镜可以将细胞及其内含物观察得更为清晰。1838年，德国植物学家施莱登（Matthias Jacab Schleiden，1804—1881）从大量植物的观察中得出结论：所有植物都是由细胞构成的。与此同时，德国动物学家施旺做了大量动物细胞的研究工作。当时由于受胡克的影响，对细胞的观察侧重于细胞壁而不是细胞的内含物，因而对无细胞壁的动物细胞的认识就比植物细胞晚得多。施旺进行了大量研究，于1839年第一个描述了动物细胞与植物细胞相似的情况。在德国施旺和施莱登之后的10年，科学家陆续发现新的证据，证明细胞都是从原来就存在的细胞分裂而来。恩格斯对细胞的发现给予极高的评价，他说，"19世纪的第二个发现，是施旺和施莱登发现有机细胞，发现它是这样一种单位：一切机体，除最低级的外，都是从它的繁殖和分化中产生和成长起来的。有了这个发现，有机的、有生命的自然产物的研究——比较解剖学、生理学和胚胎学——才获得了巩固的基础。机体产生、成长和构造的秘密被揭开了；从前不可理解的奇迹，现在已经表现为一个过程，这个过程是依据一切多细胞的机体本质上所共同的规律进行的"。

（三）原生质体的发现

1835年，法国杜雅丁（Félix Dujardin，1802—1860）在观察根足虫时，看到细胞内有一种胶状物质，他认为这种物质有生命运动，将它定名为"原生质体"。1846年，德国植物学家冯·摩尔（Hugo von Mohl，1805—1872）在植物的未分化细胞内，也发现类似"原形质"的黏性物质，还看到它在流动。他把这种能流动的物质命名为"原生质"，并着重指出这类物质在细胞中的重要性。以后，德国冯·耐格里（Karl von Nageli，1817—1891）发现了这种物质含有氮元素，并于1846年与法国的佩恩（Anselme Payen，1795—1871）共同提出：生物细胞原生质的重要性，在于它是细胞生命活力的载体。1861年，德国动物学家舒尔兹（Max J. S. Schultze，1825—1874）在总结前人研究的基础上提出"原生质学说"，肯定了原生质是一切生物体细胞所共有的基本物质，细胞的一切活动都从这一基本物质产生。原生质的组成单位是原生质团，它在所有生命有机体中是相同的。细胞就是"一团含有细胞核的原生质"。

不同的细胞具有不同的特征，没有一种细胞跟另一种细胞是相同的。而且，没有一个细胞时时刻刻是相同的。"蛋白体在每一瞬间既是它自身，同时又是别的东西。"这是因为活细胞内的物质并不是静止的。新的物质不断进入细胞；废物和产物不断跑出来；细胞内部的物质无时不在进行化学上的合成和分解，以及物理上的各种变化。特殊之中又有一般。所有的细胞都显示出生命活动的各种属性。它们都进行着一系列的代谢活动，从外界吸取养料进行生长、分裂，感应外界的刺激，适应环境的变化，等等，这些功能的表现和维持，只有在细胞作为一个整体时才有可能，这是因为细胞具有特定的结构。就生物机体来说，细胞确实是最小的结构单位和功能单位。

细胞的发现标志着人们开始认识生物微观世界。飞禽走兽，树木花草，鱼鸟虫藻，总之，地球上栖息着的生物，色彩缤纷，斑驳陆离，大的如鲸鱼，小的如变形虫、细菌，除了那些最低级的生物（如病毒）外，无不是由细胞构成的，少者只有一个细胞，如变形虫、草履虫；多者以千万亿计，如一个成人身上大约有1 800万亿个细胞。这样，就使人们看到了在宏观上多种多样的生物中，有着微观上的统一性。

二、细胞学说的建立

（一）细胞学说的建立

现今所熟知的细胞是生命的基本单位，这一概念就是细胞学说。细胞学说基本上是事实的描述，而不是没有肯定的、争论性的理论。它是在用显微镜观察了许许多多植物和动物的结构之后逐步发展的认识，最后提出，细胞是一切生物组织所共同具有的结构特征。细胞学说是1838—1839年德国植物学家施莱登（Matthias Jacob Schleiden，1804—1881）和动物学家施旺（Theodor Schwann，1810—1882）提出的。施莱登根据自己的工作，在总结前阶段许多学者工作结果的基础上，于1838年提出："细胞是任何一个植物体的基本单位，它有它自己的形成和发展过程。"他描述细胞的形成是先从一些均质的物质中浓缩出颗粒，这些颗粒向中心集中形成核，以后再生成一个细胞。现在看来，细胞从均质物质中按上述方式发育起来的这个推论显然是不正确的。

施旺在施莱登的影响下，把细胞概念应用到动物的身体结构上，并得到证实。他在第二年（1839年）提出"细胞是有机体"，动物体和植物体都是这些有机体的集合物，在外部类型上,动物比植物有更大的多样性。就拿动物组织来说,结构上也同样存在着这样的多样性,如肌肉、神经、蜂窝组织、角质组织等,彼此间的差别很大,但是它们都由细胞所构成,而且是由跟植物细胞完全类似的细胞构成的。施旺还指出:"卵也是细胞。"施旺和施莱登还提出:"细胞是一切动物和植物有机体构造和发育的基础。一切有机体都按细胞的分裂和分化的规律,从一个细胞中发育和成长起来。"同时,他们也阐述了他们所设想的细胞发育理论。

这两位德国科学家关于细胞结构、功能及来源的许多见解,后来证明是错误的。但是,通过强调细胞的重要性,他们综合了当时的生物学思想,集中注意了细胞的结构,对于生物学发展超越单纯描述阶段来说,这是必要的。我们现在认识到,研究如此千差万别的生物诸如细菌、兰花和人类的细胞,有助于理解一切生物的结构和功能,而这在细胞学说的普遍性被人们接受之前是不可能做到的。在这之前,谁能想到人类和兰花会有什么共同之处呢?现在看来,细胞学说虽然在开始之时不甚确切,并且经过长时期的发展才逐渐形成,但是细胞学说的重要性,的确可以与达尔文的通过自然选择的进化论和基因学说相并列,成为现代生物学的基石之一。

施莱登与施旺的文章发表后约20年,一位伟大的德国病理学家鲁道夫·魏尔肖(Rudolf L.K.Virchow,1821—1902)作了另一个重要的概括:细胞只能来自原先存在的细胞。当生物学家进一步认识到精子和卵子也是细胞,它们在受精过程中彼此结合,这就逐渐弄清,生命一代一代往下传递,就是细胞的不断延续过程。因而,生长、发育、代谢的诸方面,以及遗传、进化、疾病、衰老和死亡,乃是细胞行为的不同表现,其中每一现象,也可在不同水平的生物结构看到。

大多数学说在普遍有效上都有例外,细胞学说也是如此。我们在比较详细地考察细胞结构之前,暂不考虑这些例外。现从以前的看法来说明细胞学说所包含的一些已经肯定的见解,主要有以下三点。

(1) 如上所述,细胞学说指出,生命只能存在细胞之中。有机体是由细胞组成的,有机体的活动依赖细胞个别或协同的活动。细胞是基本单位,物质和能量通过细胞而摄取、转化、储藏和利用,生物信息也在细胞内储存、处理和表达。

(2) 从第一点直接推理,细胞学说包含这样的见解,即生命的连续性是以细胞为基础的,而这实际上也就是魏尔肖学说论点的另一种提法。然而,现在我们可以更明确地了解到,从确切的意义上说,遗传连续性不仅包括细胞整体,而且包括细胞的一些较小的组分如基因和染色体,以及细胞的遗传物质的逐代传递的遗传机理。以后叙述关于病毒的性质时,将更加强化完整细胞是遗传基本单位这一概念。病毒具有基因及染色体,但如果没有它所感染的细胞的帮助,病毒便不能增殖。

(3）细胞结构与功能之间关系的概念，称为互补原则；简言之，即有序的行为与有序的结构是彼此密切相关的。细胞内进行的各种生化活动，的确是由一定方式组成的结构所决定的。

法国微生物学家安德烈·卢沃夫（André Lwoff）还从另一方面阐述了细胞学说。

在细胞水平上研究生命世界时，人们发现其统一性。结构统一：每个细胞都具有核，细胞核位于原生质中。功能统一：每个细胞的代谢，基本上是相同的。组成统一：一切生物的主要大分子，均由相同的小分子组成。自然界仅用十分有限数量的建筑材料，便造就出千差万别的生命系统。结构和功能的多样化问题、遗传问题，以及物种的分歧问题，均由于巧妙地运用少量建筑材料组成特异的大分子而获得解决，每个大分子都被赋予一种特异的功能。制造出机器是要它能精确完成要做的工作。这样，细胞学说这门新的学科就建立起来了。

概括来说，细胞学说阐明了细胞是有机体组织结构的基础。无论细胞的外表差异有多大，它们的基本结构是一样的，它们都是基本的功能单位。它们的活动推动着有机体的生长和发育。

（二）细胞学说在当时的作用

细胞学说的创立，标志着人们从事细胞微观研究的开始，对于生物科学的发展起了重大的作用。首先，施莱登和施旺关于动植物体都有细胞结构的理论，纠正了以前动植物界是由上帝分别创造出来的错误看法。他们证实了形形色色的动植物体具有共同的基本构造，揭示了动植物体之间存在着结构上的内在联系。通过这种联系使人们认识到生命有机界原来有共同的起源，遵循共同的发展规律，这为有机界的统一起源提供了科学的证据。更可贵的是，这个学说具有一个可变的、发展的观点——细胞有它自己的形成和发育过程。这对于当时的传统思想和学术观点是一个很大的冲击。

其次，细胞学说的确立，使生物学的各个分科获得很快的进展。例如，动植物学家们很快就懂得，像细菌、酵母和某些低等藻类，以及原生动物等，它们的个体就是一个细胞。德国病理学家魏尔肖还把细胞学说引进了病理学，认为病理过程是在细胞和组织中进行的，创立了细胞病理学。在动物分类方面，把动物界分成原生动物和后生动物两大类。在胚胎学方面，使人们知道在后生动物中有机体是由受精卵发育而来的，而精子和卵同样都是细胞，等等。

再次，由于细胞学说的基本理论是唯物的，它不仅对生物学科的发展有巨大的影响，而且对当时学术思想的转变起过积极的作用。特别是这个学说所揭示的自然界中不同类型的生物，在基本结构上都具有相似性这一点，阐明了生物由简单到复杂、由低级到高级进化发展的内在联系,成为自然辩证法的重要佐证。恩格斯把它列为19世纪自然科学上的三项伟大发现之一,并对这项发现作了如下的评述:"发现细胞是这样一种单位,整个植物体和动物体都是从它的繁殖和分化中发育起来的。由于这一发现,我们不仅知道一切高等有机体都是按照一个共同规律发育和生长的,而且通过细胞的差异能力指出了使有机体能改变自己的物种并从而能实现一个比个体发育到更高的发展的道路。"确立了它在辩证唯物主义自然观中的贡献和作用。这对于提高自然科学的理论水平,指导人们用辩证法研究自然是有普遍意义的。

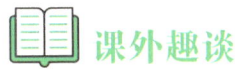

课外趣谈

罗伯特·胡克使用显微镜。

下面是罗伯特·胡克当时观察的描述:我拿一块十分清洁的软木塞,用像剃刀一样锋利的小刀将它削去一块,使其表面十分平滑,然后在显微镜下仔细观察,我认为我所看到的是一种具有一些小孔的结构,但我不能清楚分辨从而确认它们就是小孔,于是我用这把锋利的小刀从软木塞平滑面切下极薄的一片,放在黑色载物片上用一凸透镜投光其上,这就十分清楚地看到它全是孔洞,甚似蜂巢,但形状不规则。这些小孔或小室(细胞)并不很深,它们是由长条的连续孔道被横隔分开而成的许许多多的小盒所构成的,这种结构并不是软木塞所特有的,因为我用这台显微镜观察发现,接骨木及几乎所有树木的木髓,其他一些植物(如茴香、胡萝卜、牛蒡和川续断等)的中空藤茎的内髓,都具有我在软木塞看到的那种结构。"

(曹春燕)

学习任务二　细胞的结构

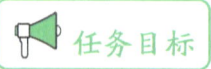

（1）了解细胞的精细结构。

（2）了解细胞内部各种细胞器的结构特点及功能。

（3）重点掌握细胞核、线粒体、核糖体等重要细胞器的功能。

细胞是生物体的基本结构单位和功能单位。细胞的形状和大小，随其内部构造、生理功能和所处环境条件的不同而表现出很大的差异，绝大多数的细胞都要在显微镜下才能看到。组成细胞的化学成分有水、无机盐离子和有机物质。水是细胞中含量最大的成分，是构成原生质的重要物质，没有水，就不可能有生命。无机盐离子就像生命的钥匙，它在细胞中含量不多，但却操纵着许许多多生命活动，在细胞中起着特殊的作用。

组成细胞的有机物质主要有糖、脂类、蛋白质和核酸四大类。糖包括单糖、低聚糖和多糖三大类，它们在细胞中主要作为能源被利用。脂类包括脂肪、磷脂、糖脂和胆固醇等，其中脂肪也是细胞的重要能源，而磷脂等则在细胞膜系结构中占有主要的地位。蛋白质是生命的重要物质基础之一，它不仅是塑造一切细胞和组织的基本材料，而且是生命活动的主要体现者，没有蛋白质，就没有生命。核酸也是生命的物质基础之一，在细胞中主要有DNA和RNA两大类。DNA是遗传的物质基础，是生命信息的代表者；RNA在生物遗传过程中也起着十分重要的作用。

一切细胞按其基本结构可分为原核细胞和真核细胞两大类。原核细胞结构比较简单，种类也少，主要包括细菌和蓝藻，原核细胞没有真正的细胞核，细胞质中也没有细胞器分化，在进化上是比较低等的细胞类群。真核细胞种类繁多，包括真菌和动植物的一切细胞，真核细胞的结构比较复杂，出现了细胞核、线粒体、叶绿体等细胞器和复杂的膜系结构，在进化上较原核细胞高级，是原核细胞进化而来的。

一、细胞形态

细胞的形态有圆的、方的、扁平的，也有长梭形、长圆柱形、不规则形，等等。细胞呈现的各种不同形态，同细胞本身的结构、机能，以及它在有机体内的部位和所处的环境有很大的关系（图2-2）。

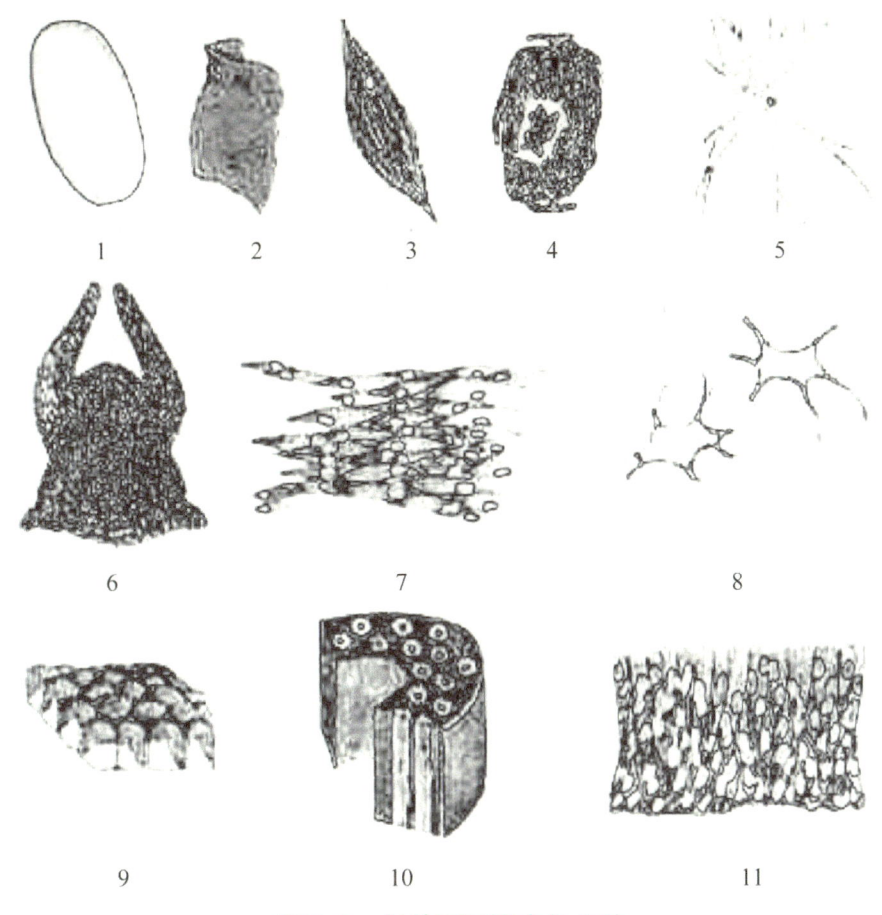

图2-2 各种不同形态的细胞

1. 红细胞；2. 脂肪细胞；3. 肌肉细胞；4. 骨细胞；5. 神经细胞；6. 分生组织；
7. 平滑肌细胞；8. 神经组织；9. 叶的表皮；10. 骨组织；11. 上皮组织

游离或排列疏松的细胞多半是球状或椭圆形的，像卵细胞、血细胞和植物的薄壁细胞等。排列紧密的细胞往往因为相邻细胞的挤压而发生变形，由于挤压的程度、受压的方向、细胞膜的强度和细胞的机能等多种因素的不同，细胞就向不同形态和功能方面分化。在一群细胞中，如果承受的力是四周大于上下两方，细胞呈柱形，如叶的栅栏组织细胞和动物呼吸道、消化道内壁的柱状上皮细胞等；如果相反，细胞呈扁平型，如叶片的表皮细胞、动物脏器的表皮细胞等。当然，细胞形态受机械力的影响发生变形，与细胞本身的膜强度和邻近细胞所施加的机械力有一定关系，但这仅是一种次要的因素，主要的决定因素乃是细胞本身的机能。例如，表层细胞呈扁平形态，与增加物质渗透性和扩大渗透面有关；平滑肌细胞呈长梭形，骨骼肌细胞呈长圆柱形，与它们的收缩机能是分不开的；神经细胞多突起的不规则形，由于它接受多方面的刺激并向一方传递冲动所致；导管和筛管细胞的中空形态，是和它们输送水分和养料的机能统一的。动物的生活环境比固定生长的植物复杂得多，因此动物细胞的机能和形态及种类也比植物的多。

二、细胞的体积

大的细胞凭肉眼也能看见。浆果的果肉，以及肉汁叶的叶细胞，细胞内部成分较多、体积较大。如西瓜的瓜瓤细胞，它的直径能达到 1 mm。植物幼根的根尖上密布着许多根毛，一根根毛就是一个细胞。还有我们缝制棉衣用的棉絮，一丝丝的纤维是棉花种子上的表皮毛，一条纤维也是一个细胞。野生棉纤维的长度只有 1 mm 左右，人们精心培育成的优良棉种的纤维，长度可达 60 mm 左右。苎麻纤维是苎麻茎韧皮部的纤维细胞，它的长度更是惊人，最长的超过 500 mm。在我们身体里也有很长的细胞，如运动神经原的轴状突起，长度有 1 m 左右。纤维细胞和神经细胞虽然长度很长，但横径都很小，不到 100 μm，所以细胞的整个体积并不很大。体积大的细胞是卵细胞。

细胞一般都比较微小，多数在 20～100 μm，必须用显微镜放大才能看到。也有比这更小的，如细菌，它的整个身体仅 0.2～0.5 μm，就是在光学显微镜下也得放大 1 000 多倍才能看到。目前我们所知道的最小的细胞，是从土壤和污水中分离出来的、自由生活的支原体，它们中间最小的个体直径仅 1 000 A（A 即 Angstrom 或埃，一般用来表示光波波长的计量单位，也适用于表示组成细胞的原子和分子的大小。1 A=1/10 000 μm=10^{-8} cm）。支原体是多种动物传染病的感染因素。

类型和功能各异的细胞，体积固然有不同，就是功能和类型相同的细胞，在不同种的个体内，体积也是不一样的，以血红细胞为例，人的血红细胞的平均直径是 7.5～8.0 μm。一些动物的血红细胞直径，如象是 9.4 μm、羊是 5.0 μm、鹿是 2.5 μm。卵细胞也是如此，人卵的直径是 200 μm，而鸡蛋和鸭蛋的卵黄直径分别是 3.5 cm 和 4 cm 左右。而鸵鸟的一个卵黄，直径可以达到 8 cm 左右，是目前所知道的最大的细胞。

三、细胞结构

构成高等动植物体的细胞都是真核细胞。真核细胞的结构，主要可分为细胞核、细胞质和质膜三个组成部分，它们都是由原生质分化而成的。植物细胞在细胞的质膜外面，还有一层细胞壁。真核细胞的外缘是质膜或细胞壁，中部是细胞核，介于细胞核和质膜之间的是细胞质。在动物细胞和幼嫩的植物细胞里，细胞质在细胞中占细胞体积的很大比例。在成年的植物细胞中，由于液泡的形成和发展，细胞质被挤压成一薄层，紧贴在细胞壁内。细胞核在细胞体内占细胞体积的极小比例。在光学显微镜下，真核细胞的这三个结构部分，似乎是三个直径不同的、简单的环套环的结构；但在电子显微镜下，这些环套环的简单结构部分，都呈现出非常复杂的精细构造。下面就分别介绍细胞内部各种精细结构及其功能（图 2-3、图 2-4）。

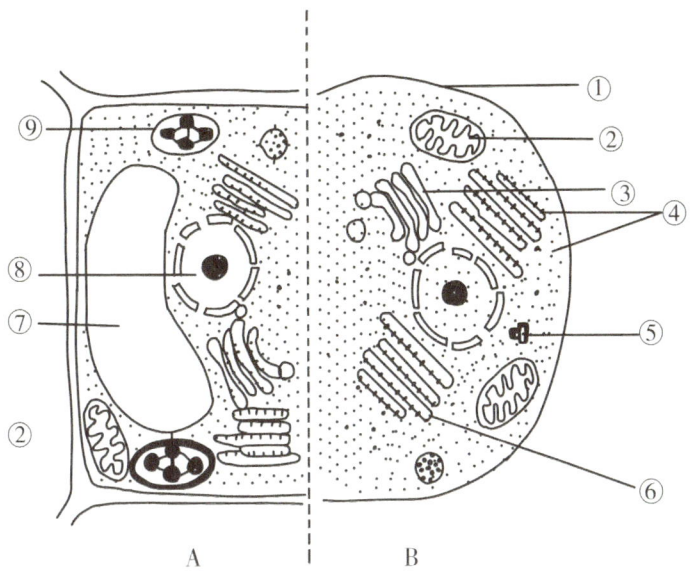

图 2-3　动植物细胞结构示意图

A. 为植物细胞；B. 动物细胞

①细胞膜；②线粒体；③高尔基体；④核糖体；⑤中心体；
⑥内质网；⑦大液泡；⑧细胞核；⑨叶绿体

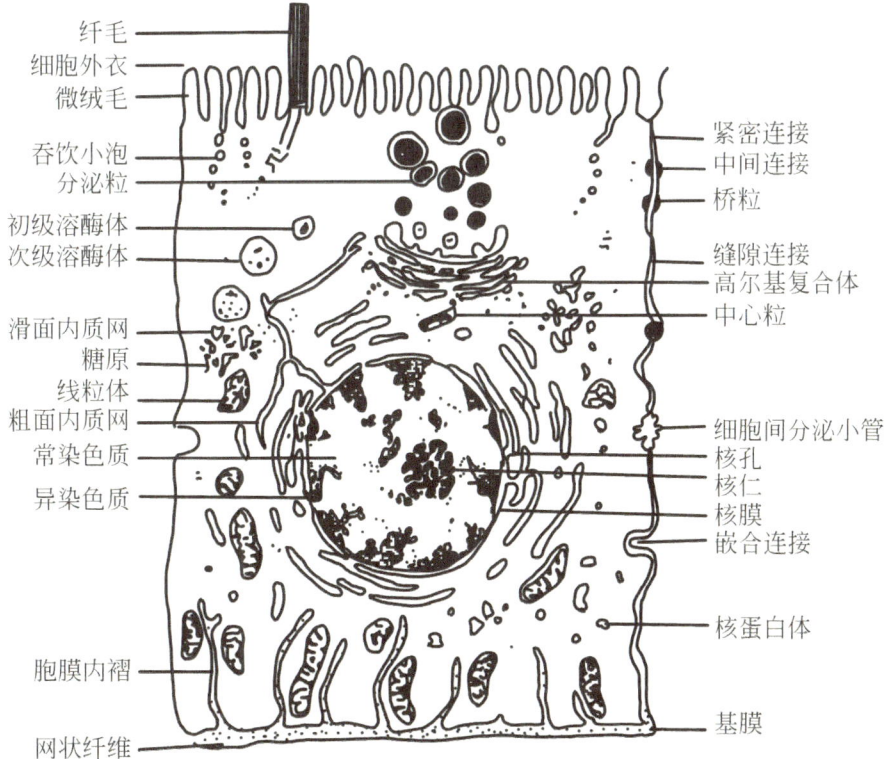

图 2-4　细胞超微结构模式图

（一）细胞膜

无论是原核细胞还是真核细胞，其原生质的外围都包裹着一层膜状结构，它是细胞物质和外界接触时的界面，既是外界物质进入细胞的关卡，又是内部物质输出体外的通道。习惯上把这层膜叫细胞膜，更确切地说，这层膜应叫胞质膜，简称质膜。细胞内部的各种功能小体（细胞器）也都有各自的膜，叫内膜。这些细胞内膜又叫细胞质膜，以示有别于质膜。因此细胞质膜的含义显然比质膜来得广，前者是泛指细胞结构中的整个膜层结构，而后者则表示细胞内的物质局限于细胞内部的这一单位膜层结构。此外，还有生物膜这个名词，它是生物体身上所有膜层结构的总称，除了包括上面述及的质膜与细胞质膜以外，还包括高等动物体内的角膜、胸膜、视网膜等各种各样复合的膜层结构。

细胞膜（cell membrane）在光镜下不易分辨，电镜下则清晰可见。电镜下细胞膜可分为两暗夹一明的三层结构，即内外两层电子致密层夹一电子密度低的中间层（图 2-4）。各层厚约 2.5 nm，总厚度为 7.5 nm，可称为单位膜（unit membrane），位于细胞的外表面和细胞器及细胞核的表面，其化学成分主要为脂类、蛋白质和少量糖类。细胞膜的分子结构是脂类双分子层和蛋白质排列成的液态膜。脂类以磷脂为主。两层脂类分子平行排列。它既有分子排列的有序性，又有液态的流动性。蛋白质分子则以镶嵌形式与脂类双分子相结合。磷脂是极性分子，分子的一端具亲水性，另一端具疏水性。蛋白质也含有疏水性氨基酸和亲水性氨基酸。疏水性氨基酸都与脂类分子的疏水端结合，而亲水性氨基酸则与脂类分子的亲水端结合。这种结合形式决定了蛋白质分子在生物膜中的分布位置。蛋白质主要以两种方式与脂类结合：①镶嵌于脂类分子层中，称为嵌合蛋白（mosaic protein）。大部分生物膜的蛋白质属于此类。它们常具有物质交换、受体、载体和酶等重要功能。②附着于双层脂类的内表面，称为表在蛋白（extrinsic protein）。此种蛋白质数量较少，参与细胞收缩及变形运动，并与胞吞、胞吐等功能有关。

细胞膜上的少量葡萄糖、半乳糖、唾液酸等糖类如与蛋白质结合，称为糖蛋白；如与脂类相结合，则称为糖脂。糖蛋白与糖脂向外伸出的低聚寡糖链，称为细胞衣（cell coat）。它构成细胞的抗原或受体，而且与细胞识别、细胞分化等密切相关，还具有保护细胞、调节微环境物质浓度的作用。

细胞膜有重要的生理功能，它既使细胞维持稳定代谢的胞内环境，又能调节和选择物质进出细胞。细胞膜通过胞饮作用（pinocytosis）、吞噬作用（phagocytosis）或胞吐作用（exocytosis）吸收、消化和外排细胞膜外、内的物质。在细胞识别、信号传递、纤维素合成和微纤丝的组装等方面，质膜也发挥重要作用。有些细胞间的信息交流并不是靠细胞膜上的受体来实现的，比如某些细胞分泌的甾醇类物质，这些物质可以作为信号，与其他细胞进行信息交流，但是这些物质并不是和细胞膜上的受体结合的，而是穿过细胞膜，与细胞核内或细胞质内的某些受体相结合，从而介导两个细胞间的信息交流的，所以说细胞膜的生理作用并不是很大，只是用来保护细胞。

（二）细胞质

细胞质（cytoplasm）又称胞浆，由细胞器、包涵物和基质三部分组成。

1. 细胞器（organelle）

细胞器是细胞质内具有特定形态结构和功能的有形成分。

（1）核糖体（ribosome）：呈致密颗粒状。核糖体在蛋白质生物合成中，具有将氨基酸装配成蛋白质的关键性作用。其化学成分为核糖核酸和蛋白质。单个或成串游离在基质内的核糖体称为游离核糖体，能合成细胞自身需要的蛋白质；附着在内质网膜上的核糖体称为膜旁核糖体，可合成分泌性蛋白质。

（2）线粒体（mitochondrion）：常呈卵圆形、圆形或杆状。电镜下可见由两层单位膜围成，与外膜平行的内膜向内折叠成板层状或小管状的线粒体嵴。线粒体是细胞生物氧化功能的主要结构。在线粒体内进行着三羧酸循环、呼吸链的氢和电子传递，以及氧化磷酸化反应。在一系列氧化过程中，不断释放能量，将能量储存于ATP中，以供细胞的生理活动所用。

（3）内质网（endoplasmic reticulum）：呈扁囊或管泡状的膜结构。外表面附着核糖体的为粗面内质网，其功能为合成与分泌蛋白质。表面无核糖体附着的是光面内质网（smooth endoplasmic reticulum），其功能多样，如合成固醇类激素和脂质，参与解毒和药物代谢、胆汁生成、灭活激素及肌细胞的收缩等多种功能。

（4）高尔基复合体（Golgi complex）：银染或锇酸染色时，光镜下呈黑褐色网样结构。电镜下由扁平囊泡、小泡及大泡三部分组成。扁平囊泡常由3～10层平行成叠排列的膜性结构组成，典型的可见两个面。其扁平囊泡呈弓形，弯向细胞游离面。小泡由内质网以"出芽"方式形成，同时也把内质网合成的物质转运到高尔基复合体。小泡可与扁平囊泡融合，不断补充扁平囊泡膜成分。大泡由扁平囊泡两端球形膨大脱落而成。大泡内含较多的分泌物及溶酶体酶。大泡脱离扁平囊泡后，逐渐移向细胞膜并与细胞膜融合，之后以胞吐方式把分泌物排出。也有些大泡属于留存于胞质中的结构，即溶酶体。不同类型细胞的高尔基复合体的结构、大小、分布、数量有很大差异，而且还随细胞的分泌活动而变化。在分泌蛋白质和吸收功能为主的细胞中，高尔基复合体比较发达。高尔基复合体的主要功能是参与形成糖蛋白类分泌物及溶酶体形成中的加工、浓缩、包装和分泌物排泄等。

（5）溶酶体（lysosome）：含有多种水解酶，对外源性有害物质及内源性衰老受损的细胞器等具有消化作用，故称"溶酶体"，被喻为细胞内消化器。细胞的消化过程多在溶酶体内进行。溶酶体功能低下或亢进，溶酶体不稳定或破裂，可致多种疾病或细胞自溶。从高尔基复合体脱离未参与消化活动的称为初级溶酶体，参与消化后的称次级溶酶体。当次级溶酶体中含不能被消化的残留物时称为残余体。脂褐素即是残余体的一种。

（6）微体（microbody）：又称过氧化物酶体，大多呈圆形。微体有膜包被，有的内含致密核心，其中主要有过氧化物酶和过氧化氢酶。它的主要功能是分解过氧化氢（H_2O_2），以防止过量的 H_2O_2 对细胞的毒害作用。

（7）微丝（microfilament）：呈细丝状，散在或网状、束状存在于胞质中。其化学成分为肌球蛋白、肌动蛋白、原肌球蛋白、肌原蛋白。微丝在胞质中具有支撑作用，并与胞质流动、细胞变形运动有关。它是细胞骨架的组成成分之一。

（8）微管（microtubule）：广泛存在于多种细胞内。它是一种不分支的小管，粗细均匀。其化学成分为微管蛋白。微管参与构成细胞骨架，还与细胞运动、细胞分裂、细胞内物质运输、细胞分化等功能有关。纤毛、鞭毛、中心粒、纺锤体均由微管组成。

（9）中间丝（intermediate filament）：因其直径介于微丝与微管之间，又称为中间纤维。其直径为 10 nm。中间丝长短不一，散在或成束分布。中间丝是构成细胞骨架的重要成分，也有协助细胞内代谢物质转运的作用。

2. 包涵物（inclusion）

包涵物是储积在胞质内的营养物质和代谢产物。

（1）糖原（glycogen）：是供给细胞能量的一种成分。光镜下用特殊染色可见糖原多呈块状或细粒状。电镜下所见糖原颗粒无膜包被，电子密度高。肝细胞、肌细胞中其含量较多。

（2）脂类（lipid）：以脂滴方式存在于胞质中。光镜下因脂质被溶解而呈空泡状。电镜下脂滴为大小不等的球形结构，无膜包被，电子密度深浅不一。脂肪细胞、黄体细胞等其含量较多。

（3）色素（pigment）：如黑色素、含铁血黄素、脂褐素等。

（4）分泌颗粒（secretory granule）：由膜包裹，常见于腺细胞中。

（5）蛋白质（protein）：常以结晶状出现在胞质中，蛋白质分子呈规律性排列，一般无膜包被。

3. 基质（cytoplasmic matrix）

基质呈凝胶体或溶胶状。其化学成分复杂，有水、离子、溶解的气体、多种酶。基质是细胞进行多种物质代谢的场所，还为细胞器的完整性提供必需的离子环境，供给细胞器行使功能所必需的物质。

（三）细胞核

细胞核（nucleus）由核膜、染色质、核仁及无定形的核基质四部分组成（图2-4）。此处只阐述核膜、染色质及核仁三部分。

1. 核膜（nuclear membrane）

核膜由内外两层单位膜组成。外层有核糖体附着，结构类似粗面内质网。核膜上有核孔。核孔是核膜的两层单位膜相互融合而成的环形孔道。核膜有屏障、物质交换、支架和阀门等作用。

2. 染色质（chromatin）

光镜观察染色质呈细丝状、颗粒状或小块状，分散在核内，核膜下分布较多，由遗传信息携带者DNA和相关蛋白质组成。电镜下可见染色质链以螺旋和折叠方式有序地集缩。高度集缩的染色质即成光镜下可见的异染色质，其功能不活跃。低度集缩甚至完全伸展的染色质超越光镜的分辨率。在电镜下其电子致密度低，称为常染色质，其功能活跃。细胞分裂时染色质螺旋化和折叠形成染色体。

3. 核仁（nucleolus）

核仁呈球形，多为1～2个，也有3～5个的，有些细胞无核仁。核仁位置不定，数量及大小常随细胞类型及机能状态而改变。幼稚细胞和蛋白质合成快，生长旺盛的细胞核数多且大；蛋白质合成不活跃的细胞核核仁少，甚至不见。电镜下核仁无膜包裹，由颗粒样及纤维样结构构成。核仁是制造核糖体的工厂。

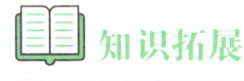

病毒——一种无细胞结构的生物

病毒是一种没有细胞结构的最低级的生命体。最简单的病毒中心是核酸（RNA），外面包被着一层有规律地排列的蛋白亚单位，称为衣壳。构成衣壳的形态亚单位称为壳粒，由核酸和衣壳蛋白所构成的粒子称为核衣壳。较复杂的病毒外边还有由脂质和糖蛋白构成的包膜。核壳按壳粒的排列方式不同而分为三种模式：二十面体对称，如脊髓灰质炎病毒；螺旋对称，如烟草花叶病毒；复合对称，如T偶数噬菌体。在脂质的包膜上还有一种或几种糖蛋白，在形态上形成突起，如流感病毒的血凝素和神经氨酸酶。昆虫病毒中有一类多角体病毒，其核壳被蛋白晶体所包被，形成多角形包涵体。病毒的结构简单，没有细胞结构。病毒只能寄生在活细胞里，靠自己的遗传物质中的遗传信息，利用细胞内的物质，制造出新的病毒，这就是它的繁殖。通俗地说，病毒就是外有一层蛋白质包裹，内有遗传信息，蛋白质就好比皮肤，遗传物质就是大脑，衣壳决定病原特异性。

（曹春燕）

学习任务三　细胞增殖

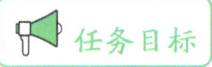

(1) 了解细胞生长和细胞增殖的特点。

(2) 了解细胞分裂过程中各种成分的变化。

(3) 正确掌握细胞周期的各个分期。

细胞是一个含有许多成分的复杂结构，一切有机体，除了最低等的以外，都是由细胞构成的，就像一幢幢高楼大厦，是由一块块砖砌成的一样。但是细胞的寿命是有限度的，因此，在一个有机体内，它的细胞不断地更新，有的细胞衰老、死亡，有的细胞新生、成长。人体细胞每天的死亡率为1%~2%，一个人，从出生到成年，除少数细胞外，大多数细胞已不再是原来的了，例如，血液中的红细胞在3.5~4个月即能完全更新。另一方面，从出生到成年，细胞的总数要比童年时代增加若干倍。那么细胞是怎样繁殖的呢？

从变形虫到人，从最小的单细胞鼓藻到高等植物，它们增殖细胞的方法都是共同的，分裂。细胞的分裂是采取一个分成两个，两个分成四个的方式进行的。一个细胞要实现它的分裂，必须准备出两套主要成分，然后才能分成两个具有相同成分的细胞。

如果我们把细胞放在培养基上进行人工培养，并隔一定时间计数，就会发现，培养基上细胞的数目在增加，这种增加是按几何级数：2，4，8，16，32，…也就是 2^1，2^2，2^3，2^4，…，2^n 这样的级数进行的。这一数列的指数就是底数本身相乘的次数，一个细胞群体以这样的方式不断"翻一番"时，我们就认为它是处于指数生长期。在受空间限制的条件下，细胞继续对数生长就会逐渐变得"拥挤"起来，并且耗去了一些养料，分裂就会逐渐变慢，最后可能全部停止下来，这时我们则说群体是处于静止期。

细胞的整个生活史分成生长和繁殖两个阶段。生长是指细胞通过新陈代谢，合成并积累蛋白质、核酸、糖、脂肪等细胞组成成分，使细胞的体积增长。繁殖是指细胞通过分裂，个体由一变二、由少变多，延续和增多后代。在生长阶段细胞主要是增大体积，在繁殖阶段细胞主要是繁殖个体。细胞生长是细胞繁殖前必需的物质准备阶段，等到细胞的组成成分合成和积累到一定程度，它就转入繁殖阶段。可见，生长和繁殖是两个不同的概念和过程。在细胞整个生活史中，这两者之间存在着下列的辩证关系：繁殖是细胞生长到一定程度的必然趋势，生长又是新繁殖的细胞的必然结果。

对一个单细胞有机体来说，生长和增殖之间没有明显的界线，细胞生长到一定时期就进入繁殖阶段，而这两个阶段是很清晰的。单细胞有机体的生长概念与过程是完全吻合和一致的。多细胞有机体就不一样，生长的概念和过程可以不完全吻合。多细胞有机体的生长阶段往往包含细胞的繁殖。有机体一方面通过细胞生长，使细胞本身体积增大；另一方面通过细胞增殖，使细胞个体增多，随着细胞既增多又长大，有机体就实现受精卵的发育、胚胎的形成，以及有机体的生长和发育。因此，多细胞有机体的生长及其器官体积的增长和发育，多半是细胞生长和繁殖两个过程同时起作用的结果。如树木升高和加粗、萝卜变粗并伸长、小鸡渐渐长大等，都跟细胞体积增大和细胞数目增多有关，而且主要是细胞繁殖导致细胞个体大量增加的结果。因此，多细胞有机体的生长阶段包含细胞繁殖的因素。在多细胞有机体中，也有器官增长不是细胞生长和繁殖两个因素同时起作用的情况。例如，肌肉细胞是一种高度分化的细胞，它生长到一定阶段就失去细胞分裂的机能，数目不再增多。可是经常参加体力劳动或体育锻炼的人，他们的肌肉比那些不常参加体力劳动或体育锻炼的要坚实和发达得多，这是因为肌细胞变得粗壮的缘故。人们经常运动，使肌细胞内的收缩性物质——肌原纤维增粗、发达起来，肌细胞就变得粗壮，整块肌肉也显得粗壮、坚实了。

因此，我们可以把一个细胞的生活史或繁殖周期分成两个阶段：一个是生长阶段，一个是分裂阶段。生长阶段所经历的时间比分裂期要长得多。在大多数动植物细胞中，整个繁殖周期可以在 1 d 内完成，或者说 20 h 左右完成，而其中细胞分裂的全部过程只需要 1 h，其余的时间都被周期占去了。有经验的老农都知道，玉米在拔节的时候，晚上可以听到玉米植株上发出"嘎嘎"的声音，这就是玉米秆细胞进行大量分裂时所发出的声音，它们的细胞繁殖周期只有几小时。而有些单细胞生物，如酵母和原生动物还要快，只有 150~180 min。细菌及其他原核细胞生物，一个周期的完成只要十几分钟。

细胞的分裂是一个由量变到质变的过程。分裂后的细胞又开始自己的生长，"加工"和积累一定的物质（蛋白质、核酸和其他成分），在这个基础上，遗传物质——核酸进行复制，然后再"加工"和积累一定的物质。最后进入分裂期，细胞又分成两个子细胞。

对于不同种类的细胞，生长阶段所经历的时间是不同的，而同种细胞的各个细胞间差异却很小。例如，人工培养的人类癌细胞，第一个物质"加工"期是 8 h，核酸复制期是 6 h，第二个物质"加工"期是 4.5 h，而细胞分裂仅需 1 h；大豆根尖细胞这四种时间分别是 4 h、9 h、3.5 h 和 114 min。一般来说，第一个"加工"期差异最大，繁殖周期长，主要长在第一个"加工"期；反过来说，繁殖周期短的，比如卵细胞，它的第一个"加工"期短得简直难以测出。而核酸复制期和第二个"加工"期一般都相当稳定。例如，大多数动物细胞中，核酸复制期持续 6～9 h，第二个"加工"期持续 3～5 h，而第一个"加工"期可以是几小时，也可以是几天或几星期。

细胞分裂的方式可以有多种。在原核细胞中，如细菌，由于没有细胞核，它们的分裂比较简单，即细胞膜在细胞中部向里凹陷，逐渐分隔成两个细胞，它们有时是相等的，有时是不等的。在真核细胞中，细胞分裂牵涉细胞核、染色体分裂和胞质分裂的一系列过程。这种过程在体细胞中就是有丝分裂，在生殖细胞中是减数分裂。

一、细胞周期

细胞从前次分裂结束时形成新细胞开始至下次分裂结束为一个细胞周期（cell cycle）。细胞开始分裂后，形态变化大，易于划分时期。繁殖较快的细胞，每隔 16～24 h 增殖分裂一次。细胞分裂期一般在 1～2 h 完成，占整个周期时间不足 10%，其余 90% 以上的时间称为两次分裂之间的间期（图 2-5）。

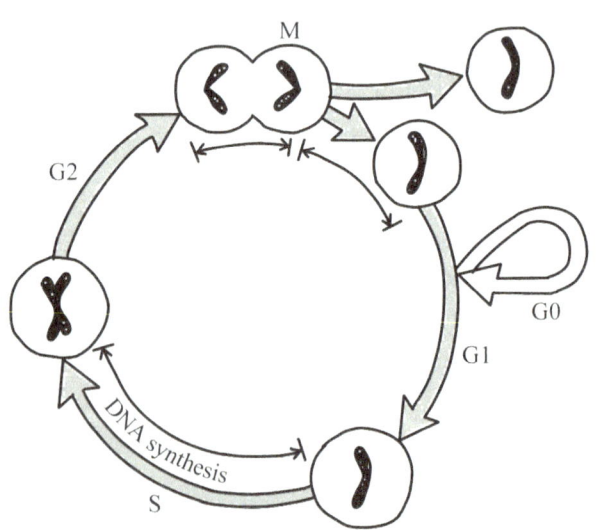

图 2-5　细胞周期示意图

机体各种组织的细胞增殖更新是有严密规律的，否则就会出现细胞增殖失控（如癌）或细胞补充不足（如再生障碍性贫血）。不同类型细胞的分裂能力是不同的，如神经细胞分裂能力很低，几乎不见分裂象；成熟的红细胞、粒细胞、精子细胞及角化的上皮细胞等高度分化，寿命有限，完全丧失分裂能力，始终处于G期，称之为终末细胞。肝细胞在正常情况下极少见分裂象，类似于处在"冬眠"状态的G0期细胞或Q期细胞。当肝脏受损害或部分切除后，剩余的肝细胞即启动活跃的分裂增殖。造血干细胞、表皮基细胞及胃肠道黏膜上皮内的干细胞等可持续进行分裂活动，不断由G期细胞进入细胞周期，分裂后的一部分子细胞分化为执行一定机能的成熟细胞，另一部分子细胞则一直保持为连续增殖细胞，称为周期性细胞。

（一）分裂期

M期：细胞分裂期。

细胞的有丝分裂（mitosis）需经前、中、后、末期，是一个连续变化过程，由一个母细胞分裂成为两个子细胞，一般需1～2 h。

1. 前期（prophase）

染色质丝高度螺旋化，逐渐形成染色体（chromosome）。染色体短而粗，强嗜碱性。两个中心体向相反方向移动，在细胞中形成两极；而后以中心粒随体为起始点开始合成微管，形成纺锤体。随着核仁相随染色质的螺旋化，核仁逐渐消失。核被膜开始瓦解为离散的囊泡状内质网。

2. 中期（metaphase）

细胞变为球形，核仁与核被膜已完全消失。染色体均移到细胞的赤道平面，从纺锤体两极发出的微管附着于每一个染色体的着丝点上。从中期细胞可分离得到完整的染色体群，共46个，其中44个为常染色体，2个为性染色体。男性的染色体组型为44+XY，女性为44+XX。分离的染色体呈短粗棒状或发夹状，均由两个染色单体借狭窄的着丝点连接构成。

3. 后期（anaphase）

由于纺锤体微管的活动，着丝点纵裂，每一染色体的两个染色单体分开，并向相反方向移动，接近各自的中心体，染色单体遂分为两组。与此同时，细胞被拉长，并由于赤道部细胞膜下方环形微丝束的活动，该部缩窄，细胞遂呈哑铃形。

4. 末期（telophase）

染色单体逐渐解螺旋，重新出现染色质丝与核仁；内质网囊泡组合为核被膜；细胞赤道部缩窄加深，最后完全分裂为两个2倍体的子细胞。

（二）分裂间期

1. G1期

细胞体积逐渐增大，制造RNA（包括tRNA、mRNA、rRNA及核糖体等）。RNA的合成又导致结构蛋白和酶蛋白的形成，这些酶又控制着形成新细胞成分的代谢活动。G1又分为G1早期和G1晚期两个阶段；细胞在G1早期合成各种在G1期内所特有的RNA和蛋白质，而在G1晚期至S期则转为合成DNA复制所需要的若干前体物和酶分子，包括胸腺嘧啶激酶、胸腺嘧啶核苷酸激酶、脱氧胸腺嘧啶核苷酸合成酶等，特别是DNA聚合酶急剧增高。这些酶活性的增高对于充分利用核酸底物在S期合成DNA是不可缺少的条件。

G1期持续时间变异很大，多数细胞的G1期较长，与细胞需要增加质量有关。但在某些单细胞生物如大变形虫、四膜虫和多细胞生物的某些细胞（如海胆胚胎、小鼠胚胎细胞）则无G1期，中国仓鼠卵巢细胞的变异株无G1和G2期，以致M期和S期连接在一起。G1期的长短之所以变化很大，与G1期内存在一个校正点或阻止点（简称R点）有关。R点主要控制G1期时间的长短。通过了此点，细胞就能以正常速度不受外界条件的影响而完成细胞周期的其他时期。因此，有学者认为细胞的生长是在G1期R点上停止的，如当细胞内环腺苷酸（cAMP）水平增高，细胞密度增加时，可阻止细胞从G1期向S期过渡，用嘌呤霉素抑制蛋白质合成或用放线菌素D抑制RNA合成，也能延缓细胞从G1期进入S期。有学者发现G1期内能合成一种有触发作用的蛋白质；它是不稳定的，极易被分解，故称为V蛋白。V蛋白在G1期细胞中达到一定水平时，细胞便可通过R点进入S期。

细胞进入G1期后，并不是毫无例外地都进入下一期继续增殖，在此时可能会出现三种不同前景的细胞：①增殖细胞。这种细胞能及时从G1期进入S期，并保持旺盛的分裂能力，如消化道上皮细胞及骨髓细胞等。②暂不增殖细胞或休止细胞。这类细胞进入G1期后不立即转入S期，在需要时，如损伤、手术等，才进入S期继续增殖，如肝细胞及肾小管上皮细胞等。③不增殖细胞。此种细胞进入G1期后，失去分裂能力，终身处于G1期，最后通过分化、衰老，直至死亡，如高度分化的神经细胞、肌细胞及成熟的红细胞等。

2. G0期

细胞周期的调节主要是通过G1期的阻留而实现的，G0期即指细胞处于阻留的状态。细胞通过M期一分为二，有的可继续分裂进行周期循环，有的转入G0期。G0期是脱离细胞周期暂时停止分裂的一个阶段。但在一定适宜刺激下，又可进入周期，合成DNA与分裂。G0期的特点为：①在未受刺激的G0期细胞，DNA合成与细胞分裂的潜力仍然存在；

②当G0期细胞受到刺激而增殖时，又能合成DNA和进行细胞分裂。

3. S期

在这一阶段完成DNA的合成，以及合成与DNA组装构成染色质等有关的组蛋白。DNA含量在此时期增加一倍。S期终结时，每一染色体复制成两个染色单体（Hole, 1979）。生成的两个子代DNA分子与原来的DNA分子的结构完全相同。一个人体细胞核直径10～20 μm，其中DNA含量为10 g，如拉成一根DNA链，长度可达3 m。哺乳类动物细胞S期一般为6～8 h。DNA的复制能在几小时内完成，主要是由于DNA链分成许多复制单位（复制子）（可多达10 000个左右），它们可在S期的不同时间分别复制。另外，在S期内还有组蛋白的合成——组蛋白基因在G1～S期之间活化，组蛋白mRNA的转录增大，并在整个S期内连续进行。已合成的组蛋白使新合成的DNA很快转为核组蛋白复合体。

S期细胞含有一种因素能诱导DNA合成，用细胞融合实验证明，G1细胞在与S期细胞融合后能加速其核内DNA复制的起点启动。S期不同阶段复制的DNA碱基组成是不同的，早期复制的DNA富有G-C碱基，晚期复制的DNA富有A-T碱基，即常染色质比异染色质复制较早。

4. G2期

G2期是DNA复制结束和开始有丝分裂之间的间隙，在此期间细胞合成某些蛋白质和RNA分子，为进入有丝分裂提供物质条件。用放射标记的RNA前体和蛋白质前体示踪，表明G2期进行着强烈的RNA和蛋白质的合成。假如破坏这些合成过程，细胞就不能过渡到M期。G2期合成的是染色体浓缩和形成有丝分裂器所需的成分。有学者认为G2期继续完成从S期就开始的微管蛋白的合成，为M期纺锤丝的组装提供原料。在G2晚期开始合成有丝分裂因子。在某些缺少G1期细胞中，G2期更为复杂，还要担负起其他细胞G1期中所要完成的事件。也有少数情况，S期结束后立即开始有丝分裂，而不存在G2期。

细胞周期中，细胞形态也发生一系列变化，从光学显微镜下可看到G1期细胞最小，细胞扁平而光滑，随着向S→G2→M期的发展细胞逐渐增大，从扁平变成球形。扫描电镜下可明显看到各时期内细胞表面形态的变化，如微绒毛逐渐增加，这些变化与细胞内各种生化的和生理的周期性变化是有关的。

调控细胞周期中的许多生化事件是按一定顺序、有条不紊地进行着，这和基因按一定顺序表达密切相关。

二、细胞生长

多细胞植物有机体的细胞在细胞分化以后，一般不再发生细胞分裂。在有分生组织的部位例外，在那里不断地产生新的分生细胞。

在细胞生长时期，不同的细胞有不同的表现。动物细胞的变化一般不像植物细胞那样明显。在植物体内，分生细胞在生长期间的变化明显，可以清楚地看到细胞的生长现象和过程，因此这类细胞是观察和研究细胞生长比较理想的材料。分生细胞是植物组织中最幼嫩的细胞，细胞壁薄，细胞体内充满原生质。这类细胞的特点是细胞代谢旺盛，进入细胞内的营养物质能被很好地同化和改造成建设细胞结构的物质，物质的合成和积累也比较多。

分生细胞在生长的初期细胞体积逐渐增大，以后转入细胞生长的延长期。这时的细胞在体内开始出现液泡，细胞的体积增长加快。细胞体积增大的原因，和前一阶段不同。在生长初期是细胞组成成分增加，在延长期是细胞吸水、体积变大。等到细胞停止延长和增大体积时，就转入生长的后期，也就是细胞内部分化期。这时，细胞代谢的主要活动是加厚细胞壁。细胞壁加厚到一定程度，这个细胞就算长成了。

细胞生长和分化是分阶段地、有规律地进行的。虽然分生细胞在植株中所处的部位、体内外影响的因素（如顶端分生细胞和节间分生细胞、密植和稀植等），各阶段生长的情况（如长大的程度、生长快慢的速度等）可能有所不同，但是成长的基本规律都是由生长转入分化。动物细胞的生长不像植物细胞那样变化明显，可是它们的成长也是从生长转入分化的。细胞经过一段时期的生长，就进入繁殖阶段。

总之，细胞完善的结构保障它的各项功能，使人体的生命活动能够正常地进行下去。掌握细胞的生活史，在实践上是很有意义的。有些细胞为什么繁殖得那么快？比如癌细胞恶性生长期，其所有细胞都不受限制地不断复制。控制癌细胞的繁殖周期，也是征服癌症的一个途径。

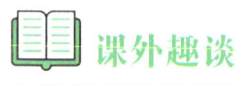
课外趣谈

看啊！水中的小生物

列文虎克没有因为成名，就忘记自己在阴霾日子里所认定的标杆。安慰不是来自成功时的掌声，而是对准他写下的："我的一生是在放大镜下，从事一场又一场神圣的探索，打开一盒又一盒奇妙的礼物。" 1702年，他在雨滴中发现了"细菌"的存在，就写信告诉皇家科学院："我长期观测雨滴中的小生物。起初我在水中看不到什么，而后三四天就看到各种形态的小生物，有的呈线状丝体，有的呈不规则的斑点，这些小生物不是自己产生的，而是由繁殖产生的，只有生命才能产生生命，无生命不能产生生命，因此'自然发生说'（spontaneous generation）是不正确的。""生命不会自然发生，只有上帝才能使物质产生生命。我看到这些小生物，是看到上帝创造的美意。"不久，他又在水中发现原生动物"轮虫"（Rotifer）。列文虎克是历史上第一个发现细菌与原生动物的人，这已使他能够名垂千古了。他以精确的微生物实验，证明"自然发生说"的错误。

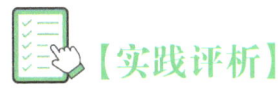【实践评析】

实践内容：

现代遗传学研究表明，人人体内都有原癌基因和抑癌基因，绝对不是人人体内都有癌细胞。原癌基因主管细胞分裂、增殖的周期，人的生长需要它。同时，人体里还有抑癌基因，它可以抑制细胞的不正常增殖。平时，原癌基因和抑癌基因发挥着正常的作用，它们是细胞内正常的基因，但在致癌因素作用下，原癌基因和抑癌基因一旦发生基因突变，将无法正常调节细胞的分裂、增殖，细胞可以无限增殖传代，也就是细胞发生了癌变。因此，致癌因素是启动癌细胞生长的"钥匙"，主要包括精神因素、遗传因素、生活方式、某些化学物质等。致癌因素易诱发基因突变，多把"钥匙"一起用，才能启动"癌症程序"；"钥匙"越多，启动机会越大。也就是说，癌症是基因突变累积的结果，单个细胞的癌变并不能导致癌症，它可以被人体免疫系统识别并清理。我们还无法破解所有"钥匙"，也难以高效地清除全部癌细胞，因此还无法全面地攻克癌症。

评析：

癌细胞研究已成为生物医学上探索癌变机理及肿瘤生成规律的一个活跃领域。对癌细胞产生的原因，还没有一致的见解。一些学者认为，正常细胞转化为癌细胞是由于致癌病毒诱发的。大多数人同意勃伏利1914年提出的许多癌症的起因是体细胞突变的理论。支持这一观点的论据之一是癌症的发病率随年龄增长而增长，论据之二是已知能诱发基因突变的所有化学诱变剂或物理因素，几乎都是致癌的，如沥青中的一些化学物质经常接触皮肤，能引起皮肤癌；大剂量苯中毒时，能诱发白血病（血癌）；吸烟引起肺癌，这和烟叶中的尼古丁有关；经常接触放射性物质或从事放射线工作的人，白血病、骨髓癌的发病率较高。

实践模拟：

（1）伴随着工业社会的飞速发展，癌症发病率逐年升高，通过何种手段可以降低癌症发病率？

（2）无限增殖的癌细胞是如何避免细胞凋亡的？癌细胞有没有发育成熟的时期，也就是静止期？

（曹春燕）

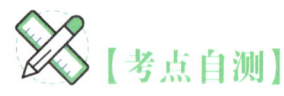

【考点自测】

一、选择题

（1）对细胞的概念，近年来比较普遍的提法是：有机体的（　　）。

　　A．形态、结构的基本单位　　　　B．形态与生理的基本单位

　　C．结构与功能的基本单位　　　　D．生命活动的基本单位

（2）在蛋白质分选过程中，如果一种多肽只有N端信号序列而没有停止转移序列，那么它合成后一般（　　）。

　　A．进入内质网腔中　　　　　　　B．进入细胞核中

　　C．成为跨膜蛋白　　　　　　　　D．成为线粒体蛋白

（3）新的内质网源自（　　）。

　　A．高尔基体　　B．核膜　　C．原有内质网　　D．质膜

（4）初级溶酶体源自（　　）。

　　A．内质网　　B．高尔基体　　C．核膜　　D．胞饮小囊

（5）实施胞质分离的细胞骨架是（　　）。

　　A．微管　　B．微丝　　C．中间纤维　　D．微梁网架

（6）在下列细胞物质运输方式中，不需能量而属于被动运输的是（　　）。

　　A．内吞　　B．外排　　C．载体蛋白运输　　D．钠钾泵

（7）自然界最小的细胞是（　　）。

　　A．病毒　　B．支原体　　C．血小板　　D．细菌

（8）在胞吞（endocytosis）时（　　）。

　　A．细胞膜不被吞入，只有外界物质被吞入

　　B．细胞膜随之一起吞入，由于胞吐作用吞入的膜和吐出的膜平衡，细胞膜面积不缩小

　　C．细胞膜随之一起吞入，细胞膜面积缩小

D．细胞膜随之一起吞入，但很快回到细胞表面，供下次胞吞时使用

（9）细胞质合成脂类的重要场所是（　　）。

    A．粗面内质网　　　　B．滑面内质网　　　　C．高尔基体　　　　D．胞质溶胶

（10）细胞内三种细胞骨架中，游离单体最少的是（　　）。

    A．微管　　　　　　　B．微丝　　　　　　　C．中间丝　　　　　　D．微管和微丝

二、简答题

（1）细胞学说的主要内容是什么？有何重要意义？

（2）生物膜的基本结构特征是什么？与它的生理功能有什么联系？

（3）细胞周期和各时期的特征有哪些？

（4）叙述与蛋白质合成有关的细胞器的结构和功能。

三、论述题

比较微管、微丝和中间丝的异同。

学习单元三 上皮组织

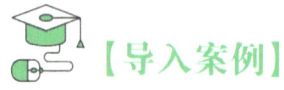【导入案例】

  细胞的分化和分裂在一个婴儿长成的过程中是同时进行的,这样就需要非常精细的调控。大家可以想一下,人的样子是多么精细啊,眼睛、鼻子和嘴都是界线分明、棱角分明。没有谁的嘴占了半个脸大,也没有谁的鼻子长到了最下面,更别提那些长相俊俏的靓女俊男了。这个过程的难度可以用一个简单的实验来证明。大家可以试着在一个气球上画一个比较标致的人脸,然后把它吹大,就能看到在这个气球胀大的过程中的人脸和你之前画的有多大的变化:明显的一个五官挪位!变化的产生就是因为这个气球"脸"的各部分在胀大的过程中没有相互协调所致。

  实际上,正常人体的生长过程之所以完美,是因为它已经被提前"编码",而这些代码就是大家熟知的DNA或者基因。基因里面已经写好了关于细胞生、老、病、死的一切程序。基因不仅控制了细胞的分裂和分化,还早早"写下"了每个细胞的生、老、病、死。细胞的生命周期可长可短,某些细胞也就存活两个月,如红细胞;有的细胞寿命却长达几十年,也许和您同岁,如您强壮有力的心肌细胞。生命周期长的细胞远远少于生命周期短的细胞。就是说,生命周期长的细胞鞠躬尽瘁、死而后已,用自己的一生为您服务。可是如果它们出现了问题,那您可就麻烦啦!因为这种出现问题的细胞一般很难再"生儿育女",替代自己的职位继续为您服务;生命周期短的细胞则"生育旺盛",它们靠数量优势发挥作用,一直像孙猴子一样不断分裂、分化、"生儿育女"。

  那大家就想了,细胞如此"子子孙孙无穷匮也",那人类岂不就"长生不老"

了?! 做梦! 基因里还写了另外一段程序——当一个细胞祖宗传了50代子孙,那他的50代子孙就不能再分裂了。这样,当新生细胞越来越少,年老细胞越来越多,人就慢慢衰老直至死亡。

> **思考与讨论**
>
> (1) 细胞分裂生长过程中,那么多的精细编码调控是通过何种方式实现的?
>
> (2) 细胞的"衰老""自杀"程序的存在意义是什么?
>
> (3) 为什么细胞的"寿命"有长有短?其"寿命"的长短与其功能有何联系?

上皮组织（epithelial tissue）是由密集排列的上皮细胞及其间极少量的细胞间质共同组成的。根据上皮组织的结构与功能,传统地分为被覆上皮和腺上皮两大类:被覆于人体表面或衬贴在体内一切有腔器官的腔面者,称被覆上皮;另一些上皮以分泌功能为主,称腺上皮。实际上两类上皮不能截然分开,如被覆于胃腔表面的上皮兼有分泌黏液的作用,被覆于大小肠、呼吸道等处的上皮则存在分散的腺上皮细胞。上皮组织一般位于边界上,故细胞呈明显的极性,即一面朝向身体表面或有腔器官的腔面,称游离面;另一面则向着深部的结缔组织,称基底面。此处细胞借一薄层基膜与结缔组织相连。上皮组织内无血管及淋巴管分布,细胞所需的营养由深部结缔组织中的血管渗出透过基膜来供给。上皮组织内常有丰富的神经末梢分布。

总的来说,上皮组织有保护、分泌、吸收及排泄等功能,但因所在部位不同,功能上也有差异。如位于体表的上皮主要有保护功能;胃肠道腔面的上皮除有保护功能外,还有吸收和分泌等功能;腺上皮主要有分泌功能。

学习任务一　被覆上皮

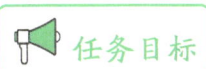 任务目标

(1) 掌握上皮组织的结构特点和功能。

(2) 掌握被覆上皮的分类原则。

（3）掌握各类被覆上皮的光镜结构和功能特点。

（4）掌握上皮组织特殊结构的种类、结构及功能。

一、被覆上皮的类型和结构

（一）被覆上皮的一般特性

被覆上皮是由排列紧密而规则的、形态相似的上皮细胞所构成的膜状结构。上皮细胞靠着极其少量的细胞间质（糖蛋白层）相互黏合在一起。在电镜下观察，上皮细胞之间的邻接面具有多种复杂的细胞连接结构。

被覆上皮覆盖在身体的外表面、体腔的内面，裱衬在各种管囊的内腔面，以及某些器官朝向体腔的部分。它们都处于边界的位置，具有保护、吸收和分泌等功能。由于上皮处于边界位置，而必然具有两个面，一个面是向着空间，不与任何组织相接触，称为游离面；相对的一个面附着在基膜上，称为基底面，从而呈现出上皮组织的极性。在单层上皮中，细胞游离面和基底面在结构上显然不同，单层柱状上皮这种极性表现最为突出。在复层上皮中，表层细胞和深部各层细胞在形态上也不一样，这是由它们的不同生活条件所决定的。

在上皮的基底面与结缔组织之间有均质的薄膜，称之为基膜（basement membrane）。基膜由纤细有网状纤维和无定形基质组成。电镜显示，基膜由基板（basal lamina）和网板（reticular lamina）两层所构成。基板是一层致密的颗粒状和细丝状物质，在其深面为网板，是由网状纤维和基质组成的。基膜的厚薄程度在不同类型的上皮并不一致，其作用主要是使上皮与其深部的结缔组织保持密切联系。基膜的表面常常向上皮组织伸出许多齿状突起，而上皮细胞的基底面也向基膜伸出许多突起，它们相互嵌合，使上皮组织牢固地附着在结缔组织上面。上皮组织一般没有血管，营养物质及代谢产物均通过基膜由深层结缔组织中的血管输送。因此，基膜对于上皮组织的生活与机能活动具有很重要的作用。

由于被覆上皮处于边界位置，上皮表层细胞容易受到外界物理及化学等因素的作用而破损。损伤的上皮细胞可由基部的细胞分裂增生，进行不断地补充和更新。在上皮组织中有神经末梢分布，借此有机体能够敏锐地感受外界的刺激。

（二）被覆上皮的类型和结构

被覆上皮的分类、主要分布及功能见表3-1。

表 3-1　被覆上皮的分类、主要分布及功能

细胞层次	上皮分类	分布（举例）	功能（举例）
单层	扁平上皮	内皮：心、血管和淋巴管的腔面	薄，游离面光滑，有利于血液和淋巴液的流动和物质交换
		间皮：胸膜、腹膜和心包膜等表面	游离面光滑，便于内脏器官运动
		其他：肺泡和肾小囊壁层等	气体交换和保护等
	立方上皮	肾小管、小叶间胆管等	被覆、吸收与分泌等
	柱状上皮	胃、肠、子宫等	保护、吸收、分泌、润滑
	假复层纤毛柱状上皮	呼吸道	保护、将尘粒排出呼吸道、分泌
复层	扁平（未角化）上皮	口腔、食管、阴道等	保护、分泌、防止水分丢失
	扁平（角化）上皮	皮肤的表皮	保护、防止水分丢失
	立体上皮	汗腺导管等	保护、分泌
	变移上皮	肾盂、肾盏、输尿管、膀胱	保护、有利于器官膨胀
	柱状上皮	睑结膜、男性尿道	保护

1. 单层上皮

单层上皮（simple epithelium）由一层细胞组成，细胞基底面均附着于基膜。根据细胞形态可分为以下几种。

（1）单层扁平上皮（simple squamous epithelium）：由一层很薄的扁平的细胞构成（图 3-1）。从表面看，细胞呈多边形，边缘锯齿状互相嵌合；核椭圆形，位居中央。从垂直切面看，中央有核处较厚，其余部分非常薄，有利于物质通过。衬贴于心、血管和淋巴管腔面的单层扁平上皮称为内皮（endothelium），其游离面光滑，有利于血液和淋巴的流动；分布于胸膜、腹膜、心包膜表面的单层扁平上皮称为间皮（mesothelium），可分泌少量浆液，故表面湿润光滑，利于内脏的运动。

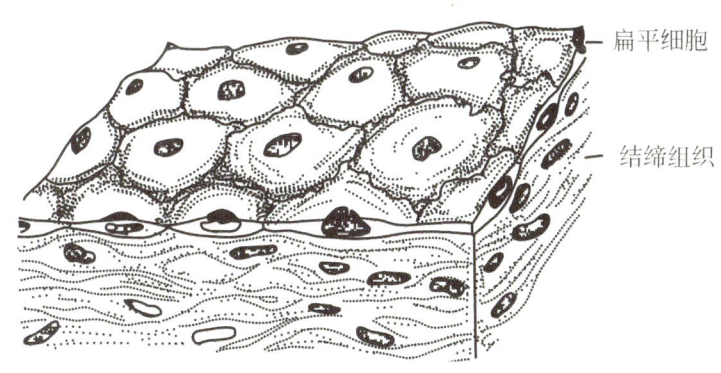

图 3-1　单层扁平上皮

（2）单层立方上皮（simple cuboidal epithelium）：由一层低棱柱体细胞组成（图 3-2）。从表面看，细胞呈多边形。从垂直切面看，细胞近似正方形，核圆，位于细胞中央。其分布在肾小管等处。

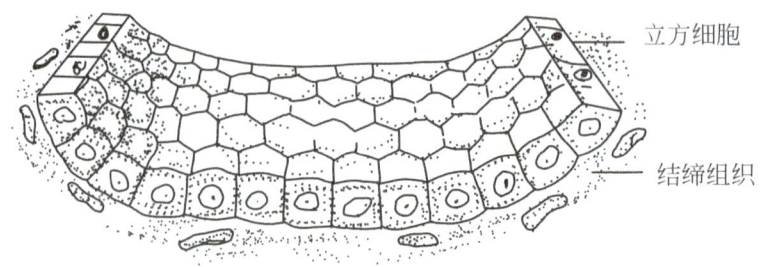

图3-2 单层立方上皮

（3）单层柱状上皮（simple columnar epithelium）：由一层棱柱状细胞组成。细胞表面形态与单层立方上皮细胞相似；垂直切面上，细胞柱状，核椭圆形，长轴垂直于基膜，多位于细胞近基底部（图3-3）。这种上皮主要分布于胃肠和子宫等腔面，以吸收和分泌功能为主。肠道的单层柱状上皮中，除柱状细胞外，还散在有杯状细胞。杯状细胞形似高脚酒杯，底部狭窄，含深染的核，顶部膨大，充满黏液性分泌颗粒。

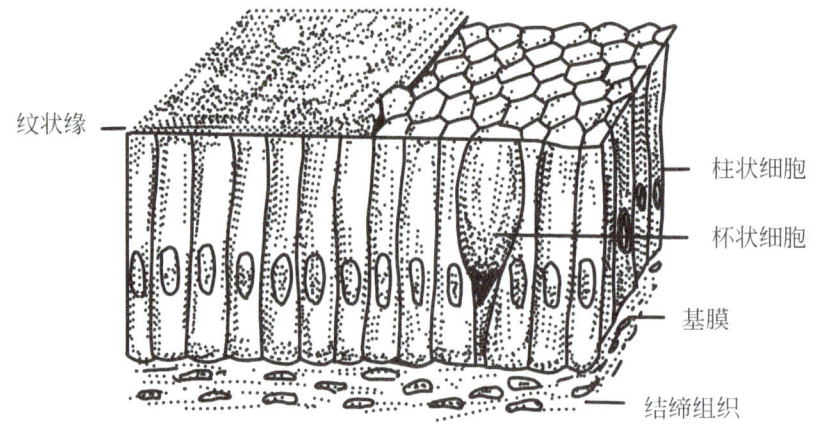

图3-3 单层柱状上皮

（4）假复层纤毛柱状上皮（pseudostratified ciliated columnar epithelium）：由柱状、梭形和锥体形三种形状不同、高度不等的细胞组成，以致这些细胞核的排列也高低不一，形似复层。但三种细胞的基底面均附着于基膜，故此种上皮似属单层上皮。柱状细胞的游离面常见有纤毛（图3-4）。

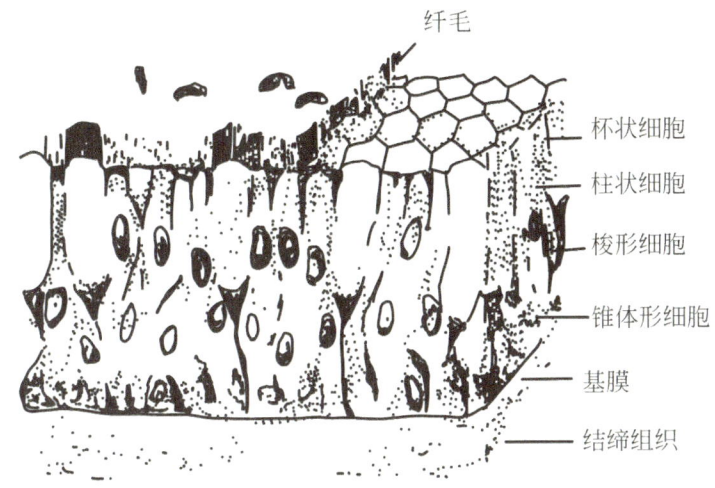

图3-4 假复层纤毛柱状上皮

单层柱状上皮和假复层纤毛柱状上皮中常夹有杯状细胞（goblet cell）（图3-3、图3-4），由于它形似高脚酒杯而得名。细胞上部膨大，胞质内充满黏原颗粒，HE染色浅，呈嗜碱性。其核为三角形，位于细胞下端细窄部，着色较深。杯状细胞能分泌黏液，润滑和保护上皮。

2. 复层上皮

复层上皮（stratified epithelium）由多层细胞组成，其中只有最深层的细胞附着于基膜。此类上皮表层细胞的形态可分为四型，常见的有复层扁平上皮和变移上皮。此处只对常见的复层扁平上皮、复层柱状上皮和变移上皮进行阐述。

（1）复层扁平上皮（stratified squamous epithelium）：由多层细胞组成，表层上皮是扁平鳞片状，又称复层鳞状上皮。在上皮的垂直切面上，细胞形态不一。附于基膜的一层细胞，称为基底层。该层细胞较小，多为立方形或矮柱状（图3-5）。此层细胞较幼稚，具有旺盛的分裂能力，新生的细胞渐向浅层移动，以补充表层脱落的细胞。基底层以上是数层多边形细胞，越向表层，细胞逐渐变扁平呈鳞片状，最表层的扁平细胞已衰老退化，并不断脱落。这种上皮基底面借基膜与深部结缔组织相连，其连接面凹凸不平，扩大了两者的接触面。此处结缔组织内含丰富的毛细血管，有利于上皮细胞的营养和代谢。复层扁平上皮具有很强的机械性保护作用，上皮有很强的修复能力。

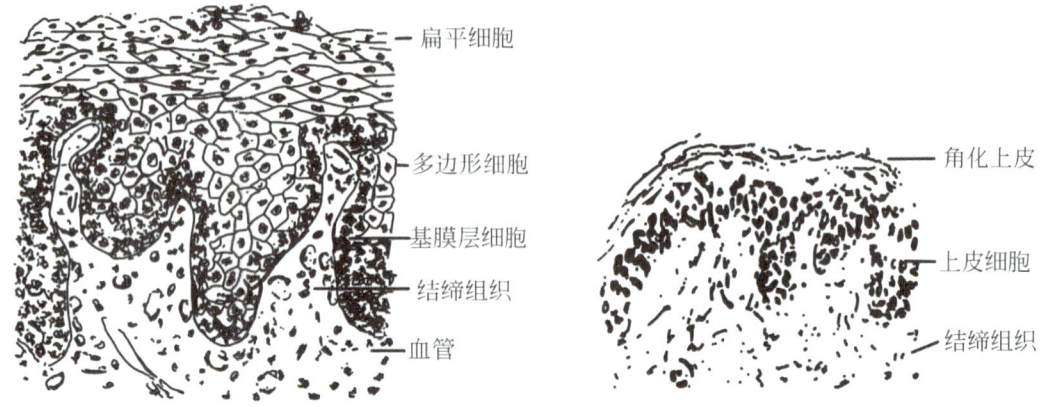

图3-5 复层扁平上皮

（2）复层柱状上皮（stratified columnar epithelium）：复层柱状上皮的结构与复层扁平上皮相似，所不同的只是表面是由一层排列整齐的柱状细胞构成。这种上皮分布于眼睑结合膜和尿道海绵体等处的黏膜上皮，具有保护作用，这类上皮比较少见。

（3）变移上皮（transitional epithelium）：又名移行上皮，主要分布于排尿管道的腔面。此上皮的特点是其细胞形态和层次可随所在器官的收缩或舒张而变化。上皮可分为表层细胞、中间层细胞和基底细胞。表层细胞体积大，多呈立方形，常可见盖细胞（tectorial cell），一个盖细胞可盖住几个中间层细胞。盖细胞近游离面的胞质较为浓密，嗜酸性较强，有防止尿液侵蚀的作用。中间层细胞为多边形或倒梨形，基底细胞为矮柱状或立方形。当膀胱充盈扩张时，上皮变薄，细胞层数减少，细胞形状变扁（图3-6）。

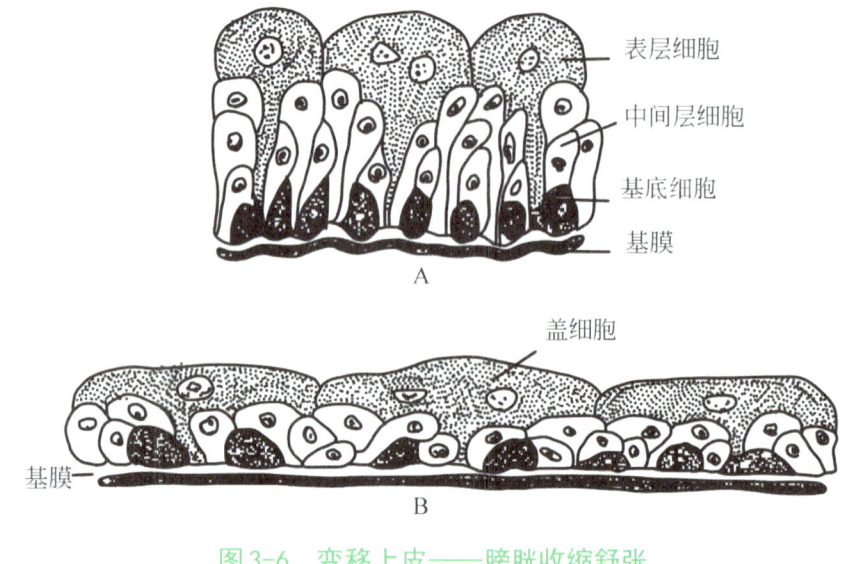

图3-6 变移上皮——膀胱收缩舒张

A. 收缩；B. 舒张

以上所述的上皮分类主要适用于高等脊椎动物。对于描述无脊椎动物，以及低等脊椎动物中所见的细胞联合构型，可能还需有其他的上皮分类。

在成年哺乳动物，凡认为是某个器官所特有的上皮，在一般正常条件下，并不发生改变。然而，在慢性炎症或发生肿瘤时，一种类型的上皮可以转变为另一种类型的上皮，此过程称作化生（metaplasia）。例如，在一定病理条件下，支气管或鼻咽部的假复层纤毛柱状上皮可以转变为复层扁平（鳞状）上皮。这种转变称为鳞状化生（squamous metaplasia）。在动物实验中能够造成类似的转变现象。

二、上皮组织的特殊结构

上皮与其功能相适应，在上皮细胞的游离面、侧面和基底面形成不同的特殊结构，这种结构有的由细胞质和细胞膜构成，有的则由细胞膜、细胞质和细胞间质三者共同构成。

（一）上皮细胞的游离面

1. 细胞衣（cell coat）

细胞衣又称糖衣，是细胞膜中糖蛋白和糖脂外伸的糖链所形成的薄层绒状结构，以上皮细胞游离面较为显著。细胞衣与细胞的黏着、支持、保护、物质交换及细胞识别等功能有关。

2. 微绒毛（microvillus）

微绒毛是细胞膜和细胞质伸出的细小指状突起，在电镜下才能辨认。在一些具有活跃吸收功能的上皮细胞，如小肠上皮和肾脏近曲小管上皮，游离面微绒毛多而长，且排列整齐，构成光镜下细胞游离面的纹状缘（striated border）或刷状缘（brush border）。它们显著地扩大了细胞的表面积，有利于细胞对物质的吸收。电镜下微绒毛内部胞质中等密度，含纵行微丝，微丝间有横的连桥。微丝上端直抵微绒毛的顶端，下端插入细胞质，与顶部细胞质中的终末网（terminal web）相连。终末网为顶部胞质内与表面平行的微丝网，其末端固着于细胞侧面的中间连接上。微绒毛中微丝主要由肌动蛋白组成，也含有肌球蛋白，能使微绒毛产生伸缩活动。

3. 纤毛（cilium）

纤毛是细胞游离面细胞膜与细胞质伸出的能摆动的细长突起，具有向一定方向节律性摆动的能力（图3-7、图3-8）；较微绒毛粗而长，光镜下即能见到。电镜下，纤毛的中央为2条完整的微管，周围有9组成对的二联微管（即9+2结构）。二联微管的一侧伸出2条短小的动力蛋白臂，动力蛋白具有ATP酶活性，分解ATP后使微管之间产生位移或滑动，导致纤毛整体的运动。每根纤毛的根部有基体（basal body），结构与中心体基本相同，纤毛内的微管由基体生长分化而成。

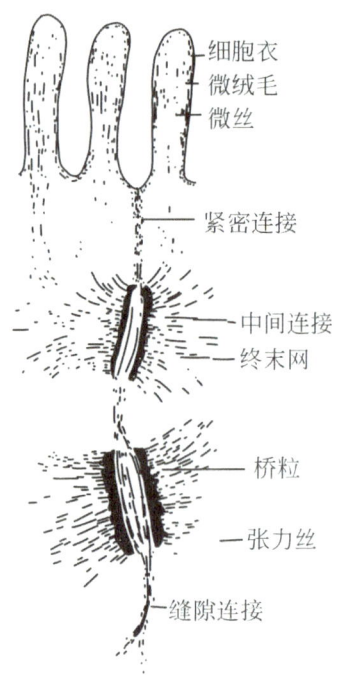

图 3-7　上皮细胞的特殊结构

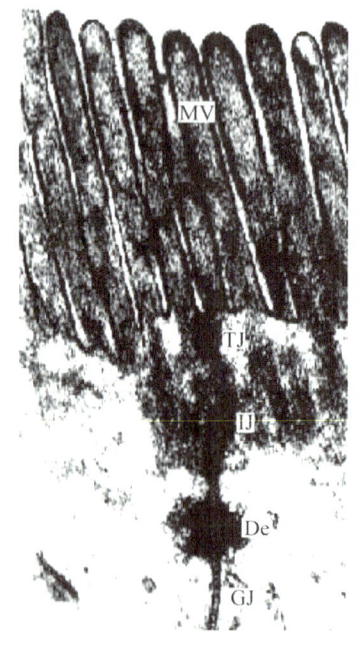

图 3-8　小鼠小肠上皮细胞电镜像×84000

MV微绒毛，TJ紧密连接，IJ中间连接，De桥粒，GJ缝隙链接

（二）上皮细胞的侧面

上皮组织的细胞间黏附力很强，相邻细胞以膜上的镶嵌糖蛋白——钙黏蛋白（cadherin）及细胞间蛋白多糖相互结合。此外，有些细胞的相邻面凹凸不平，相互嵌合，加固了细胞间的结合。细胞间结合更重要的结构是上皮细胞侧面特化形成的几种细胞连接（cell junction）。

1. 紧密连接（tight junction）

紧密连接又名闭锁小带（zonula occludens），位于相邻两细胞顶端的侧面（图3-9、图3-10）。电镜下，此连接呈长短不等的带状，连接处相邻细胞的细胞膜形成2～4个点状融合，融合处细胞间隙消失，非融合处尚留有细胞间隙。在紧密连接融合区的细胞膜内，镶嵌蛋白颗粒排列成线性结构。它们相互交错形成网格，与相邻细胞的这种网格互相吻合，蛋白颗粒对接，封闭细胞间隙，呈箍状环绕细胞。紧密连接除有机械性的连接作用外，更重要的是它封闭细胞顶部的细胞间隙而形成一道屏障，可防止外部大分子物质通过细胞间隙进入组织内，同时也防止组织液外溢。

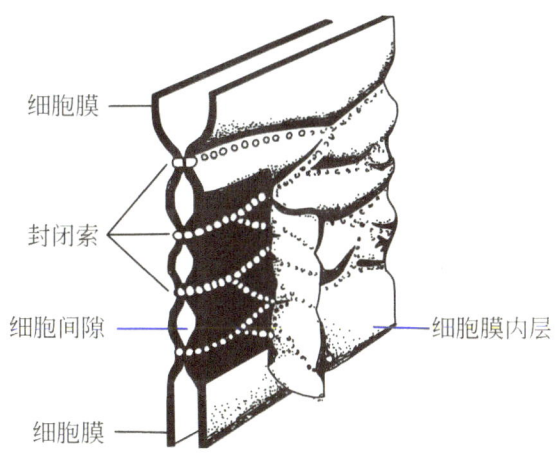

图3-9 上皮细胞紧密连接示意图

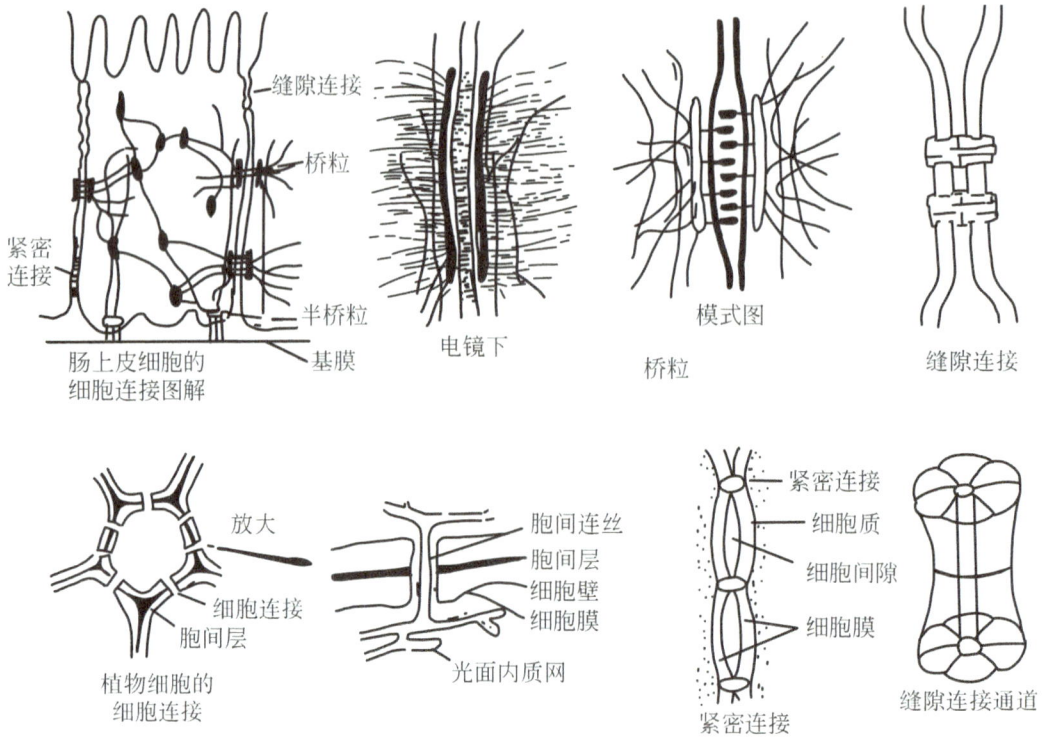

图3-10 细胞连接示意图

2. 中间连接（intermediate junction）

中间连接又名黏着小带（zonula adherens），位于紧密连接的深部，呈连续带状，环绕上皮细胞。连接处相邻两细胞之间仍有15~20 nm宽的间隙，其内有较致密的丝状物连接两侧的细胞膜，膜的胞质面附着有薄层致密物质和微丝，该微丝参与构成细胞顶部胞质中的终末网。中间连接较牢固，具有加强细胞间连接作用，还有保持细胞形状和传递细胞收缩力的作用。

3. 桥粒（desmosome）

桥粒又名黏着斑（macula adherens），是一种斑状连接，大小不等，位于中间连接的深部。连接区细胞间隙略宽，为20~30 nm，其中有低密度的丝状物，间隙中央有丝状物交织而成的致密的中间线。细胞膜的胞质面有较厚的致密物质构成的椭圆形附着板，胞质中许多索状中间丝（张力丝）插入附着板中，并常呈袢状折返回胞质，构成具有很大抗张力强度的细胞骨架，在细胞内起支持和固定作用。附着板处还有一些较细的跨膜细丝，伸入细胞间隙与中间线的丝网相连。通过桥粒，相邻细胞的中间丝与中间线的丝网相连，形成贯穿细胞连接的网络。桥粒是一种很牢固的细胞连接，多见于易受机械性刺激或摩擦的部位，如皮肤的复层扁平上皮内的桥粒很多。

4. 缝隙连接（gap junction）

缝隙连接又名缝管连接，呈斑状。连接处相邻细胞的细胞膜呈间断融合，未融合处的细胞间隙很窄，仅 2～3 nm 宽；融合处的相邻细胞的胞膜上有许多排布规律的柱状颗粒，称连接小体（connexon）。连接小体为膜镶嵌蛋白，它由 6 个亚单位组成，中央有约 2 nm 直径的亲水小管。连接小体贯穿细胞膜的脂质双层，并突出于细胞表面，相邻细胞的连接小体彼此相接，亲水小管通连，成为细胞间直接相通的管道。在 Ca^{2+} 和其他某些因素的作用下，管道可开放或闭合（图 3-10）。相对分子质量小的物质包括离子等信息分子、氨基酸、葡萄糖和维生素等，可在细胞间流通，使细胞在营养代谢、增殖分化和功能活动等方面成为统一体。如在心肌细胞间、平滑肌细胞间和神经细胞间缝隙连接可传递电冲动，故又称通讯连接（communication junction）。

细胞连接不仅分布于上皮细胞，还存在于其他组织。一般有两种或两种以上连接同时靠近存在，称连接复合体（junctional complex）。

（三）上皮细胞的基底面

1. 基膜（basement membrane）

基膜是上皮基底面与深部结缔组织之间的薄层膜状结构，在常规染色切片观察中很难分辨。基膜 PAS 反应呈阳性，在镀银染色中呈黑色。电镜下，基膜分为三层：紧贴上皮基底面的一层为透明板（lamina lucida），电子密度低；其下方为电子密度高致密板，又称基板（basal lamina），基板通过这些锚原纤维（anchoring fibril）附着于深部结缔组织；与结缔组织相邻的部分为网板（reticular lamina），由交织成网的网状纤维和基质构成。一些上皮的基膜仅由透明板和基板构成。基板是上皮细胞的产物，主要由Ⅳ型胶原蛋白和层粘连蛋白（laminin，LN）组成。网板则是结缔组织内成纤维细胞的产物。基膜有一定的张力和伸展性，对上皮细胞有支持、连接和固着作用；它也是半透膜，有利于上皮细胞与深部结缔组织进行物质交换。此外，基膜还能影响细胞代谢、信号传导和细胞移动，并可通过与生长因子的结合而调节细胞生长与分化。

2. 质膜内褶（plasma membrane infolding）

质膜内褶是上皮细胞基底面的细胞膜折入胞质所形成的许多内褶，光镜下称基底纵纹。内褶间的胞质中含有与其平行的长的线粒体。细胞膜内褶扩大了细胞基底面表面积，有利于水和电解质的转运。它多分布于肾脏的近端小管、远端小管，以及唾液腺的纹状管等处的上皮细胞（图 3-11）。

3. 半桥粒（hemidesmosome）

半桥粒是一些上皮细胞的基底面胞质内形成的半个桥粒的结构，质膜内也有附着板，张力丝附着其上，主要作用是将上皮细胞固着在基膜上（图 3-12）。

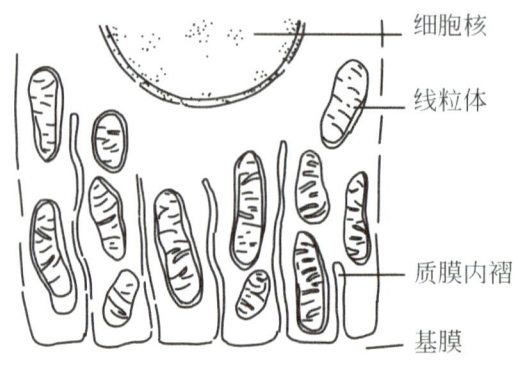

图3-11　质膜内褶示意图

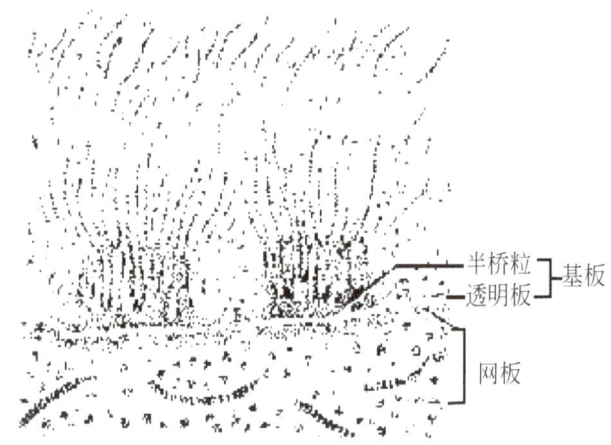

图3-12　基膜和半桥粒结构示意图

三、感觉上皮

感觉上皮（sensory epithelium）又称神经上皮，是上皮细胞在分化过程中形成的具有特殊感觉机能的上皮组织，如舌黏膜的味觉上皮、嗅黏膜的嗅觉上皮、视网膜的视觉上皮和耳内的听觉上皮等。感觉上皮被覆在感觉器官的表面，它的细胞都是特化的，能感受某种特殊的刺激。

四、上皮组织的更新与再生

放射自显影研究表明，上皮组织中存在少量未分化的干细胞。在正常情况下，它可以反复分裂增生，产生新细胞。皮肤的表皮、胃肠上皮及其他一些上皮细胞不断死亡脱落，并迅速以新生细胞来补充，此为生理性更新。不同上皮的更新速度因机体的种类、年龄、营养状况和损伤程度而异。胃肠上皮更新一次只需4 d，表皮更新一次则需1~2个月。当病理性因素所致上皮组织损伤时，其边缘未受损伤的上皮细胞增殖、分化进行修复，这些新生细胞一般是来自上皮的基底层，迁移到损伤表面，形成新的上皮，此为病理性再生，常以瘢痕而修复。

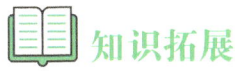 知识拓展

上皮组织细胞数量控制或与癌症有关

如果一个上皮细胞层要保持其结构，并且为机体提供一个保护壁垒，它就需要在正在分裂的细胞数量与正在死亡的细胞数量之间维持平衡。虽然补偿细胞的分裂可能被死亡细胞所触发，但是，细胞死亡如何减轻细胞增殖所带来的"拥挤"目前尚不明了。

近日，《自然》杂志同时发表了两篇有关上皮组织细胞数量控制的文章，指出维持上皮组织细胞平衡的机理可能与癌症有关。

英国伦敦大学学院分子细胞生物学实验室的Buzz Baum及其同事研究了果蝇组织中的这一过程，并在一个组织中的物理力与细胞损失的速度之间发现了一个直接联系。Baum研究小组的实验报告显示，在过分"拥挤"的组织区域里，一些细胞的"细胞黏性连接点"就会损失，并被相邻细胞挤出去。

活细胞分层的这一过程使上皮细胞能够缓冲生长中所发生的变化，并帮助实现正常的组织平衡。作为上皮增生与细胞分裂之间的一个联系，它可能与癌症发育的早期阶段有关。

另一方面，刊登在同期《自然》杂志上的第二篇论文指出，美国犹他州立大学Huntsman癌症研究所肿瘤学系的Jody Rosenblatt及其同事研究了单层上皮细胞，发现上皮在高度紧张的地方会将活细胞而不是正在死亡的细胞挤出去，而被挤出去的细胞会因为存活因子的失去而死亡。

因此，"挤出"可能提供一个肿瘤抑制机制，该机制可能被用来消除过剩的细胞。然而在具有高水平的存活信号通道的癌症中，"挤出"可能会促进肿瘤细胞入侵。

（孙晓伟）

学习任务二 腺及腺上皮

> 任务目标
>
> （1）熟悉腺细胞、腺上皮和腺的基本概念。
>
> （2）了解外分泌腺和内分泌腺的含义。

具有分泌机能的上皮称腺上皮（glandular epithelium），以腺上皮作为主要成分的器官称为腺（gland）。

一、腺的发生

在胚胎期，腺上皮起源于内胚层、中胚层或外胚层衍生的原始上皮。这些上皮细胞分裂增殖形成细胞索，迁入深部的结缔组织内分化为腺。如果所形成的腺有导管通向器官腔面或体表，分泌物经导管排出，称外分泌腺（exocrine gland），如胃腺和汗腺等。外分泌腺仅由单细胞构成者，称为单细胞腺，如小肠单层柱状上皮内的杯状细胞，就是一种单细胞腺，能分泌黏液。但是，大多数的外分泌腺均属于多细胞腺。多细胞腺是由于胚胎时原始的上皮组织陷入结缔组织内，形成上皮细胞索，以后上皮细胞索的末端发育成为分泌部，产生分泌物，而其余部分发育成导管部。如果所形成的腺没有导管，分泌物须经血液和淋巴输送，则称为内分泌腺（endocrine gland），如甲状腺、肾上腺和脑垂体等（图3-13）。

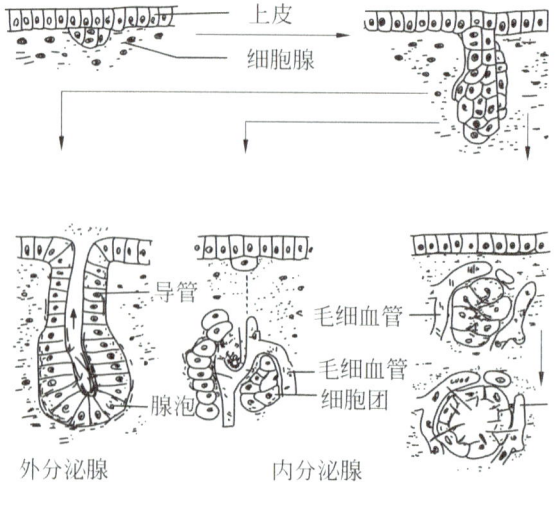

图3-13 腺的发生模式示意图

二、腺细胞类型

依据腺细胞分泌物的性质进行分类，如外分泌腺的细胞可分为蛋白质分泌细胞和糖蛋白分泌细胞，内分泌的细胞可分为肽分泌细胞和类固醇分泌细胞。

（一）蛋白质分泌细胞

蛋白质分泌细胞（protein-secretory cell）又称浆液性细胞，细胞呈锥体形，核圆形，位于细胞近基部；基底部胞质呈嗜碱性，着色较深，顶部胞质含许多嗜酸性的分泌颗粒，称酶原颗粒（zymogen granule）。电镜下，细胞基部有丰富的粗面内质网和较多线粒体，在核上区有发达的高尔基复合体，顶部胞质有丰富的分泌颗粒，游离面可见短小而稀疏的微绒毛。分泌颗粒内主要成分是酶。

（二）糖蛋白分泌细胞

糖蛋白分泌细胞（glycoprotein-secretory cell）又称黏液性细胞。在常规染色切片中，腺细胞分泌物多被溶解，故胞质染色浅，有时呈泡沫状。用特殊染色法（如 PAS 反应）能显示顶部胞质内的黏原颗粒（mucinogen granule）。细胞的核扁而小，位于细胞基底部。电镜下，细胞基底部有较多的粗面内质网和游离核糖体，核上方有发达的高尔基复合体，顶部有黏原颗粒。黏液性细胞分泌物黏稠，主要化学成分是糖蛋白（黏蛋白）。释放的分泌物与水结合形成黏液，有润滑和保护作用。杯状细胞是一种散在分布的黏液性细胞。

（三）肽分泌细胞

肽分泌细胞（peptide-secretory cell）超微结构与蛋白质分泌细胞近似，但粗面内质网较少，高尔基复合体较小，多数细胞也有分泌颗粒，颗粒散在于整个胞质中或分布于细胞基底部，HE 染色标本中不易辨认。某些肽分泌细胞内的分泌颗粒可被银盐或铬盐着色，故又称嗜银细胞或嗜铬细胞。这类细胞能产生肽类和（或）胺类激素和物质，属于 APUD 细胞（见内分泌系统）。

（四）类固醇分泌细胞

类固醇分泌细胞（steroid-secretory cell）多呈圆形或多边形，核位于中央或一侧，胞质嗜酸性，常含脂滴。电镜下，胞质中滑面内质网发达，常呈多层吻合的管状或泡状，并有丰富的管状嵴线粒体，粗面内质网和核糖体较少，核旁高尔基复合体较大，胞质内常见脂类小泡，但没有分泌颗粒。分泌物为类固醇激素，通过细胞膜以扩散方式排出。性腺和肾上腺皮质的内分泌细胞属此类。

三、腺的结构和分类

（一）外分泌腺

1. 外分泌腺的结构与分类

（1）外分泌腺的结构。外分泌腺包括分泌部和导管部两部分。

1）分泌部：由腺上皮细胞构成，又称腺泡（acinus），腺上皮细胞通常以单层排列在基膜上，形成一个管状或泡状结构，中央有一个空腔，称为腺腔，腺细胞的分泌物排入腺腔内。腺上皮细胞主要有两种，即浆液性腺细胞和黏液性腺细胞。在 HE 染色的切片上，浆液性细胞呈锥状，细胞质着色深，细胞核呈圆形，位于中央或靠近基部。细胞顶部的胞质常含有嗜酸性的分泌颗粒，显红色；基部胞质呈现嗜碱性，电镜下观察含有大量的粗面内质网和线粒体。腺泡由浆液性细胞构成的腺称为浆液腺（serous gland），其分泌物稀薄清亮，内含多种酶和少量黏液。黏液性细胞呈锥体形，细胞着色较浅，核呈扁圆形，位于细胞基底部。电镜下可见细胞质内有许多粗大的黏原颗粒。腺泡由黏液性细胞构成的腺称为黏液腺（mucous gland），其分泌物较黏稠，主要含有黏液。腺泡由浆液性细胞和黏液性细胞共同组成的腺称为混合腺（mixed gland）。

在唾液腺中，常见到由黏液性细胞构成腺泡，在腺泡末端附有几个浆液性腺细胞，切片中呈半月形排列，故称浆半月（serous demilune）。有些腺体（如汗腺、乳腺、唾液腺）的基膜与腺细胞之间，有一种星形多突起细胞，称肌上皮细胞，收缩时有助于腺泡排出分泌物。

2）导管部：是分支的上皮性管道，与腺泡直接相通，可分为闰管（intercalated duct）、分泌管或纹状管（striated duct）、小叶内导管、小叶间导管和总导管，主要作用是运送分泌物。

（2）外分泌腺的分类。根据组成外分泌腺的细胞数目，可分为单细胞腺和多细胞腺。单细胞腺是腺细胞单个散在分布，如杯状细胞（goblet cell）。多细胞腺一般由分泌部和导管部两部分组成。

根据分泌部的形状和导管分支情况可分为管状腺、泡状腺和管泡状腺（图 3-14）。管状腺可再分为单管状腺（如肠腺）、分支管状腺（如胃腺）和复管状腺（如肝脏）。泡状腺可分为单泡状腺（小皮脂腺）、分支泡状腺（如大皮脂腺）和复泡状腺。管泡状腺也可分为分支管泡状腺（如嗅腺）和复管泡状腺（如唾液腺）（图 3-15）。

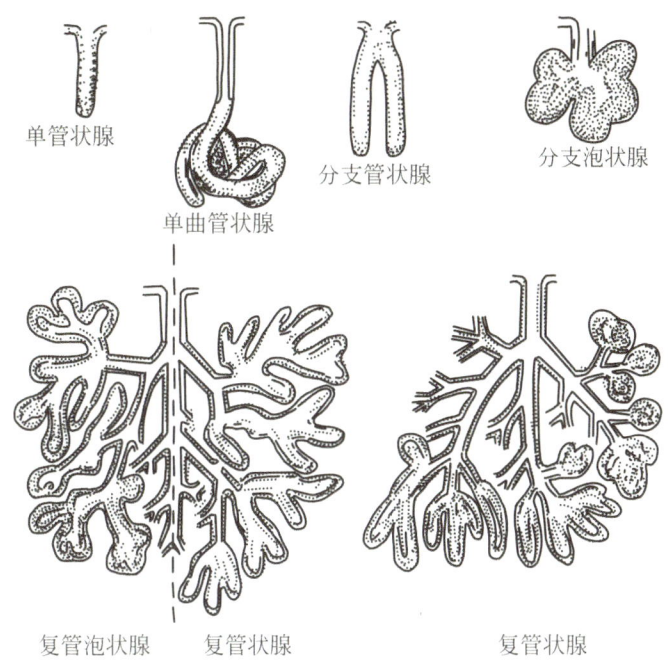

图 3-14 外分泌腺模式示意图

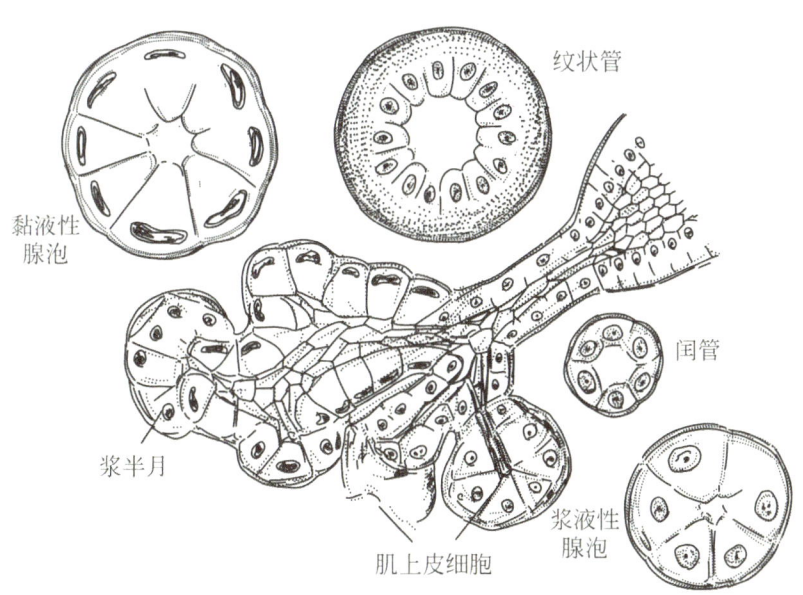

图 3-15 唾液腺腺泡与导管结构模式图

根据分泌物的性质可将消化、呼吸及生殖管道中的某些腺分为以下两种。

1）浆液腺（serous gland）：是由浆液性腺细胞组成。这种腺细胞的分泌物为稀薄而清明的液体，富有酶物质，参与消化功能。浆液性腺细胞多呈锥体形，细胞彼此连接，组成球状或卵圆球状的囊泡。在腺泡的中间有一狭窄的腺泡腔，分泌物从细胞内排出后，先到腺泡腔，然后再经导管排出。腺细胞质内粗面内质网较丰富，嗜碱性，细胞顶部含许多酶原颗粒，颗粒的多少表示腺细胞处于不同的分泌阶段。

2）黏液腺（mucous gland）：是由黏液性腺细胞组成。这种腺细胞的分泌物是黏稠的液体，其化学成分主要是蛋白多糖。黏液性腺细胞的形态特征与浆液性腺细胞有很大不同，细胞质中充满黏原颗粒，是分泌物的前身。在一般固定染色的切片上，黏原颗粒被溶解，常呈现空泡状，故细胞质着色很浅。当细胞质内充满黏原颗粒时，细胞核被挤到细胞基部的一侧，被挤压成半月状或扁平形，着色较深。当细胞的分泌物排出后，细胞核又变成圆形或椭圆形。如食管腺混合性腺（mixed gland）：其分泌部分既有黏液性腺细胞，又有浆液性腺细胞，故称混合性腺泡。其分泌物兼有黏液和浆液。混合性腺泡的结构一般是在黏液性腺泡的末端附加数个浆液性腺细胞，由于两种腺细胞着色不同，数个着色深的浆液性腺细胞呈现半月状排列，一般称浆半月。

2. 腺细胞的分泌方式

腺细胞分泌物的释放如图3-16所示，其排出的方式通常分为以下三种。

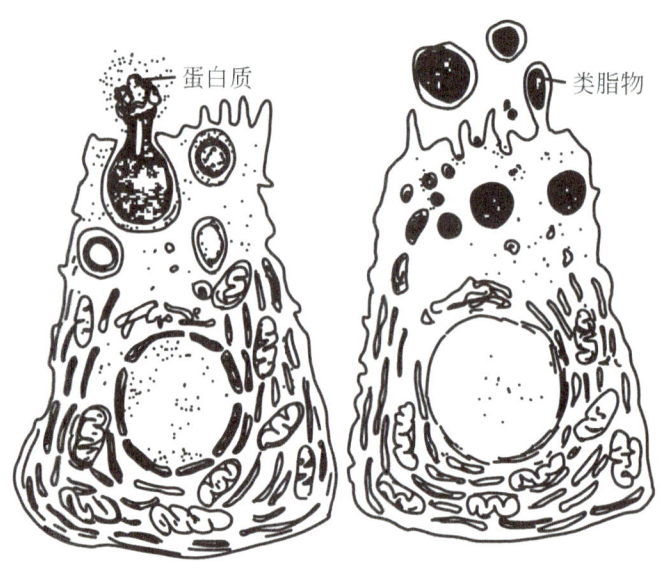

蛋白质成分的排出（顶浆分泌）　类脂物的排出（局部分泌）

图3-16　腺细胞分泌物的释放

（1）全浆分泌（holocrine）。细胞质内充满分泌物，细胞核萎缩，细胞退化死亡，整个细胞崩解，连同分泌物一起排出，如皮脂腺与禽类的尾脂腺的分泌。

（2）顶浆分泌（apocrine）。分泌物排出时，腺细胞游离端受损伤，部分细胞膜和细胞质随分泌物一起排出，如大汗腺、乳腺的分泌。

（3）局部分泌（merocrine）。分泌物聚集于细胞的游离端，排出时不引起细胞的损伤，而以胞吐方式进行，如唾液腺、胰腺的分泌。

（二）内分泌腺

内分泌腺因无导管，故称无管腺。腺细胞的分泌物称激素（hormone），直接进入细胞周围的毛细血管或毛细淋巴管，经血液或淋巴输送到各组织、器官内，调节组织和器官的生长和活动。有些散在的内分泌细胞，可释放其激素，直接调节周围细胞或组织的活动。人体的内分泌腺有垂体、甲状腺、胰岛、肾上腺、甲状旁腺、胸腺和性腺。此外，松果体和分布于胃肠道黏膜中的内分泌细胞，以及下丘脑的某些神经细胞，也具有内分泌的功能。下面补充介绍一些内分泌腺及其分泌的激素的知识。

1. 垂体

垂体悬垂于脑的底部，所以也叫作脑垂体或脑下垂体。它呈卵圆形，大小如豌豆，由一短柄与丘脑下部（也叫下丘脑）相连。垂体可以分为腺垂体和神经垂体两部分，腺垂体是腺体组织，而神经垂体是神经组织。

腺垂体分泌生长激素、催乳素等。生长激素直接作用于组织细胞，可以增加细胞的体积和数量，促进人体的生长。

腺垂体还分泌促甲状腺激素、促肾上腺皮质激素、促性腺激素，这些激素总称为促激素。促激素一方面调节相应腺体内激素的合成和分泌，另一方面还维持相应腺体的正常生长发育。

因为腺垂体具有调节、管理其他内分泌腺的作用，所以，过去有些人曾将它叫作"内分泌腺之王"。近代医学研究结果表明，腺垂体并不是独立指挥其他腺体的，是在下丘脑中神经分泌细胞所分泌的各种促垂体激素的控制下进行活动的。具体地说，下丘脑前部的某些神经细胞分泌的多种激素（统称为神经激素）被运送到腺垂体后，可以分别促进或抑制某种腺垂体激素的分泌。例如，下丘脑分泌的生长激素释放激素能促进生长激素的分泌，生长激素抑制激素能抑制生长激素的分泌。因此，现在看来，内分泌腺之王的桂冠应该属于下丘脑神经分泌细胞所有。

神经垂体没有合成激素的作用，它所释放的抗利尿激素（加压素）和催产素是由下丘脑的某些细胞分泌后，沿着神经纤维送到神经垂体，再在神经系统调节下释放入血的。抗利尿激素可以促进肾小管和集合管对水分的重吸收，从而使尿量减少。生活中常有这样的经验，当饮水少或大量出汗而丢失水分时，尿量就会减少，就是因为在这种情况下，引起抗利尿激素分泌增多，从而促进肾小管对水的重吸收，使尿量减少。抗利尿激素又可以使全身小动脉收缩而升高血压，所以又叫加压素。概括地说，抗利尿激素具有抗利尿作用和升高血压作用。催产素也具有两种生理作用，一是强烈刺激子宫收缩的作用，二是促进排乳的作用。

综上所述，垂体是人体内最主要的内分泌器官，结构复杂，分泌的激素种类多，作用广泛，并且能调节其他内分泌腺的活动。

2. 甲状腺

甲状腺主要由许多腺泡组成。腺泡壁是一层上皮细胞，腺泡中央为腺泡腔，内含胶质，腺泡之间有丰富的毛细血管网。

甲状腺分泌甲状腺激素。甲状腺激素是一组含碘的氨基酸，其中包括甲状腺素（T_4）和三碘甲状腺原氨酸（T_3）。合成甲状腺激素的主要原料是酪氨酸和碘。酪氨酸在人体内可以自行合成，而碘主要由食物供应。甲状腺腺泡上皮细胞对碘有很强的摄取能力，当碘被摄取而入细胞后，在酶的作用下被活化。活化碘立即与由腺泡上皮细胞合成的甲状腺球蛋白中的某些酪氨酸残基结合，生成碘化酪氨酸：单碘酪氨酸和双碘酪氨酸（这一过程叫碘化）。最后，在酶的作用下，可以将两分子的双碘酪氨酸缩合成T_4，或将一分子单碘酪氨酸和一分子双碘酪氨酸缩合成T_3。这两种甲状腺激素生成后仍然附着在甲状腺球蛋白上，并且贮存在腺泡腔中。甲状腺进行分泌活动时，甲状腺球蛋白被腺泡上皮细胞吞饮入细胞内，在酶的作用下，水解游离出T_3、T_4。T_3、T_4再由上皮细胞释放而进入血液，经血液循环运往全身各个组织器官而发生作用。甲状腺激素的功能特点是：分布范围十分广泛，几乎遍及全身各个组织；作用迟缓而又持久。一般认为，甲状腺激素主要调节新陈代谢、生长、发育等基本生理过程。甲状腺的作用是促进人体的生长发育和新陈代谢，提高神经系统的兴奋性。

3. 胰岛

胰岛是胰腺的内分泌部。人体胰腺中有25万~200万个胰岛，总重量约1 g，占整个胰脏重量的1%~2%。胰岛中的β细胞分泌胰岛素，α细胞分泌胰高血糖素。总的说来，胰岛素有降低血糖浓度的作用。胰高血糖素的主要功能是加速肝糖原分解，促进糖原异生作用（糖原异生作用是非糖物质转变为糖原的过程），使血糖升高。此外，胰高血糖素还能促进脂肪的分解。在人体内，胰岛素有降低血糖浓度的作用，而胰高血糖素有升高血糖浓度的作用。同时，血糖浓度又能够调节胰岛素和胰高血糖素的分泌。当血糖浓度下降时，使胰高血糖素分泌增加，胰岛素分泌减少，从而使血糖浓度回升；当血糖浓度升高时，使胰岛素分泌增加，胰高血糖素分泌减少，从而使血糖浓度恢复到正常水平。就是这样，使血糖浓度能够保持相对的恒定。

总之，胰岛素和胰高血糖素在调节糖类、脂肪、蛋白质代谢，维持正常的血糖水平方面，起着十分重要的作用。

4. 肾上腺

肾上腺位于肾脏的上端，左右各一。肾上腺分为内外两层，外层叫皮质，内层叫髓质。皮质分泌的激素有盐皮质激素、糖皮质激素和性激素，统称为肾上腺皮质激素。盐皮质激素主要是调节水盐代谢，促进肾小管对钠和水的重吸收，以及对钾的排泄，因此它有保钠、保水和排钾的作用。糖皮质激素主要是调节糖类、脂肪和蛋白质的代谢，促进蛋白质分解和抑制蛋白质合成，并促使蛋白质、脂肪在肝脏里转变成糖原和葡萄糖；抑制体内糖的利用，使血糖升高。此外，糖皮质激素还可以增强人体的应激功能。内外环境中的一切有害刺激（包括麻醉、感染中毒、出血、创伤、休克、外科手术、烧伤、寒冷、恐惧、疲劳和疼痛等）都能引起人体一系列生理功能的改变，以耐受上述的种种有害刺激，像这样的生理变化就是人体的应激反应。在这种反应过程中，有害刺激可以通过下丘脑和腺垂体引起糖皮质激素的大量分泌，从而改变人体的代谢状况，以耐受这些有害的刺激，帮助人体度过危险期。

在正常情况下，肾上腺皮质还能分泌少量的性激素（包括雄性激素和雌性激素），但所分泌的性激素生理作用较弱，对两性的生理功能不起主要作用。当近髓质部位的那层皮质细胞（网状带）增生或形成肿瘤时，性激素主要是雄性激素分泌增加，男性患者会毛发丛生，女性患者将表现男性化，身体毛发也增加。

髓质分泌的激素有肾上腺素（量较多）和去甲肾上腺素（量较少）。这两种激素的生理功能大致相同，但也有某些差别。具体地说，它们都能使心脏收缩力量加强，心率加快；肾上腺素可以使皮肤和腹腔的小动脉收缩，使心脏和骨骼肌等处的血管舒张，而去甲肾上腺素对全身的小动脉（冠状动脉除外）都具有强烈的收缩血管的作用；它们都能促进糖原分解，使血糖升高，以及使贮存脂肪分解，但是，肾上腺素对升血糖的作用比去甲肾上腺素的作用更强些，而去甲肾上腺素促进脂肪分解的作用大于肾上腺素的作用；它们都能促使支气管的平滑肌舒张，因此常用于支气管痉挛而引起的哮喘的解痉，但是，肾上腺素比去甲肾上腺素的作用更强。

5. 性腺

性腺在男性为睾丸、前列腺，女性为卵巢。它们除产生生殖细胞外，还具有内分泌功能。

（1）男性。睾丸在性成熟时开始分泌雄性激素。雄性激素有促进精子生成，促进男性生殖器官发育并维持其正常活动，激发和维持男性第二性征等作用。前列腺是人体非常少有的具有内、外双重分泌功能的性分泌腺。作为内分泌腺，前列腺分泌的激素称为"前列腺素"。前列腺素在局部产生和释放，对产生前列腺素的细胞本身或对邻近细胞的生理活动发挥调节作用。前列腺素对内分泌、生殖、消化、血液、呼吸、心血管、泌尿和神经系统均有作用。

(2) 女性。卵巢分泌雌激素和孕激素。雌激素能促进女性生殖器官、乳腺导管发育，激发并维持女性第二性征。孕激素能促进子宫内膜增厚和乳腺腺泡的发育。

6. 松果体

松果体又名脑上腺，位于胼胝体后尾的下面，形似松果，长约1 cm。幼年时，松果体发达，以后逐渐退化，一般在7~10岁便开始钙化而萎缩。它分泌的激素——黑素紧张素有抑制性腺发育的作用，特别在幼年，有制止性成熟的作用。

黑素紧张素的合成与分泌受光照和黑暗的调节，持续光照可以抑制松果体的分泌，而黑暗则对松果体的分泌起刺激作用。因此，它的分泌量出现昼夜周期性的变化，中午12时，分泌量最低；午夜0时，分泌量最高。这种周期性与人的月经周期有明显关系。此外，松果体可能通过黑素紧张素的分泌周期向中枢神经系统发放"时间信号"，从而影响机体的时间生物效应，如睡眠和觉醒。但松果体是否作为影响或调节动物昼夜节律性活动的"生物钟"，则有待于进一步证明。还有资料介绍，黑素紧张素能加强中枢抑制过程，从而有促进睡眠的作用。因此，已有学者用它来治疗癫痫（俗称"羊角风"）。

7. 胸腺

胸腺位于胸骨的后方，紧贴气管和大血管的前面，由两叶组成。腺体大小随年龄而改变，幼年时期，腺体逐渐增大，在青春期以前生长到最大限度，以后随年龄的增长而减小。胸腺主要由淋巴细胞和上皮网状细胞构成。它是一个淋巴器官，但上皮网状细胞能分泌胸腺素，所以有学者将胸腺归属于内分泌器官。胸腺素有刺激淋巴组织生长的作用，并促使其生长具有免疫功能的淋巴细胞。在幼年时胸腺促使这种免疫功能的发育，在成年时帮助维持这种免疫功能。进一步阐明胸腺与免疫功能的关系，这对于器官移植等研究工作具有重大意义。

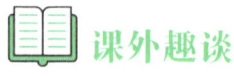
课外趣谈

胃肠道黏膜中的内分泌细胞能分泌胃泌素、促胰液素、胆囊收缩素-促胰酶素和抑胃肽等多种胃肠激素和肽类物质。近几十年来，胃肠激素的研究有很大进展，胃肠器官在人们心目中已不仅是消化器官，而且还是人体内最大、最复杂的内分泌器官。

胃肠激素的生理功能是，①调节消化腺的分泌和消化道的运动。②激素释放作用，如抑制胃肽、胃泌素能促进胰岛素的分泌。③营养作用。一些胃肠激素具有刺激消化道组织的代谢和生长的作用，即营养作用。如胃泌素能刺激胃的泌酸腺区和十二指肠黏膜的蛋白质、核酸的合成，从而促进生长。

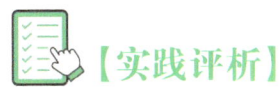

实践内容：

健康的人体是由内分泌系统各种激素（荷尔蒙）和神经系统一起调节人体的代谢和生理功能的。内分泌系统参与调节人体的代谢过程、生长发育、生殖衰老等许多生理活动和生命现象，协同各种酶素（生化酶）维持人体内环境的相对稳定性，以适应复杂多变的体内外变化。当人体内分泌系统出现紊乱时，随之就会出现各种体征，尤其是女性，症状更为明显。

女性常表现为肌肤状况恶化、脾气急躁、常见妇科内分泌疾病、月经量不规律、痛经、月经不调等，有时还表现为白发、早衰及耳鸣症状。男性常表现为脸上长痘、营养不良、男性不育等。

评析：

引起内分泌失调的因素有很多，大致可分为：①环境因素。空气中存在一些化学物质，通过各种途径进入人体后，经过一系列的化学反应，导致内分泌失调。②生理因素。人体的内分泌腺激素可以让人体生理处于平衡，但这些生长调节剂一般会随着年龄的增长而失调。有些人的内分泌失调是来自遗传。③情绪因素。心理原因对内分泌的影响很大。受到工作等各方压力的影响，神经处于紧张状态，情绪改变异常。这就会造成激素分泌的紊乱，造成内分泌失调。

实践模拟：

如果最近情绪暴躁、易怒、消化不良等症状出现，该如何调节一下自己，以防内分泌失调？内分泌失调后，应该注意些什么，才能很快调节过来？

（孙晓伟）

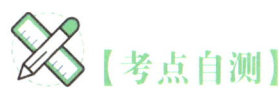

一、选择题

（1）假复层纤毛柱状上皮分布于（　　）。

A．消化道　　　B．呼吸道　　　C．泌尿道　　　D．循环管道

E．生殖管道

(2) 内皮是指（   ）。

　　A．衬贴在心、血管和淋巴管腔面的单层立方上皮

　　B．衬贴在肺泡和肾小囊壁层等的上皮

　　C．为口腔、食管和阴道等腔面未角化的上皮

　　D．衬贴在胸膜、心包膜和腹膜表面的上皮

　　E．衬贴在心、血管和淋巴管腔面的单层扁平上皮

(3) 下列（   ）能传递化学信息。

　　A．桥粒　　　　　B．半桥粒　　　　　C．质膜内褶　　　　　D．缝隙连接

　　E．紧密连接

(4) 下列（   ）不是细胞侧面的细胞连接。

　　A．桥粒　　　　　B．半桥粒　　　　　C．缝隙连接　　　　　D．中间连接

　　E．紧密连接

(5) 上皮组织的特点之一是组织中（   ）。

　　A．有丰富的血管和神经末梢　　　　　B．无血管，无神经末梢

　　C．无神经末梢　　　　　　　　　　　D．有血管，无神经末梢

　　E．无血管，有丰富的神经末梢

(6) 下列（   ）部位的上皮细胞游离面有明显的纤毛。

　　A．小肠　　　　　B．气管　　　　　C．血管　　　　　D．输尿管

　　E．食管

(7) 下列（   ）不是上皮组织的特点。

　　A．细胞多，间质少，细胞排列紧密　　B．分布于有腔器官的腔面

　　C．含丰富的血管和神经　　　　　　　D．有保护功能

　　E．包括被覆上皮和腺上皮

(8) 间皮分布于（   ）。

　　A．肾小管细段　　　　　　　　　　　B．循环系统管腔面

　　C．器官表面　　　　　　　　　　　　D．胸、腹膜、心包膜表面

　　E．肺泡壁

(9) 变移上皮分布于（   ）。

　　A．食管　　　　　B．气管　　　　　C．输卵管　　　　　D．输尿管

　　E．输精管

二、填空题

(1) 四大基本组织包括_____、_____、_____和_____。

(2) 光镜下常见的计量单位是_____，电镜下常见的计量单位是_____。

(3) 组织切片常用染色方法为HE染色法，其中H代表的染料名称为_____，E代表的染料名称

为_____；H可使细胞核染成_____，E可使细胞质染成_____。

（4）上皮组织分为_____和_____两大类，分布于体表及有腔器官面的上皮属_____。

（5）上皮组织具有_____，其朝向体表或管腔面的一端称_____。

（6）上皮细胞朝向深部结缔组织的一端称_____，上皮细胞与结缔组织之间隔有薄层状结构称_____。

（7）外分泌腺由_____和_____两部分构成，根据分泌物性质的不同，外分泌腺可分为_____、_____和_____。

（8）食管腔面的上皮是_____，心包膜表面的上皮是_____，子宫腔面的上皮是_____，膀胱的上皮是_____。

（9）能扩大上皮细胞游离面表面积的结构是_____，能扩大基底面表面积的结构是_____。

（10）上皮细胞侧面最牢固的连接是_____，便于离子交换和信息传递的连接是_____，有黏着作用及支持和传递细胞收缩力的连接是_____。

三、简答题及论述题

（1）上皮组织主要具有哪些结构和功能特点？

（2）比较内皮和间皮的异同点。

（3）简述腺细胞的分泌方式。

（4）比较几种细胞连接的结构特点和功能。

学习单元四 结缔组织

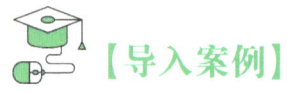【导入案例】

在过去的20多年,强直性脊柱炎及其有关的疾病,如瑞特综合征、银屑病关节炎、炎症性肠病性关节炎等,由于血清类风湿因子阴性,已经明确地和类风湿关节炎区别开来。美国风湿病协会命名和分类委员会在风湿性疾病的分类中,将与脊柱炎有关的关节炎疾病列为一大类,称为血清阴性脊柱关节病。引起这种区分的原因是由于在临床表现、病理学、放射学,以及免疫遗传学、流行病学调查等方面的研究和发现。血清阴性脊柱关节病的共同特征是:①缺乏类风湿因子。②无类风湿结节。③有X线片证实的骶髂关节受累。④病程中有炎性外周关节炎。⑤各种血清阴性脊柱关节病之间,以下临床表现常常单独出现或重叠存在,如银屑病皮疹或指甲病变,眼炎,口腔、肠道及生殖器溃疡,尿道炎,结节性红斑,坏死性脓皮病及血栓性静脉炎。⑥病理变化集中在肌腱端周围,韧带附着到骨的部位而不在滑膜。非肌腱端的病理变化也可发生在眼、主动脉瓣、肺实质及皮肤。⑦家族性聚集倾向,提示这类疾病在家族中"繁衍"。⑧与HLA-B27有不同程度的相关,其中以强直性脊柱炎和赖特综合征尤为密切。

治疗措施:

(1) 患者教育。患者教育是治疗成功的保证。对于确诊的病历,要向患者介绍疾病的特点、治疗的长期性、随访的重要性,让患者了解发展至脊柱强直毕竟是极少数,大部分患者经过医患的共同努力能够正常地工作和生活。帮助患者树立治疗的信心,坚持用药,定期复诊,不要随意停药。指导患者坚持力所能及的体育锻炼,避免一切对病情不利的行为,如抽烟、酗酒等,注意坐、卧、行、立姿势，以保证即使脊柱发生僵直，也能保持最佳功能位置。

（2）体疗和理疗。对于强直性脊柱炎患者，除保证足够的睡眠时间外，应多运动。①时刻注意维持脊柱的生理曲度，防止硬化畸形。②维持胸廓活动度的运动，如深呼吸、扩胸运动等，以保持良好的胸廓活动度，避免影响呼吸功能。③四肢运动，防止和减轻肢体失用性肌肉萎缩，维持骨密度和强度，防止骨质疏松。应用理疗时应结合病情、机体功能状态和个体反应，掌握剂量和方法。常用理疗有如下几种：①紫外线照射；②旋磁治疗，磁穴治疗；③直流电或音频电流药物离子导入疗法；④短波、超短波透热治疗；⑤热疗，如湿热敷、红外线、热水浴和醋疗等。

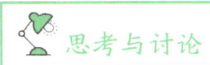

（1）在治疗强直性脊柱炎时，除了常规的药物治疗外，为什么还要采取患者教育和理疗等手段？

（2）如何避免强直性脊柱炎的发生，降低发病率？

结缔组织（connective tissue）是四种基本组织中形式最为多样的组织，有胶体状的固有结缔组织、液体状的血液，以及固体状的软骨组织和骨组织等。结缔组织由细胞和细胞间质两者构成，其中细胞数量较少，细胞间质多。细胞的种类繁多，分散在细胞间质内。细胞间质包括基质（ground substance）和纤维（fiber）两种成分。基质为无定形物质，可呈液体、胶体或固体状。纤维呈细丝状，一般可分成三种，即胶原纤维、弹性纤维和网状纤维，它们都包埋在基质内。

结缔组织的功能是多方面的，主要为连接、支持、保护、防御、修复和营养等，但各种结缔组织各有其主要的功能。如血液主要有营养的功能，同时也兼有清除异物和消灭细菌等防御功能；软骨组织和骨组织构成身体的支架，主要起支持和保护的作用。

结缔组织有着共同的起源，它们都由胚胎时期的中胚层间充质（mesenchyme）演变而来。间充质由间充质细胞（mesenchymal cell）和基质组成。基质的主要成分为黏蛋白。间充质细胞呈星状，有突起，相邻的间充质细胞以突起相互连接成网状，胞核较大，核仁明显，胞质呈弱嗜碱性。间充质细胞的分化程度很低，在胚胎发育过程中能分化成各种结缔组织、内皮和平滑肌等。

学习任务一　固有结缔组织

任务目标

（1）掌握疏松和致密结缔组织的结构和功能。

（2）掌握疏松结缔组织中成纤维细胞、巨噬细胞、浆细胞和肥大细胞的光镜结构、超微结构和功能。

（3）掌握弹性组织、脂肪组织和网状组织的结构和功能。

一、疏松结缔组织

肉眼观察疏松结缔组织（loose connective tissue）呈蜂窝状，故又称为蜂窝组织（areolar tissue），临床上所谓的蜂窝织炎就是指疏松结缔组织的炎症。疏松结缔组织分布很广，见于器官之间（如皮肤与肌肉之间）、组织之间（如肠壁的上皮组织与肌肉之间）及细胞之间（如心肌细胞之间），通常所称的结缔组织就是指疏松结缔组织，在体内起着支持、连接、营养、防御保护和创伤修复等功能。

疏松结缔组织的结构特点是细胞多种多样，纤维排列散乱而疏松，基质的含量较多，填充在细胞和纤维之间。疏松结缔组织由细胞、纤维和基质构成（图4-1）。

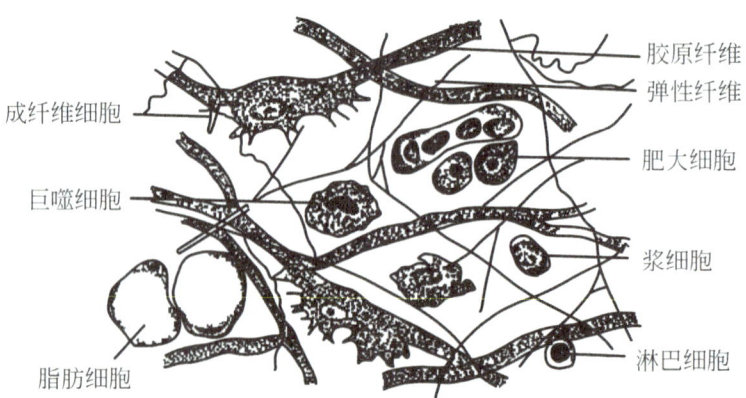

图4-1　疏松结缔组织铺片

（一）细胞

疏松结缔组织中散在分布着成纤维细胞、巨噬细胞、浆细胞、肥大细胞、脂肪细胞和未分化的间充质细胞，此外还有来自血液的几种白细胞。

1. 成纤维细胞（fibroblast）

这种细胞在疏松结缔组织内数量多而分布广，常位于胶原纤维附近。功能活跃的成纤维细胞体较大、扁平而有突起，轮廓不清晰，细胞核大而着色较浅，核仁大而明显，细胞质弱嗜碱性（图4-2）。在电镜下可见细胞质内有较丰富的粗面内质网和发达的高尔基复合体，这说明成纤维细胞合成蛋白质的功能旺盛，有形成纤维及基质的功能。这种功能在人体生长发育时期和创伤修复过程中表现得尤为明显。

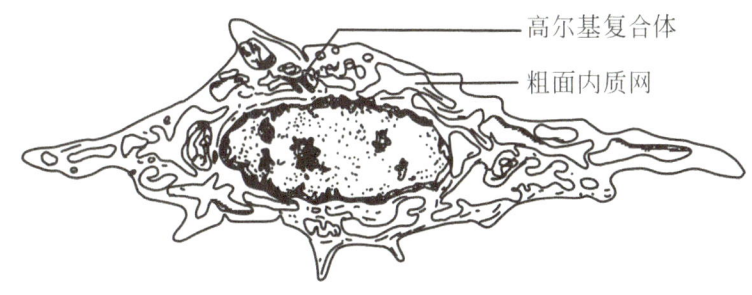

图4-2　成纤维细胞示意图

维生素C与胶原纤维的形成有着密切关系。因此，当体内严重缺乏维生素C时，胶原纤维的形成就发生障碍。所以，在手术后的患者及创伤愈合过程中口服适量的维生素C，可以加速胶原纤维的形成，促进伤口的愈合。

功能不活跃的成纤维细胞又称为纤维细胞（fibrocyte），细胞呈梭形，具有突起；细胞核较小，染色较深，核仁不明显。

2. 巨噬细胞（macrophage）

巨噬细胞又称为组织细胞（histiocyte），能做变形运动，具有活跃的吞噬作用和吞饮作用，数量多且分布广。细胞呈圆形、椭圆形或不规则形，有粗而短的突起，细胞轮廓清楚，细胞核小而染色较深（图4-3）。在电镜下，细胞表面有很多皱褶及指状突起，细胞质含有大量初级溶酶体、次级溶酶体、吞饮小泡和吞噬体。此外，还有微管束和微丝束，这两种结构参与细胞的变形运动和吞噬作用。

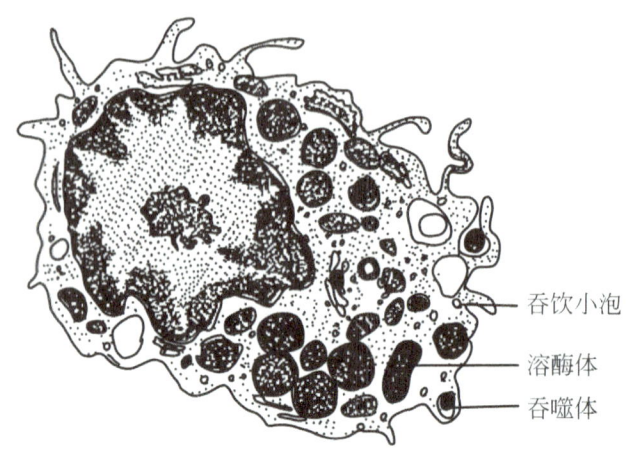

图 4-3　巨噬细胞超微结构模式图

巨噬细胞有趋化性。所谓趋化性是指巨噬细胞受到某些化学物质（如细菌的产物、在细菌作用下组织产生的变性蛋白质等，都称为趋化因子）的吸引而能做定向移动（变形运动）。当巨噬细胞与细菌、细胞碎块、血管外的红细胞、炭末及可溶性物质等接触，即显出活跃的吞噬作用。所形成的吞噬体与初级溶酶体融合，成为次级溶酶体，所吞噬的物质可被溶解，故巨噬细胞对人体有重要的防御保护作用。

巨噬细胞的细胞膜表面有多种受体，有的受体能与抗体结合，有的能与补体结合。当抗体和补体与受体结合时，就显著增强巨噬细胞的吞噬作用，这是巨噬细胞吞噬作用的一个特点。

巨噬细胞除能吞噬清除体内的病菌、异物，以及衰老、伤亡的细胞外，还能加工处理和贮存抗原物质，并能将处理后的抗原物质传递给免疫淋巴细胞，活化 B 淋巴细胞及 T 淋巴细胞，故巨噬细胞在机体防御疾病和免疫反应中具有重要作用。

3. 浆细胞（plasma cell）

浆细胞多见于消化管和呼吸道固有膜的结缔组织内，其他部位的结缔组织内一般很少见到。细胞椭圆形、圆形，细胞核偏于细胞的一侧，核内染色质呈三角形块状，附于核膜，排列成车轮状。细胞质嗜碱性，在靠近细胞核处有浅染区域，是高尔基复合体所在的地方（图 4-4）。在电镜下，细胞质内可见大量平行排列的粗面内质网和发达的高尔基复合体。

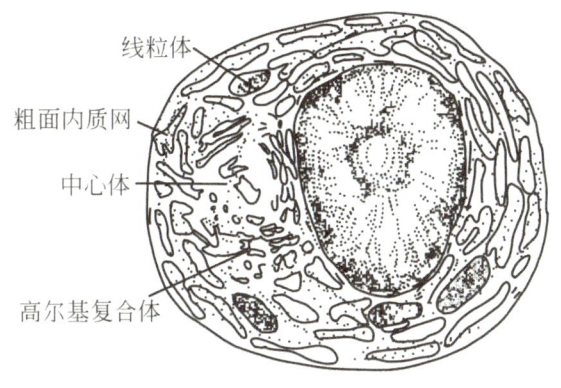

图 4-4 浆细胞超微结构

浆细胞具有合成、贮存与分泌抗体（免疫球蛋白，immunoglobulin，Ig）的功能，参与体液免疫反应。

4. 肥大细胞（mast cell）

肥大细胞数量较多且分布很广，多位于小血管周围。细胞体较大，一般为圆形或椭圆形。细胞核较小，多数为一个，染色较浅。细胞质内充满粗大而密集的嗜碱性颗粒，且有异染性，颗粒易溶于水，所以在 HE 染色的标本上很难显示。

肥大细胞的颗粒含有组织胺、慢反应物质（缓激肽）、嗜酸性粒细胞趋化因子和肝素等。在人体内，抗体（IgE）可以附在肥大细胞的表面，当再次和相应的抗原结合形成抗原抗体复合物时，肥大细胞就释放出组织胺和慢反应物质（脱颗粒过程）（图 4-5），使毛细血管和微静脉扩张，通透性增加，并使非血管的平滑肌（如支气管平滑肌）收缩。在某些过敏性体质患者，可引起荨麻疹或支气管哮喘等过敏性疾病，在病变局部引起毛细血管、微静脉通透性增高，大量液体从血管渗出，造成局部组织水肿，在皮肤表现为荨麻疹；在支气管，由于水肿及平滑肌的持续性痉挛，造成支气管通气不畅，呼吸困难，引起支气管哮喘。嗜酸性粒细胞趋化因子，有吸引血液内的嗜酸性粒细胞向该处组织聚集的作用。肝素具有抗凝血作用。

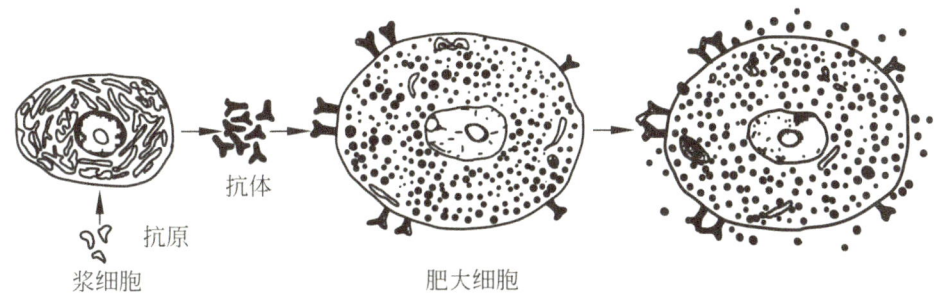

图 4-5 肥大细胞脱颗粒示意图

5. 脂肪细胞（fat cell）

脂肪细胞大而呈圆形，细胞质内含有大量脂滴，细胞质及细胞核被压挤在细胞的一侧。在HE染色标本上，脂滴已被溶解，故呈空泡状（图4-6）。脂肪细胞可单个存在，也可成群排列，具有合成和贮存脂肪的功能。

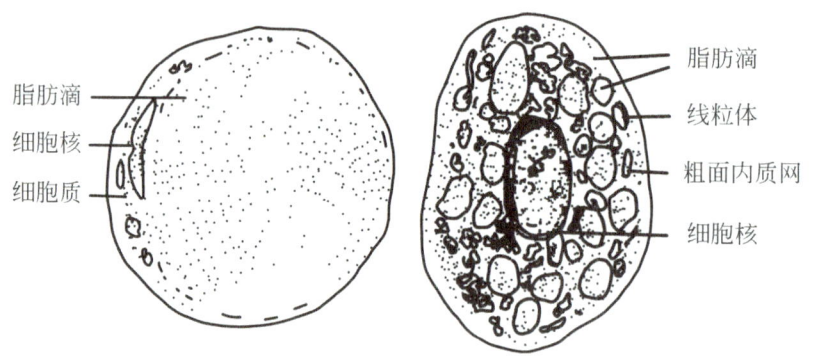

图4-6 脂肪细胞超微结构图

6. 未分化的间充质细胞（undifferentiated mesenchymal cell）

未分化的间充质细胞是出生后仍存留的一部分间充质细胞，继续保持其分化潜力，在一定条件下可分化为其他多种细胞。其形态与成纤维细胞相似（图4-7）。

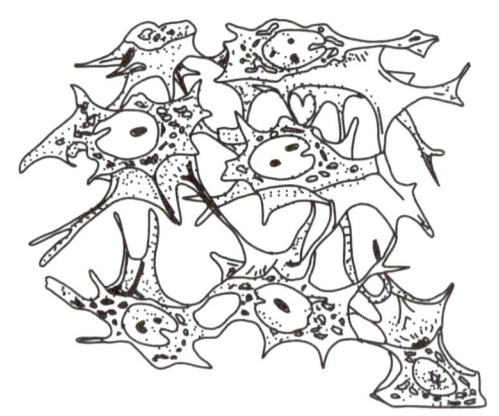

图4-7 未分化的间充质细胞

（二）纤维

1. 胶原纤维（collagen fiber）

胶原纤维是结缔组织中的主要纤维，数量最多，新鲜时呈白色，故又称白纤维（图4-8）。HE染色后呈粉红色，纤维粗细不等，直径1～12 μm，呈波浪形，分支互相交织成网。胶原纤维常被黏合在一起构成胶原纤维束。电镜下，胶原纤维是由更细的胶原原纤维构成，而胶原原纤维又是胶原蛋白分子聚合而成，有明暗相间的周期性横纹，横纹周期约 64 nm。胶原纤维的韧性大，抗拉力强，是使结缔组织具有支持作用的物质基础。

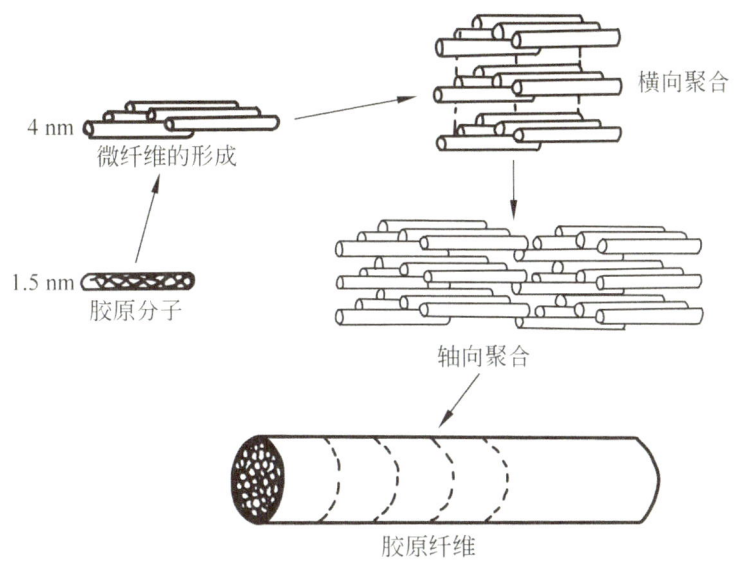

图 4-8　胶原纤维的形成

2. 弹性纤维（elastic fiber）

弹性纤维比胶原纤维少而细，新鲜时呈黄色，故又称黄纤维。其折光性较强，HE 染色不易与胶原纤维区别，用特殊染色方法可以显示。弹性纤维较细，直径 0.2～1.0 μm，分支交织成网，粗细不等。弹性纤维由均质状的弹性蛋白和外周覆盖的微原纤维组成，弹性强，易拉长，除去外力后可立即恢复原状。

结缔组织中的胶原纤维和弹性纤维互相交织成网，故既有弹性又有韧性，使器官和组织的形态、位置保持相对恒定。

3. 网状纤维（reticular fiber）

网状纤维细短，直径 0.2～1.0 μm，分支较多，常互相交织成网；HE 染色后不易着色，故不能分辨；但用硝酸银镀染，则被染成黑色，因此这种纤维又称嗜银纤维。电镜下，网状纤维由胶原蛋白构成，可见类似胶原纤维的周期性横纹，纤维表面被覆糖蛋白和多糖，一般认为它是胶原纤维的幼稚阶段。在疏松结缔组织中网状纤维很少，主要分布在基膜的网板、淋巴器官和造血器官等处。

（三）基质

基质（ground substance）是由生物大分子构成的无定形溶胶状物，具有一定的黏性。这些生物大分子包括蛋白多糖和糖蛋白等。

1. 蛋白多糖（proteoglycan）

蛋白多糖又称蛋白聚糖，为基质的主要成分，是由蛋白质和多糖分子结合而成的大分子复合物。多糖部分为氨基己糖多糖，又称糖胺多糖，主要包括透明质酸、硫酸软骨素A和C、硫酸角质素和硫酸乙酰肝素。透明质酸是一种非硫酸化的曲折盘绕的长链大分子，构成蛋白多糖复合物的主干，其他糖胺多糖则与蛋白质（核心蛋白）结合，形成蛋白多糖亚单位，这种亚单位再通过结合蛋白与透明质酸长链分子结合，形成蛋白多糖聚合物。大量的蛋白多糖聚合物立体构成具有许多微小孔隙的分子筛。小于孔隙的水、营养物、代谢产物、激素、气体分子等可通过分子筛，有利于与细胞进行物质交换；大于孔隙的大分子物质、细菌和肿瘤细胞等则不能通过分子筛，起到了限制细菌等有害物质扩散的局部防御作用。蛇毒、溶血性链球菌和癌细胞等能产生透明质酸酶，破坏基质的这种防御屏障，从而使其易于浸润扩散。

2. 糖蛋白（glycoprotein）

糖蛋白主要成分是蛋白质。纤维粘连蛋白存在于胶原纤维与许多结缔组织细胞周围，在细胞识别、黏附、迁移和增殖中起重要作用；层粘连蛋白主要存在于基膜的网板处，参与上皮细胞与基膜网板的黏附等作用；软骨粘连蛋白主要存在于软骨内，介导软骨细胞与Ⅱ型胶原的黏附，并与Ⅱ型胶原等形成复合物构成软骨基质。

3. 组织液（tissue fluid）

组织液是从毛细血管动脉端渗出的液体，内含有溶解于液体中可扩散的营养物质、O_2和电解质等小分子物质。在与组织细胞进行物质交换后，细胞的代谢产物和CO_2再经组织液从毛细血管静脉端或毛细淋巴管，同流入血液或淋巴液（图4-9）。因此，组织液处于不断更新的状态并保持动态平衡，对维持组织细胞内环境的稳定起重要作用。当组织液产生和回流失去平衡时，基质中的组织液含量可增多或减少，导致组织水肿或脱水。

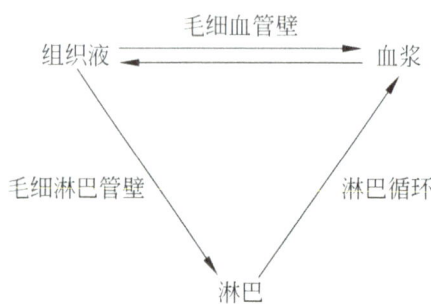

图4-9　组织液形成过程示意图

二、致密结缔组织

致密结缔组织是由少量基质和细胞，以及多且致密的纤维（主要为胶原纤维或弹性纤维）组成，纤维粗大，排列致密，以支持和连接为主要功能。组织坚韧有力，弹性不如疏松结缔组织。

致密结缔组织的特点是细胞和基质成分少而纤维成分多，排列紧密；细胞以成纤维细胞为主，纤维是胶原纤维和弹性纤维，主要有连接、支持和保护等功能。组织分布的部位不同，纤维的性质及排列方式也有差异，如真皮、硬脑膜、巩膜及许多器官的被膜，是以粗大的胶原纤维相互交织而成，所含基质和细胞成分较少，但肌腱和腱膜等处的胶原纤维平行排列成束，成纤维细胞在纤维间排列成为腱细胞，而黄韧带和项韧带以粗大的弹性纤维平行排列为主，又称弹性结缔组织。

机体内某些部位的结缔组织，介于疏松结缔组织与致密结缔组织之间，称为细密结缔组织。其纤维较细，细胞较多，血管也较丰富。

根据致密结缔组织纤维的性质和排列方式，可分为以下几种类型。

（一）规则的致密结缔组织

规则的致密结缔组织主要构成肌腱和腱膜。大量密集的胶原纤维顺着受力的方向平行排列成束，基质和细胞很少，位于纤维之间。细胞成分主要是腱细胞，是一种形态特殊的成纤维细胞，胞体伸出多个薄翼状突起插入纤维束之间，胞核扁椭圆形，着色深（图4-10）。

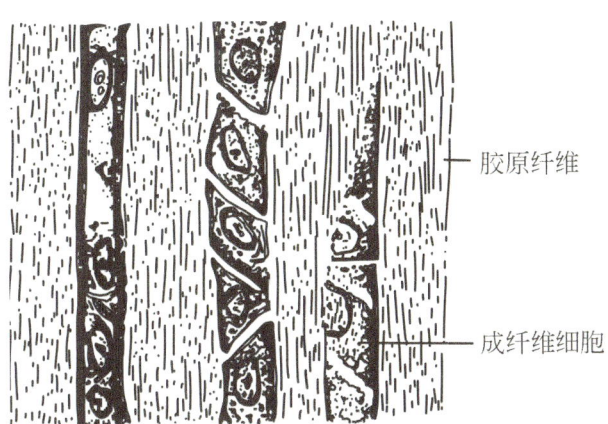

图 4-10 规则的致密结缔组织

（二）不规则的致密结缔组织

不规则的致密结缔组织见于真皮、硬脑膜、巩膜及许多器官的被膜等，特点是方向不一的粗大的胶原纤维彼此交织成致密的板层结构，纤维之间含少量基质和成纤维细胞（图4-11）。

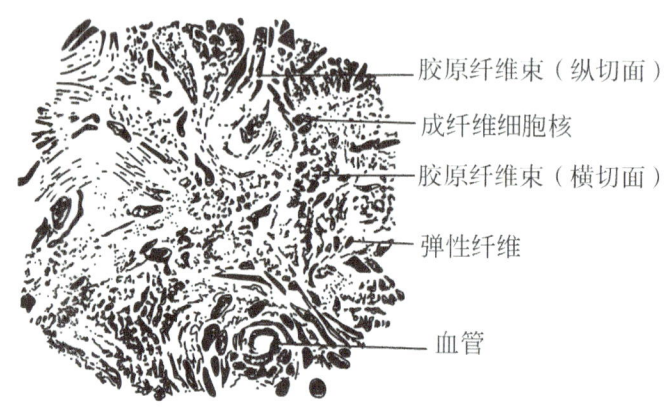

图4-11　不规则的致密结缔组织

（三）弹性组织

弹性组织（elastic tissue）是以弹性纤维为主的致密结缔组织。粗大的弹性纤维或平行排列成束，如项韧带和黄韧带，以适应脊柱运动；或编织成膜状，如弹性动脉中膜，以缓冲血流压力。

体内有很多部位的结缔组织是疏松与致密结缔组织之间的过渡形态，其结构特点是，由较细密的胶原纤维、弹性纤维和网状纤维交织成网，其中含有较多的细胞成分、小血管和神经等。如消化道、呼吸道黏膜固有层的结缔组织即属于此种，常称其为细密的结缔组织。

三、脂肪组织

脂肪组织（adipose tissue）由大量脂肪细胞聚集而成。在成群的脂肪细胞之间，由富含血管的疏松结缔组织分隔成许多脂肪小叶（图4-12）。脂肪组织主要分布在皮下、肾脂肪囊、网膜和黄骨髓等处，占正常成人体重的10%。脂肪组织具有支持、保护和维持体温的作用；并可缓冲外来的压力；参与能量代谢，是体内最大的"能量库"。

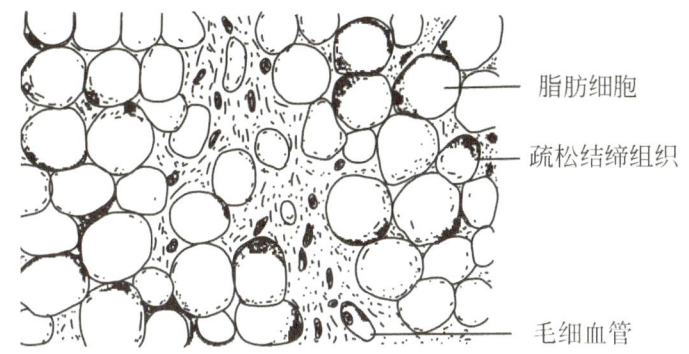

脂肪细胞
疏松结缔组织
毛细血管

图4-12 脂肪组织示意图

根据脂肪细胞结构和功能的不同,脂肪组织分为以下两类。

(一)黄(白)色脂肪组织

黄(白)色脂肪组织呈黄色(在某些哺乳动物呈白色),即通常所说的脂肪组织。它由大量单泡脂肪细胞集聚而成,脂肪细胞呈圆形或多边形,细胞中央有一大脂滴,胞质呈薄层,位于细胞周缘,包绕脂滴。在HE切片上,脂滴被溶解成一大空泡。胞核扁圆形,被脂滴推挤到细胞一侧,连同部分胞质呈新月形。黄色脂肪组织主要分布在皮下组织、网膜和肠系膜等处,在成年男子一般占体重的10%~20%,女人往往更多一些,是体内最大的"能源库",具有贮存脂肪、保持体温和参与脂肪代谢的功能;参与能量代谢,并具有产生热量、维持体温、缓冲保护和支持填充等作用。

(二)棕色脂肪组织

棕色脂肪组织呈棕色,特点是组织中有丰富的毛细血管,脂肪细胞内散在许多小脂滴,线粒体大而丰富,核圆形,位于细胞中央。这种脂肪细胞称为多泡脂肪细胞。

棕色脂肪组织在成人极少,新生儿及冬眠动物较多,在新生儿主要分布在肩胛间区、腋窝及颈后部等处。棕色脂肪组织的主要功能是,在寒冷的刺激下,棕色脂肪细胞内的脂类分解、氧化,散发大量热能,而不转变为化学能。这一功能受交感神经调节。

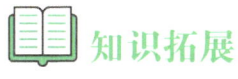知识拓展

男女脂肪含量不一样?!

皮下脂肪的分布,在成年男、女两性之间有明显的差别,男性以上半身占优势,女性则以下半身占优势。当脂肪的重量超过体重的20%~25%时,称为肥

胖。由于脂肪细胞的增殖主要发生在性成熟前，因而，起始于儿童时代的肥胖，属于细胞数量增多的增殖性肥胖；而成年后出现的肥胖，则是由于脂肪细胞内酯类增多的肥大性肥胖。

四、网状组织

网状组织（reticular tissue）是由网状细胞、网状纤维和基质组成。网状细胞（reticular cell）为星形多突的细胞，核大，着色浅，核仁明显，胞质弱嗜碱性，相邻细胞的突起互联成网。网状纤维由网状细胞产生，分支交错且大多陷于网状细胞的胞体和突起中，成为网状组织的支架（图4-13）。网状组织多为造血组织和淋巴组织的基本组织成分，构成血细胞和淋巴细胞发育的微环境。

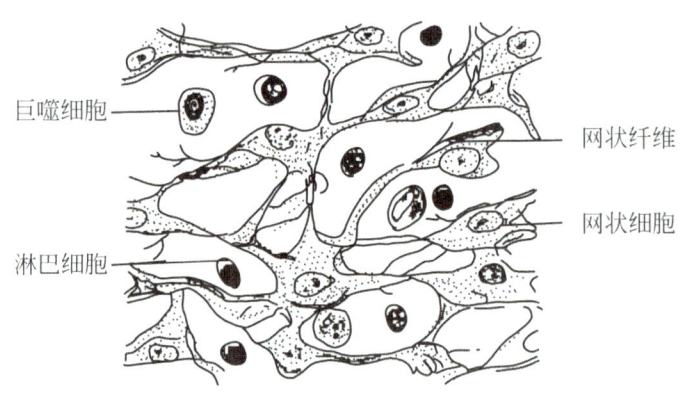

图4-13 网状组织示意图

（商宏伟）

学习任务二　软骨和骨

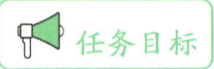

（1）掌握软骨和骨的结构和功能。

（2）了解软骨的分类，重点掌握各种软骨的结构和功能。

(3)了解骨的发生,掌握骨的生长过程。

软骨和骨为坚硬的支持性结缔组织,构成了身体的支架。软骨和骨的主要结构成分为软骨组织和骨组织,含有大量固态的细胞间质和少量的细胞。软骨组织由软骨细胞和细胞间质构成。间质呈均质状,由半固体凝胶状基质和纤维构成,软骨组织内无血管,所需营养由软骨膜血管供给。

一、软骨

软骨由软骨组织和软骨膜构成。软骨膜是覆盖在软骨组织表面的致密结缔组织膜,可分两层,外层纤维多,主要起保护作用;内层纤维少,含有较多的血管和神经。在紧贴软骨组织处有些梭形小细胞,称骨祖细胞,可增殖分化为软骨细胞,对软骨的生长和修复有重要作用。根据软骨组织中所含纤维性质的不同,可将软骨分为透明软骨、弹性软骨和纤维软骨。

(一)透明软骨

透明软骨新鲜时呈浅蓝色半透明状,分布较广,主要分布于成人的鼻、喉、气管、支气管、关节软骨和肋软骨等处。透明软骨具有较强的抗压性,并有一定的弹性和韧性。细胞间质由很细的胶原原纤维和基质构成,因纤维和基质折光率一致,故HE染色切片上看不到纤维。基质中含大量水分,这是透明软骨呈半透明的重要原因之一(图4-14)。

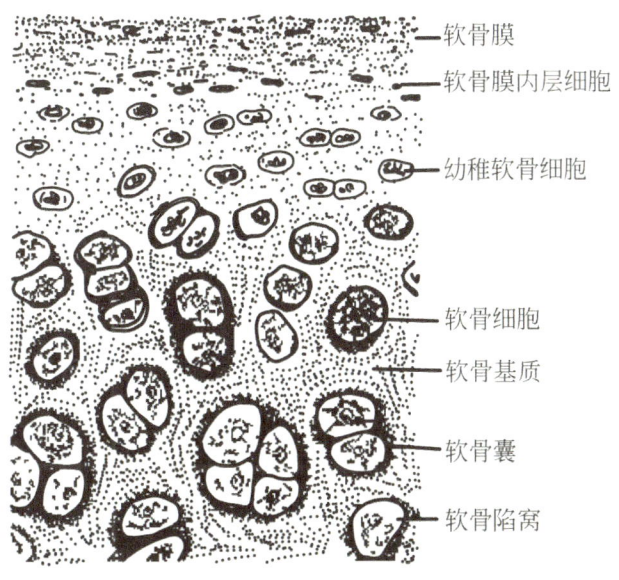

图4-14 透明软骨示意图

1. 软骨组织的结构

(1) 软骨细胞：软骨细胞位于软骨基质内的软骨陷窝中。在陷窝的周围，有一层染色深的基质，称软骨囊。软骨细胞在软骨内的分布有一定的规律性，靠近软骨膜的软骨细胞较幼稚，体积较小，呈扁圆形，单个分布。当软骨生长时，细胞渐向软骨的深部移动，并具有较明显的软骨囊，细胞在囊内进行分裂，逐渐形成有 2~8 个细胞的细胞群，称为同源细胞群。

由于软骨细胞不断产生新的软骨基质，各个细胞均分别围以软骨囊。软骨细胞核椭圆形，细胞质弱嗜碱性，新鲜的软骨细胞充满于软骨陷窝内。在 HE 切片中，因胞质的收缩，胞体变为不规则形，使软骨囊和细胞之间出现空隙。软骨细胞的超微结构特点为胞质内含有丰富的粗面内质网和发达的高尔基复合体，还含有一些糖原和脂滴，线粒体较少。软骨细胞主要以糖酵解的方式获得能量。

(2) 基质：透明软骨基质的化学组成主要为大分子的软骨黏蛋白，其主要成分是酸性糖胺多糖（glycosaminoglycan）。软骨黏蛋白的主干是长链的透明质酸分子，其上结合了许多蛋白质链，蛋白质链上又结合了许多硫酸软骨素和硫酸角质蛋白链，故染色呈碱性。这种羽状分支的大分子结合着大量的水，大分子之间又相互结合构成分子筛，并和胶原原纤维结合在一起形成固态的结构。软骨内无血管，但由于软骨基质内富含水分（约占软骨基质的 75%），营养物质易于渗透，故软骨深层的软骨细胞仍能获得必需的营养。

(3) 纤维：透明软骨中无胶原纤维，但有许多细小的无明显横纹的胶原原纤维，纤维排列不整齐。胶原约占软骨有机成分的 40%，软骨囊含胶原少，但含有较多的硫酸软骨素，故嗜碱性强。含胶原多的部分嗜碱性减弱，或呈现弱嗜酸性。

2. 软骨膜

除关节软骨外，软骨周围均裹有一层由结缔组织形成的软骨膜。软骨膜的外层纤维多，较致密；内层纤维少，细胞多，较疏松，并富含血管和神经。其紧贴软骨组织处，有一种较小的梭形细胞，称为骨原细胞（osteogenic cell），能分裂分化形成软骨细胞。软骨膜能保护、营养软骨组织，并在软骨的生长与修复中起重要作用。

3. 软骨的生长

软骨的生长有两种方式：①内积生长。内积长生又称膨胀式生长，是通过软骨内软骨细胞的长大和分裂增殖，进而继续不断地产生基质和胶原，使软骨从内部生长增大。②外加生长。外加生长又称软骨膜附加生长，是通过软骨膜内层的骨祖细胞向软骨表面不断添加新的软骨细胞，产生基质和纤维，使软骨从表面向外扩大。

（二）弹性软骨

弹性软骨分布于耳郭、会厌等处。细胞间质由大量交织成网的弹性纤维和基质构成，因而弹性软骨具有较强的可屈性和弹性（图4-15）。

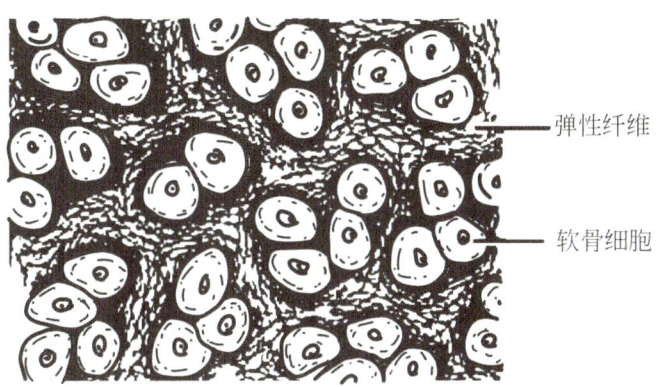

图4-15 弹性软骨示意图

（三）纤维软骨

纤维软骨分布于椎间盘、关节盘和耻骨联合等处。软骨细胞较小而少，成行排列或散在于纤维之间。细胞间质中含有大量交叉或平行排列的纤维束，基质较少。纤维软骨具有较强的韧性（图4-16）。

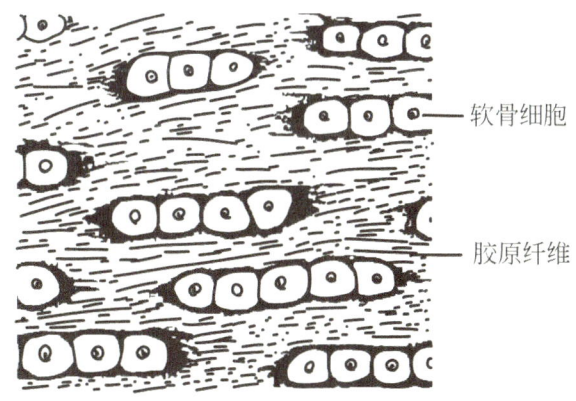

图4-16 纤维软骨示意图

（四）软骨的发生

软骨是由胚胎时期的中胚层间充质分化而来。人胚第5周时，在将要发生软骨的区域，多突的间充质细胞缩回其细胞突起，细胞变圆，并增殖聚集成细胞团，称前软骨组织

(protochondrial tissue）或软骨形成中心。前软骨组织中央的间充质细胞继续增殖和分化，体积增大变圆，称成软骨细胞（chondroblast）。成软骨细胞可合成和分泌软骨基质和纤维。随着软骨基质的不断增加，相邻成软骨细胞之间的距离渐大，相互分隔开，包埋于软骨基质内。成软骨细胞进一步分化为成熟的软骨细胞（chondrocyte）。成软骨组织周围的间充质分化为软骨膜。早期的软骨细胞大多单独存在于软骨基质内，细胞仍具有分裂增殖及产生纤维和基质的能力。

（五）软骨的生长

软骨的持续生长，通常有两种并存的方式。

1. 软骨内生长

软骨内生长（endochondral growth）又称间质性生长（interstitial growth）。其基本过程是新生的软骨细胞不断增殖，并由周边移向深部，细胞体积增大，并生成基质和纤维，细胞彼此逐渐远离。深部的软骨细胞继续分裂增殖，形成同源细胞群，由此软骨不断地从内部增长。这是幼稚时期软骨生长的主要方式，使软骨的外形具有可塑性变化。

2. 软骨膜下生长

软骨膜下生长（subperichondral growth）又称附加性生长（appositional growth）。在胚胎整个时期，软骨膜内层的骨原细胞不断地分裂增殖和分化成为成软骨细胞或软骨细胞，由此产生新的基质和纤维。新生的软骨组织不断附加在原有软骨的表面，使软骨从表面逐渐增大、增粗。这是较成熟时期软骨的主要生长方式，但间质性生长仍保持较长时期。

二、骨

骨由骨组织（osseous tissue）、骨膜和骨髓等构成。骨组织的细胞间质中含有大量的钙盐，占体内总钙量的99%以上，故有"钙库"之称。骨组织是一种坚硬的结缔组织。在人的一生中，骨组织处于不断改建和更新之中，以适应人体的生长发育和机体对支持功能变化的需求。此外，骨组织又可通过其细胞的溶骨和成骨活动，动员钙、磷离子进入血液，或将血中的钙、磷沉积于骨，参与机体的钙磷代谢，以维持体液中钙、磷水平的恒定。

（一）骨组织的结构

骨组织由细胞和大量钙化的细胞间质构成，后者又称骨基质（bone matrix）。细胞有骨原细胞、成骨细胞、骨细胞和破骨细胞，其中骨细胞的数量最多，位于骨基质内，其余三种细胞均位于骨基质的边缘。

1. 骨基质

骨基质呈固态，由有机成分和无机成分组成。有机成分占成人骨重量的35%左右，由胶原纤维和基质组成。胶原纤维又称骨胶纤维，占有机成分的95%；基质呈凝胶状，主要由糖胺多糖构成，具有黏合作用。无机成分主要是钙盐，占成人骨重的65%。其化学组成是羟磷灰石$[Ca_{10}(PO_4)_6(OH)_2]$，不溶于水。电镜下，钙盐呈细针状结晶，长20~40 nm，密集而规则地排列在胶原原纤维之间，这是骨基质坚硬的主要原因。

骨胶纤维平行排列，借基质黏合在一起，并有钙盐沉积，形成薄板状的结构，称为骨板（bone lamella）。同一骨板中的纤维平行排列，相邻骨板的纤维方向互相垂直或成一定的角度，而且有部分纤维穿行于相邻骨板之间。骨板间及骨板内有梭形小腔，称骨陷窝。由陷窝向四周发出放射状的小管，称骨小管。相邻的骨小管相互通连。骨板的这种结构形式，使骨基质具有很强的支持作用，可承受多方向来的压力，并能通过骨小管传递获得营养供应。

2. 细胞

（1）骨原细胞（osteoprogenitor cell）：是骨组织的干细胞，位于骨内外膜内层与骨组织之间。细胞较小，呈梭形。核椭圆形，胞质少，弱嗜碱性。当骨生长、改建或骨折时，骨原细胞活跃，可不断增殖分化为成骨细胞（图4-17）。

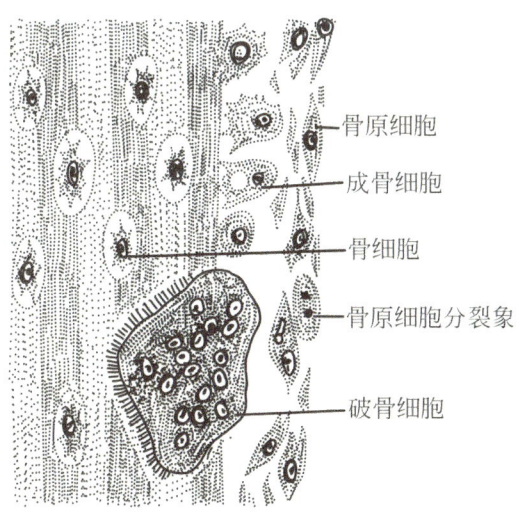

图4-17 骨组织的各种细胞

（2）骨细胞（osteocyte）：为扁圆形多突起的细胞，胞质弱嗜碱性，单个分散于骨板间或骨板内称为骨陷窝（bone lacuna）的小腔中，其突起被包藏于骨小管中。相邻骨细胞的突起以缝隙连接相接，相邻骨陷窝也借骨小管互相通连（图4-17）。骨陷窝和骨小管内含有组织液，通过组织液的循环，保证了骨细胞的营养供给和代谢产物的排出。骨细胞能在甲状旁腺素和降钙素的调控下，进行较弱的溶骨和成骨，参与血钙浓度恒态的维持。

(3) 成骨细胞（osteoblast）：分布于骨组织表面，胞体较骨源细胞大，呈矮柱状或椭圆形，有细小突起，近骨表面的突起常伸入骨质表层的骨小管内，并与该处的骨细胞突起发生连接。胞核圆形，核仁明显，胞质嗜碱性，含有丰富的碱性磷酸酶（图4-17）。电镜下，见其胞质中有丰富的粗面内质网和发达的高尔基复合体。成骨时，成骨细胞向骨质表面分泌胶原纤维和基质，形成类骨质。之后，在其分泌的碱性磷酸酶等作用下，沉着大量的羟磷灰石结晶成为骨质。成骨细胞在成骨的过程中其自身也被埋入骨质中，成为骨细胞。当骨质继续增长时，骨膜内层的骨原细胞不断分裂分化成新的成骨细胞，贴附于骨质表面，继续形成新的骨质。降钙素能促进成骨细胞的成骨作用。

(4) 破骨细胞（osteoclast）：是一种多核的大细胞，细胞直径可达100 nm，有6～50个细胞核，胞质嗜酸性。破骨细胞常位于骨质吸收部位的凹陷处，在贴近骨质的一侧可见皱褶缘（ruffled border）（图4-17）。电镜下，皱褶缘是由许多长短不一、排列不齐的微绒毛形成的。胞质内含有大量的线粒体和溶酶体。皱褶缘的周围有一环形亮区，亮区内细胞器很少，但含有大量的微丝。该处的细胞膜平整且紧贴于骨质表面，犹如一道围墙，形成一个封闭的酶解微环境。破骨细胞向其中释放溶酶体酶和乳酸，使骨质溶解吸收。破骨细胞有极强的溶骨能力，甲状旁腺素可促进破骨细胞的溶骨作用。

（二）长骨

骨的结构以长骨较为典型（图4-18），由骨松质、骨密质、骨膜、血管和神经构成。

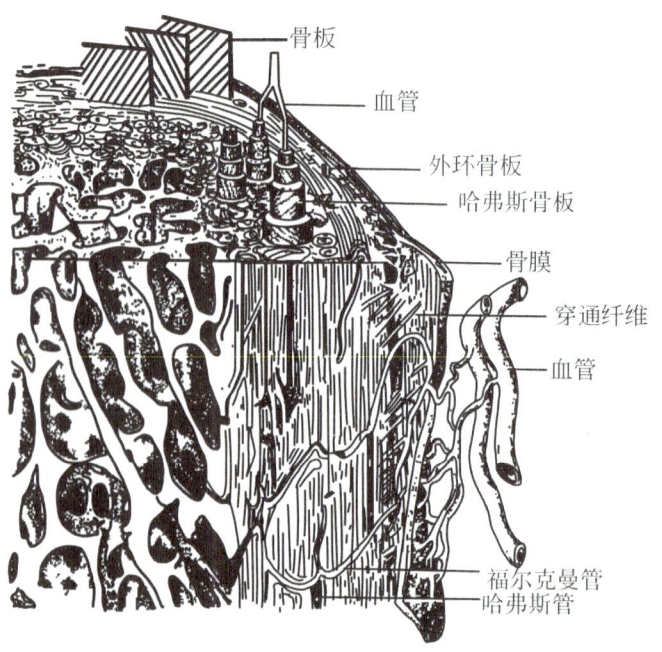

图4-18　长骨的结构模式图

1. 骨松质（spongy bone）

骨松质分布于长骨的骨骺和骨干的内侧面，由许多片状或针状的骨小梁交织而成。骨小梁由不规则排列的骨板和骨细胞构成，并形成多孔隙网架结构，网孔即为骨髓腔，其中充满红骨髓。

2. 骨密质（compact bone）

骨密质分布于长骨骨干和骨骺的外侧部分。长骨骨干的骨密质较厚，其骨板排列紧密有序。按其排列的形式不同，可分以下三种。

（1）环骨板：与骨干表面平行，层层环列，分布于长骨骨干的外侧和近骨髓腔的内侧面，分别称为外环骨板和内环骨板。其中外环骨板较厚，有10～40层，其外方有骨外膜包裹；内环骨板较薄，仅有数层，其内面衬有薄层骨内膜（图4-18）。来自骨膜的血管、神经横穿环骨板，形成骨性导管，称为穿通管，又称福尔克曼管（Volkmann canal）。它与纵向排列的骨单位中央管通连。

（2）骨单位（osteon）：又称哈弗斯系统（Haversian system），是长骨起支持作用的主要结构，位于内、外环骨板之间。骨单位是以中央管为轴心，由10～20层呈同心圆的骨板层层环绕形成的长筒状结构。中央管内含有血管、神经和骨膜组织。骨单位内的骨小管互相通连，最内层的骨小管开口于中央管（图4-18、图4-19）。

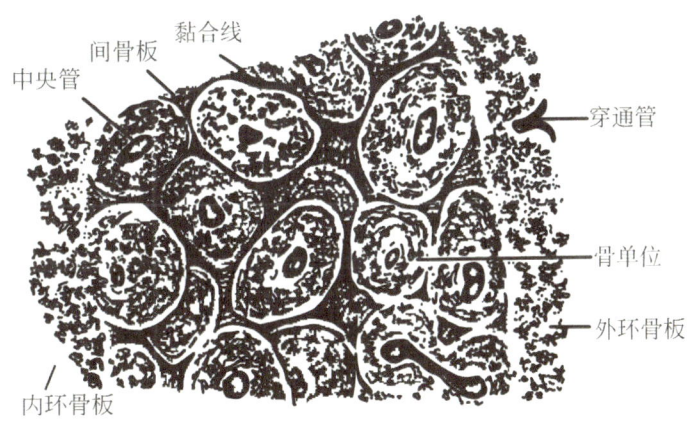

图4-19　长骨磨片

（3）间骨板（interstitial lamellae）：为骨单位之间和骨单位与环骨板之间一些不规则的骨板，是骨生长和改建过程中，旧的骨单位残留的遗迹，其中无血管（图4-18、图4-19）。

3. 骨膜

除关节面外，骨的内、外表面均覆有一层结缔组织的骨膜。骨外膜（periosteum）较厚，分内、外两层。外层较致密，胶原纤维粗大而密集，有些纤维穿入外环骨板，称为穿通纤维，有固定骨膜和韧带的作用；内层较薄，结缔组织疏松，富含小血管和细胞（包括骨原细胞）。骨内膜（endosteum）是指衬于骨髓腔面、骨小梁表面、中央管和穿通管内面的薄层结缔组织膜。其中含有丰富的血管和神经。在贴近骨质面，骨原细胞常排列成一层，当成骨活跃时，能分裂分化为成骨细胞，形成骨质。骨膜不仅能营养、保护骨组织，而且在骨的生长、改建和损伤修复的过程中起重要作用。

4. 骨髓（bone marrow）

骨髓可分为红骨髓和黄骨髓两种，充填于骨髓腔中。胎儿和幼儿时期均为红骨髓，具有造血功能。随着年龄的增长，长骨骨干的红骨髓渐被脂肪组织替代而成黄骨髓。在扁骨、不规则骨及长骨的骨骺处，终身保留红骨髓。

三、骨的发生

骨来源于胚胎时期的间充质，骨发生有两种方式：膜内成骨和软骨内成骨。

（一）膜内成骨

膜内成骨（intramembranous ossification）是间充质细胞增殖分化、形成含骨原细胞的结缔组织膜。骨原细胞不断增殖，其中部分细胞分化为成骨细胞；成骨细胞产生骨间质的有机成分（纤维和基质），形成类骨质（osteoid）。类骨质继而钙化成骨基质，成骨细胞被包埋在骨基质内，成为骨细胞。部分颅骨（扁骨）和面骨及锁骨的一部分是以膜内成骨方式形成的。最早形成骨组织的部位称骨化中心（ossification center）。新形成的骨组织为骨松质，是由许多针状或片状的骨小梁组成的，骨小梁之间为骨髓。骨松质周围的间充质分化为骨膜，进而在骨松质周围继续造骨，形成骨密质，使骨不断增厚变大。

（二）软骨内成骨

软骨内成骨（endochondral ossification）是由间充质先分化形成软骨，在胚胎发育中软骨又先后退化并被分解吸收；在此基础上，再由骨原细胞增殖分化为成骨细胞而造骨。四肢骨（长骨）、躯干骨和颅底骨等均主要是以软骨内成骨方式形成的。

四、长骨的发生与生长

长骨的发生以软骨内成骨为主，同时也有膜内成骨方式。在长骨发生的部位，由间充质先形成透明软骨，其外形与将形成的长骨外形近似，称软骨雏形（cartilage model）。随着胚胎的生长发育，软骨逐渐长大增粗，并出现软骨退化，逐渐被骨质所取代。

（一）软骨周成骨

软骨周成骨（perichondral ossification）是指在软骨雏形中段由软骨膜以膜内成骨方式造骨的过程。此处的软骨膜首先出现血管增生，血供丰富，软骨膜内层的骨原细胞分裂增殖，并分化为成骨细胞，进行造骨。因此，在软骨中段软骨膜下出现如同领圈般的环形骨组织，称为骨领（bone collar）。此时，其外侧的软骨膜即改称骨膜。骨领是长骨发展中最早出现的骨组织，早期均为骨松质。随着胚胎的发育和骨的生长，骨松质逐渐增厚，并从软骨中段向两端延伸，进而出现骨密质。

（二）软骨内成骨

在骨领形成的同时，软骨雏形中段的软骨组织缺乏营养而发生退化。此处的软骨细胞肥大变性，细胞质呈空泡样，软骨基质钙化；继而软骨细胞退化死亡，残留互相通连的软骨陷窝。此处为软骨内部最先成骨的部位，称初级骨化中心（primary ossification center）。胎儿四肢软骨雏形内出现初级骨化中心的时间先后不一。初级骨化中心出现之初，外周的骨膜组织包括血管及骨原细胞和破骨细胞等，穿越骨领进入退化的软骨区。破骨细胞溶解钙化的软骨基质形成一些较大的不规则腔隙，内含血管、骨膜组织和早期形成的骨髓，这些腔隙即称初级骨髓腔（primary marrow cavity）。不久，腔隙内骨膜组织中的骨原细胞增殖分化为成骨细胞，细胞分布在残存的钙化软骨基质的表面进行造骨，形成许多初级骨小梁（primary bone trabecula）。

在骨领和初级骨小梁形成的同时，破骨细胞也不断地溶骨。因此，骨领外表面的成骨细胞不断成骨，内表面的破骨细胞又不断溶骨，使长骨干部不断增粗及骨髓腔横向扩大；与此同时，初级骨化中心从骨干中段向两端延伸，新形成的初级骨小梁又不断地被破骨细胞溶解吸收，使长骨不断增长及初级骨体腔纵向扩大。初级骨髓腔逐渐融合扩大，形成较大的骨髓腔。

胎儿和婴儿的长骨（如指骨）或新生的哺乳动物长骨的纵切面上，可看到软骨内成骨的纵向发展过程，从长骨两端（骺部）向骨干部可依次分出以下四区。

1. 软骨储备区（zone of reserving cartilage）

软骨细胞较小、散在分布，软骨基质呈弱嗜碱性。

2. 软骨增生区（zone of proliferating cartilage）

软骨细胞较大，分裂增殖的同源细胞群呈纵行排列的细胞柱。

3. 软骨钙化区（zone of calcifying cartilage）

软骨细胞肥大，呈空泡状，细胞核固缩。细胞退化死亡残存较大的陷窝，软骨基质钙化呈强嗜碱性。

4. 成骨区（zone of ossification）

成骨细胞在残存的钙化软骨基质表面建造初级骨小梁，骨小梁表面附有成骨细胞和破骨细胞，表明此时骨组织的生成和骨组织的溶解吸收是同时进行的。初级骨小梁之间为初级骨髓腔。

在长骨生长过程中，骨两端的软骨内又先后出现新的骨化中心，称次级骨化中心（secondary ossification center）。各骨出现次级骨化中心的时间有所不同，大多在出生后出现；同一长骨两端的次级骨化中心出现的时间也早晚不一。次级骨化中心的发生同样经历了软骨细胞肥大、基质钙化、血管侵入和成骨细胞在残存软骨基质上形成骨松质的过程。但骨化的方向是从中央向四周呈辐射状进行，软骨组织逐渐被骨质所取代，形成内部为骨松质，表面为薄层骨密质，使长骨两端成为骨骺，仅在关节表面终身保留薄层关节软骨。在个体的成长发育时期，骨骺与骨干之间保留一定厚度的软骨组织，称骺板（epiphyseal plate）或骺软骨（epiphyseal cartilage）。

五、长骨的继续发育与改建

长骨生长过程中的重要变化之一是在骨干部形成骨密质，即骨单位的发生。胎儿长骨干部最初均为骨松质，以后通过骨小梁的增多和增厚，小梁间的腔隙变小，逐渐形成初级骨密质。随着骨的生长和改建，骨干部的骨外膜下逐渐形成多层骨板构成的外环骨板，骨内膜下形成较薄的内环骨板，此时尚无骨单位。骨单位的发生始于出生后1岁左右，它的形成是以破骨细胞和成骨细胞的功能保持平衡为基础的。即先由破骨细胞溶解吸收骨质，形成一些纵列的沟或隧道，来自骨膜的血管及骨原细胞进入其中，骨原细胞分化而成的成骨细胞排列在隧道或沟的内表面进行造骨，由外向内逐层形成同心圆排列的骨单位骨板（哈弗斯骨板），中央的纵行管道逐渐变窄，最终形成中央管，形成第1代骨单位。

在个体生长发育中，受支持、负荷和运动等因素的影响，骨单位不断地新生和改建，即原有的骨单位被溶解吸收，渐由新生的骨单位所取代。依此方式一代一代的骨单位逐次更新交替，前一代骨单位被溶解吸收的残余部分即为间骨板。在骨单位更新和改建中，内、外环骨板也同时进行改建，使长骨在增长、增粗过程中，外形也不断变化和重塑。骨密质的更新和改建持续终身，但成年后其过程逐渐缓慢。

至青春期前后（17～20岁），骺板软骨细胞失去增殖能力，骺板渐被骨组织取代，骨骺与骨干完全接合，长骨停止增长。成人长骨的纵切面上，可见骺板骨化所形成的骺线（epiphyseal line）。骨的增粗是由骨膜向骨表面不断形成外环骨板的方式而实现的，一般在25～30岁时停止增粗。

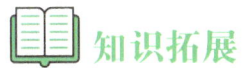 知识拓展

影响骨生长的因素

影响骨生长的因素甚多，如遗传基因表达、营养和运动，以及药物、激素和诸多因子等。遗传因素和（或）环境因素所致软骨和骨的先天畸形，如软骨发育不全、短肢畸形、先天性成骨不全和先天性髋关节脱位等。激素对骨的发育影响甚大，骨的生长和代谢受多种激素的调节，其中较显著的是垂体的生长激素、甲状腺激素、降钙素、甲状旁腺激素，以及性激素等。生长激素和甲状腺激素可促进骺板软骨细胞增殖，使骨不断增长。若这两种激素分泌不足时，身体生长缓慢甚至停顿，成为侏儒症；若生长激素分泌过多，可致身体超长生长，成为巨人症。甲状旁腺激素和降钙素参与调节机体的钙、磷代谢，它们对骨生长的影响已如前述。性激素对骨的生长和代谢也有重要作用。性腺发育不良可致生长障碍；妇女绝经后，雌激素分泌低下，骨盐分解吸收过多，可导致骨质疏松症。

维生素A、维生素D、维生素C对骨的生长和代谢有重要影响，如维生素A对成骨细胞和破骨细胞的活动起协调平衡作用，以保证骨的正常发育和改建；维生素A严重缺乏，可使骨生长和改建失调，导致发生骨骼畸形。维生素D可促进小肠吸收钙和磷，当此种维生素摄入不足时，尤其在小儿和孕妇易发生钙盐沉积不良，而导致骨质软化，出现脊椎骨、盆骨、四肢骨的变形。维生素C在胶原纤维的生成中起重要作用，若此种维生素严重缺乏，可导致骨基质生成障碍，骨生长停滞，骨折后也不易愈合。

（欧瑞菊）

学习任务三 血 液

任务目标

（1）掌握血液的组成，了解血液各有形成分的正常值。

（2）掌握红细胞的形态结构、功能及网织红细胞的概念。

（3）掌握白细胞的分类，掌握中性粒细胞、嗜酸性粒细胞、嗜碱性粒细胞、淋巴细胞及单核细胞的光镜结构及功能，熟悉血小板的结构和功能。

（4）了解血细胞发生的过程及其形态变化的规律。

血液是一种流动的液态结缔组织，由血浆和血细胞组成。成人的血容量约5 L，占体重的7%~8%。血浆相当于结缔组织的细胞间质，为淡黄色的液体，各种血细胞悬浮于血浆中。血浆中的主要成分是水，占90%，其余为血浆蛋白（包括白蛋白、球蛋白、纤维蛋白原）、脂蛋白、酶、激素、无机盐、维生素和多种营养代谢物质。血液流出血管后，血浆中的纤维蛋白原转变为纤维蛋白，血液凝固成块，并排出淡黄色清明液体，称血清。在盛有血液的试管内加入适量的抗凝剂（如枸橼酸钠等），通过静置或高速离心待血细胞沉降后，可分出三层：上层为浅黄色的血浆（占55%），中层为一薄层乳白色的白细胞和血小板（占1%），下层为暗红色的红细胞（占44%）。

血液在维持机体内环境稳态中起重要作用。通过血液循环，将营养物质和氧气运输到体内各处组织和细胞，同时将代谢产物运送到排泄器官；血液还将内分泌细胞产生的激素运送到相应的靶细胞，起体液调节作用；血液中的淋巴细胞及某些蛋白质，是机体进行免疫应答的重要物质基础。

一、血细胞

血细胞包括红细胞、白细胞和血小板，约占血液容积的45%，主要在骨体生成。血液中的血细胞陆续衰老死亡，骨髓则源源不断地输出新生细胞，形成动态平衡。血细胞的形态、数量、比例和血红蛋白含量的测定结果称血象。患病时，血象常有显著变化，故检查血象对诊断疾病十分重要。用Wright或Giemsa染色法染血涂片，是最常用的观察血细胞形态的方法。血细胞分类和计数的正常值见表4-1。

表4-1 血细胞分类和计数的正常值

分类	正常值
红细胞	男：(4.0~5.5)×10^{12}/L（400万~550万个/mm^3） 女：(3.5~5.0)×10^{12}/L（350万~500万个/mm^3）
白细胞	中性粒细胞: 50%~70% 嗜酸性粒细胞: 0.5%~3% 嗜碱性粒细胞: 0%~1% 　(4.0~10.0)×10^9/L（4 000~10 000/mm^3） 单核细胞: 3%~8% 淋巴细胞: 20%~30%
血小板	(100~300)×10^9/L（10万~30万个/mm^3）

（一）红细胞

红细胞（erythrocyte，red blood cell）的直径为6.5~8 μm，呈双凹圆盘状，中央较薄，周边较厚，故在血涂片上可见中央染色淡，边缘较深。成熟的红细胞无核，也无细胞器，胞质内充满血红蛋白（hemoglobin）。血红蛋白使血液呈红色（图4-20）。在新鲜状态下，单个红细胞呈浅黄绿色，大量红细胞聚集在一起呈红色。血红蛋白能携带氧和部分二氧化碳。当血液流经肺时，由于肺内氧分压高而二氧化碳分压低，血红蛋白就释放出二氧化碳，并与氧结合；当血流经其他组织器官时，由于该处二氧化碳分压高而氧分压低，血红蛋白就释放出氧气，供局部代谢所需，并带走一部分二氧化碳。血红蛋白对一氧化碳的亲合力比氧大，而且与一氧化碳结合后不易分离；如果血液中一氧化碳较多，血红蛋白与大量的一氧化碳结合，可出现组织缺氧，严重的一氧化碳中毒会导致死亡。

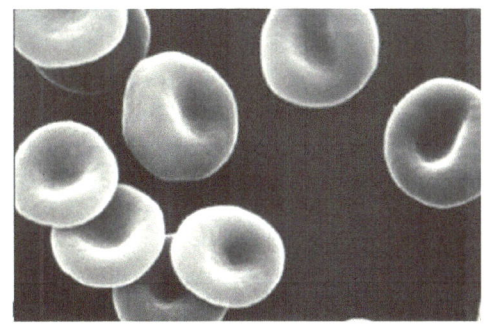

图4-20 红细胞扫描电镜图

成年人血液中红细胞的平均值，男性为(4.0~5.5)×10^{12}/L（即400万~550万个/mm^3），女性为(3.5~5.0)×10^{12}/L（即350万~500万个/mm^3），但刚出生的新生儿可达(6~7)×

10^{12}/L（即600万～700万个/mm³）。每升血液内血红蛋白的平均含量，男性为120～150 g/L（即12～15 g/100 mL），女性为105～135 g/L（即10.5～13.5 g/100 mL）。红细胞和血红蛋白的数值可因生理或病理状态的变化而改变。一般情况下，红细胞少于$3.0×10^{12}$个（即300万个/μL），血红蛋白低于100 g/L（即10 g/100 mL），则为贫血。贫血时常伴有红细胞大小和形态的改变。

血液中的红细胞非常稠密，但能够似水一般在血管中畅流，这是由于圆盘状的红细胞能非常灵活地扭曲、弯转等变形，其形态可发生改变。细胞膜具有一定的弹性和可塑性，因而直径7.0 μm左右的红细胞可以通过直径小得多的、仅3.0 μm的毛细血管。正常情况下，红细胞胞质与周围血浆渗透压相等，以保证细胞内外水分平衡，维持红细胞的正常形态。若血浆的渗透压降低时，水分过多地进入红细胞，使其膨胀，当超过一定限度，可导致红细胞破裂，血红蛋白流出，称为溶血。溶血后剩下的红细胞膜，称为血影（blood ghost）。当红细胞在渗透压较高的液体内，细胞内的水外移，细胞膜皱缩，也可引起红细胞破坏，出现溶血。其他能损伤红细胞膜的因素，如脂溶剂、蛇毒、细菌毒素等，也能引起溶血。

正常人的末梢血液中含有少量未完全成熟的红细胞，称为网织红细胞（reticulocyte）。网织红细胞略大于红细胞，细胞内有少量核糖体。用煌焦油蓝染色，核糖体被染成蓝色的小颗粒或细网状结构。核糖体的存在，表示网织红细胞尚有继续合成血红蛋白的功能。网织红细胞经1～3 d后，变为成熟的红细胞，核糖体消失，血红蛋白合成停止。网织红细胞占红细胞总数的0.5%左右，新生儿可达5%。该细胞数值的变化，可作为衡量骨髓造血功能的一种指标。

红细胞寿命为120 d左右，衰老的红细胞在脾、肝、骨髓等处被巨噬细胞吞噬，同时红骨髓不断生成和释放红细胞进入血液，两者达到动态平衡，以维持红细胞数量的相对稳定。

（二）白细胞

白细胞（leukocyte，white blood cell）是一种无色有核的球形血细胞，体积一般较红细胞大。白细胞有细胞核、细胞器，因不含血红蛋白，故无色。白细胞能做变形运动，穿过毛细血管管壁进入结缔组织或淋巴组织，发挥防御和免疫功能。白细胞的数量受年龄、生理状态等很多因素的影响发生变动。正常成人血液内白细胞数量为$(4～10)×10^9$/L，婴幼儿白细胞稍高于成人。剧烈运动、进食后，以及妇女月经期间，白细胞数量略有增加。如果白细胞显著增多或减少，应视为病理现象。

根据白细胞胞质内有无特殊颗粒，在光镜下将白细胞分为有粒白细胞和无粒白细胞两类。有粒白细胞又根据颗粒的染色特点，分为中性粒细胞、嗜酸性粒细胞和嗜碱性粒细胞（图4-21）。无粒白细胞可分为单核细胞和淋巴细胞。

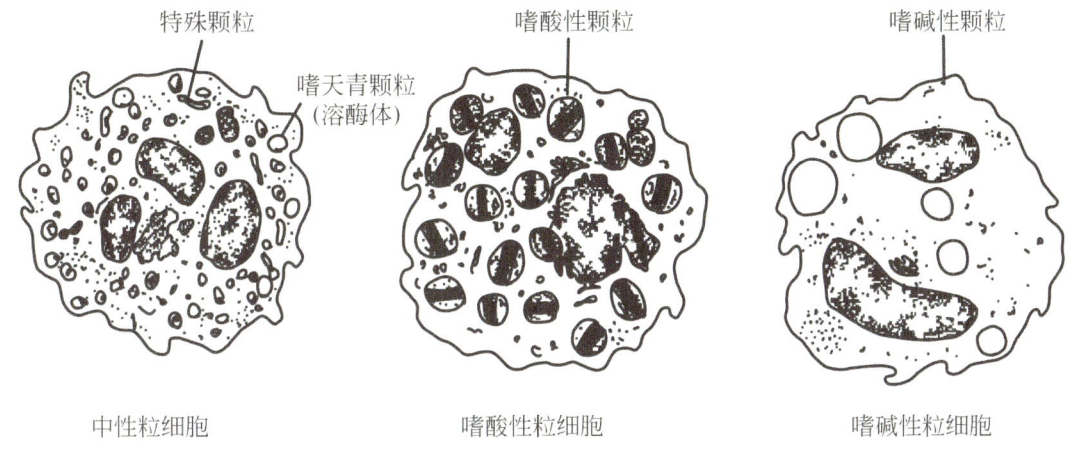

图4-21　三种粒细胞超微结构模式图

1. 中性粒细胞（neutrophilic granulocyte）

中性粒细胞占白细胞总数的50%～70%，是白细胞中数量最多的一种。其直径10～12 μm，呈圆球形。细胞核着色深，染色质呈块状。核多为分叶状，叶与叶之间有细丝相连，一般可分为2～5叶，常见3叶。幼稚的中性粒细胞细胞核为杆状，细胞越近衰老，分叶越多。胞质中含有许多细小颗粒，分布均匀，染成淡红色或淡紫色（图4-21）。电镜下颗粒有膜包围，可分为嗜天青颗粒与特殊颗粒两种。嗜天青颗粒较大，占颗粒总数的20%。颗粒圆形，电子密度高。嗜天青颗粒为一种溶酶体，内含酸性磷酸酶、过氧化酶等水解酶，能消化分解吞噬的异物。特殊颗粒较小，占颗粒总数的80%。颗粒呈卵圆形或哑铃状，内含碱性磷酸酶、吞噬素和溶菌酶等。吞噬素具有杀菌作用，溶菌酶能溶解细菌表面的糖蛋白。

中性粒细胞具有活跃的变形运动和较强吞噬及杀菌的能力。当机体局部受细菌感染时，细菌所产生的毒素和受损组织的产物，可使中性粒细胞做变形运动而穿出血管壁，聚集到病变部位，吞噬细胞并将其分解破坏，故中性粒细胞在机体中起着重要的防御作用。在分解细菌过程中，中性粒细胞可变性坏死，成为脓细胞，与破坏液化的组织及细菌一起成为脓液。

2. 嗜酸性粒细胞（eosinophilic granulocyte）

嗜酸性粒细胞呈球形，直径10～15 μm，核常分2叶，胞质内充满粗大均匀的嗜酸性颗粒，在Wright染色血涂片上呈橘红色（图4-21）。电镜下，颗粒呈椭圆形，有膜包裹，内含颗粒状的基质和方形或长方形结晶体。颗粒内含有组胺酶、芳基硫酸酯酶、酸性磷酸酶、过氧化物酶和阳离子蛋白等。它也是一种溶酶体。

嗜酸性粒细胞也能做变形运动，并具有趋化性，可受肥大细胞释放的嗜酸性粒细胞趋化因子的作用，到达发生过敏反应的部位。嗜酸性粒细胞能吞噬抗原抗体复合物，释放的组胺酶能分解组胺，芳基硫酸酯酶能灭活白三烯，从而抑制了过敏反应。嗜酸性粒细胞还能借助抗体与某些寄生虫结合，释放颗粒内物质，杀死寄生虫。因此，嗜酸性粒细胞具有抗过敏和抗寄生虫作用。嗜酸性粒细胞在血液中一般仅停留6~8 h，在组织中可存活8~12 d。

3. 嗜碱性粒细胞（basophilic granulocyte）

嗜碱性粒细胞占白细胞总数0%~1%，直径10~11 μm，呈圆形。核呈S形或不规则，染色淡，常被颗粒遮盖而轮廓不清。胞质中含有大小不等、分布不均的嗜碱性颗粒，染成紫蓝色。颗粒内有肝素、组织胺等。嗜碱性粒细胞颗粒内成分及功能与肥大的细胞相似，但细胞质内其他成分、发生发育、分化、寿命等均不一致，故两者的关系仍待进一步研究（图4-21）。

4. 单核细胞（monocyte）

单核细胞占白细胞总数的3%~8%，直径12~18 μm，是白细胞中最大的细胞。细胞呈圆形或椭圆形，核呈肾形或马蹄形，染色质细网状，着色淡。单核细胞胞质较多，弱嗜碱性，常染成灰蓝色，内有少量嗜天青颗粒。颗粒内除了有水解酶外，还有过氧化物酶、酸性磷酸酶和溶菌酶等（图4-22）。电镜下，细胞表面有少许微绒毛，胞质内有许多较小的线粒体，还有粗面内质网、游离核糖体及糖原颗粒。

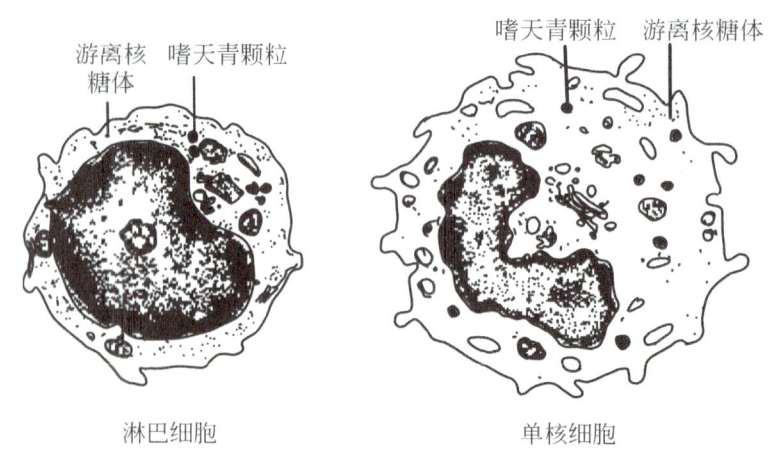

图4-22 淋巴细胞和单核细胞超微结构模式图

单核细胞具有活跃的变形运动和吞噬功能，单核细胞从骨髓进入血液后，在血液循环中约40 h，而后离开血管进入结缔组织，成为巨噬细胞；进入肝内的则成为库普弗细胞；进入神经组织的则成为小胶质细胞等。在体内不同的微环境内，单核细胞可成为形态和功能不全相同的细胞。这些细胞在形态和功能上虽不完全相同，但功能上均具有吞噬能力。

5. 淋巴细胞（lymphocyte）

淋巴细胞呈球形，直径6～8μm的为小淋巴细胞，直径9～12μm的为中淋巴细胞，直径13～20μm的为大淋巴细胞。外周血中小淋巴细胞数量最多，中淋巴细胞也有，但无大淋巴细胞。小淋巴细胞的核为圆形，一侧常有浅凹，染色质浓密呈块状，着色深，核占细胞的大部分，胞质很少，在核周形成一窄圈，染成蔚蓝色，内含少量嗜天青颗粒。大、中淋巴细胞的核椭圆形，染色质较疏松，着色较浅，胞质较多，可见少量嗜天青颗粒（图4-22）。电镜下，淋巴细胞胞质内主要含大量的游离核糖体、小型溶酶体、少量线粒体或粗面内质网。

淋巴细胞是体内功能和分类最为复杂的细胞群。根据淋巴细胞的发生来源、形态特点、细胞表面标志和免疫功能等不同，可分为四类：胸腺依赖淋巴细胞（thymus dependent lymphocyte，简称T细胞）、骨髓依赖淋巴细胞（bone marrow dependent lymphocyte，简称B细胞）、杀伤细胞（killer cell，简称K细胞）和自然杀伤细胞（natural killer cell，简称NK细胞）。T细胞介导细胞免疫，B细胞介导体液免疫（详情见免疫系统）。

（三）血小板

血小板（blood platelet）呈双凸圆盘状，是骨髓巨核细胞胞质脱落的碎片。正常人血液中血小板为（100～300）×10⁹/L（10万～30万个/mm³）。血小板呈不规则形，直径2～4μm，常成群分布于血细胞之间。血小板周围部分呈浅蓝色，称透明区；中央部分有紫蓝色颗粒，称颗粒区（图4-23）。电镜下，血小板细胞膜外表有较厚的糖衣和含有凝血因子的薄层血浆。血小板内有开放小管系统和致密小管系统两套小管系统，此小管系统相当于滑面内质网。

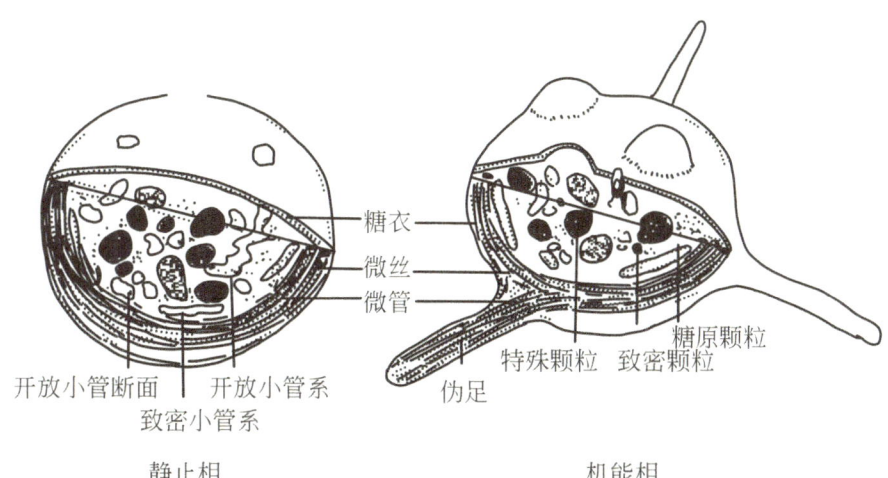

图4-23 血小板超微结构模式图

血小板内的颗粒可分两种：一种是α颗粒，内含纤维蛋白原、血小板第Ⅳ因子、酸性水解酶等；另一种是致密芯颗粒，内含5-羟色胺、ADP、ATP等。血小板在凝血和止血过程中起重要的作用。当血管破损时，血小板发生变形，黏度增大，聚集于破损部位。在细胞膜表面薄层血浆凝血因子作用下，使血浆内凝血酶原变为凝血酶。凝血酶可使纤维蛋白原变成纤维蛋白。纤维蛋白呈细丝状，构成网架，网罗血细胞，形成凝血块。同时，血小板颗粒内物质释放，促进止血和凝血。如果其数量显著减少或功能障碍时，可导致皮肤或黏膜出血。

二、血细胞的发生

血液内各种血细胞都有一定的寿命，血细胞不断地衰老死亡，骨髓不断地产生新的血细胞进入血流，使外周血中的血细胞数量和质量维持动态平衡。

（一）发生部位

血细胞发生最早在胚胎第3周的卵黄囊壁的血岛；第6周血岛的造血干细胞迁入肝内开始造血；第4个月脾内造血干细胞分化产生各种血细胞；胚胎后期至出生后，骨髓为人体主要的造血器官，可产生红细胞、粒细胞、单核细胞和血小板。此外，胸腺、脾等淋巴器官产生淋巴细胞。

（二）骨髓的结构

骨髓位于骨髓腔中，分为红骨髓和黄骨髓。红骨髓是最主要的造血组织，其结构是以网状组织为支架，网眼内充满不同发育阶段的血细胞、巨噬细胞、造血干细胞及间充质细胞等。红骨髓内血窦丰富，网状细胞突起相互连接形成的网架和血窦内皮细胞及巨噬细胞等共同组成造血诱导微环境。造血干细胞在这种微环境内分化形成各种血细胞和血小板。胎儿及婴幼儿时期的骨髓都是红骨髓，大约从5岁开始，长骨骨髓腔内出现脂肪组织，红骨髓逐渐转变成黄骨髓，并失去造血功能。但黄骨髓仍保持造血潜能，当机体需要时，可转变为红骨髓恢复造血功能。

（三）造血干细胞和造血祖细胞

1. 造血干细胞

造血干细胞是能增生分化成为各种血细胞的原始造血细胞，又称多能干细胞，在一定环境条件下分化形成各系造血祖细胞。造血干细胞具有自我更新和多向分化的终身潜能。

2. 造血祖细胞

造血祖细胞是由造血干细胞增殖分化而来的、分化方向确定的干细胞，又称定向干细胞，在一定环境及因素的调节下，只能定向分化为一个或几个血细胞系。

（四）血细胞发生过程及其形态变化规律

各系血细胞发生一般都经历原始阶段、幼稚阶段（分早、中、晚三期）和成熟阶段三个阶段（图4-24）。原始和幼稚阶段在造血组织内完成，成熟后进入外周血液。血细胞发生是一个连续动态的变化过程，比较复杂，各系血细胞发生过程虽有一定的差别，但一般规律如下：①胞体由大变小（巨核细胞则由小变大）；②胞核由大变小（粒细胞核由杆状至分叶，红细胞核最后消失），核染色质由稀疏变粗密，核染色由浅变深；③胞质由少到多，嗜碱性变弱，胞质内特殊颗粒、血红蛋白等从无到有，逐渐增多；④细胞分裂能力逐渐丧失（淋巴细胞仍具潜在分化能力）。

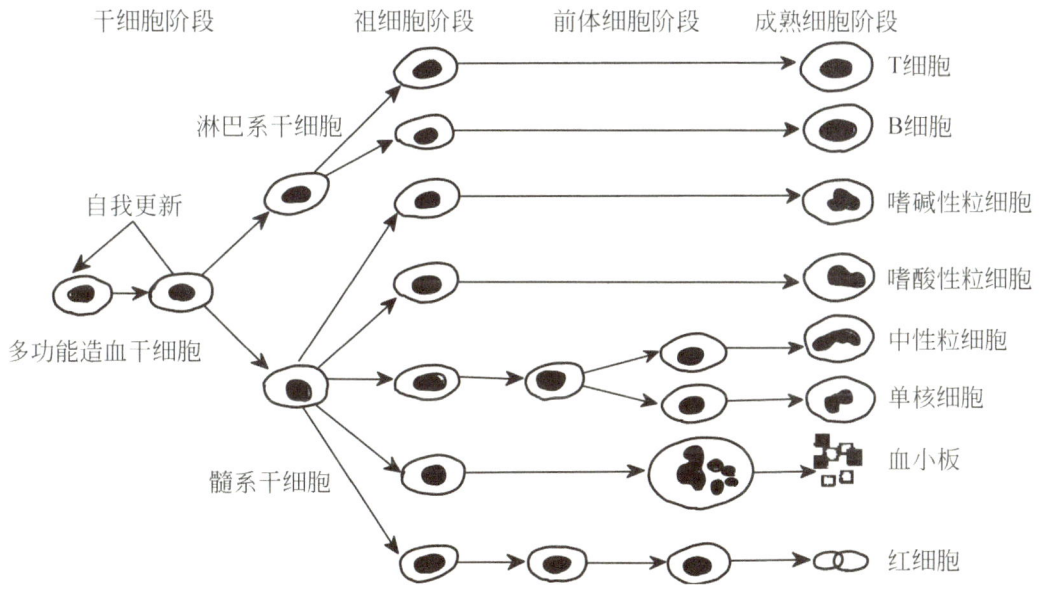

图4-24　造血干细胞发育模式示意图

（五）血细胞发生形态变化的特征

1. 红细胞发生形态变化的特征

红细胞发生形态变化的特征见表4-2。

表4-2　红细胞发生形态变化的特征

细胞名称	大小（μm）	形状	细胞核	染色质	核仁	细胞质染色
原红细胞	14~22	圆球形	圆球形	细胞粒	2~8个	较深蓝色
早幼红细胞	11~19	圆球形	圆球形	较粗粒状	偶见	蓝色
中幼红细胞	10~14	圆球形	圆球形	粗块状	消失	红蓝间染
晚幼红细胞	9~12	圆球形	圆球形	致密块	无	弱红
网织红细胞	7~9	圆盘状	无	—	—	红
红细胞	7	圆盘状	无	—	—	红

2. 粒细胞发生形态变化的特征

粒细胞发生形态变化的特征见表4-3。

表4-3　粒细胞发生形态变化的特征

细胞名称	大小（μm）	形状	细胞核	染色质	核仁	细胞质染色
原粒细胞	11~18	圆球状	圆球状	细均匀	2~8个	嗜碱性，蓝色
早幼粒细胞	13~20	圆球状	一面扁平	稍粗网状	偶见	淡蓝色，出现嗜天青颗粒及少量特殊颗粒
中幼粒细胞	11~18	圆球状	半球形	有块网状	消失	嗜天青颗粒增多，有大量特殊颗粒
晚幼粒细胞	10~18	圆球状	肾形	有块网状	无	特殊颗粒增多
杆状核粒细胞	10~15	圆球状	带状弯曲	粗块	—	特殊颗粒增多
分叶核粒细胞	10~15	圆球状	分叶	粗块	—	特殊颗粒增多

3. 巨核细胞发生和血小板的形成

血小板是由巨核细胞的胞质脱落而形成的。巨核细胞起源于造血干细胞，经原巨核细胞、幼巨核细胞阶段发育为巨核细胞。

巨核细胞（megakaryocyte）是骨髓中最大的细胞，直径为40~70 μm，甚至达100 μm；核大，呈不规则分叶状，染色质粗而密，无核仁；胞质丰富，弱嗜碱性。有些巨核细胞质中有均匀散布的细小紫红色颗粒，称颗粒型巨核细胞。有些巨核细胞胞质中充满粗大的紫红色颗粒，常聚集成团，从胞质上断离、脱落而形成血小板，称血小板型巨核细胞。

在电镜下见到巨核细胞胞质内含有丰富的滑面内质网，滑面内质网将胞质分隔成许多小区，每一个小区即是未来的血小板，内含有血小板颗粒。在扫描电镜下见到巨核细胞伸出细长的细胞质突起，沿血窦长轴进入窦腔内。血液中的血小板由巨核细胞细长突起的末端膨大脱落而形成。

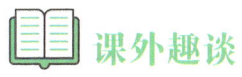 课外趣谈

血液故事

人类认识血液的历程也是人类自身获得救助的历史，因为人类对血液的认知和体验不仅是科学探索的一部分，而且挽救了无数人的生命，并促进了人类的健康。

当科学还不能有效和合理地解释血液现象时，人类对血液的认知更多的是想象、传说，甚至是宗教的理解。

血液是鲜红的，而且又与人的生命相关，因此人类最早认为血液是神秘的，并对其充满崇拜。例如，人类认为血液具有巨大的能量，吸食自己或他人的血液有助于自身的强壮。根据历史学家的记载，古罗马公开表演的格斗者为了使自己更强大和勇敢而吮吸战败者的鲜血，而其他一些民族在较早阶段也有类似的做法，如印尼的托拉拉基人割取战俘人头吸人血等。

显然，这种生活中对血液的认知和做法是源于神话传说的。例如，古希腊神话中太阳神阿波罗与美丽仙女的私生子叫阿斯克勒庇俄斯，后者被阿波罗送到半人半马的怪物喀迈拉那里抚养，并学到了许多医学知识，如配药、做手术等。

阿斯克勒庇俄斯还从战争与智慧女神雅典娜姑姑那里得到了威力最大的一剂药——来自墨杜萨血管里的鲜血。墨杜萨是双翼蛇发女妖，她的血液有两面作用，要么置人于死地，要么解除人的病痛。这取决于血液来自她体内的何方，来自她身体左侧的一滴血会让人立刻毙命，而来自其身体右边的一滴血则可以奇迹般地让人死而复生。神话中对血液两面性的认知在后来的科学研究中得到揭示，血液的确具有两面作用。一方面血液可能传播疾病，如今天的埃博拉病毒病和艾滋病；而另一方面又可以通过输血和研制许多疫苗以防御疾病，如流感、脊髓灰质炎疫苗等。

从神话到人类文化，如语言的词汇，同样记载了人们对血液认识的历史。例如，血液加速流动（blood runs），表明达到情绪的高峰；而血液凝固（blood curdle），则表明过度惊恐；热血（hot-blooded）表示难以控制的强烈情绪，如愤怒或热爱。当然这只是英语语义的体现，在汉语中同样有相似的语义。例如，血脉偾张、热血沸腾、脸红筋（静脉）涨和冷血动物等。

所有这一切都基于人们生活中一些与血液相关的基本事实：一个人平均有5 680 mL的血液，有96 540 km的动脉、静脉和毛细血管，每个人都从血泊中降生，男性成年的割礼和刮胡子出血，女性的成熟来初潮，等等。

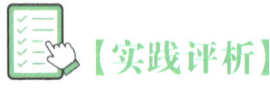
【实践评析】

实践内容：

雷诺现象（Raynaud's phenomenon，Rp）也称雷诺综合征，特点是肢端接连出现苍白、发紫和潮红三相反应，多发生于上肢，两侧对称，也可累及下肢，或同时波及上下肢，偶尔发生于耳朵、鼻端、颊部或颈部。它常因寒冷或情绪激动而诱发，发作时先手指发凉、皮肤明显苍白、发僵，甚至手指活动困难，同时有麻木和针刺的感觉，继而颜色加深，呈深红色或青紫色，严重时部分指甲也发紫，之后皮肤颜色变浅，呈弥漫性潮红，跳动感觉增强，最后恢复正常。反复发生的雷诺现象可使局部发生溃疡、萎缩、硬化以至坏疽。但更多见的是手指（足趾）的各种营养变化，往往指端变尖或呈杵状，指甲也可以扭曲变形。雷诺现象可分为原发性和继发性两种，前者病因不明，是一种良性的肢端小动脉痉挛症，也称雷诺病，多见于女性；后者继发于其他疾病，即雷诺现象在其他疾病中的表现。最近研究表明，雷诺现象不仅累及肢端，在结缔组织疾病患者的内脏也可发生雷诺现象，主要累及肺、心、脑和肾，至于雷诺现象能否对内脏器官造成损害各家报道不一。

关于雷诺现象发生的机理尚不十分清楚，综合各家学说认为有以下几种因素。

①血管炎病变：在各种因素作用下某些抗原与血管内皮细胞上的磷脂结合，在补体的作用下，损伤血管内皮细胞形成血管炎，使血管壁增厚或管腔狭窄。在交感神经作用下血管易发生痉挛、闭塞。②免疫功能紊乱：雷诺现象多见于结缔组织病，如系统性红斑狼疮、多发性肌炎等，这些患者中体液免疫和细胞免疫指标异常较无雷诺现象者多，如血中抗RNP、抗Sm抗体，γ-球蛋白循环中免疫复合物、冷凝集素等均较无雷诺现象者高。③血小板凝集反应增强：血小板活化产生的血栓烷A_2（TXA_2）是有力的血管收缩剂和血小板凝集剂，由血管内皮细胞产生的花生四烯酸和主要产物前列环素（PGI_2）是血管扩张剂和血小板凝集抑制剂，有雷诺现象的患者血浆中TXA_2/PGI_2比无雷诺现象者含量高，同时用血栓素合成抑制剂治疗可使病情缓解但TXA_2/PGI_2比值正常，推测这是人体的一种代偿反应。由于TXA_2和PGI_2极不稳定，也可测定TXA_2和PGI_2的代谢产物TXB_2和6-keto-PGF1α。血小板凝集性增强可使循环中血小板凝集物增多，影响肢端血流灌注加速末端动脉缺血的病理过程。

评析：

病因至今尚无一致看法。Raynaud认为由交感神经活性过高所致。Lewis认为由动脉血管壁病变，导致末梢血管对寒冷、情绪压力等刺激出现过度的反应，先收缩再淤胀所致。现在认为血管内皮细胞的功能异常是本病的病理生理基础。

实践模拟：

从网上查找相关的信息，了解内脏雷诺现象的机理是什么和检查的具体内容，雷诺现象有几期病程，以及各自的特征病理变化是什么。

（欧瑞菊）

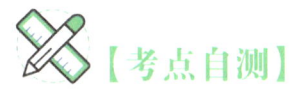

【考点自测】

一、选择题

(1) 狭义的结缔组织是指（　　）。

　　A．疏松结缔组织　　B．致密结缔组织　　C．固有结缔组织　　D．网状组织

(2) 成纤维细胞转变为纤维细胞表示其（　　）。

　　A．功能旺盛　　　　　　　　　　B．功能静止

　　C．进入衰老状态　　　　　　　　D．准备分裂增殖

(3) 巨噬细胞在免疫应答中的主要作用是（　　）。

　　A．合成和分泌抗体　　　　　　　B．抗原提呈作用

　　C．分泌生物活性物质　　　　　　D．吞噬体

(4) 使浆细胞胞质嗜碱性的超微结构是（　　）。

　　A．大量分泌颗粒　　　　　　　　B．丰富的粗面内质网

　　C．发达的高尔基复合体　　　　　D．许多线粒体

(5) 合成和分泌免疫球蛋白的细胞是（　　）。

　　A．成纤维细胞　　B．浆细胞　　C．巨噬细胞　　D．肥大细胞

(6) 具有趋化性的细胞是（　　）。

　　A．成纤维细胞　　B．巨噬细胞　　C．肥大细胞　　D．浆细胞

(7) 胞质内含嗜碱性颗粒的细胞是（　　）。

　　A．成纤维细胞　　B．浆细胞　　C．巨噬细胞　　D．肥大细胞

(8) 与过敏反应有关的两种细胞是（　　）。

　　A．成纤维细胞和巨噬细胞　　　　B．巨噬细胞和浆细胞

  C．浆细胞和肥大细胞　　　　　　　D．肥大细胞和成纤维细胞

（9）具有吞噬功能的细胞是（　　）。

  A．成纤维细胞　　B．巨噬细胞　　C．浆细胞　　D．肥大细胞

（10）又名白纤维的是（　　）。

  A．胶原纤维　　B．弹性纤维　　C．网状纤维　　D．微原纤维

（11）又名黄纤维的是（　　）。

  A．胶原纤维　　B．弹性纤维　　C．网状纤维　　D．胶原原纤维

（12）构成基质蛋白多糖复合物主干的是（　　）。

  A．透明质酸　　B．蛋白质　　C．糖胺多糖　　D．硫酸软骨素

（13）肿瘤细胞等可产生哪种物质破坏基质的防御屏障（　　）。

  A．透明质酸酶　　B．胶原酶　　C．碱性磷酸酶　　D．酸性磷酸酶

（14）产生组织液的部位是（　　）。

  A．毛细血管动脉端　　　　　　　B．毛细血管静脉端

  C．毛细血管　　　　　　　　　　D．毛细淋巴管

二、简答题

（1）结缔组织的共同特征是什么？

（2）成纤维细胞的结构特点及功能是什么？

（3）叙述巨噬细胞的来源、结构特点及功能。

（4）叙述浆细胞的来源、结构特点及功能。

三、论述题

试述局部创伤并伴有炎症时结缔组织细胞的反应。

学习单元五　肌组织

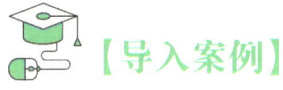

　　一直以来，小刘都为自己不是肌肉男而遗憾。他有个同事，在健身房练了半年不但瘦了30多斤而且把自己整成了一个"肌肉男"，这让小刘羡慕不已。眼看夏天快到了，小刘决定到健身房圆自己的"肌肉梦"。参照同事的锻炼强度，小刘给自己制订了个锻炼计划：每天晚上7:30开始，先是以8 km/h的速度跑1 h，然后再练各种器械1 h。第一天下来，小刘感觉全身酸痛。第二天晚上小刘依旧坚持，并且给自己增加了1 h的动感单车。第三天早上，小刘感觉连走路都困难，但晚上他又坚持来到了健身房。不想，第四天早上起床，小刘感觉不对劲，背部肌肉像被撕裂一样疼痛，全身无力，还头晕、恶心。在朋友的护送下，小刘前往医院急诊科就诊，结果一检查，小刘傻眼了，他患上了"横纹肌溶解症"，并已影响到了肝功能和肾功能。

　　"这不是龙虾病吗？我这段时间既没吃过龙虾，也没服过药、喝过酒，怎么会得这病呢？"面对小刘的疑问，急诊观察室医生解释道："运动过度会导致人体体液中的肌球蛋白增高，增高的肌球蛋白会堵住肾小管，使人体无法正常排尿，从而引发肾坏死、肾衰竭。"一般情况下，服用他汀类降脂药、酗酒、突然间大量运动，都会导致肌球蛋白增高。

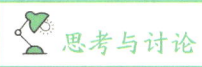

（1）为什么会发生肌溶解，该如何解释？

（2）大量运动后，肌肉一般会有酸痛感，那么到底该怎么区分普通的肌肉劳损和横肌纹溶解症呢？

（3）该如何锻炼身体才能达到良好的效果同时又能避免"肌溶解"的发生？

肌组织（muscle tissue）由肌细胞组成。肌细胞之间有少量的结缔组织，以及血管和神经。肌细胞细长，呈纤维状，故又称肌纤维（muscle fiber），具有收缩功能。肌纤维的细胞膜称肌膜（sarcolemma），细胞质称肌质（sarcoplasm）。肌质中有许多与细胞长轴相平行排列的肌丝，它们是肌纤维舒缩功能的主要物质基础。根据结构和功能特点，将肌组织分三类：骨骼肌、心肌和平滑肌。骨骼肌纤维和心肌纤维都有明暗相间的横纹，称横纹肌。平滑肌纤维没有横纹。骨骼肌的收缩受躯体神经支配，为随意肌；心肌和平滑肌的收缩受自主神经支配，为不随意肌。

学习任务一　骨骼肌

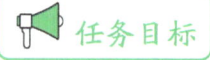任务目标

（1）掌握骨骼肌肌原纤维、横小管、肌质网的超微结构。

（2）熟悉肌丝的组成。

（3）了解骨骼肌纤维的收缩原理。

一块骨骼肌是一个器官，内部主要是骨骼肌组织，两端借肌腱附着在骨骼上，外部包有致密结缔组织，称肌外膜（epimysium）；肌外膜及血管和神经深入骨骼肌内部将骨骼肌分隔为大小不等的肌束，包裹肌束的结缔组织称肌束膜（perimysium）；肌束内部是大量平行排列的骨骼肌纤维，每根骨骼肌纤维周围的少量结缔组织称肌内膜（endomysium）。骨骼肌纤维与结缔组织间有一层薄的主要由网状纤维构成的基膜，各层结缔组织膜对骨骼肌具有支持、连接、营养和功能调整的作用。

一、骨骼肌纤维结构

（一）骨骼肌纤维的光镜结构

骨骼肌纤维为长圆柱形多核细胞（图5-1），长1~40 mm，直径10~100 μm，肌膜的外面有基膜紧密贴附。一条骨骼肌纤维内含有几十个甚至几百个细胞核。核呈椭圆形，位于肌膜下方。肌质内含有许多与细胞长轴平行排列的肌原纤维（myofibril）。在骨骼肌纤维的横断面上，肌原纤维呈点状，聚集成许多小区，称孔海姆区（Cohnheim field）。

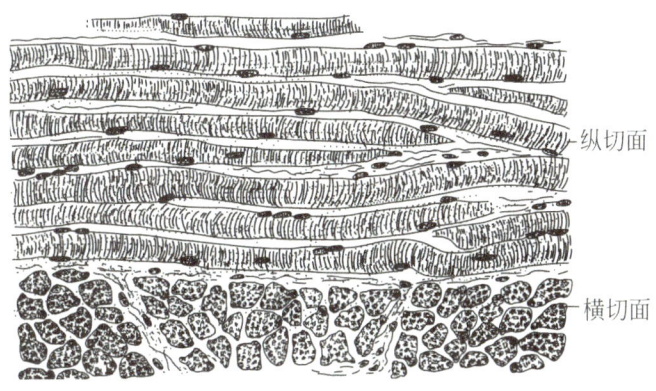

图5-1 骨骼肌组织截面图（上纵切图，下横切图）

肌原纤维呈细丝状，直径1~2 μm，每条肌原纤维上都有色浅的明带和色深的暗带，两者交替排列。由于各条肌原纤维的明带和暗带都相应地排列在同一平面上，致使肌纤维呈现出规则的明暗交替的横纹。肌原纤维上的明带又称I带，暗带又称A带（图5-2）。A带中部有一条浅色窄带称H带，H带中央有一条色深的M线。I带中央则有一条色深的细线称Z线。相邻两条Z线之间的一段肌原纤维称肌节（sarcomere）。每个肌节都是由1/2 I带+A带+1/2 I带组成，是骨骼肌纤维的基本结构与功能单位。

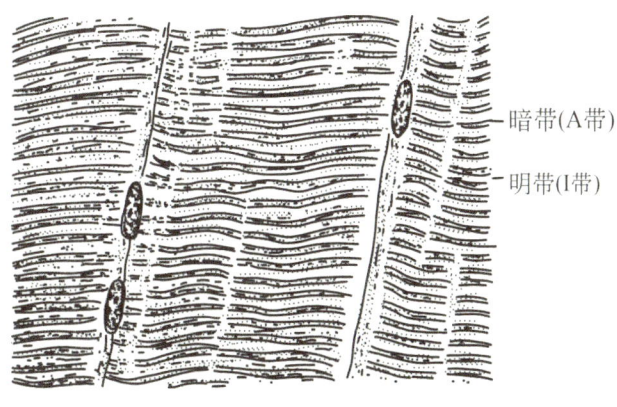

图5-2 骨骼肌组织高倍镜图

除肌原纤维外，肌质内还有大量的线粒体、糖原颗粒、肌浆网、少量脂滴和肌红蛋白。线粒体产生ATP，供给能量。糖原和脂滴是肌纤维储备的能源。肌红蛋白使肌肉呈红色，并能与氧气结合，起储存氧气的作用。

（二）骨骼肌纤维的超微结构

1. 肌原纤维

肌原纤维是由许多粗肌丝和细肌丝有规律地平行排列组成的，明带和暗带就是这两种肌丝排列的结果。粗肌丝位于A带，长约1.5 μm，直径约15 nm，相互平行的粗肌丝在中央借M线固定，两端游离。粗肌丝由许多肌球蛋白分子有序排列组成。细肌丝长约1 μm，直径5 nm，它的一端固定在Z线上，另一端插入粗肌丝之间，止于H带外侧。粗肌丝与细肌丝的数量之比为1∶6，即每1根粗肌丝周围排有6根细肌丝（图5-3）。两种肌丝的特定排列，以及它们的分子结构，与肌纤维收缩有密切关系。

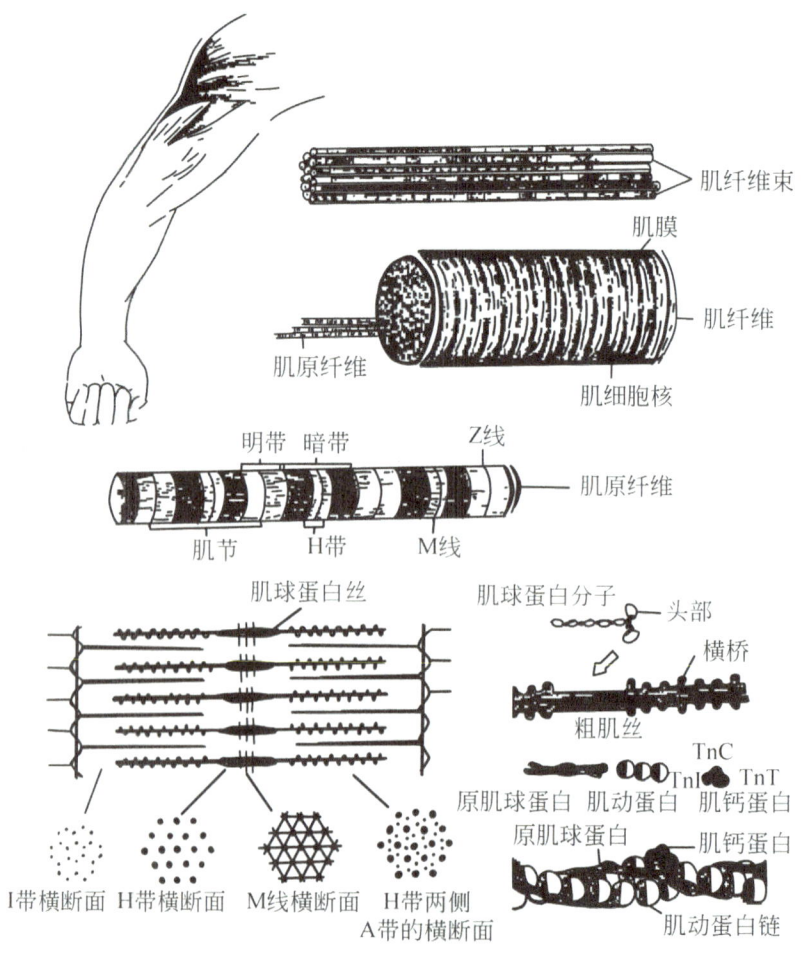

图5-3　骨骼肌分子结构示意图

（1）粗肌丝的分子结构：粗肌丝是由许多杆状的肌球蛋白分子平行排列聚集而成。肌球蛋白（myosin）形似豆芽，头部像两个豆瓣，杆部如同豆芽茎，头与杆之间有如关节，可以屈动。在整个粗肌丝中，肌球蛋白的杆部朝向粗肌丝的中段，而头部则朝向粗肌丝的两端，并露于表面，称为横桥（cross bridge）。横桥是一种ATP酶，可结合和分解ATP而产生能量，使横桥发生屈曲运动。

（2）细肌丝的分子结构：细肌丝由肌动蛋白（actin）、原肌球蛋白（tropomyosin）和肌原蛋白或称肌钙蛋白（troponin）三种蛋白分子组成。肌动蛋白分子系由许多球形肌动蛋白单体串联在一起，并相互缠绕形成螺旋链。每个肌动蛋白单体均有与肌球蛋白头部相结合的位点，该位点可以激活肌球蛋白头部ATP酶。原肌球蛋白为索状，由两条多肽链绞合而成，彼此相连并嵌于肌动蛋白分子链的螺旋沟内。肌原蛋白是由三个球形亚单位组成的，能与Ca^{2+}结合，有启动肌细胞收缩的作用（图5-3）。

2. 横小管（transverse tubule）

横小管是肌膜向肌浆内凹陷形成的小管。由于它走行方向与肌纤维长轴垂直，故称横小管，又称T小管。人与哺乳动物骨骼肌的横小管位于A带与I带交界处，横小管在该平面内分支、吻合，环绕在每条肌原纤维周围。横小管可将肌膜的兴奋迅速传到每个肌节（图5-4）。

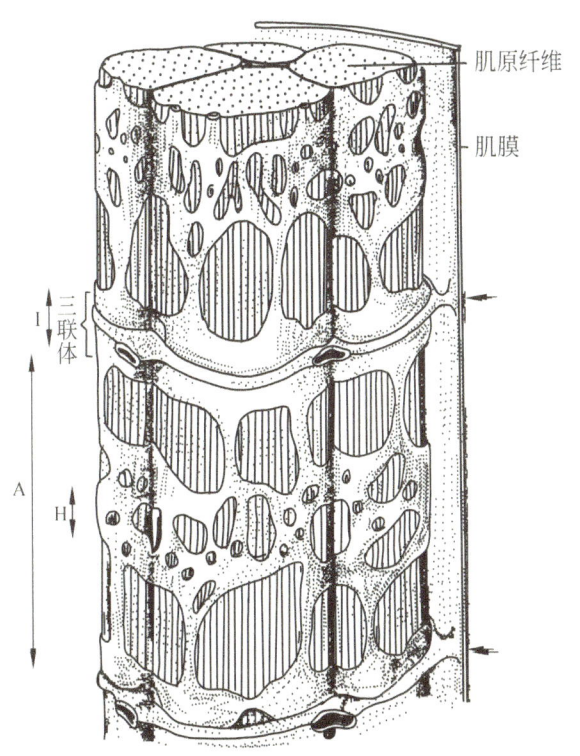

图5-4　骨骼肌肌原纤维与横小管系统

3. 肌质网（sarcoplasmic reticulum）

肌质网是肌纤维内特化的滑面内质网。在相邻横小管之间，呈纵向排列，故又称纵小管。位于横小管两侧的肌质网膨大，彼此连通，呈扁囊状，称终池（terminal cisternae），每条横小管与其两侧的终池共同构成三联体（triad）（图5-4）。肌质网膜上有丰富的钙泵，能将肌质中的Ca^{2+}泵入肌质网中，从而起储存及调节肌质中Ca^{2+}浓度的作用。

4. 肌质的其他成分

肌原纤维之间有大量的线粒体、糖原及脂滴，肌质内还含有肌红蛋白。这些成分构成肌纤维收缩的供能系统。

二、骨骼肌纤维的分型

按形态和功能的不同，骨骼肌纤维分为三型，每一块肌肉，三型纤维构成比例不同。在肌肉疾病过程中，肌纤维分型及其比例发生改变，对临床诊治有重要意义。

（一）红肌纤维

这类肌纤维内富有肌红蛋白和线粒体，故呈暗红色，Z线宽，其能量来源主要靠有氧氧化。红肌纤维收缩缓慢而持久，又称慢缩纤维。

（二）白肌纤维

这类肌纤维内肌红蛋白和线粒体较少，肌原纤维较多，呈淡红色，Z线窄，其能量来源主要靠无氧酵解。白肌纤维收缩快，但持续时间短，故称快缩纤维。

（三）中间型肌纤维

这一类肌纤维的结构与功能介于前两者之间。人的骨骼肌，多数由三种肌纤维混合组成，于一般染色标本，大体可以分出三型。用酶组织化学方法，更可显示出三种肌纤维及其病理改变。

三、骨骼肌纤维的收缩机制

骨骼肌纤维收缩的物质基础是肌原纤维。目前认为肌原纤维的收缩是细丝向粗丝之间滑行。细丝的一端是固定在Z线上的，因而当细丝向M线方向滑动时，Z线与M线之间的距离也随之缩短。肌原纤维的收缩引起了整个肌纤维的收缩，这就是肌肉收缩的滑行学说。

肌原纤维的收缩需要肌球蛋白的头（横桥）与肌动蛋白接触。这种接触需要Ca^{2+}的诱发。在没有Ca^{2+}存在时，在肌球蛋白和肌动蛋白之间隔着原肌球蛋白，因而不能接触。当神经冲动到达骨骼肌细胞之时，肌细胞膜去极化，冲动沿横小管进入，可促使与横小管紧密相连的肌质网释放Ca^{2+}进入肌浆。Ca^{2+}与TnC相结合，引起肌钙蛋白三个亚单位分子的构型变化，此时原肌球蛋白分子更深地陷入肌动蛋白的螺旋沟内，使肌动蛋白单体上能与肌球蛋白结合的位点暴露出来，肌动蛋白与肌球蛋白头能相互接触。一旦肌动蛋白单体的位点与肌球蛋白的头接触，ATP酶即被激活，肌球蛋白头部的ATP便被分解而释放出能量。这种能量使肌球蛋白发生构型变化，肌球蛋白的头向M线方向移动，也即ATP内的化学能释放出来，转变为机械能，把附在肌球蛋白头上的细丝拉向M线，从而使肌节缩短。由肌质网释放出来的Ca^{2+}很快被肌质网的钙泵吸回，当另一个ATP接触到附着在细丝上的肌球蛋白头时，肌球蛋白头即脱离细丝，恢复到原有的构型，细丝与肌球蛋白头脱离后也退回原位置，这便是肌原纤维的松弛。当冲动传至横小管使肌质网再一次释放Ca^{2+}时，可再一次引起上述那样的细丝滑动。如ATP不足，则肌球蛋白头与肌动蛋白相互接触后不能脱离，就使肌原纤维一直处于僵直状态，称为肌僵。

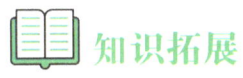
知识拓展

骨骼肌的构造

一块骨骼肌是由许多骨骼肌纤维构成的，肌纤维之间有结缔组织存在，其中有血管和神经分布。就横断面观察时，则可见到整个肌肉的外面包以较多的结缔组织，称为肌外膜（epimysium）。一块骨骼肌内有许多肌纤维束，每一肌纤维束的外面有结缔组织围绕，称为肌束膜（perimysium）。每一肌纤维束又由许多平行排列的骨骼肌纤维构成，肌纤维之间有少量的结缔组织，称为肌内膜（endomysium）。

结缔组织还将肌组织和腱、骨膜、皮肤等连接起来。在肌肉的末端逐渐变细，此处形成肌腱连接（myotendinous junction）。电镜下可见腱的胶原纤维插入肌纤维的内褶中。

（孙晓伟）

学习任务二　心　肌

任务目标

（1）掌握心肌光镜结构。

（2）掌握心肌的超微结构特点。

心肌分布于心脏及其邻近的大血管根部，主要由心肌纤维构成。心肌纤维之间有薄层结缔组织和丰富的毛细血管。心房肌纤维除有收缩功能外，还有内分泌功能，可分泌心房利钠尿多肽，有排钠、利尿、扩张血管、降低血压的作用。

一、心肌纤维的光镜结构

心肌纤维呈短柱状，有分支，相互连接成网状。心肌纤维的连接处称闰盘（intercalated disk），在纵切的HE染色标本中，呈染色较深的横行或阶梯状粗线。心肌纤维一般有一个卵圆形的核，位居中央，有的细胞含双核。心肌纤维的肌质丰富，多聚在核的两端，其中含有丰富的线粒体、糖原、少量脂滴和脂褐素。心肌纤维的横纹不如骨骼肌纤维明显（图5-5）。

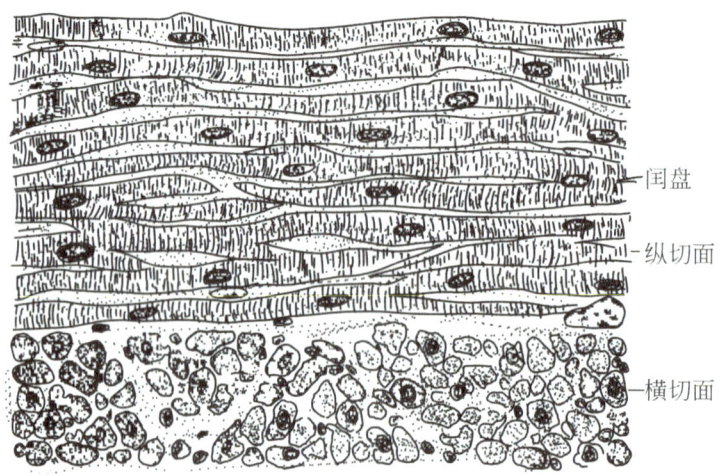

图5-5　心肌纤维光镜结构

二、心肌纤维的电镜结构

心肌纤维的超微结构与骨骼肌相似，也有规则排列的粗肌丝和细肌丝，有明带和暗带，有Z膜并构成肌节，也有横小管和肌质网等。现仅将心肌纤维和骨骼肌纤维在超微结构上的主要不同点概述如下。

（一）心肌纤维内的肌丝排列

心肌纤维内的肌丝也呈现规则排列，但不像在骨骼肌纤维内形成界线明显的肌原纤维，而是由大量的线粒体和横小管、肌质网等将肌丝分隔成大小不等、界线清楚的束，故多认为心肌纤维内的肌丝束即相当于骨骼肌纤维内的肌原纤维。

（二）心肌的横小管与纵小管

心肌的横小管口径较粗，位置相当于Z线水平。纵小管不如骨骼肌发达，其末端不形成膨大的终池。而纵小管的盲端，略膨大，常是一侧的盲端与横小管相贴形成二联体（diad），极少有三联体。

（三）闰盘

是心肌细胞间的连接结构，于闰盘部位，相邻的心肌细胞各伸出许多突起，相嵌连接在一起，切面上呈阶梯状，增大了接触面积。在横位部分的连接方式是中间连接和桥粒，起牢固的结合作用；纵位部分是缝隙连接，相邻的心肌细胞间可以交换化学信息，并传递神经冲动，使整个心肌成为功能上的统一体（图5-6）。

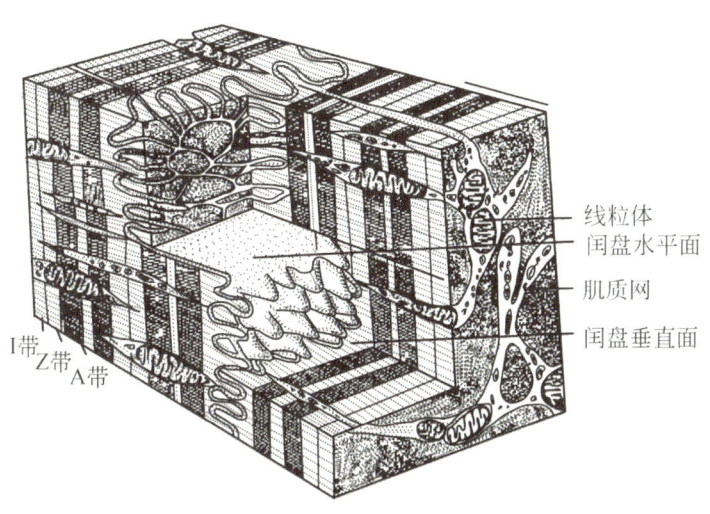

图5-6 心肌闰盘超微结构

（四）心肌纤维

内含有许多大的线粒体，线粒体主要分布在肌丝束之间，纵行排列，也存在于肌膜下或核的周围，线粒体的嵴非常密集，在心肌纤维内含有丰富的糖原颗粒。

（五）心肌纤维之间的间质成分

在心肌纤维之间的间质成分的分布和排列上，是一个多层次、多方位的网络结构，因此称为心肌间质网络（myocardial matrix network）。这个网络结构，主要是由心肌纤维间隙中的成纤维细胞产生和分泌的Ⅰ型和Ⅲ型胶原蛋白形成的纤维所组成的。其中大部分是Ⅰ型胶原蛋白形成的粗纤维，伸展和回弹性较小；Ⅲ型胶原蛋白形成的细纤维，伸展和回弹性均较大。这两种纤维组成网络不仅包绕每个心肌细胞和连接相邻的心肌细胞，而且也连接心肌细胞群和毛细血管。在心肌细胞群之间的网索，多呈螺旋式包绕。新生儿的胶原蛋白含量在左、右心室基本相同，而成人的右心室胶原蛋白含量较左心室高。

新近研究证明：心肌间质网络结构对维持固定各部心肌纤维定向排列，防止心肌纤维横向或倒向滑脱，保持心肌纤维舒缩伸展长度的一致性和协调性起重要作用。许多心肌疾病多发生心肌间质网络的变形和改建，从而影响了心肌的舒缩功能和血液循环。

三、心肌纤维的分类

根据心肌纤维的形态结构、分布和功能可分为三类：工作心肌纤维、传导系统心肌纤维和具有内分泌功能的心肌纤维。

（一）工作心肌纤维

工作心肌纤维是指心室、心房有收缩功能的普通心肌细胞，形态结构已在前述及。

（二）传导系统心肌纤维

传导系统心肌纤维是心肌纤维中少量的特殊心肌纤维，形成心脏的传导系统，即窦房结、房室结和房室束。组成传导束的特殊心肌细胞有三种：起搏细胞（又称结细胞）、移行细胞和浦肯野细胞（又称束细胞）。这些细胞的形态、分布和功能均有其特点，将在心脏的微细结构中详细述及。

（三）具有内分泌功能的心肌纤维

心房肌纤维除有收缩功能外，还有内分泌功能。心房肌纤维内有一些特殊颗粒称心房颗粒，颗粒内含有激素，称心房利钠尿多肽（atrial natriuretic polypeptide），又称心钠素（cardionatrin），具有强大的利尿、利钠、扩张血管和降低血压的作用，因此这些心肌纤维在结构上显示出分泌肽类激素细胞的特点。

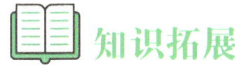知识拓展

心肌梗死的五个症状要小心

（一）疼痛

疼痛为此种病症最突出的症状表现。发作多无明显诱因，且常发作于安静时，疼痛部位和性质与心绞痛相同，但疼痛程度较重，持续时间久，有长达数小时甚至数天，用硝酸甘油无效。患者常烦躁不安、出汗、恐惧或有濒死感。少数患者可无疼痛，起病即表现休克或急性肺水肿。

（二）休克

20%患者可伴有休克，多在起病后数小时至1周内发生。患者面色苍白、烦躁不安、皮肤湿冷，脉搏细弱，血压下降10.7 kPa（80 mmHg），甚至昏厥。若患者只有血压降低而无其他症状表现者称为低血压状态。休克发生的主要因素有：由于心肌遭受严重损害，左心室排出量急剧降低（心源性休克）；其次，剧烈胸痛导致神经反射性周围血管扩张；此外，有因呕吐、大汗、摄入不足所致血容量不足的因素存在。剧烈胸痛导致神经反射性周围血管扩张。

（三）心律失常

75%～95%的患者伴有心律失常，多见于起病1～2周，而以24 h内为最多见，心律失常中以室性心律失常最多，如室性早搏，部分患者可出现室性心动过速或心室颤动而猝死。房室传导阻滞、束支传导阻滞也不少见，室上性心律失常较少发生。前壁心肌梗死易发生束支传导阻滞，下壁心肌梗死易发生房室传导阻滞，室上性心律失常多见于心房梗死。

（四）心力衰竭

梗死后心脏收缩力显著减弱且不协调，故在起病最初几天易发生急性左心衰竭，出现呼吸困难、咳嗽、烦躁、不能平卧等症状表现。严重者发生急性肺水肿，可有发绀及咯大量粉红色泡沫样痰，后期可有右心衰竭，右心室心肌梗死者在开始即可出现右心衰竭。

（五）全身症状表现

有发热、心动过速、白细胞增高和红细胞沉降增快等。此主要由组织坏死吸收所导致，一般在梗死后1~2 d出现，体温一般在38 ℃左右，很少超过39 ℃，持续约1周。

（孙晓伟）

学习任务三　平滑肌

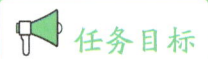

（1）掌握平滑肌的光镜结构。

（2）掌握平滑肌的超微结构特点。

平滑肌（smooth muscle）广泛分布于血管壁和许多内脏器官，又称内脏肌。平滑肌的收缩较为缓慢而持久。除有收缩功能外，平滑肌还有分泌功能，可分泌胶原、弹性蛋白和其他细胞外基质成分等。

一、平滑肌纤维的光镜结构

平滑肌纤维呈长梭形，无横纹，一个细胞核，呈椭圆形或杆状，位居细胞中央。不同器官内的平滑肌纤维长短不一，短的仅20 μm（如小血管壁），长的可达500 μm（如妊娠末期子宫平滑肌）。肌纤维在内脏器官中除少数可单独存在外，绝大部分成束或分层排列，每个肌纤维的粗部与邻近肌纤维的细部相嵌合，因此横切面上肌纤维的直径显得粗细不等，有的可见细胞核，有的未见细胞核（图5-7）。

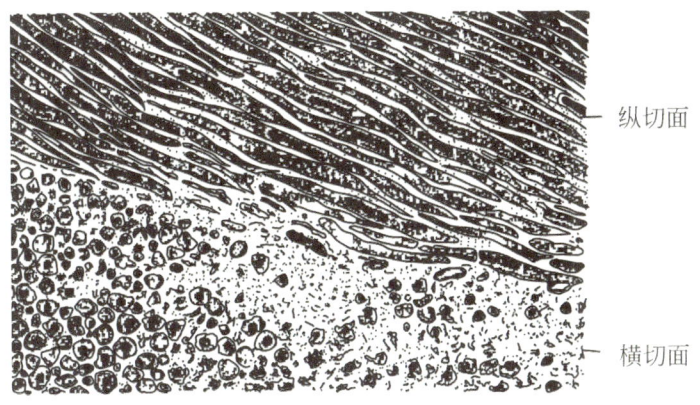

图5-7 平滑肌纵切面和横切面图

二、平滑肌纤维的超微结构

平滑肌纤维的超微结构与骨骼肌、心肌的差异较大。每个平滑肌纤维含有一个长圆形的核，位于细胞的中部。肌质中含有线粒体、糖原和肌质网，偶见高尔基复合体。还可看到成群的或单个存在的小泡，有的开口于细胞膜，一些线粒体和小管状的肌质网位置特别靠近细胞核或细胞膜的小泡群，肌质网有储存Ca^{2+}的作用，小泡群则可能有传递冲动的作用。小泡群之间的细胞膜上可以看到电子密度高的密斑（dense patch），肌质中也有电子密度高的密体（dense body）存在（图5-8）。

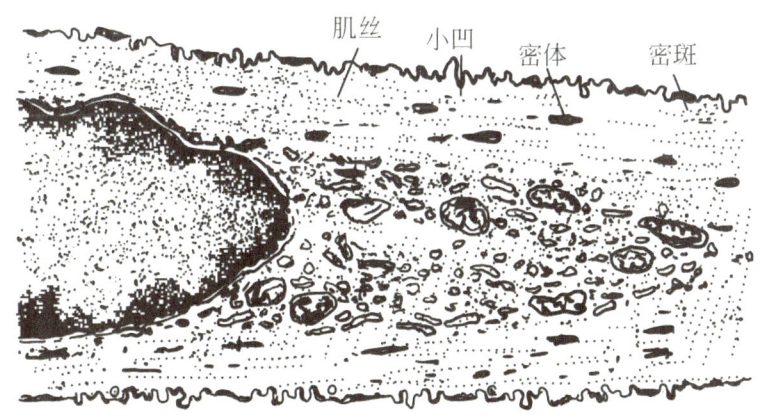

图5-8 平滑肌纤维的超微结构

平滑肌纤维内有粗丝、细丝和中间丝。中间丝的直径约为10 nm，其两端或与密斑相连，或与密体相连，斜行于平滑肌纤维内，形成棱形格子样的网架，构成平滑肌纤维内的骨骼，起支持作用。细丝的直径约为6 nm，长度较中间丝为短，其一端或与密体相连，或与密斑相连；另一端则游离于肌质中，细丝的方向与中间丝相平行，所以密体和密斑相当于骨骼肌肌原纤维上的Z线。细丝的化学成分与纤维型肌动蛋白相似。粗丝也由肌球蛋白构成，常分散游离于肌质中，其位置常介于两条相邻的细丝之间，粗丝的方向与细丝相互平行。因此，平滑肌纤维具有与骨骼肌纤维、心肌纤维相似的收缩装置，即有细丝、粗丝、肌质网、线粒体、表面小泡、密斑和密体等，它的收缩与舒张也是通过肌丝的滑动来实现的，即细丝向粗丝中间滑动，使平滑肌细胞缩短和增粗。

相邻平滑肌纤维之间可有缝隙连接，也可有凹凸相嵌连接，至于桥粒尚罕见。常见每一平滑肌纤维外有基膜包裹，基膜外有网状纤维将平滑肌纤维相互连接起来。

此外，体内某些器官，如主动脉和子宫的平滑肌，还有形成黏多糖、胶原纤维和弹性纤维等功能。

三、平滑肌纤维间的连接与排列方式

平滑肌纤维间主要以缝隙连接相结合，可使细胞间互通化学信息，神经冲动也能迅速扩散，使许多平滑肌纤维同时收缩，而使互相连接的平滑肌纤维构成一个功能上的整体。

平滑肌纤维除单个、分散地存在于消化管固有层中或小血管壁外，大多数成束或成层构成内脏器官的壁。在束或层中，平滑肌纤维多相互平行，交错排列且一个纤维的中部与邻近肌纤维两端的细部紧密地贴在一起。肌纤维外有基膜，基膜外有弹性纤维和网状纤维形成的网，网内含有血管、淋巴管和神经纤维。在动脉壁和子宫壁的平滑肌，除收缩功能外，还具有合成胶原纤维、弹性纤维和基质的功能。

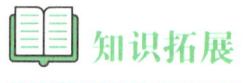 知识拓展

肌组织的再生

肌组织的发生，是起源于中胚层的间充质细胞，经反复分裂增殖，分别分化为三种成熟定型的肌细胞。肌细胞较上皮细胞和结缔组织细胞分化程度高，再生能力不如上皮组织和结缔组织。平滑肌受轻度损伤后，一般多能再生恢复，由邻近的平滑肌细胞或未分化的间充质细胞分裂增殖而修复。骨骼肌细胞再生能力较平滑肌的弱，在损伤部位虽可见细胞分裂现象，一般认为肌卫星细胞是一种储备的成肌细胞，当再生时，可见肌卫星细胞分裂增殖分化为骨骼肌细胞的过程。心肌再生能力极弱，因此心肌损伤后，多由结缔组织形成瘢痕而修复。现在许多研究者认为各种肌细胞的再生能力和恢复的条件尚有待深入研究。

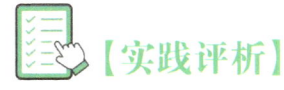
【实践评析】

实践内容：

心脏病中，最危言耸听的诊断非"心肌缺血"莫属。首次因"心肌缺血"就诊的门诊患者，至少50%是"误诊"。换言之，半数以上并非真正的心肌缺血。

那到底什么是心肌缺血呢？患者是不是真的患上心肌缺血了呢？

首先，从心肌说起。心肌是人体最强大的肌肉群之一，每天收缩舒张约10万次，而且会持续一生的时间，其动力源泉之一就是心脏冠状动脉（以下简称"冠脉"），它负责给心肌供血，并滋养着它，以让它乐此不疲地工作。

所谓的心肌缺血，简单地理解，就是心肌缺乏血液供应。健康人在正常的环境中，一般不会发生心肌缺血，因为冠状动脉会智能调节供血量，心肌需血量多了，冠脉能自动增加供血量。比如，在剧烈运动时，冠脉就会发生扩张反应，供血量可增加至休息时的6~7倍。可是，冠脉的结构一旦发生改变，可能就不会胜任这份工作。

这个结构变化，就是冠脉粥样硬化。

健康人的冠脉管腔像是刚投入使用的下水管路一样，管腔通畅，腔壁没有狭窄。可是，经过日积月累的使用，管腔可能会有油污沉积，影响通水，重者可能是管腔完全堵塞。同样的道理，因为年龄增加、吸烟、高血压、糖尿病等因素，能促进并导致冠脉粥样硬化，进而发生心肌缺血。

冠脉轻度粥样硬化，一般情况下不会有明显症状，但随着管腔狭窄程度的增加，当狭窄率达到50%~70%时，在心动过速、情绪激动后可能就会诱发心肌缺血的症状——心绞痛。而一旦管腔完全堵塞，导致心肌供血的完全中断，就会出现临床上最为严重的心肌缺血——心肌梗死。

评析：

心肌缺血是心脏病中最为严重的潜在的疾病，一旦发生，会伴随各种心脏疾病的发生。因此，在日常生活中，我们要注意保护自己的心脏。注意饮食的同时还要加强体育锻炼，保持心情愉快，乐观地看待事物，这样做虽然不能起到立竿见影的效果，但久而久之会使身体强健，预防疾病。

实践模拟：

对于心脏病患者，你会采取什么措施来尽量避免他因情绪激动而心脏病发作？如何劝解患者正确看待心脏疾病及其他疾病的发生？有什么好的建议？

（何东全）

【考点自测】

一、选择题

(1) 骨骼肌纤维的肌膜向内凹陷形成（　　）。

　　A. 小凹　　　　B. 终池　　　　C. 横小管　　　　D. 纵小管

　　E. 肌质网

(2) 以下哪种蛋白质不参与组成肌丝（　　）。

　　A. 肌球蛋白　　　　　　　　　B. 肌动蛋白

　　C. 肌钙蛋白　　　　　　　　　D. 原肌球蛋白

　　E. 肌红蛋白

(3) 横纹肌纤维内的终池由（　　）。

　　A. 肌膜内陷形成　　　　　　　B. 粗面内质网形成

　　C. 滑面内质网形成　　　　　　D. 高尔基复合体形成

　　E. 滑面内质网和高尔基复合体形成

(4) 骨骼肌纤维三联体结构是（　　）。

　　A. 由一条横小管和一个终池构成　　　　B. 由一条横小管与两侧终池构成

　　C. 由两条纵小管和一个终池构成　　　　D. 由两条横小管及其中间终池构成

　　E. 由两条纵小管和一条横小管构成

(5) 骨骼肌纤维收缩时（　　）。

　　A. 仅Ⅰ带缩短　　　　　　　　B. 仅H带缩短

　　C. Ⅰ带、A带均缩短　　　　　 D. 仅A带缩短

　　E. Ⅰ带、H带、肌节均缩短

(6) 心肌闰盘处有（　　）。

　　A. 连接复合体、缝隙连接　　　　　　　B. 中间连接、桥粒、紧密连接

　　C. 中间连接、桥粒、缝隙连接　　　　　D. 紧密连接、桥粒、缝隙连接

　　E. 连接复合体、桥粒、紧密连接

(7) 心肌纤维能成为一个同步舒缩的功能整体，主要依赖于（　　）。

　　A. 横小管　　　　B. 紧密连接　　　　C. 中间连接　　　　D. 肌质网

　　E. 缝隙连接

(8) 平滑肌纤维中的中间丝起（　　）。

　　A. 收缩作用　　　　B. 连接作用　　　　C. 滑动作用　　　　D. 骨架作用

　　E. 保护作用

(9) 下述平滑肌的结构中，相当于横纹肌横小管的是（　　）。

　　A. 中间丝　　　　B. 密体　　　　C. 密斑　　　　D. 肌质网

E．肌膜内陷形成的圆形小凹

（10）骨骼肌纤维形成横纹的主要原因是（　　）。

　　A．肌纤维规则排列　　　　　　B．肌原纤维交织排列

　　C．肌纤维内肌原纤维分布不均　　D．肌原纤维的明、暗带规则排列

二、简答题

（1）简述骨骼肌的收缩机制。

（2）简述横纹肌纤维的粗肌丝和细肌丝的分子结构。

（3）简述心肌纤维和骨骼肌纤维在超微结构上的主要不同点。

三、论述题

试论述三种肌组织的光镜结构。

学习单元六 神经组织

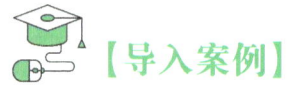
【导入案例】

10月10日是世界精神卫生日，深圳民间公益机构"精神病与社会观察""衡平机构"联合发布3万字的《2010—2011精神病与社会观察报告》，报告用过去一年的近百个典型事件与案例指出，在2011年，强势的公共关注给精神卫生领域带来了震动性的改变。报告说，"被精神病"于2010年成为汉语里的新词，"自从得了精神病，精神好多了"这句自嘲语也登上2011年央视春晚舞台，这意味着精神病非自愿治疗体系的异化问题已进入大众流行话语体系。于是，原本在任何社会里都属于边缘议题的精神卫生站到了聚光灯前，医学界、法律界和媒体人开始互相对话，专业领域和公众开始良性互动，变化开始产生个人命运转变。舆论介入对强制医疗受害者重获自由起到了至关重要的作用，彭某某、徐某某、朱某某和徐某等人，都是媒体关注下获得成功的舆论救济个案。这是司法保护机制失灵后，媒体人负起了补缺作用。

医生态度也在改变。公共关注，让医生在违背患者意愿时变得更加谨慎，唤醒精神科医生的职业伦理，降低医生的职业风险。福建金店老板陈某某被妻子捆送精神病院的案中，医生态度谨慎，意识到可能是恶意送治，故而未对"患者"强行治疗。尽管陈某某因为"谁送来谁接走"的医疗行规被困在医院多时，但终究逃过被灌药打针的不堪遭遇。

法官的审判思维也开始不一样。以往，法院受理精神病收治侵权案，往往按医疗纠纷案件处理，把是否有病、是否误诊作为法庭争议焦点，并按照医疗事故案件的思路提交医疗鉴定。可喜的是，2011年度出现多个判决，改变这一审判思维，不考虑原告是否有病，而关注在有明确利益冲突情况下，医疗机构在收治时是否履行审慎审查责任，以此作为侵权责任是否成立的要点。济南案、深圳郭某某案，以及重庆周某某案等，原告的胜诉已呈现回归法律原则的良好趋势。更为重要的是，过去一年，精神卫生立法获得历史性突破。新的《精神卫生法（草案）》明确保护精神患者权利，从立法宗旨上确认精神患者拒绝住院权，是一个具有历史转折点的进步。这是过去10年以来，中国精神卫生领域在理论上、立法上、实践上否定精神患者（拒绝）住院权现状的逆转。从6月至9月短短3个月时间，立法起草进程的跨越超过以往25年。两大公益机构联合发布精神卫生民间报告已不是第一次。就在2010年10月10日，《中国精神病收治制度法律分析报告》出炉，业界一片震动。

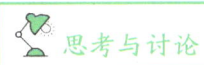

思考与讨论

什么是"被精神病"？什么是"精神病"？什么又是"神经病"？"神经病"与"精神病"的区别是什么？通过何种手段可以治疗"神经病"和"精神病"？

神经组织（nerve tissue）由神经细胞（nerve cell）和神经胶质（neuroglia）构成。神经细胞是神经系统的结构和功能单位，又称神经元（neuron）。人体约含有100亿个神经元，具有接受刺激和传导冲动的功能。有的神经元还具有内分泌功能，称为神经内分泌细胞（neuroendocrine cell）。单个神经元不能独立发挥作用，必须由几个神经元甚至众多的神经元通过突触（synapse）形成简单或复杂的反射弧而产生各种神经冲动。神经胶质的数量比神经元更多，对神经元起支持、营养、绝缘和防御等作用，以保证神经元的功能。两种细胞虽在形态上和功能上有所不同，但它们又是密切相关的统一体。

神经系统主要由神经组织构成，分为中枢神经系统（脑和脊髓）和周围神经系统（神经和神经节）。脑和脊髓包括两部分，脑的皮质（脊髓的灰质）主要由神经元的胞体及其突起和神经胶质构成，白质则主要由神经纤维和神经胶质构成。

学习任务一 神经元

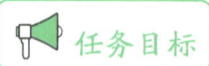
任务目标

（1）掌握神经组织的组成和功能。

（2）掌握神经元的胞体、树突及轴突的光镜结构与超微结构。

（3）了解神经元的分类。

神经元是神经组织的主要成分，是一种多突起的细胞，大小不一，形态多样，可分为胞体（cell body）和突起两部分（图6-1）。突起又可分为树突（dendrite）和轴突（axon）两种。通常神经元由树突或胞体接受刺激，再由轴突将冲动传递给下一个神经元或效应器。

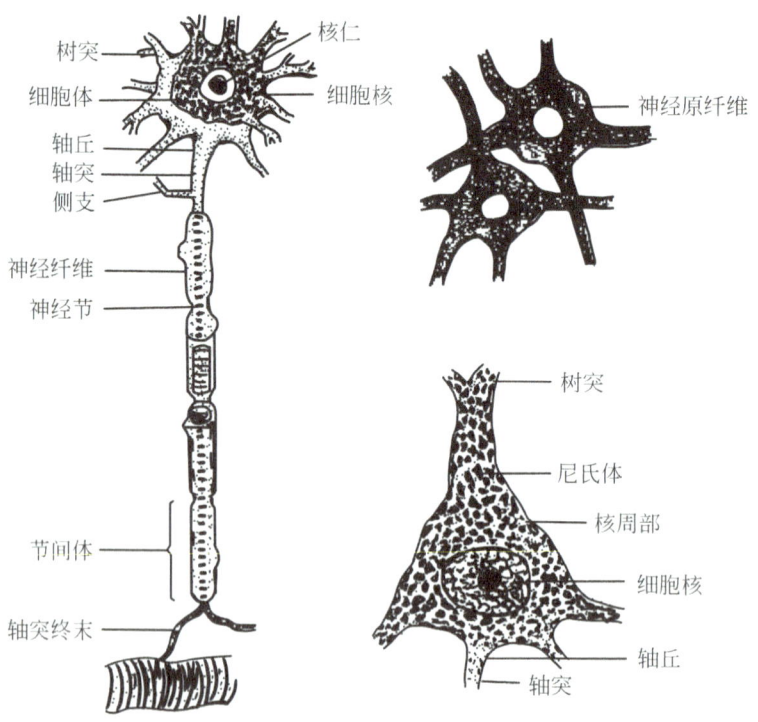

图6-1　神经元和神经纤维结构模式图

一、神经元的形态

（一）胞体

胞体为细胞除突起以外的部分，位于中枢神经系统内脑的皮质或脊髓的灰质，以及周围神经系统的神经节内。胞体大小不一，一般直径为4～120 μm，形态各异，可呈圆形、锥体形、梭形和星形等。神经元的胞体是细胞的代谢和营养中心，同时也有接受刺激的作用。

1. 细胞膜

神经元的细胞膜是单位膜，能接受刺激，产生及传导冲动。在构成细胞膜的膜蛋白中，有些是离子通道，有些是受体。前者可以通过特定的离子；后者可与相应的神经递质相结合，导致细胞膜的内外电位差发生改变，从而产生神经冲动。

2. 细胞核

神经元的细胞核大而圆，位于细胞体中央，核内异染色质稀少，故着色浅，呈空泡状，核膜清楚，核仁大而明显（图6-1、图6-2）。

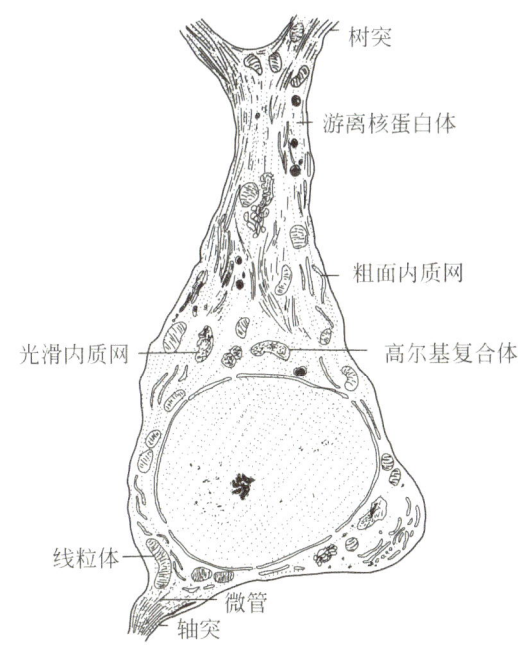

图6-2 神经元超微结构

3. 细胞质

胞体的细胞质称核周质，含较发达的粗面内质网、游离核蛋白体、微丝、微管、神经丝及高尔基复合体等，此外还有一些特殊结构。

(1) 尼氏体（Nissl body）：是胞质内的一种嗜碱性物质，形状、数量和分布在各种神经元中各不相同，在脊髓前角的运动神经元中尼氏体多呈块状，犹如虎皮样的花纹，称为虎斑小体（tigroid body），聚集在核的附近。在脊神经节的感觉神经元，尼氏体多呈细颗粒状，弥散在胞质的外围。电镜下，尼氏体是由平行排列的粗面内质网和游离核糖体构成的，这说明尼氏体与蛋白质合成有关。神经元在传递冲动过程中，不断地消耗某些蛋白类物质，尼氏体可以合成新的蛋白质补充消耗，故尼氏体对神经递质和神经分泌的形成，以及执行神经元的功能活动都是很重要的。尼氏体的含量及大小常随细胞的种类、生理状况的不同而改变。当神经元损伤、过度疲劳和衰老时，均能引起尼氏体的减少、解体，甚至消失。若去除有害因素或损伤恢复后，尼氏体又重新恢复。因此，尼氏体可作为神经元机能状态的标志。

(2) 神经原纤维：HE染色片上，不能分辨。在银染色切片中，呈棕黑色细丝，交错排列成网，并伸入树突和轴突内。电镜下，神经原纤维是由神经丝和神经微管聚集而成的。神经原纤维构成神经元的细胞骨架，除有支持神经元的作用外，还与营养物质、神经递质及离子的运输有关。

(3) 色素：色素最常见的是脂褐素，呈棕黄色，随年龄的增长而增多。

（二）突起

突起由神经元胞体局部的胞膜和胞质向表面伸展而形成，分树突和轴突两种。

1. 树突

一个或多个，比较短，呈树枝状分支。树突内的结构与核周质基本相似，也有神经原纤维和嗜染质。在树突的分支上常见许多棘状的小突起，称树突棘（dendritic spine）。树突由于分支多又有树突棘，故极大地增加了神经元之间的接触面。树突的主要功能是接受刺激，产生神经冲动，并将神经冲动传向胞体。

2. 轴突

每个神经元只有一个轴突，从胞体发出，起始部多呈圆锥形，称轴丘（axon hillock），此区与轴突内均无尼氏体，在光镜下染色淡（图6-1）。轴突一般比树突细，分支较少，可见侧支呈直角发出。轴突末端分支较多并膨大，形成轴突终末。轴突的长短不一，短的仅数微米，如某些中间神经元；长的可达1 m以上，如脊髓前角的运动神经元。轴突表面的胞膜称轴膜（axolemma），其内的胞质称轴质（axoplasm）。轴质内有许多与轴突平行的神经丝、微管，以及线粒体、滑面内质网和多泡体等。轴突具有传导神经冲动的功能，可将冲动传递给其他神经元或效应器。

轴突运输（axonal transport）：轴突内的物质是流动的，其内的物质运输称为轴突运输。神经元的胞体和轴突在结构和功能上是一个连续的整体,两者之间必须经常进行物质运输和交换。合成神经递质所需的酶、含有神经递质的小泡及其轴膜更新所需的蛋白质以较快的速度(100~400 mm/d)从胞体向轴突终末运输,称为快速顺向轴突运输;胞体内新合成的蛋白质结构如神经丝、微管等缓慢地(0.1~0.4 mm/d)移向轴突终末,称为慢速顺向轴突运输。反之,轴突终末内陈旧的细胞器、代谢产物、轴突终末摄取的物质或某些病毒等形成的小泡和多泡体逆行向胞体运输(100~300 mm/d),称快速逆向轴突运输。

二、神经元的结构及分类

人体内的神经元为数众多,其形态、功能也不尽相同,有多种分类方法。

(一)根据神经元突起的数目分类

1. 假单极神经元(pseudounipolar neuron)

从胞体发出一个突起,至距胞体不远处呈"T"形分为两支,一支进入中枢神经系统,称为中枢突(central process);另一支分布到外周的其他器官和组织,称为周围突(peripheral process),如脊神经节内的感觉神经元。

2. 双极神经元(bipolar neuron)

从胞体两端分别发出一个树突和一个轴突,如视网膜内的双极神经元。

3. 多极神经元(multipolar neuron)

多极神经元具有多个树突和一个轴突,是人体中最多的一种神经元,如脊髓前角的运动神经元(图6-3)。

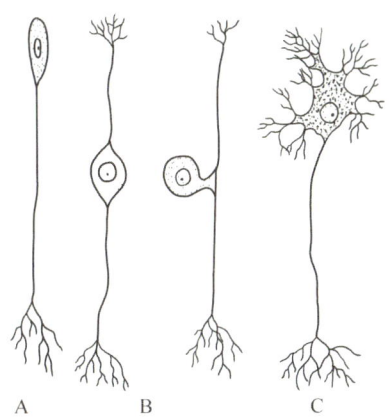

图6-3 各类神经元示意图

A. 假单极;B. 双极;C. 多极

（二）根据轴突的长短分类

1. 高尔基Ⅰ型神经元（Golgi type Ⅰ neuron）

高尔基Ⅰ型神经元为具有长轴突的大神经元，最长的轴突可达1 m以上，如脊髓前角的运动神经元。

2. 高尔基Ⅱ型神经元（Golgi type Ⅱ neuron）

高尔基Ⅱ型神经元为轴突较短的小神经元，最短的轴突仅数微米，如某些中间神经元。

（三）根据神经元的功能分类

1. 感觉神经元（sensory neuron）

感觉神经元又称传入神经元，是接受刺激，将神经冲动传递给中枢的神经元。其常为假单极神经元，胞体在脑、脊髓和神经节内，突起构成周围神经的传入神经，如脊神经节内的感觉神经元。

2. 运动神经元（motor neuron）

运动神经元又称传出神经元，是将神经冲动传递给肌肉或腺体，产生效应的神经元。其常为多极神经元，胞体在脑的皮质、脊髓的灰质或自主神经节内，突起则参与中枢神经系统白质和周围神经的组成，如脊髓前角的运动神经元。

3. 中间神经元（interneuron）

中间神经元介于前两种神经元之间，是在神经元之间起联络作用的神经元。其常为多极神经元，胞体位于脑的皮质、脊髓的灰质或自主神经节内，突起往往较短，主要终止在局部的灰质内与邻近神经元连接，如大脑皮质的小锥体细胞。动物种系进化程度越高，中间神经元数量越多。人类的神经系统中，中间神经元最多，达总数的99%左右，能完成极为复杂的联络功能，如进行思维等高级神经活动。

（四）根据神经元所释放的神经递质分类

1. 胆碱能神经元（cholinergic neuron）

该神经元的轴突终末能释放乙酰胆碱，如脊髓前角的运动神经元。

2. 胺能神经元（aminergic neuron）

该神经元能释放肾上腺素、去甲肾上腺素、多巴胺等物质，如交感神经节内的神经元。

3. 氨基酸能神经元（amino acidergic neuron）

该神经元能释放谷氨酸、甘氨酸、γ-氨基丁酸等，如大脑皮质的中间神经元。

4. 肽能神经元（peptidergic neuron）

该神经元能释放脑肽、内啡肽、P物质等肽类物质，如肌间神经丛的神经元。

另外，根据神经元胞体形态的不同，可分为锥体细胞、星形细胞及梭形细胞等。根据神经元引起其他神经元或效应器兴奋或抑制又可分为兴奋性神经元和抑制性神经元。所以，每个神经元可以从不同的角度来进行分类（图6-4）。

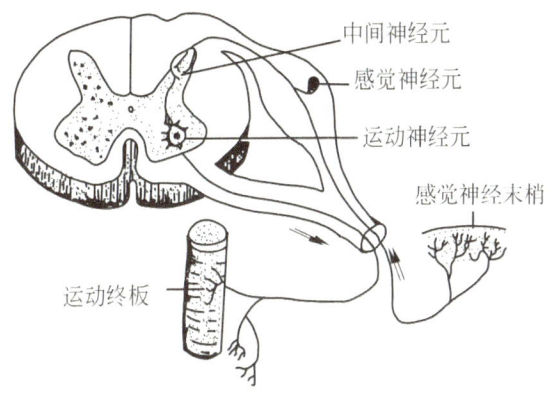

图6-4　功能不同的神经元示意图

三、突触

突触是神经元与神经元或与非神经细胞之间的特化的连接结构，可以传递信息，进行细胞与细胞之间的联系。突触的形式多样，按照形成突触的部位而命名，最常见的是轴-树突触和轴-体突触（图6-5），此外还有轴-轴突触、树-树突触和体-树突触等。突触可分为两类，化学突触（chemical synapse）以化学物质（神经递质）作为传递信息的媒介，而电突触（electrical synapse）则以电流（电信号）作为通信联络的方式。

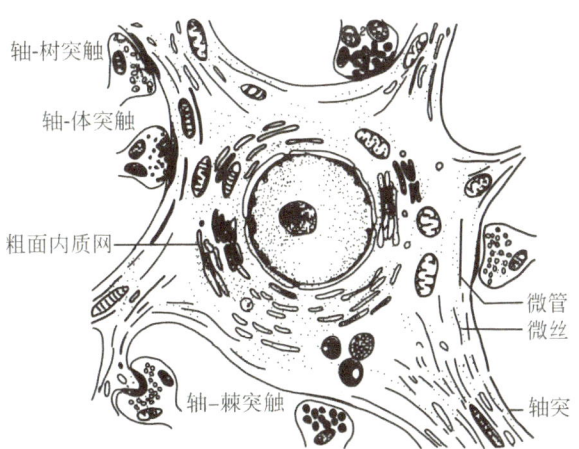

图6-5　多级神经元及其突触结构模式图

（一）化学突触

大多数神经元之间的突触为化学突触。在银染标本中见轴突终末呈球状、扣状或小结状膨大，附在另一个神经元的胞体或树突表面，称突触结（synaptic bouton）。电镜下包括突触前成分（presynaptic element）、突触间隙（synaptic cleft）和突触后成分（postsynaptic element）。突触前、后成分彼此相对的胞膜分别称为突触前膜（presynaptic membrane）和突触后膜（postsynaptic membrane），两膜均略增厚，中间留有15~30 nm的间隙，即突触间隙。突触前成分常为前一个神经元的轴突终末，其内靠近突触前膜的轴质内有许多含有神经递质的突触小泡（synaptic vesicle）、线粒体、滑面内质网、神经丝和微管等，突触后膜上有神经递质的受体和离子导体。

突触小泡大小不一，直径20~65 nm，形态多样，内含各种神经递质。神经递质分为两大类，一类是肽类递质，又称神经肽；另一类是非肽类递质，如乙酰胆碱、单胺类（包括肾上腺素和去甲肾上腺素等）和某些氨基酸。含递质的突触小泡通过轴突的快速顺向运输从胞体到达轴突终末。当神经冲动传导到突触前成分时，突触小泡紧贴前膜，并以胞吐方式将神经递质释放到突触间隙，神经递质与突触后膜上的特异性受体结合，改变后膜对离子的通透性，使突触后神经元产生兴奋或抑制。神经递质与受体结合产生生理效应后，很快被相应酶（如乙酰胆碱）水解而失去活性，从而保证了突触传递的敏感性。

（二）电突触

前、后两个神经元的细胞膜呈缝隙连接的结构，故能以电冲动的方式传递信息，不需要神经递质的参与且冲动的传导是双向性的。

（三）突触的分类

根据神经元互相联系的方式，可将常见的突触分成三类：轴-树突触（axo-dendritic synapse）、轴-体突触（axo-somatic synapse）和轴-轴突触（axo-axonic synapse）。从突触的传递功能看，突触前神经元的兴奋可使突触后神经元兴奋或抑制。因此，又可将突触分为兴奋性突触和抑制性突触。突触结构逐级放大模式图如图6-6所示。

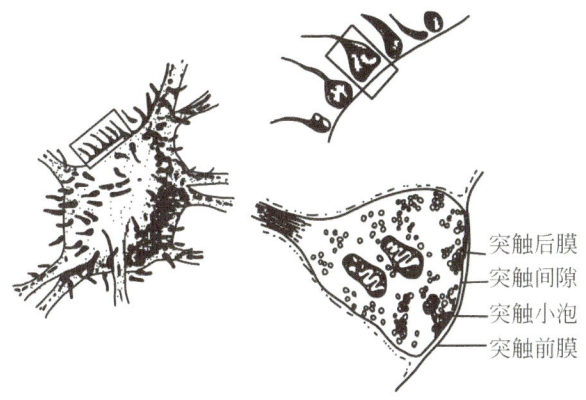

图6-6 突触结构逐级放大模式图

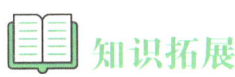

过去认为一个神经元一般只产生和释放一种神经递质，但近年来应用免疫细胞化学的方法研究发现，某些神经元可产生和释放两种或两种以上的神经递质，其中一种往往是乙酰胆碱或单胺类，另一种则是神经肽，其原理及意义尚待研究。

释放到突触间隙内的神经递质与突触后膜的受体结合产生生理效应后，很快被相应的酶灭活或吸收到轴突终末内被分解，以迅速消除该神经递质的作用，保证突触传递的灵敏性。神经递质的分解产物可被重新利用合成新的神经递质。

（孙晓伟）

学习任务二　神经胶质细胞

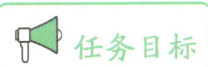

（1）了解神经胶质细胞生物特性并掌握神经胶质细胞的种类。

(2) 熟悉神经胶质细胞的结构和功能。

(3) 了解神经胶质细胞的特异性。

神经胶质细胞（neuroglia）也称神经胶质，是广泛分布于中枢神经系统内的、除了神经元以外的所有细胞，具有支持、滋养神经元的作用，也有吸收和调节某些活性物质的功能。胶质细胞虽有突起，但不具轴突，也不产生动作电位。神经胶质细胞可吞噬因损伤而解体破碎的神经元，并能修补填充、形成瘢痕。大脑和小脑发育中细胞构筑的形成都有赖胶质细胞做前导，提供原初的框架结构。神经轴突再生过程必须有胶质细胞的引导才能成功。神经胶质细胞可分很多种，各有不同的形态特点，但HE染色只能显示其细胞核，用银染可显示全貌。

一、神经胶质细胞的分类

（一）中枢神经胶质细胞

中枢神经胶质细胞主要包括星形胶质细胞（astrocyte）（纤维性星形胶质细胞、原浆性星形胶质细胞）（图6-7）、少突胶质细胞（oligodendrocyte）、小胶质细胞（microglia）、室管膜细胞（ependymal cell）（图6-8），以及管周膜细胞、脉络丛上皮细胞、伯格曼胶质细胞、米勒细胞、垂体细胞和伸展细胞等。

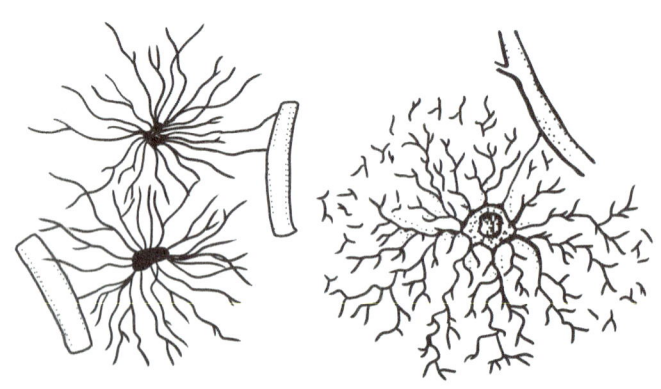

图6-7 星形胶质细胞

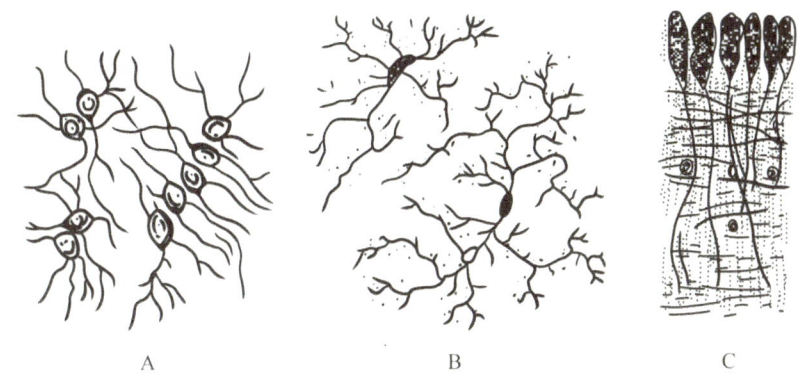

图 6-8　中枢神经胶质细胞

A. 少突胶质细胞；B. 小胶质细胞；C. 室管膜细胞

1. 星形胶质细胞（astrocyte）

星形胶质细胞最大的神经胶质细胞，胞体直径 3～5 μm，核呈圆球形，常位于中央，淡染。它有许多长突起，其中一个或几个伸向邻近的毛细血管，突起的末端膨大形成血管足突，围绕血管的内皮基膜形成一层胶质膜（图 6-7）。某些星形细胞突起还附着在脑、脊髓软膜和室管膜的下膜上，把软膜、室管膜与神经元分隔开。星形胶质细胞又分为原浆性和纤维性两种。原浆性星形胶质细胞多见于灰质，突起较粗而多分支，呈薄板状包围在神经元胞体及树突表面未被突触覆盖的部分，与神经元细胞之间有小的间隙。纤维性星形胶质细胞突起长而光滑，分支不太多，在胞体和突起的胞质中有很多原纤维样的物质，集成大小不等的束。电镜观察表明，原浆性和纤维性星形胶质细胞的核周围胞质和大的突起内含有相同的细胞器，以及明显的糖原颗粒和胞质原纤维等，说明两型可能同属一种胶质细胞。有学者认为，异常状态下星形胶质细胞可因损伤或刺激经有丝和无丝分裂而增殖，但小鼠大脑皮层损伤部附近的星形胶质细胞并不摄取 ^{3}H 标记的胸腺嘧啶核苷，所以还不能确证细胞增殖。

2. 少突胶质细胞（oligodendrocyte）

少突胶质细胞比星形胶质细胞小，直径 1～3 μm，突起也比其他胶质细胞少而短，呈串珠状，无血管足，胞质中不生成纤维，但较星形胶质细胞有更多的线粒体（图 6-8）。少突胶质细胞在灰质和白质中都有，在灰质中紧靠神经元周围，称为卫星细胞。人类中枢神经系统每个神经元含有的少突胶质细胞数量最多。神经元的卫星细胞在对损伤起反应时数量增加，并能吞噬它们本身的髓鞘变性产物。在白质中少突胶质细胞在有髓鞘纤维之间成行出现。中枢神经组织的髓鞘是由少突胶质细胞突起形成的，因此，其功能与外周神经的施万氏细胞相同。一个少突胶质细胞可以其不同的突起，形成多极神经纤维结间部位的鞘膜（可多至 20 个）（图 6-9）。少突胶质细胞核圆而小，有浓密的染色质，细胞质电子密度大，含线粒体、核糖体和微管，这些特点使它们在电镜图中可以鉴别出来。在组织培养中看到少突胶质细胞有周期性的强烈运动。

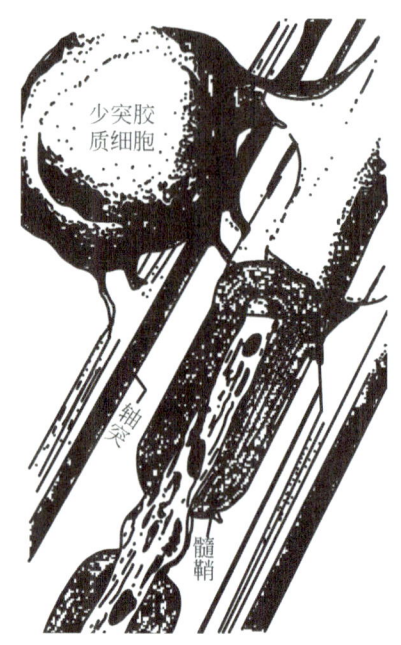

图6-9　少突胶质细胞与中枢有髓神经纤维

3. 小胶质细胞（microglia）

小胶质细胞体小，致密，胞体细长或呈椭圆形。核中染色质甚浓，核随细胞体的长轴亦呈长形（图6-8）。小胶质细胞在苏木精-伊红染色切片中别具特征：突起短，密布大量小枝形似棘刺。小胶质细胞的数量虽不多，但在灰、白质中都有，在灰质中的数量比白质中的多5倍，海马、嗅叶和基底神经节的小胶质细胞比丘脑和下丘脑的多，而脑干与小脑中最少。有些吞噬的小胶质细胞显然来自血细胞生成中的单核细胞干细胞，而不是神经起源的，在受伤后出现许多侵入的噬食细胞。正常情况下，星形细胞有清除细胞碎片的噬食功能。

（二）周围神经胶质细胞

周围神经胶质细胞主要包括神经膜细胞（Schwann cell，施万细胞）、卫星细胞（satellite cell）。

胶质细胞与神经元都起源于胚盘外胚层神经上皮组织（小胶质细胞可能起源于中胚层），其中的胶质母细胞发育成大胶质细胞和脉络丛上皮细胞，围绕神经管腔表面的部分神经上皮细胞分化成室管膜和脉络丛上皮细胞，神经母细胞发育成为神经元；神经嵴则分化为外周神经系统的胶质细胞。

二、神经胶质细胞的生理特性

（一）膜电位

神经胶质细胞的膜电位变化缓慢，惰性大，故称惰性静息电位。它比相应的神经元膜电位大。神经胶质细胞膜电位几乎完全取决于细胞外 K^+ 浓度，Na^+、Cl^- 浓度的改变不能使静息电位发生明显改变。因为神经胶质细胞的细胞膜仅对 K^+ 有通透性，而对其他离子则完全不通透，故静息电位完全取决于 K^+ 扩散平衡电位。

（二）去极化与复极化

神经胶质细胞接受电刺激或机械刺激后不会发生动作电位，虽有去极化（约 40 mV）与复极化，但无主动的再生式电流产生。电流仅随电压按比例变化，而膜电阻不变。它不能像神经元的冲动那样传导，不是膜兴奋性质的表现，其离子通透性并未变化。

（三）神经胶质细胞间的连接

所有神经胶质细胞间均有缝隙连接。蛙、水蛭、蝾螈和组织培养的哺乳类动物的缝隙连接都是电耦合，电耦合有助于细胞内可能发生的离子不平衡的恢复，且可能有代谢上的相互作用（代谢耦合）。当一些神经胶质细胞由于 K^+ 增加而发生去极化，而另一些神经胶质细胞未发生这种变化时，两者间即有电位差，低电阻耦合对于神经胶质细胞间的电流传导是必需的，这种电流可被细胞外电极在组织表面引导出来。

胶质细胞与其神经元之间是否存在类似突触样的连接也引起人们的重视。有学者用免疫电镜观察到大鼠的脑垂体中有 GABA、脑啡肽和 P 物质免疫反应阳性神经元末梢与胶质细胞形成突触样结构，表明至少有部分胶质细胞的活动受神经支配，它们的细胞膜表面必然存在着与其神经递质相对应的受体。

（四）星形胶质细胞的受体

许多实验证明星形胶质细胞具有多种神经递质的受体，如乙酰胆碱受体、多巴胺受体、肾上腺素受体、5-羟色胺受体，及一些神经肽受体，因此神经元兴奋释放的神经递质同样引起胶质细胞产生复杂的生理效应。星形胶质细胞是中枢神经系中主要的糖原储存细胞，当细胞膜上的 β 肾上腺素受体与其配体结合后，可激活腺苷酸环化酶，产生第二信使 cAMP，促使细胞内储存的糖原分解为葡萄糖，以供神经元利用。星形胶质细胞膜上的 $α_1$ 肾上腺素受体兴奋后可引起磷酸肌醇分解，产生 1，4，5-三磷酸肌醇（IP3）和二酰甘油（DAG）。前者控制胶质细胞内钙的运转，后者激活蛋白激酶C（PKC）。血管紧张素Ⅱ（angiotensinⅡ，AngⅡ）与星形胶质细胞膜上相应受体结合后可加速磷脂酰肌醇（phosphatidylinositol）的水解，激活与生长因子有关的生化信使系统。

三、神经胶质细胞的特异性

神经胶质细胞的胶质纤维酸性蛋白，对不同组织来源的肿瘤的鉴别诊断有很大意义，在淋巴造血系统识别和T细胞表型抗原的单克隆抗体，使淋巴瘤分类和诊断提高到一个崭新阶段。另外，上皮性膜抗原、癌胚抗原、白细胞共同抗原神经特异性烯醇化酶等许多抗原在肿瘤的鉴别中也很有价值。

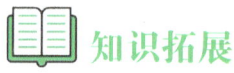

一个神经元就是一个整合器，随时都在接收成百上千的信息，随时都在对所接收的信息进行加工，使相同的信息加在一起，相反的信息互相抵消，然后决定是兴奋还是保持沉默（抑制），这就是神经元的整合作用（integration）。这大概正是生物体内神经网络对于传入的信息加工处理的基本机制。身体中90%以上神经细胞体都是分布于脑和脊髓中，其余10%存在于中枢神经系统以外的神经节中。因此，不难理解，神经整合主要是在脑和脊髓中进行。

（孙晓伟）

学习任务三　神经纤维和周围神经

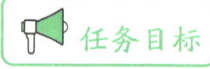

（1）掌握有髓神经纤维和无髓神经纤维的结构。

（2）了解周围神经的组成。

神经纤维（nerve fiber）即神经元的突起和突起外膜结构的统称，因细长如纤维而得名。神经纤维分布到人体所有器官和组织间隙中，是组成神经系统的基本元件之一。许多神经纤维集结成束，外包由结缔组织形成的膜，构成神经。

神经纤维的基本生理特性是具有高度的兴奋性和传导性，其功能是传导兴奋。神经纤维受到适宜刺激而兴奋时，立即表现出可传导的动作电位。传导的速度很快，为每秒2~120 m，传导的过程以生物电信号的形式进行。

神经纤维是由轴突或长树突（二者均称为轴索）及套在外面的神经膜细胞（施万细胞）所组成，主要机能是传导冲动。根据神经纤维内有无髓鞘可分为以下两类。

一、神经纤维

（一）神经纤维的分类

1. 周围神经系统的有髓神经纤维

脑神经和脊神经大多属于有髓神经纤维，由轴突、髓鞘和神经膜构成。髓鞘是由神经膜细胞的细胞膜呈同心圆状反复包卷轴突并相互融合而成，故呈明暗相间的板层样结构（图6-10）。髓鞘的主要化学成分是髓磷脂和蛋白质。常规制片光镜观察，因髓磷脂被溶解而仅见少量残留的网状蛋白质。经锇酸处理，则能保存髓磷脂，使髓鞘呈黑色。每一条轴突被许多神经膜细胞呈节段性包裹，在相邻两个神经膜细胞的连接处，因无髓鞘包绕轴突，形成一缩窄，称为神经纤维结，又称为郎飞结（Ranvier node）。此处轴膜裸露（图6-11）。相邻两个神经纤维结之间的一段神经纤维，称为结间体。一个结间体的髓鞘由一个神经膜细胞组成。髓鞘的厚度与轴突的粗细成正比，轴突越粗，则髓鞘越厚，其结间体也越长。神经细胞最外面的一层包膜与基膜一起形成神经膜，光镜下可见此膜。

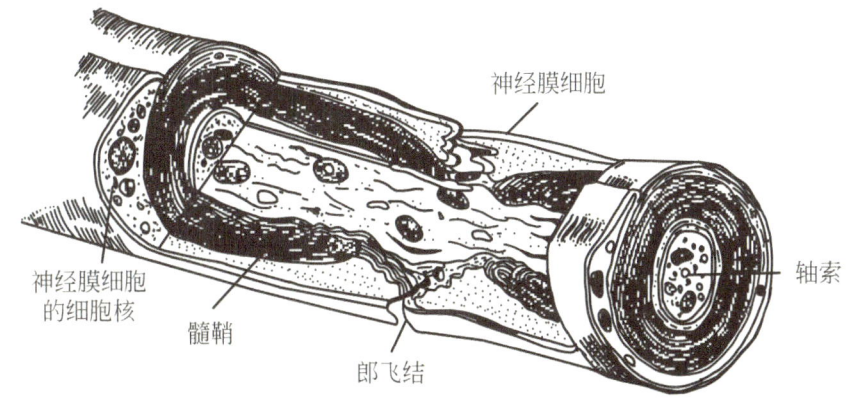

图6-10 有髓神经纤维超微结构立体模式图

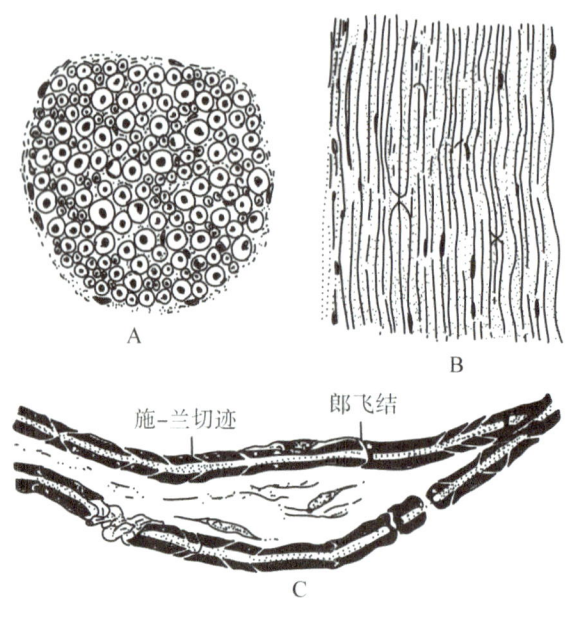

图6-11 有髓神经纤维(光镜结构)

A. 普通神经纤维横切图；B. 普通神经纤维纵切图；C. 锇酸浸液标本

2. 中枢神经系统的有髓神经纤维

少突胶质细胞多个突起呈叶片状，反复包裹数根轴突，参与数条神经纤维髓鞘的形成。有髓神经纤维的神经冲动传导为跳跃式传导。由于髓鞘的绝缘作用，故神经冲动只发生在神经纤维结处的轴膜，神经冲动的传导从一个神经纤维结跳跃到另一个神经纤维结。因此，结间体愈长，传导的速度愈快。由于有髓鞘绝缘，故兴奋在传导时不易向周围扩散，以确保反应的精确。

3. 无髓神经纤维

无髓神经纤维由轴索及包在其外面的施万细胞组成，但施万细胞不形成髓鞘。电镜下，细小的轴索单个或成束埋在施万细胞的胞质和胞膜的小沟内。自主神经纤维及部分感觉神经纤维属于这类纤维。

中枢无髓神经纤维是裸露的，但有神经胶质细胞分隔（图6-12）。

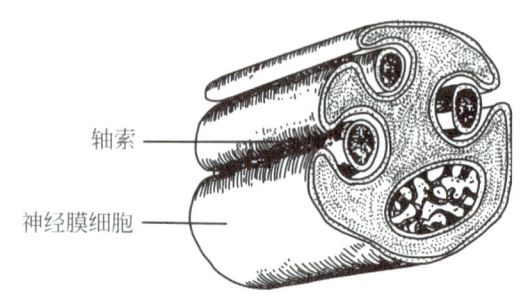

图6-12 周围神经系统无髓神经纤维模式图

（二）神经纤维的功能

神经纤维的功能是传导兴奋，其传入纤维将感受器的兴奋传到神经中枢，而传出纤维又将神经中枢的兴奋传至效应器。

1. 兴奋传导特点

①神经纤维在结构上及生理功能上应该是完整的，即使结构完整，而局部环境发生变化，如麻醉、低温，也可阻滞冲动的传导；②每条神经干包含的任何一条神经纤维都沿本身传导冲动，与相邻纤维相互隔绝，不相干扰，这种绝缘性使神经调节更为精确；③神经纤维任何一点受到的刺激所产生的冲动可沿纤维向两端即双向传导；④神经纤维有相对不疲劳性，始终保持传导能力。

2. 兴奋传导机制

有髓神经纤维的髓鞘在郎飞结处缺失，当某一郎飞结兴奋时，这一区域就出现除极。髓鞘主要由脂类物质构成，具有较大的阻抗。局部电流只能沿轴突流动，直到下一个未兴奋的郎飞结处才穿出，然后沿髓鞘外回到原先兴奋的部位，这样在已兴奋的郎飞结与邻近静息的郎飞结之间形成局部电流，可以使下一个未兴奋的郎飞结兴奋，这就是所谓的跳跃传导。

无髓神经纤维的传导速度比有髓神经纤维要慢。神经纤维某一段受刺激而兴奋，立即出现峰电位，该处膜电位暂时倒转而除极，呈内正外负，但邻近部位仍处于安静时的极化状态，呈内负外正，因此兴奋部位与邻近安静部位之间形成电位差，导致电荷移动，产生局部电流，使邻近安静部位兴奋，峰电位沿整个神经纤维传导。神经纤维直径越大，纤维内纵向阻抗越小，局部电流增大，而传导速度加快。

二、周围神经

周围神经可根据连于中枢的部位不同分为连于脑的脑神经和连于脊髓的脊神经；脑神经有12对，脊神经有31对。周围神经还可根据分布的对象不同分为躯体神经和内脏神经。躯体神经分布于体表、骨、关节和骨骼肌，内脏神经分布于内脏、心血管、平滑肌和腺体。除此之外，周围神经还可根据传递神经冲动的方向不同分为传入神经和传出神经。传入神经由周围向中枢传递神经冲动，产生感觉，又称为感觉神经；而传出神经由中枢向周围传递神经冲动，产生运动，又称为运动神经。在脑神经和脊神经，在躯体神经和内脏神经，都含有传入神经（感觉神经）和传出神经（运动神经）。如内脏神经可再分为内脏感觉神经和内脏运动神经。内脏运动神经又称为自主神经，内脏运动神经又可根据功能和药理特点分为交感神经和副交感神经。

周围神经系统的许多神经纤维集合在一起,并被结缔组织膜包裹而形成的条索状结构称为神经。一条神经内往往同时含有感觉、运动和自主神经纤维。因此,多数神经同时包含有髓神经纤维和无髓神经纤维。一根神经内的每条神经纤维都有薄层疏松结缔组织包裹,该结缔组织称为神经内膜。多条神经纤维聚集成神经纤维束,包绕着神经纤维束的结缔组织称为神经束膜,大小不等的神经纤维束聚集在一起,表面有致密结缔组织包裹,该结缔组织称为神经外膜(图6-12)。

(孙晓伟)

学习任务四　神经末梢

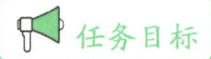

(1) 掌握各种神经末梢的结构。
(2) 掌握感觉神经末梢和运动神经末梢的结构特点。
(3) 了解神经纤维的再生。

神经末梢为神经纤维的末端部分,分布在各种器官和组织内。神经末梢按其功能不同,分为感觉神经末梢和运动神经末梢,感觉神经末梢又称传入神经末梢,接受外界和体内的刺激,按结构又可分为游离神经末梢和有被囊神经末梢;运动神经末梢又称传出神经末梢,把神经冲动传布到肌肉和腺体组织上,使它们产生运动和分泌活动。

一、感觉神经末梢

感觉神经末梢(sensory nerve ending)是感觉神经元(假单极神经元)周围突的终末部分,该终末与其他结构共同组成感受器。感受器能接受内、外环境的各种刺激,并将刺激转化为神经冲动,传向中枢,产生感觉。

(一) 游离神经末梢(free nerve ending)

游离神经末梢结构较简单。较细的有髓或无髓神经纤维的终末部分失去施万细胞,裸露的轴突末段分成细支，分布在表皮、角膜和毛囊的上皮细胞间，或分布在各型结缔组织内，如骨膜、脑膜、血管外膜、关节囊、肌腱、韧带、筋膜和牙髓等处。此类末梢感受冷、热、轻触和痛的刺激。

（二）有被囊神经末梢（encapsulated nerve ending）

有被囊神经末梢外面均包裹有结缔组织被囊，它们的种类很多，常见的有触觉小体、环层小体和肌梭（图6-13）。

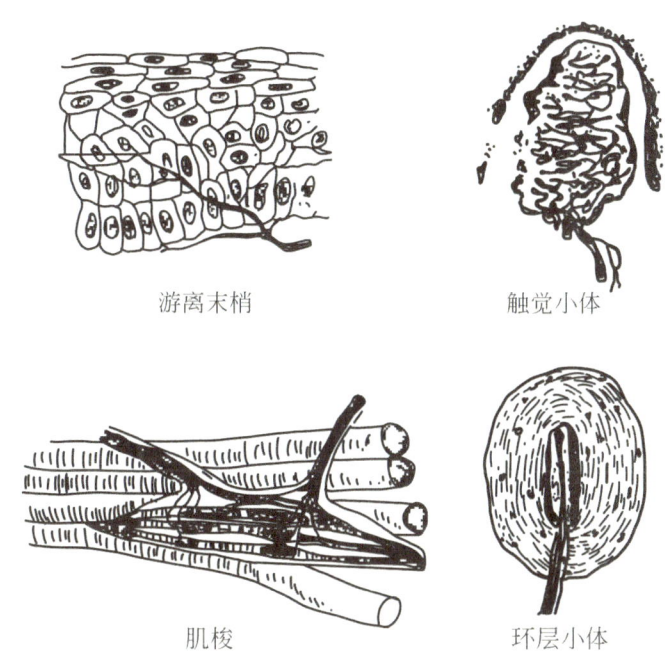

游离末梢　　　　触觉小体

肌梭　　　　　　环层小体

图6-13　各种不同感觉神经纤维末梢

1. 触觉小体

触觉小体（tactile corpuscle）又称Meissner小体，分布在皮肤真皮乳头内，以手指、足趾掌侧的皮肤居多，感受触觉，其数量可随年龄增长而减少。触觉小体呈卵圆形，长轴与皮肤表面垂直，外包有结缔组织囊，小体内有许多横列的扁平细胞。有髓神经纤维进入小体时失去髓鞘，轴突分成细支盘绕在扁平细胞间（图6-13）。

2. 环层小体

环层小体（lamellar corpuscle）又称Pacinian小体，体积较大（直径1～4 mm），卵圆形或球形，广泛分布在皮下组织、肠系膜、韧带和关节囊等处，感受压觉和振动觉。小体的被囊是由数十层呈同心圆排列的扁平细胞组成，小体中央有一条均质状的圆柱状。有髓神经纤维进入小体失去髓鞘，裸露轴突穿行于小体中央的圆柱体内（图6-13）。

3. 肌梭

肌梭广泛分布于全身骨骼肌中的细长梭形小体，长 2～5 mm，表面有结缔组织被囊，其内含有 3～10 条较细的骨骼肌纤维，称梭内肌纤维（intrafusal muscle fiber）。有两种感觉神经纤维进入肌梭：一种感觉神经纤维是粗的有髓神经纤维，入肌梭前失去髓鞘，在肌梭中段进入肌梭内，反复分支，呈环状或螺旋状包绕在梭内肌中段含核部分；另一种是细的有髓神经纤维，失去髓鞘后呈花枝状，分布在上述神经末梢的两端。此外，肌梭内还有一种细的运动神经纤维，它来自脊髓前角的小型神经元（γ 神经元），其末端形成运动终板，分布于梭内肌纤维的两端。肌梭位于肌纤维束之间，当肌肉收缩或伸张时梭内肌纤维被牵强，从而刺激神经末梢，产生神经冲动，传向中枢而产生感觉，故肌梭是感觉肌肉的运动和肢体位置变化的本体感受器。肌腱中的腱梭（tendon spindle）与肌梭结构相似（图6-13）。

二、运动神经末梢

运动神经末梢（motor nerve ending）是运动神经元的传出纤维终末部分，它与邻近组织共同形成效应器，支配肌肉的收缩和腺体的分泌。运动神经末梢又分为躯体和内脏运动神经末梢两类。

（一）躯体运动神经末梢

躯体运动神经末梢为运动神经纤维轴突终末终止在骨骼肌纤维表面形成的椭圆形板状隆起，称运动终板（motor end plate）（图 6-14，图 6-15），又称神经-肌突触。一条有髓运动神经纤维可支配数条甚至上千条骨骼肌纤维，而一条骨骼肌纤维通常只有一个轴突终末支配。光镜下见轴突终末细支呈爪状，其末端膨大附着于肌膜上。电镜下可见运动终板处的肌膜凹陷成槽，称突触槽；轴突终末膨大成杵状，嵌入突触槽内，此处的轴膜为突触前膜；突触槽底部的肌膜即突触后膜，再向肌质内凹陷，形成许多皱褶，增加了突触后膜的表面积；突触前、后膜之间的间隙为突触间隙。轴突终末内有大量含乙酰胆碱的突触小泡和线粒体等。当神经冲动传至终末时，突触小泡与突触前膜相贴，释放乙酰胆碱到突触间隙，乙酰胆碱与突触后膜上的乙酰胆碱 N 型受体结合，使肌膜两侧离子分布发生变化而产生兴奋，从而引起肌肉收缩。

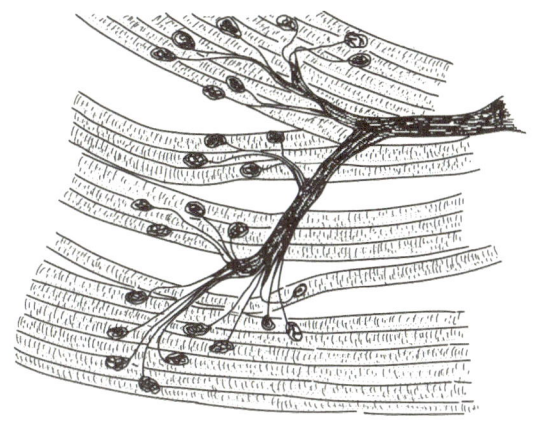

图6-14 骨骼肌中的运动神经纤维末梢

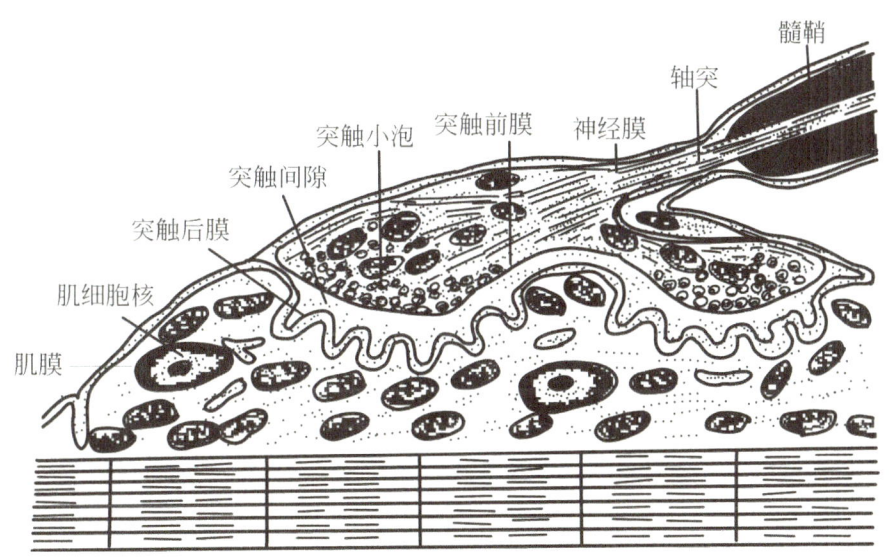

图6-15 运动终板超微结构示意图

一条有髓运动神经纤维支配的骨骼肌纤维数目多少不等，少者仅1~2条，多者可分支支配上千条；而一条骨骼肌纤维通常只接受一个轴突分支支配。一个运动神经元的轴突及其分支所支配的全部骨骼肌纤维，合称一个运动单位（motor unit）。

（二）内脏运动神经末梢

内脏运动神经末梢（visceral motor nerve ending）分布于内脏及心血管的平滑肌、心肌和腺上皮等处，是自主神经节发出的无髓神经纤维终末形成的神经末梢；其神经纤维较细，无髓鞘，轴突终末分支呈串珠样膨体（varicosity），贴附于肌纤维表面或穿行于腺细胞之间，与效应细胞建立突触。膨体内有许多突触小泡，内含神经递质，当神经冲动传至末梢时,导致神经递质释放,引起肌肉收缩或腺体分泌(图6-16)。

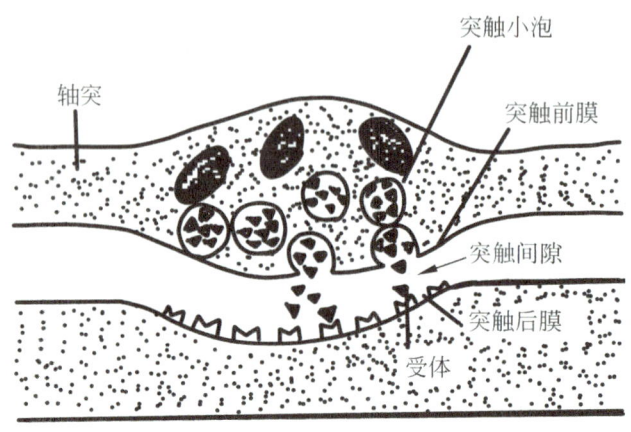

图6-16 内脏运动神经末梢超微结构示意图

三、神经纤维的再生

神经元胞体是细胞的营养中心,只有在胞体没有死亡的条件下才有纤维再生的可能。胞体约于受损后第3周开始恢复,胞质内的尼氏体重新出现,胞体肿胀消失,胞核恢复中央位置。胞体的完全恢复需3~6个月,恢复中的胞体不断合成新的蛋白质及其他产物输向轴突,使残留的近侧段轴突末端生长出许多新生的轴突支芽。

(一)周围神经纤维的再生

切断处远侧段的周围神经纤维,虽然其轴突和髓鞘发生溃变,但包裹神经纤维的基膜仍保留呈管状。此时施万细胞大量增生,一面吞噬解体的轴突和髓鞘,一面在基膜管内排列成细胞索,靠近断口处的施万细胞还形成细胞桥把两断端连接起来。从近侧段神经纤维轴突末端长出的轴突支芽,越过此施万细胞桥,进入基膜管内,当其中一支沿着施万细胞索生长并到达原来神经纤维末梢所在处,则再生成功。施万细胞和基膜对轴突的再生起重要的诱导作用。

(二)中枢神经纤维的再生

中枢神经纤维的再生比周围神经困难。神经纤维无施万细胞,也无基膜包裹。当中枢神经纤维受损伤时,星形胶质细胞增生肥大,在损伤区形成致密的胶质瘢痕,大多数再生轴突支不能越过此胶质瘢痕;即使能越过,也没有如同周围神经纤维那样的基膜管和施万细胞索引导再生轴突到达目的地。所以,中枢神经纤维的损伤常导致脊髓或脑功能的永久性丧失。不少科学家为研究神经再生进行不懈的努力，已注意到一类能促进神经生长的化学物质称神经营养因子的作用。同时，又根据胚胎神经元容易生长及周围神经能再生的特点，把胚胎脑组织、周围神经或周围神经的组分（如基膜或基膜的化学成分）移植到脑内，以期促进中枢神经再生。

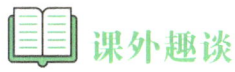

人类的学习能力是透过人类的身体感官，再加上神经系统包括中枢神经、分支神经、末端神经将感觉信息传到大脑各功能区。由各功能区加以分析，然后透过它的理解，产生一个指挥的信息，再透过神经组织指挥身体一定的运动，包括我们的说话、阅读、写字、研究工作，都要这样来学习和感觉。透过神经组织进入大脑，我们称之为感觉学习。大脑透过神经组织来指挥身体的运动，我们称之为运动学习。这些将所谓视、听、嗅、味、触加上地心引力跟身体的平衡感组合在一起，产生的感觉学习跟运动学习，就是感觉统合。

感觉统合最重要的是大肌肉的运作能力。这是一种大脑脑干脊髓神经组成的中枢神经体系。大肌肉健全，手脚及躯干的活动力才灵活。脊髓部分的中枢神经能将身体感官的信息正确又有效地传到大脑，再由大脑的中枢神经，透过分支和末端神经将这些信息传到大脑皮质层的各功能区，经由脑细胞的静电磁场认知了这些信息的意义，并加以组织、推理判断，并透过中枢神经体系向身体发出指导，身体及手脚才能灵活地运动。也就是身体的活动可以刺激大脑的活动。大脑和身体不断地互动，是学习能力的基础。

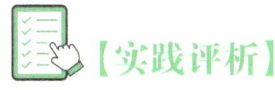

实践内容：

运动不仅能强壮人的体魄，还能提升人的智力，科学家甚至憧憬能替代运动而发挥同等功能的运动药片。

人们常说"头脑简单四肢发达"，甚至认为运动员都不是很聪明。但据美国《新闻周刊》最近报道，长期关注大脑和运动关系的美国科学家希尔曼的研究推翻了这个说法，他发现运动对人体产生的影响，远比人们以前所了解的复杂。运动不仅能强壮人的体魄，预防心血管疾病，还能提升人的智力，经常运动甚至还可预防阿尔茨海默病。研究发现，运动可产生一种 IgF 蛋白质，而 IgF 蛋白质产生的脑导神经营养因子又正是参与大脑所有的高级活动、连接脑神经细胞不可或缺的蛋白质。因此，运动可促进大脑神经的生长，使原有神经生长得更密集，而密集的神经网络可使大脑运转得更快、更有效率。

"运动有可能对正在发育的大脑产生更深远的影响。"佐治亚大学运动科学教授菲尔认为。和成年人一样，儿童大脑的海马区也会从运动中受益良多。基于此，美国许多教育家认为，通过体育课加强大脑和心血管的锻炼，可使学生在其他科目上取得更好的成绩。教育家们普遍认为：如果儿童在其早年就培养了对运动的热爱，那么他们很有可能成长为积极运动的成年人，从而有可能避免祖父辈们目前所面临的问题，即阿尔茨海默病导致的认知能力逐渐退化。早期的研究也表明，每周至少有几次锻炼的人，患阿尔茨海默病的概率更低。

评析：

在成人阶段，大多数人都有相当数量的神经细胞和脑导神经营养因子。但随着年龄的增长，个体的神经细胞会逐渐退化。直到 20 世纪 90 年代中期，科学家仍认为这种损失不可逆。但是过去 10 年进行的动物实验推翻了这一假设，研究表明大脑某些区域的神经可通过运动再生。这个可再生神经的区域就是海马区的锯齿脑回，一个控制学习和记忆的区域。这个区域隐藏在大脑临时的圆形突出部。而由运动产生的脑导神经营养因子对海马区的影响很大，让其保持一种健康"年轻"的状态。前沿的突出部是负责执行功能的区域，包括制定决策，处理多重任务和提前制订计划。伊利诺伊大学心理学家阿瑟·克雷默通过大脑扫描仪发现，运动可使前沿突出部的大小增加。最新研究还表明，经常运动的成年人患大脑疾病较少，认知损伤也相对较少。

实践模拟：

（1）运动可以激发脑部什么神经的传导及再生？

（2）长期不运动对人体的神经系统会产生哪些危害？

（孙晓伟）

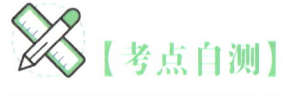

【考点自测】

一、单项选择题

（1）尼氏体相当于电镜下的（　　）。

　　A．溶酶体　　　　　　　　　　　　B．粗面内质网和游离核糖体

C．线粒体　　　　　　　　　　D．高尔基复合体

(2) 神经元尼氏体分布在（　　）。

　　A．胞体和轴突内　　　　　　B．树突和胞体内

　　C．树突和轴突内　　　　　　D．胞体内

(3) 化学突触内与神经冲动传递直接相关的结构是（　　）。

　　A．线粒体　　　B．微管　　　C．突触小泡　　　D．微丝

(4) 具有吞噬功能的神经胶质细胞是（　　）。

　　A．少突胶质细胞　　B．室管膜细胞　　C．星形胶质细胞　　D．小胶质细胞

(5) 神经元传导神经冲动是通过（　　）。

　　A．微管　　　B．轴膜　　　C．神经内膜　　　D．突触小泡

(6) 数量最多的神经元是（　　）。

　　A．运动神经元　　　　　　　B．感觉神经元

　　C．中间神经元　　　　　　　D．高尔基Ⅰ型神经元

(7) 有髓神经纤维的神经冲动传导方式是（　　）。

　　A．在轴膜上连续进行

　　B．在髓鞘内跳跃进行

　　C．由一个郎飞结跳到相邻的郎飞结

　　D．由一个髓鞘切迹跳到相邻的髓鞘切迹

(8) 周围神经系统有髓神经纤维的髓鞘形成细胞是（　　）。

　　A．星形胶质细胞　　B．施万细胞　　C．小胶质细胞　　D．卫星细胞

(9) 有髓神经纤维的髓鞘切迹是（　　）。

　　A．施万细胞的质膜内褶　　　B．施万细胞的内、外侧胞质间通道

　　C．施万细胞的边界　　　　　D．施万细胞的胞膜卷入形成

(10) 最常见的突触方式是（　　）。

　　A．轴-体突触和轴-树突触　　　B．轴-体突触和轴-轴突触

　　C．轴-树突触和树-树突触　　　D．轴-轴突触和树-树突触

(11) 关于环层小体以下（　　）正确。

　　A．分布于皮肤真皮乳头内　　B．参与产生压觉和振动觉

　　C．圆形，与触觉小体大小相似　　D．有髓神经纤维穿行于中央

(12) 中枢神经系统有髓神经纤维的髓鞘形成细胞是（　　）。

　　A．原浆性星形胶质细胞　　　B．少突胶质细胞

　　C．小胶质细胞　　　　　　　D．施万细胞

二、多项选择题

(1) 突触是指（　　）。

　　A．神经元与肌细胞之间的接触点

B．神经元与腺细胞之间的接触点

C．神经元与神经元之间的接触点

D．神经元与神经胶质细胞之间的接触点

(2) 有髓神经纤维髓鞘的主要作用是（　　）。

A．绝缘　　　　　　　　　　　B．营养轴突

C．保护轴突　　　　　　　　　D．加快神经冲动的传导速度

(3) 关于神经元轴突的描述，（　　）正确。

A．每个神经元只有一个轴突　　B．直而没有侧支

C．轴质内不能合成蛋白质　　　D．轴质内无细胞器

(4) 中枢神经系统的神经胶质细胞有（　　）。

A．卫星细胞　　B．少突胶质细胞　　C．小胶质细胞　　D．室管膜细胞

(5) 神经元细胞膜上的受体多位于（　　）。

A．突触前膜　　B．树突膜　　　　　C．轴突膜　　　　D．胞体膜

(6) 电镜下可见神经元轴突内有（　　）。

A．粗面内质网　　B．微丝和微管　　C．滑面内质网　　D．突触小泡

(7) 关于突触的描述，（　　）正确。

A．突触间隙宽15～30 nm

B．突触小泡为圆形或扁平囊泡

C．突触小体内含有突触小泡

D．突触前膜和后膜的胞质面均可见致密物质

(8) 关于室管膜细胞的描述，（　　）正确。

A．呈扁平状　　　　　　　　　B．分布于脑室和脊髓中央管腔面

C．是一种神经胶质细胞　　　　D．有吞噬作用

(9) 关于运动终板的描述，（　　）正确。

A．轴突终末释放乙酰胆碱

B．由无髓神经纤维的轴突终末参与形成

C．仅分布于骨骼肌

D．一条骨骼肌纤维通常只接受一个轴突分支的支配

三、简答题

(1) 以多极神经元为例，简述神经元胞体细胞质的结构特点。

(2) 简述神经元突起的种类，以及各自的特点。

(3) 简述化学突触的超微结构及信息传递过程。

四、论述题

试比较有髓神经纤维和无髓神经纤维的结构和功能。

学习单元七 循环系统

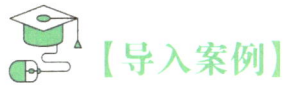

【导入案例】

一个夜班胸闷的故事！

为什么这些故事都是发生在夜间？一是因为心脑血管系统疾病夜间多发；二是中国人生病时大多喜欢拖延，只有到了夜间，难以入睡时才会前来看病；三是很多人认为夜间看病患者少，不用排队。

一位大叔，晚上8点多钟喝酒后就开始出现胸闷不适，因为自己以前一直没有任何疾病，所以没有当回事！一直拖到夜里12点钟才由家人送到医院。刚来医院的时候还能够安静坐在人群中排队等候，可是当轮到他看病的时候，已经明显精神萎靡了。简单询问几句后，直觉告诉我这位大叔的病绝对没有那么简单。

赶快将大叔安排进夜间抢救室做心电图，不做不知道，一做吓一跳。心电图显示Ⅱ、Ⅲ、aVF、V_4、V_5、V_6导联已全部抬高！考虑ST段抬高型心肌梗死！后来证实确实是心肌梗死。

所以心肌梗死并不一定非要有胸痛！有的时候患者可能只有胸闷，有的时候可能连胸闷都感觉不到。特别是一些长期合并有高血压、糖尿病的老年人，他们可能会有感觉麻痹或者迟钝的现象。

从上面的例子来看，有的患者看似很安静，其实是随时会猝死的心肌梗死！谁也不能保证自己火眼金睛，不会错过或漏过任何一个患者，事实上误诊经常发生，即使在美国那样的发达国家也是如此。

当然，医疗活动是医患双方的事情。如果患者或其家属对胸闷这一症状有所了解的话，可能会省去很多麻烦。

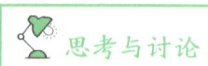

（1）循环系统的哪些常见疾病会引起胸闷？

（2）一旦发生上述的类似症状，该如何处置？

学习任务一　血　管

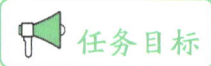

（1）了解循环系统的基本组成。

（2）掌握血管的结构特点及功能，掌握动静脉循环的特征。

（3）了解特殊的血管结构。

循环系统包括心血管系统和淋巴管系统两部分：①心血管系统是一个封闭的分支管道系统，由心脏、动脉、毛细血管和静脉等器官组成。心脏是心血管系统的动力器官，借着其节律性收缩，推动血液经大、中、小和微动脉分送到各器官和组织内的毛细血管（图7-1）。毛细血管管壁很薄，具有通透性，互相连成网。血液在此与细胞及组织之间进行物质交换。毛细血管再汇集成微静脉经小、中、大静脉回流入心脏。心血管系统的功能是运送并分配氧、营养物质、激素至各组织，同时从组织收集CO_2及其他代谢产物，将它们运送至排泄器官排出体外。②淋巴管系统是一个单向回流的管道系统，由毛细淋巴管、淋巴管、胸导管和右淋巴导管组成。毛细淋巴管的起始端为盲端，另一端汇集成淋巴管。从毛细血管动脉端渗透出来的组织液，大部分渗入毛细血管静脉端及微静脉；小部分渗入毛细淋巴管，形成淋巴液，经淋巴管汇入胸导管和右淋巴导管，最后流入颈部的大静脉。淋巴管系统的功能是回收部分组织液经淋巴结滤过后输回心血管系统。

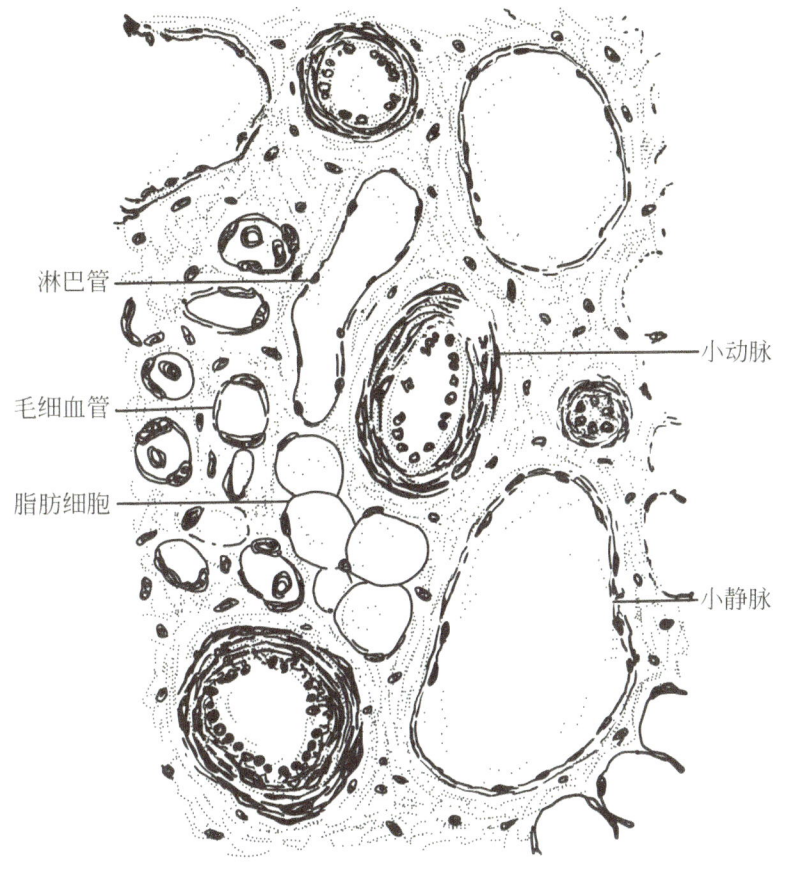

图7-1 各种脉管结构示意图

一、血管壁的结构

除毛细血管外,其余所有血管的管壁均可从内向外分为内膜、中膜和外膜三层结构。

(一)内膜

内膜(tunica intima)是管壁的最内层,由内皮和内皮下层组成,是三层中最薄的一层。

1. 内皮

内皮为衬贴于血管腔的单层扁平上皮。内皮细胞长轴多与血液流动方向一致,细胞核居中,核所在部位略隆起,细胞基底面附着于基板上。电镜观察,可见内皮细胞腔面有稀疏而大小不一的胞质突起,表面覆以厚30~60 nm的细胞衣,相邻细胞间有紧密连接和缝隙连接及10~20 nm的间隙。内皮细胞核淡染,以常染色质为主,核仁大而明显。在胞质内有发达的高尔基复合体、粗面内质网和滑面内质网(图7-2)。内皮细胞超微结构的主要特点是胞质中有丰富的吞饮小泡，或称质膜小泡（plasmalemmal vesicle），直径60~70 nm。这些小泡是由细胞游离面或基底面的细胞膜内凹形成，然后与细胞膜脱离，经细胞质移向对面，又与细胞膜融合，将小泡内所含物质放出，故小泡有向血管内外运输物质的作用。细胞质内还可见成束的微丝和外包单位膜的杆状细胞器，长约3 μm，直径0.1~0.3 μm，内有6~26条直径约15 nm的平行细管，称Weibel-Palade小体（W-P小体）。W-P小体是内皮细胞特有的细胞器，一般认为它是合成和储存与凝血有关的第Ⅷ因子相关抗原（factor Ⅷ related antigen，FⅧ）的结构。

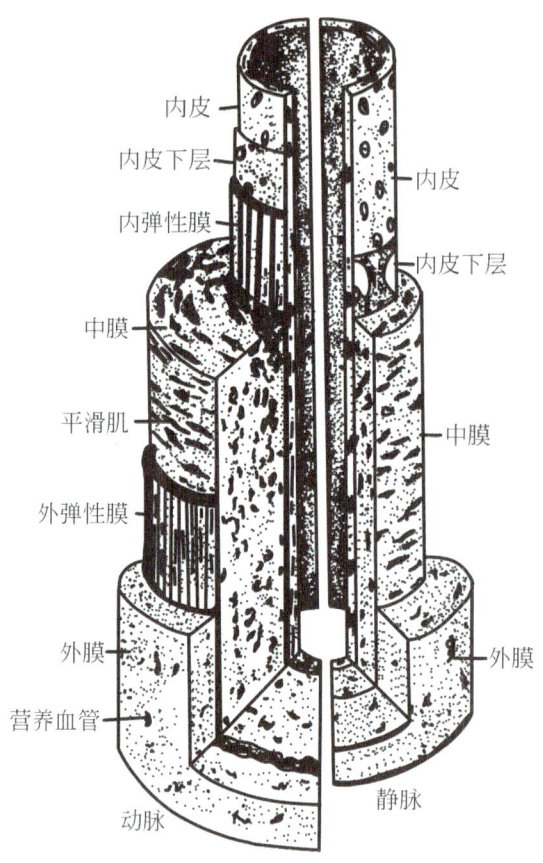

图7-2　血管壁结构模式图

内皮细胞作为血管的内衬，形成光滑面，便于血液流动。内皮细胞和基板构成通透性屏障，液体、气体和大分子物质可选择性地透过此屏障。5-羟色胺、组胺和缓激肽可刺激内皮细胞的微丝收缩，改变细胞间隙的宽度和细胞连接的紧密程度，影响和调节血管的通透性。

血管内皮细胞具有复杂的酶系统，能合成与分泌多种生物活性物质，如除上述FⅧ外，还有组织纤维酶原活性物和前列环素、内皮素（有强烈缩血管作用，又称内皮细胞收缩因子），以及具有舒张血管作用的内皮细胞舒张因子。

内皮细胞表面有血管紧张素转换酶，能使血浆中的血管紧张素Ⅰ变为血管紧张素Ⅱ，使血管收缩。内皮细胞还能降解5-羟色胺、组织胺和去甲肾上腺素等。

2. 内皮下层

内皮下层（subendothelial layer）是位于内皮和内弹性膜之间的薄层结缔组织，内含少量胶原纤维、弹性纤维，有时有少量纵行平滑肌，有的动脉的内皮下层深面还有一层内弹性膜（internal elastic membrane），由弹性蛋白组成，膜上有许多小孔。在血管横切面上，因血管壁收缩，内弹性膜常呈波浪状。一般以内弹性膜作为动脉内膜与中膜的分界（图7-2）。

（二）中膜

中膜（tunica media）位于内膜和外膜之间，厚度及组成成分因血管种类而异。大动脉以弹性膜为主，间有少许平滑肌；中动脉主要由平滑肌组成。血管平滑肌纤维较内脏平滑肌纤维细，并常有分支（图7-2）。肌纤维间有中间连接和缝隙连接。许多学者认为，血管平滑肌是成纤维细胞的亚型，在中动脉发育中，平滑肌纤维可产生胶原纤维、弹性纤维和基质。在病理状况下，动脉中膜的平滑肌可移入内膜增生并产生结缔组织，使内膜增厚，是动脉硬化发生的重要病理过程。血管平滑肌可与内皮细胞形成肌内皮连接（myoendothelial junction），平滑肌可借助于这种连接，接收血液或内皮细胞的化学信息。研究表明，除已知的肾入球微动脉特化的平滑肌能产生肾素外，其他血管的平滑肌也具有分泌肾素和血管紧张素原的能力，与内皮细胞表面的血管紧张素转换酶共同构成肾外的血管肾素和血管紧张素系统。

中膜的弹性纤维具有使扩张的血管回缩作用，胶原纤维起维持张力作用，具有支持功能。管壁结缔组织中的无定形基质含蛋白多糖，其成分和含水量因血管种类而略有不同。

（三）外膜

外膜（tunica adventitia）由疏松结缔组织组成，其中含螺旋状或纵向分布的弹性纤维和胶原纤维（图7-2）。血管壁的结缔组织细胞以成纤维细胞为主，当血管受损伤时，成纤维细胞具有修复外膜的能力。有的动脉中膜和外膜的交界处，有密集的弹性纤维组成的外弹性膜（external elastic membrane）。

血管是连续的管道，由于各段血管的功能不同，其管壁的组成成分和分布形式也有所不同，有些血管还有一些附加结构，如静脉瓣。

二、动脉

动脉是由心室发出的血管（简称为"离心"）。动脉在行径中不断分支，愈分愈细，小动脉最后移行为毛细血管。动脉管壁较厚，平滑肌较发达，弹力纤维较多，管腔断面呈圆形，具有舒缩性和一定的弹性，可随心脏的收缩、血压的高低而明显搏动。动脉管壁的功能是，心室射血时，管壁扩张；心室舒张时，管壁回缩，促使血液继续向前流动。中小动脉，在神经支配下收缩、舒张，以改变管腔的大小，从而影响局部血流量和血液阻力，维持和调节血压。

一般根据管径的大小将动脉分为大、中、小、微四个级别，但是它们之间没有明显的界线。

（一）大动脉

大动脉（large artery）包括主动脉、无名动脉、颈总动脉、锁骨下动脉、椎动脉和髂总动脉等。大动脉的管壁中有多层弹性膜和大量弹性纤维，平滑肌则较少，故又称弹性动脉（elastic artery）（图7-3）。大动脉管壁结构特点如下。

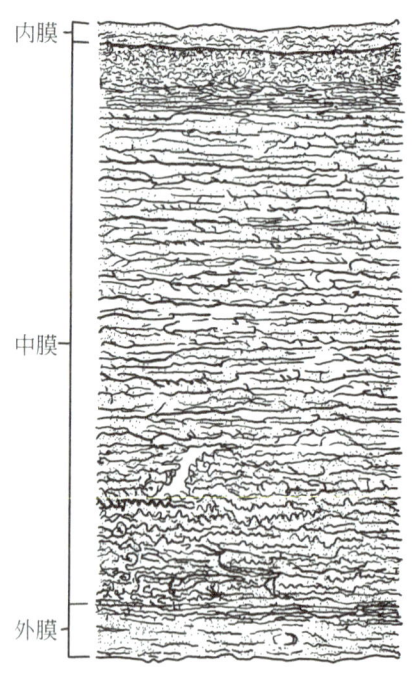

图 7-3　大动脉结构模式图

（1）内膜：有较厚的内皮下层，内皮下层之外为多层弹性膜组成的内弹性膜，由于内弹性膜与中膜的弹性膜相连，故内膜与中膜的分界不清楚。

(2) 中膜：成人大动脉有40~70层弹性膜，各层弹性膜由弹性纤维相连，弹性膜之间有环形平滑肌和少量胶原纤维和弹性纤维。中膜基质的主要成分为硫酸软骨素。

(3) 外膜：较薄，由结缔组织构成，没有明显的外弹性膜。外膜逐渐移行为周围的疏松结缔组织（图7-3）。

（二）中动脉

除大动脉外，其余凡在解剖学中有名称的动脉大多属中动脉（medium-sized artery）。中动脉管壁的平滑肌相当丰富，故又名肌性动脉（muscular artery）（图7-4）。中动脉管壁结构特点如下。

(1) 内膜：内皮下层较薄，内弹性膜明显。

(2) 中膜：中动脉的中膜较厚，由10~40层环形排列的平滑肌组成，肌间有一些弹性纤维和胶原纤维。

(3) 外膜：厚度与中膜相等，多数中动脉的中膜和外膜交界处有明显的外弹性膜。

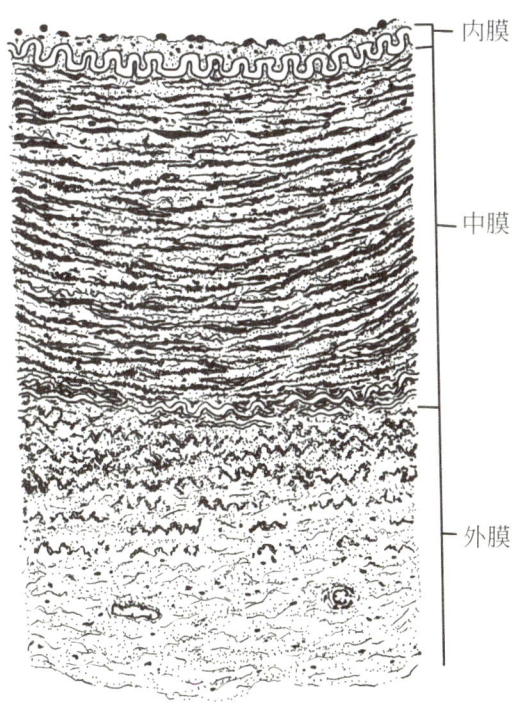

图7-4 中动脉结构模式图

（三）小动脉

管径1 mm以下至0.3 mm以上的动脉称为小动脉（small artery）。小动脉包括粗细不等的几级分支，也属肌性动脉。较大的小动脉，内膜有明显的内弹性膜，中膜有几层平滑肌，外膜厚度与中膜相近，一般没有外弹性膜（图7-5）。

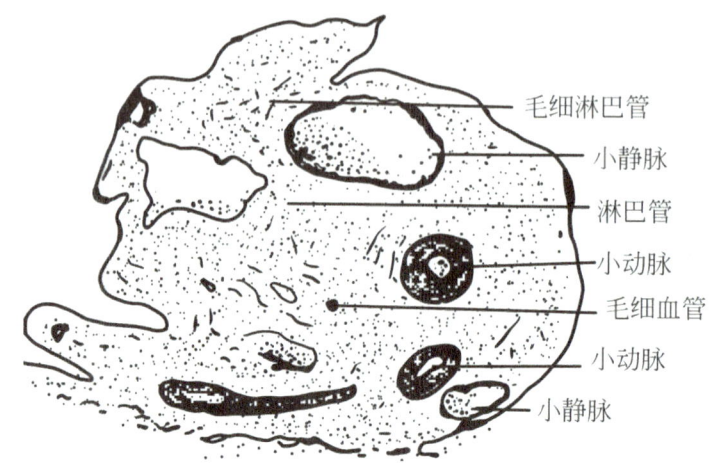

图 7-5　小动脉、小静脉、毛细血管和毛细淋巴管的结构模式图

（四）微动脉

微动脉（arteriole）是最小的动脉，管径在 0.3 mm 以下。内弹性膜不明显，中膜有 1~2 层平滑肌纤维，外膜较薄。微动脉的最细部分称毛细血管前微动脉（precapillary arteriole），仅由内皮和一层平滑肌纤维组成。毛细血管前微动脉发出的分支为中间微动脉（meta arteriole），它由内皮和一层排列稀疏的平滑肌纤维组成。

小动脉和微动脉的舒缩，能调节器官和组织的血流量，犹如闸门，其舒缩程度可直接影响外周血流的阻力，而外周阻力的大小又是维持正常血压的重要因素之一。因此，小动脉和微动脉又称外周阻力血管。

三、静脉

静脉（vein）是由毛细血管输送血液回心脏的一系列血管，心血管系统大于70%的血液存在于静脉系统内。根据管径大小和结构的不同，它可分为大、中、小、微四级静脉。中静脉和小静脉常与相应的动脉伴行，但其数量较动脉为多，管径较粗，管壁较薄，弹性也小，在切片中常呈塌陷。静脉管壁的结构也分内膜、中膜和外膜，但三层膜间常无明显界线。

（一）大静脉

大静脉（large vein）管径在10 mm以上，如无名静脉、上下腔静脉和颈总静脉等都属此类。大静脉内膜很薄，内弹性膜不明显或无；中膜不发达，少量环形平滑肌，有时甚至无平滑肌；外膜很厚，含有大量纵行平滑肌或胶原纤维束，大量的平滑肌可加强管壁，防止血管膨胀（图7-6）。

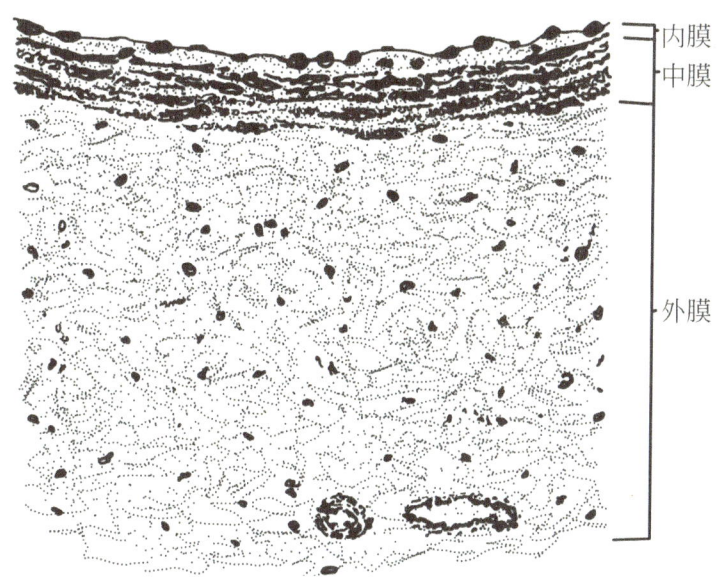

图7-6　大静脉结构模式图

（二）中静脉

除大静脉外，凡有解剖学名称的静脉大多为中静脉（medium-sized vein），管径2~9 mm，管壁内膜薄，内皮下层有时缺如，内弹性膜不发达；中膜与伴行的中动脉相比较薄，平滑肌纤维层次少，排列稀疏，夹有胶原纤维、网状纤维，以及细的弹性纤维；外膜比中膜厚，由结缔组织组成，外弹性膜不明显，外膜内有的可有纵行平滑肌纤维束（图7-7）。

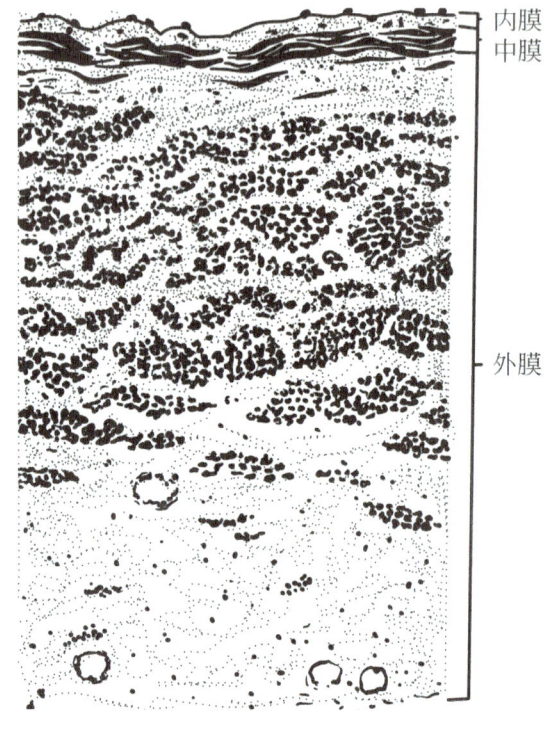

图 7-7　中静脉结构模式图

（三）小静脉

小静脉（small vein）管径为 0.2～1 mm，由内皮、1～4 层平滑肌纤维和少量结缔组织构成（图 7-5）。

（四）微静脉

管径在 200 μm 以下的静脉称为微静脉（venule）。其管腔不规则，管壁平滑肌纤维或有或无，无完整的平滑肌层，外膜薄。管径在 10～50 μm 的微静脉，称为毛细血管后微静脉（postcapillary venule），紧接毛细血管，其管壁结构与毛细血管相似，但相邻内皮细胞间有一定间隙，在物质交换中起着重要作用。

（五）静脉瓣

管径在 2 mm 以上的静脉管壁，内膜常突向管腔形成彼此相对的两个半月形瓣，称为静脉瓣（valve of vein）。其表面覆以内皮，中心为含有弹性纤维的结缔组织，游离缘朝向血流方向，根部与管壁内膜相连接。静脉瓣的作用是使血流向心脏，防止血液逆流。四肢静脉的瓣膜较多，胸腹部的静脉一般没有瓣膜（图 7-8）。

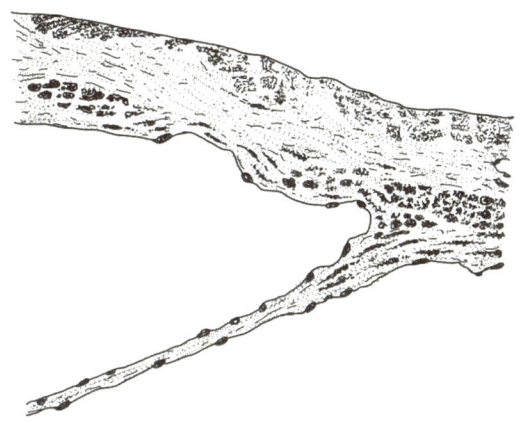

图 7-8　中静脉的瓣膜结构模式图

四、毛细血管

毛细血管（capillary）是连接于动、静脉之间，管径最细（6~8 μm）、管壁最薄、结构简单、数量最多、分布最广的血管，其分支互相通联成网。在人体内毛细血管网的表面积可达 6 000 m² 左右。毛细血管内血流速度很慢，每秒钟流速约 0.3 mm，仅是主动脉流速的 1%。这些特点都有利于血液和周围组织进行物质交换。在代谢旺盛的组织和器官，如骨骼肌、心肌、肝、肺、肾和许多腺体，毛细血管网较密；在代谢较低的组织和器官，如平滑肌、韧带、肌腱和骨等，毛细血管网则较稀疏。

（一）毛细血管的结构

毛细血管的管壁主要由一层内皮细胞和基膜组成，基膜外有少量结缔组织。内皮细胞很薄，呈扁平梭形或不规则形，与血管长轴平行排列，核呈卵圆形（图7-9）。最小的毛细血管管壁仅由一个内皮细胞围成，较粗的毛细血管由 2~3 个内皮细胞围成，通常只能容纳 1~2 个红细胞通过。内皮细胞的内表面有一层细胞衣，带有负电荷，血细胞的表面也带有负电荷，因同电荷相斥，所以血细胞不易黏附在内皮上。此外，紧贴在内皮细胞外面，尚有一种扁平多突的细胞，且为基膜所包裹，称为周细胞（pericyte）。周细胞的功能尚不清楚，有学者认为它们主要起机械性支持作用；此外，因为它们的胞质中含有肌球蛋白、肌动蛋白及原肌球蛋白，所以有学者推测它们具有收缩功能；也有学者认为，它们是一种有分化潜能的细胞，在血管生长和再生时，能分化成为成纤维细胞或平滑肌细胞。

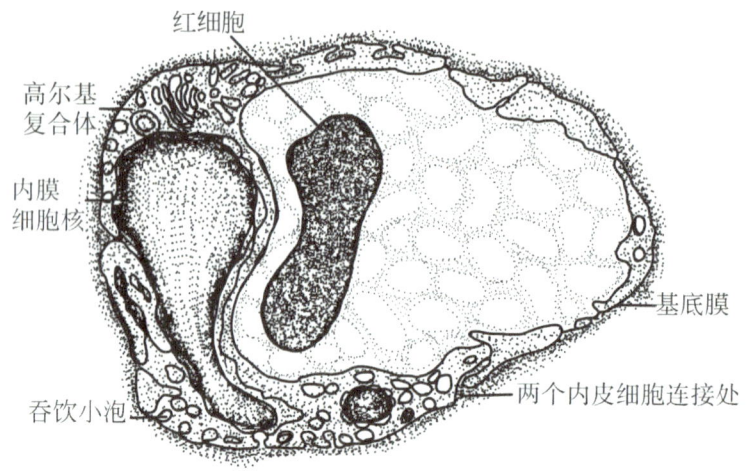

图7-9 毛细血管超微结构示意图

（二）毛细血管的分类

在光镜下，各种组织和器官内的毛细血管结构很相似。但在电镜下，根据内皮细胞等的结构特点，毛细血管可分为以下三类。

1. 连续毛细血管（continuous capillary）

其特点是内皮完整，内皮细胞间有紧密连接封闭，内皮外的基膜完整（图7-10）。电镜下，内皮细胞胞质中可见许多吞饮小泡（又称质膜小泡），它由内皮细胞游离面或基底面的胞膜内陷而成，经胞质移向对面，又以胞吐作用的方式将小泡内所含物质放出。有的小泡还可彼此融合，形成暂时性的穿内皮性小管。这些小泡或小管具有向血管内外输送物质的作用。这类毛细血管分布在结缔组织、肌组织、中枢神经系统及肺等处。

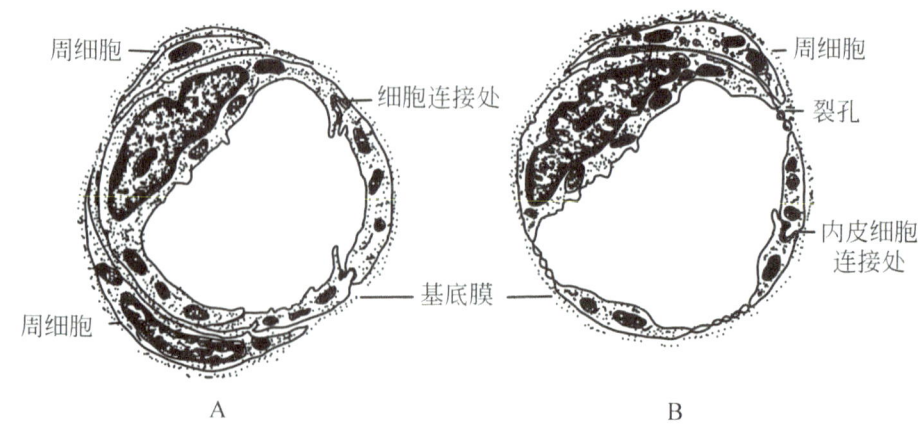

图7-10 毛细血管超微结构示意图

A. 连续毛细血管；B. 有孔毛细血管

2. 有孔毛细血管（fenestrated capillary）

其内皮细胞不含核部分甚薄且有许多贯通细胞全层的小孔，孔径为60~80 nm，小孔上有很薄的隔膜封闭，但有的小孔上无隔膜。隔膜厚4~6 nm，较一般细胞膜薄且没有单位膜的三层结构，膜上带有负电荷。相邻内皮细胞之间也有细胞连接，多位于内皮细胞较厚的部位。内皮细胞基底面有完整的基膜。此类毛细血管常分布在肾血管球、胃肠黏膜和某些内分泌腺中。

3. 血窦（sinusoid）

血窦又称窦状毛细血管。血窦主要分布在物质交换旺盛的器官，如肝、脾、骨髓和一些内分泌器官。它的特点是管腔大而不规则，是扩大了的毛细血管，内皮细胞之间有较大的空隙，基膜不连续或完全缺失，偶见周细胞，窦壁有网状纤维缠绕（图7-11）。血窦内血流速度缓慢，有利于大分子物质或血细胞通过细胞间的空隙。

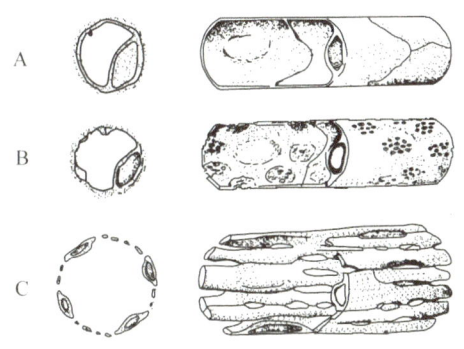

图7-11　三类毛细血管结构模式图

A. 连续毛细血管；B. 有孔毛细血管；C. 血窦

（三）毛细血管与物质交换

毛细血管广泛分布在机体的各种组织和细胞之间，是血流与周围组织进行物质交换的主要场所。因毛细血管表面积大、壁薄、结构简单，并与周围的细胞相距很近，这些均有利于在此进行物质交换。

毛细血管通透性可因器官不同而有很大差异，如肾血管球毛细血管的通透性要比肌组织内的大100倍。通透性的大小与毛细血管的结构及透过方式密切相关。通过毛细血管内皮吞饮小泡的吞饮作用，能从血液中摄取供组织和细胞进行生理活动所需的各种大分子物质，将它们包围在小泡中，通过胞质运送到对侧的基底面。小泡的膜与细胞膜融合，将所含物质释放出去。组织和细胞的代谢产物也可通过反向传递进入血液。内皮细胞孔和相邻细胞之间的间隙也能透过一些液体和较大分子物质。O_2和CO_2等小分子物质，以及脂溶性物质都可直接经内皮细胞膜和胞质透过。基膜能透过较小的分子。

毛细血管如因钙盐缺乏、酸性代谢产物积聚、温度升高、缺氧，以及受组织胺等因素的作用，都可使其通透性增高，而导致血浆漏出。维生素C缺乏时，基膜和其周围的胶原纤维减少或消失，内皮细胞之间的连接开大，可引起毛细血管性出血。

五、特殊血管

动静脉吻合（arteriovenous anastomosis）是动脉与静脉之间的直接吻合，分布于掌跖部、手指、唇、鼻和耳部的皮肤内，以及甲状腺、胃肠道等处。

动静脉吻合直接连接动静脉，管壁突然改变而无过渡区。动脉端和静脉端都覆盖扁平的内皮细胞，但动脉端失去了内弹性膜，平滑肌细胞外形改变，形似上皮细胞。管壁外被结缔组织被囊，结缔组织内富含丰富神经纤维。这些神经纤维是自主神经的分支，调节动脉端平滑肌的舒缩。收缩时，血液流经毛细血管；舒张时，血液不经毛细血管而直接进入静脉。它是调节局部血流量的重要结构。

六、微循环

微循环（图7-12）是指微动脉和微静脉之间的血液循环，是血液与组织细胞进行物质交换的场所。微循环的基本功能是进行血液和组织液之间的物质交换。正常情况下，微循环的血流量与组织器官的代谢水平相适应，保证各组织器官的血液灌流量并调节回心血量。如果微循环发生障碍，将会直接影响各器官的生理功能。

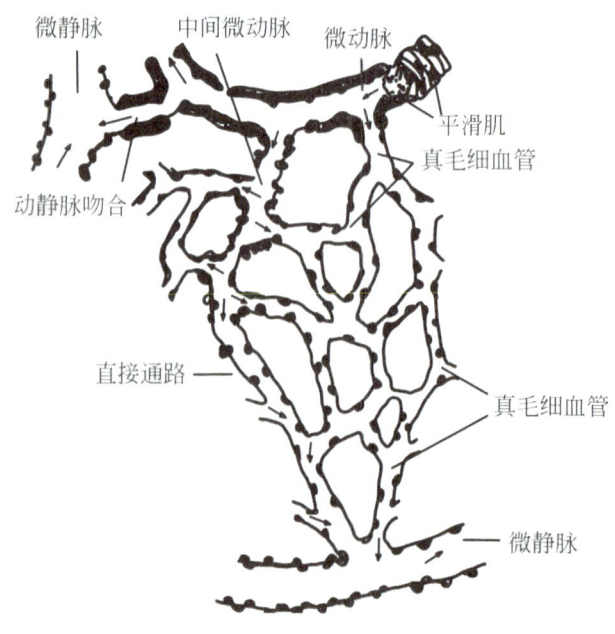

图7-12　微循环血管模式图

微循环的组成随器官而异。典型的微循环一般由微动脉、后微动脉、毛细血管前括约肌、真毛细血管、通血毛细血管、动-静脉吻合支和微静脉等七个部分组成，微循环的血液可通过三条途径由微动脉流向微静脉。

（一）微动脉

微动脉是毛细血管前阻力血管，在微循环中起"总闸门"的作用，其口径决定了微循环的血流量。

（二）中间微动脉

中间微动脉是微动脉的分支，管壁内仅存散在不成层的平滑肌，在其分支形成毛细血管前，管壁中少量平滑肌构成毛细血管前括约肌，是调节微循环血流的"分闸门"。它的开闭直接影响到真毛细血管的血流量，而该处的血流量对物质交换最为重要。

（三）真毛细血管

真毛细血管是真正行使物质和气体交换功能的重要部分。血液行经微动脉、中间微动脉、真毛细血管网到微静脉，这一条通路称迂回通路。

（四）直接通路

直接通路是中间微动脉延伸部分，是微动脉到微静脉的"直路"，结构同毛细血管，承受较大的血流压力，故经常处于开放状态。人安静时，血流大部分通过此通路回流。经这条通路的血流速度快，很少与组织细胞进行物质交换。

（五）微静脉

微静脉属毛细血管后阻力血管，在微循环中起"后闸门"的作用。其口径的变化在一定程度上控制着静脉回心血量。微静脉收缩，毛细血管后阻力增大，一方面造成微循环血液淤积，另一方面使静脉回心血量减少。

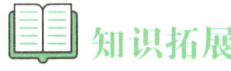
知识拓展

临床上，微循环观察主要是观察血液循环，它可以在显微镜下直接显示。观察微循环的部位有十几个，但最常用且能代表全身微循环状态的主要是甲襞、眼球结膜两个部位，其中甲襞是观察人体微循环最好的窗口。其具有操作简单、安全方便，对人体无损伤、无刺激、敏捷准确等优点，且甲襞表皮比较薄，透光性好，微血管表浅，观察方便，因此甲襞是最常用的观察微循环的部位。其检查方法：一般是检查左手无名指，如果是常用左手干活的话，建议检查右手无名指。

（熊怀燕）

学习任务二 心 脏

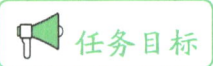

（1）了解心脏在循环系统中作用。

（2）了解心脏的各个组成部分。

（3）掌握心脏结构的特征及其功能。

心脏（heart）是脊椎动物身体中最重要的一个器官，主要功能是为血液流动提供压力，把血液运行至身体各个部分。人类的心脏位于胸腔中部偏左下方，体积约相当于一个拳头大小，重量约250 g。女性的心脏通常要比男性的体积小且重量轻。人的心脏外形像桃子，位于横膈之上，两肺间而偏左。心脏是中空的肌性器官，由于心脏持久而有节律地收缩，使血液在血管中环流不息，身体内各器官和组织能得到充分的血液供应。

一、心脏的外形特点

心脏外形像个桃子，它的大小约和成年人的拳头相似，近似前后略扁的倒置圆锥体，尖向左下前方，底向右上后方。心脏外形可分前面、后面、侧面，左缘、右缘和下缘（即一尖、一底、三面和三缘）。

（一）心尖

心尖朝向左前下方，在锁骨中线内侧1～2 cm处。由于心尖邻近胸壁，因此在胸前壁左侧第5肋间常可看到或触到心尖的搏动。

（二）心底

心底大部分由左心房、小部分由右心房构成，四条肺静脉连于左心房，上、下腔静脉分别开口于右心房的上、下部。在上、下腔静脉与右肺静脉之间是房间沟，为左右心房后面分界的标志。

（三）三面

按两面的分法：心的胸肋面（前面）朝向前上方，大部分由右心室构成；膈面（下面）朝向后下方，大部分由左心室构成，贴着膈。

按三面的分法：心脏前面构成是右上为心房部，大部分是右心房，左心耳只构成其一小部分；左下为室部，2/3 为右心室前壁，1/3 为左心室。后面贴于膈肌，主要由左心室构成。侧面（左面）主要由左心室构成，只上部一小部分由左心房构成。

（四）三缘

心脏右缘垂直钝圆，由右心房构成，向上延续即为上腔静脉。左缘斜向下，大部分为左心室构成，上端一小部分为左心耳构成。左心室比右心室的心壁较厚，因为左心室连接主动脉，主动脉压力大，因此左心室的心壁较厚。

（五）心的表面有三条沟，前、后室间沟是左、右心室在心表面的分界线

近心底处有横的冠状沟，绕心一圈，为心脏外面分隔心房与心室的标志。心脏的前、后面有前、后室间沟，为左、右心室表面的分界。

心脏表面靠近心底处，有横位的冠状沟几乎环绕心脏一周，仅在前面被主动脉及肺动脉的起始部所中断。沟以上为左、右心房，沟以下为左、右心室。在心室的前面及后（下）面各有一纵行的浅沟，由冠状沟伸向心尖稍右。

在心室的前面及后（下）面各有一纵行的浅沟，由冠状沟伸向心尖稍右方，分别称前后室间沟，为左、右心室的表面分界。左心房、左心室和右心房、右心室的正常位置关系呈现轻度由右向左扭转现象，即右心偏于右前上方，左心偏于左后下方（图7-13）。

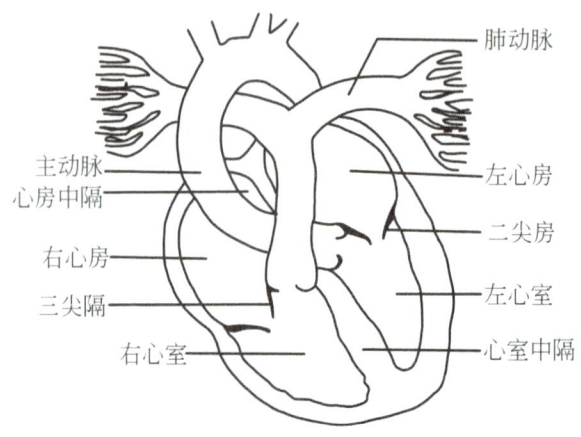

图 7-13 心脏结构模式图

二、心脏的主要组成部分

（一）心房

心房（atrium）是心脏内部上面的两个空腔，在左边的叫"左心房"，在右边的叫"右心房"，壁厚，肌肉发达。心房连接静脉血管。

左心房与肺静脉相连，右心房与上、下腔静脉和冠状窦口相连。左心房接受从肺部回来的血，右心房接受从全身其他部位回来的血。心房与心室之间有带瓣膜（房室瓣）的通路，心房收缩时血从通路流入心室。心房的部位很神奇，如果尖锐的东西刺进去，在血流干之前，是不会有生命危险的，这叫不死结。血液由心房压入心室后，由心室压入动脉，分别输送到肺部与全身的其他部分（图7-14）。

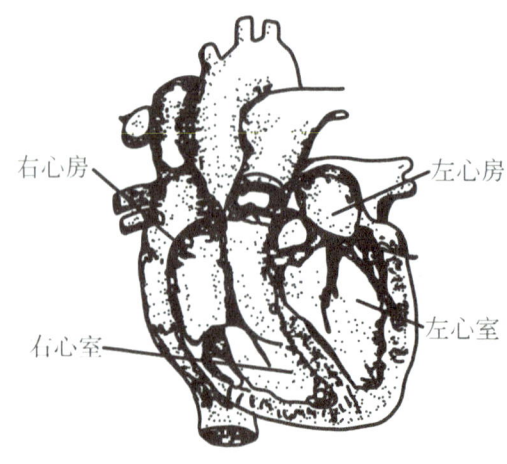

图 7-14 心脏结构模式图

（二）心室

心室（ventricle）是心脏内部下面的两个空腔，在左边的叫"左心室"，在右边的叫"右心室"。心室的壁厚，肌肉发达。其中左心室的壁比右心室更厚，肌肉更发达。心室连接动脉血管（图7-14）。

1. 右心室

右心室有出入两口，入口即右房室口，周缘附有三块叶片状瓣膜，称右房室瓣（即三尖瓣），按位置分别称前瓣、后瓣、隔瓣。瓣膜垂向室腔，并借许多线样的腱索与心室壁上的乳头肌相连。出口称肺动脉口，其周缘有三个半月形瓣膜，称肺动脉瓣。

2. 左心室

左心室有出入两口，入口即左房室口，周缘附有左房室瓣（二尖瓣），按位置称前瓣、后瓣，它们亦有腱索分别与前、后乳头肌相连。出口为主动脉口，位于左房室口的右前上方，周缘附有半月形的主动脉瓣。

3. 瓣膜

瓣膜是人或某些动物的器官里面可以开闭的膜状结构。本文只介绍人心脏的瓣膜。每个人的心脏内都有四个瓣膜，即连接左心室和主动脉的主动脉瓣、连接右心室和肺动脉的肺动脉瓣、连接左心房和左心室的二尖瓣，以及连接右心房和右心室的三尖瓣。它们均起单向阀门作用，使血液只能从一个方向流向另一个方向而不能倒流。

三、心脏的结构

心壁很厚，也由内、中、外三层膜组成。

1. 心内膜（endocardium）

其表面为内皮，与出入心脏的血管内皮相连续。内皮的外面是内皮下层，较薄，由细密的疏松结缔组织和少量平滑肌纤维组成（图7-15）。内皮下层与心肌膜之间为心内膜下层（subendocardial layer），由较疏松的结缔组织组成，其中含有小的血管与神经。在心室的心内膜下层还有心脏传导系统的分支。

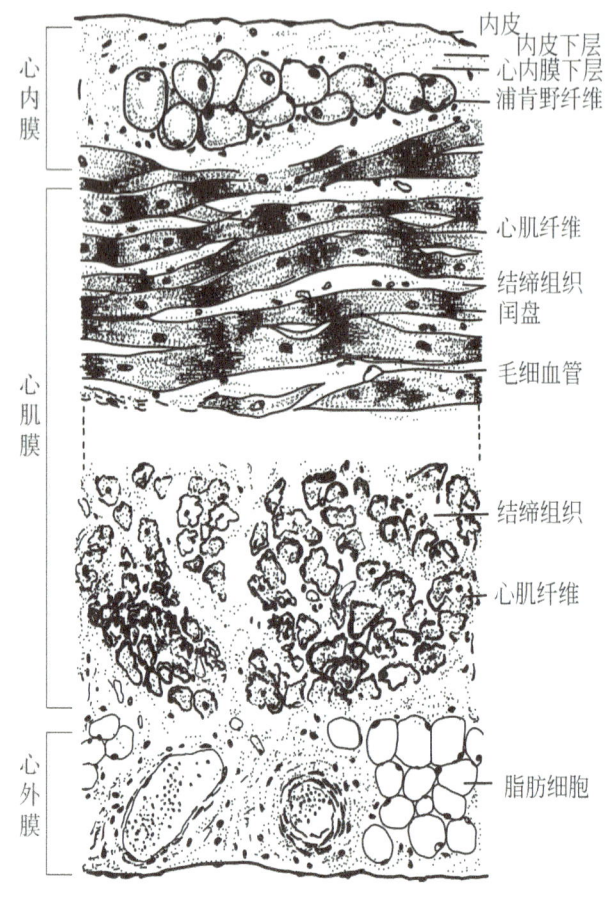

图 7-15　心壁结构模式图

2. 心肌膜（myocardium）

心肌膜主要由螺旋状排列的心肌构成，心肌纤维大致可分内纵、中环和外斜三层。肌纤维间有少量结缔组织和丰富的毛细血管。心肌膜是心脏壁中最厚的一层。心室壁的心肌膜比心房壁的厚，以左心室的心肌膜最厚（图7-15）。

心房和心室的心肌纤维结构和功能基本相似，但也有一些差异。心房的心肌纤维较细而短，横小管很少，而心室的心肌纤维较粗而长。电镜下，有些心房肌纤维含有电子密度较大的颗粒，有膜包裹，直径0.3～0.4 μm，称为心房特殊颗粒。含该颗粒的心肌纤维以右心房较多，左心房较少。心室和心脏传导系统的肌纤维内也有少许心房特殊颗粒。这些颗粒中含有肽类物质，有很强的利尿、排钠、扩张血管和降血压的作用，故又称为心房利钠尿多肽（通常称心钠素），它作用于肾脏，有利尿、排钠、扩张血管和降血压等作用。

在心房和心室交界处，有致密的胶原纤维束环绕排列在房室孔周围，其间质有较多的硫酸软骨素，此环状结构称心骨骼（cardiac skeleton），起支持作用。心房肌和心室肌分别附着在心骨骼上，两者互不相连，心瓣膜也附着于心骨骼上。

3. 心外膜（epicardium）

心外膜是心脏壁最外面的一层，亦即心包膜的脏层。外表面是单层扁平的间皮，间皮下为薄层结缔组织，内含小血管、淋巴管、神经和脂肪细胞（图7-15）。

4. 心瓣膜（cardiac valves）

心瓣膜包括房室瓣及从心室到主动脉和肺动脉间的半月瓣，它们都是由心内膜突出的皱褶形成的，皱褶的表面覆有一层内皮，其中轴是结缔组织，这里的结缔组织含硫酸软骨素较多，性质如软骨样，与纤维环相连续。房室瓣近心房一面的基部含有平滑肌纤维，但半月瓣内无平滑肌。心瓣膜的功能是防止在心房和心室收缩时血液倒流。

四、心脏的传导系统

心脏的传导系统由特殊心肌纤维组成，其功能是起搏并将冲动传导到心脏各部，以调节心房和心室按一定顺序进行收缩。该系统包括：窦房结、房室结、房室束、位于室间隔两侧的房室束左右分支，以及分布到乳头肌和心室壁的许多细支。它们聚集成结或束，被结缔组织包裹与心肌膜分隔。除窦房结位于右心房的心外膜深部外，其余部分大多分布在心内膜下层。心脏传导系统受交感和副交感神经纤维的支配（图7-16）。

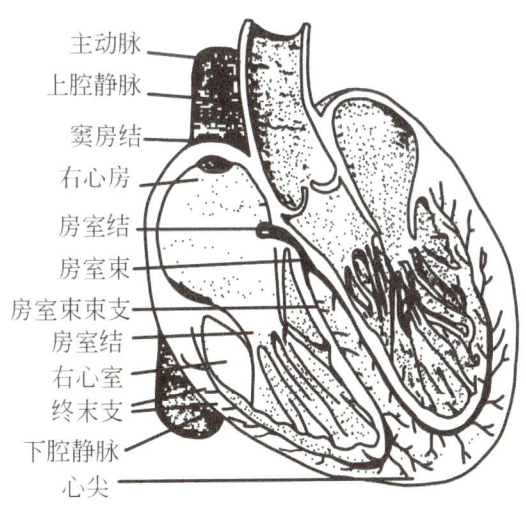

图7-16 心脏传导系统分布模式图

组成传导系统的特殊心肌纤维可分为以下三型。

（一）起搏细胞（pacemaker cell）

起搏细胞简称P细胞，细胞多分布在窦房结和房室结内，是心肌兴奋的起搏点。P细胞心脏传导系统分布模式图较小，周围有较密集的结缔组织包绕，细胞呈棱形或多边形，常聚集成网。胞质内细胞器较少，有一些吞饮小泡、少量散在的肌丝及较多的糖原。

（二）移行细胞（transitional cell）

移行细胞的形态结构介于起搏细胞和束细胞之间，较心肌细胞细而短，胞质内含有较多的肌丝。这种细胞主要分布在窦房结和房室结的周边及房室束，位于起搏细胞和束细胞之间，起传导冲动的作用。窦房结的移行细胞，有的与心房的心肌纤维相连，将冲动传到整个心房。

（三）束细胞（bundle cell）

束细胞又称浦肯野纤维（Purkinje fiber），组成房室束及其分支。细胞较心肌纤维粗大，有1~2个细胞核；肌质较丰富，含有丰富的线粒体和糖原，而肌丝较少，多位于细胞的周边。细胞间有较发达的闰盘，Purkinje纤维的一端可伸入心室的心肌膜和心肌纤维相连续，将冲动传到整个心室。

五、心脏的作用

心脏的作用是推动血液流动，向器官、组织提供充足的血流量，以供应氧和各种营养物质（如水、无机盐、葡萄糖、蛋白质、各种水溶性维生素等），并带走代谢的终产物（如二氧化碳、尿素和尿酸等），使细胞维持正常的代谢和功能。体内各种内分泌的激素和一些其他体液因素，也要通过血液循环将它们运送到靶细胞，实现机体的体液调节，维持机体内环境的相对恒定。此外，血液防卫机能的实现，以及体温相对恒定的调节，也都要依赖血液在血管内不断循环流动，而血液的循环是通过心脏"泵"的作用实现的。成年人的心脏重约300 g，它的作用是巨大的，如一个人在安静状态下，心脏每分钟约跳70次，每次泵血70 mL，则每分钟约泵5 L血，如此推算一个人的心脏一生泵血所做的功，大约相当于将30 000 kg重的物体向上举到喜马拉雅山顶峰所做的功。组成心脏的心肌有节律地收缩和舒张形成心脏的搏动。心肌收缩时，推动血液进入动脉，流向全身；心肌舒张时，血液由静脉流回心脏。所以，心脏的搏动推动着血液的流动，是血液运输的动力器官。

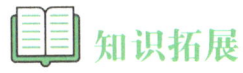

保护心脏的食物

（1）鲑鱼：因为含有非常多的ω-3脂肪酸，所以鲑鱼能有效降低血压和血液黏稠度。每周两餐，就能将受心脏病攻击死亡的概率降低1/3。鲑鱼中还含有一种叫虾青素的物质，是一种非常强力的抗氧化剂。

（2）坚果：核桃、腰果、杏仁等坚果都含有大量的ω-3脂肪酸和单元及多元不饱和脂肪酸，以及膳食纤维。和橄榄油一样，坚果也含有大量的"好"脂肪。

（3）莓子：不论是蓝莓、黑莓，还是草莓，它们都含有抗炎成分，能够降低心脏病和癌症的患病风险，有利于心血管的健康。

（4）豆子：小扁豆、鹰嘴豆、黑豆和腰豆都含有大量的纤维，同时富含ω-3脂肪酸、钙质及可溶性纤维。

（5）菠菜：菠菜所含有的叶黄素、叶酸、钾和纤维能够帮助心脏保持健康状态。多吃蔬菜对心脏有很好的强健作用。

（熊怀燕）

学习任务三 淋巴管

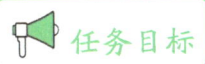

（1）了解淋巴管系统的组成。

（2）掌握淋巴管的分类。

（3）重点掌握毛细淋巴管、淋巴管和淋巴导管的结构特点，并注意区分三者的关系。

人体中除中枢神经系统、软骨、骨髓、胸腺和牙等处没有淋巴管分布外，其余的组织和器官大多有淋巴管。

淋巴管系统起始于组织间隙内的毛细淋巴管，其起始端为盲端。毛细淋巴管逐渐汇合成一系列由小至大的淋巴管。组织间隙内的部分组织液渗入毛细淋巴管内，即为淋巴。淋巴呈浅黄色，其成分主要是水，内含电解质、少量蛋白和一些淋巴细胞。全身的淋巴管汇流于右淋巴导管和胸导管，然后回流入颈部大静脉。

一、毛细淋巴管

毛细淋巴管（lymphatic capillary）结构与毛细血管相似，其不同特点有，管腔较大而不规则，管壁仅由内皮和极薄的结缔组织组成。内皮细胞间的连接较疏松，间隙较大，无基膜，故更有利于大分子物质进入腔内。

覆瓦状结构，形象地说就像瓦片放置的方式一样，这样的结构导致组织液只能进入淋巴，然而淋巴中的液体不能流出，从而收集细胞间隙液（组织液）成为淋巴液，简称淋巴。毛细淋巴管汇集成为淋巴管，并于锁骨下静脉汇入血浆。需要注意的是，它的起点是封闭的，终点为锁骨下静脉。

毛细淋巴管是淋巴管道的起始部，以盲端起于组织间隙。毛细淋巴管分布也较广泛，除脑、脊髓、骨髓、上皮、角膜、晶状体、牙釉质和软骨外，遍及全身各处。

二、淋巴干

淋巴干（lymphatic trunk）由淋巴管汇合而成。全身各部的浅、深淋巴管汇合成9条淋巴干：收集头颈部淋巴的左、右颈干，收集上肢淋巴的左、右锁骨下干，收集胸部淋巴的左、右支气管纵隔干，收集下肢、盆部及腹部成对脏器淋巴的左、右腰干，收集腹部不成对脏器淋巴的肠干。

三、淋巴管

（一）概述

淋巴管（lymphatic vessel）由毛细淋巴管汇合而成，管壁内面有丰富的瓣膜，可分为浅、深淋巴管两组。浅淋巴管位于浅筋膜内，与浅静脉伴行；深淋巴管位于深筋膜深面，多与深部的血管、神经等伴行。

淋巴管根据其位置分为浅、深两种。管位于皮下，常与浅静脉伴行，收集皮肤和皮下组织的淋巴。深淋巴管与深部血管伴行，收集肌肉和内脏的淋巴。浅、深淋巴管之间有广泛的交通支。淋巴管在向心行程中，通常经过一个或多个淋巴结，从而把淋巴细胞带入淋巴液。

（二）淋巴管的主要功能

淋巴管的主要功能是滤过淋巴液，产生淋巴细胞和浆细胞，参与机体的免疫反应。当局部感染时，细菌、病毒或癌细胞等可沿淋巴管侵入，引起局部淋巴结肿大。如该淋巴结不能阻止和消灭它们，则病变可沿淋巴管的流注方向扩散和转移。

1. 滤过淋巴液

病原体侵入皮下或黏膜后，很容易进入毛细淋巴管回流入淋巴结。当淋巴缓慢地流经淋巴窦时，巨噬细胞可清除其中的异物，如对细菌的清除率可达99%，但对病毒及癌细胞的清除率经常很低。清除率常与抗原的性质、毒力、数量，以及机体的免疫状态等密切相关。

2. 进行免疫应答

抗原进入淋巴结后，巨噬细胞和交错突细胞可捕获与处理抗原，使相应特异性受体的淋巴细胞发生转化。识别抗原与细胞间协作的部位在浅层皮质与深层皮质交界处。引起体液免疫应答时，淋巴小结增多增大，髓索内浆细胞增多。引起细胞免疫应答时，副皮质区明显扩大，效应性T细胞输出增多。淋巴结内的T细胞约占淋巴细胞总数的75%，B细胞占25%，大颗粒淋巴细胞极少或无，淋巴结内细胞免疫应答和体液免疫应答常同时发生，以哪一种为主视抗原性质而定。淋巴结实质内有许多神经末梢，但淋巴小结内尚未发现。淋巴细胞表面有多种神经递质受体，说明神经系统对淋巴结内的免疫应答有一定的调节作用。

四、淋巴导管

淋巴导管（lymphatic duct）的管壁结构与大静脉相似。其特点是管壁比静脉薄，三层膜分界不清楚，中膜平滑肌较多，排列松散；内膜与中膜交界处，弹性纤维密集，类似内弹性膜。

淋巴导管分为左淋巴导管和右淋巴导管两部分。

（一）左淋巴导管（胸导管）

左淋巴导管（left lymphatic duct）在食管后方沿脊柱的右前方上行，至颈根部呈弓状弯向左侧注入左静脉角。该管长30~40 cm，直径约3 mm，管腔内瓣膜较少，乳糜池（cisterna chyli）为胸导管起始膨大处，常位于第1腰椎前方，由左、右腰干和肠干汇成。胸导管引流下肢、盆部、腹部、左上肢、左胸部和左头颈部的淋巴，胸导管通过6条淋巴干和某些散在的淋巴管收集两下肢、盆部、腹部、左肺、左半心、左半胸壁、左上肢和头颈左半部的淋巴（占全身淋巴的3/4）。胸导管自乳糜池上行于脊柱前方，在主动脉后方穿经膈主动脉裂孔入胸腔，在食管后、脊柱前方继续上行，至第5胸椎附近向左侧偏斜，出胸廓上口达颈根部后，向前弓状弯曲称胸导管弓（arch of thoracic duct），弓顶平第6~7颈椎高度，多数继续向前下汇入左静脉角，少数可注入左颈内静脉。胸导管与肋间淋巴结、气管支气管淋巴结和左锁骨上淋巴结之间存在广泛的淋巴侧支通路。在汇入静脉角处收纳左支气管纵隔干、左颈干和左锁骨下干（图7-17、图7-18）。

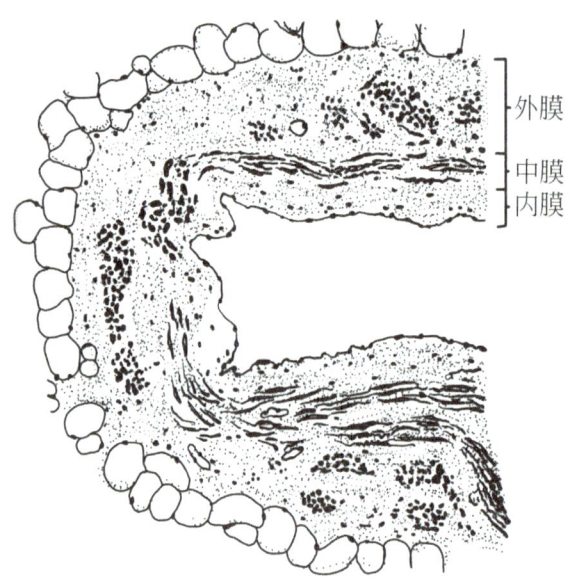

图7-17　胸导管结构模式图

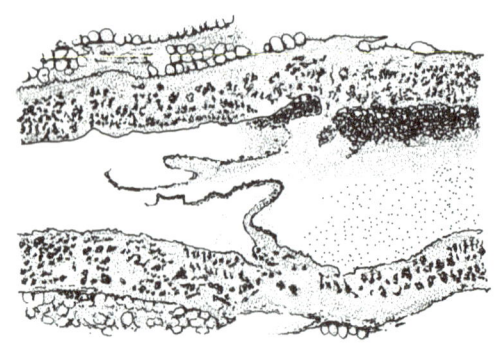

图7-18　胸导管瓣膜结构模式图

（二）右淋巴导管

右淋巴导管（right lymphatic duct）为一短干，长 1~1.5 cm，管径约 2 mm，由右颈干、右锁骨下干和右支气管纵隔干汇合而成，注入右静脉角。

有时上述三条淋巴干并不汇合，而分别注入颈内静脉或锁骨下静脉。右淋巴导管主要收纳头颈右半、右上肢、右肺、右半心、胸壁右半部的淋巴，即约占全身1/4部位的淋巴。

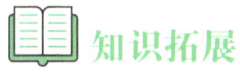

知识拓展

淋巴结肿大的常见原因

（1）慢性淋巴结炎：多数有明显的感染灶，且常为局限性淋巴结肿大，有疼痛及压痛，一般直径不超过2~3 cm，抗感染治疗后会缩小。腹股沟淋巴结肿大，尤其是长期存在而无变化的扁平淋巴结，多无重要意义。但无明显原因的颈部、锁骨上淋巴结肿大，标志着全身性淋巴组织增生性疾病，应予以重视，进一步检查确定。

（2）结核性淋巴结炎：有发热、多汗、乏力、血沉增快等临床表现，多见于青壮年；常伴发肺结核，淋巴结质地不均匀，有的部分较软（干酪样变），有的部分较硬（纤维化或钙化）且互相粘连，并和皮肤粘连，所以活动度差。这类患者结核菌素试验和血中结核抗体阳性。

（3）淋巴结转移瘤：淋巴结常较硬，质地不均匀，可找到原发灶。很少为全身性淋巴结肿大。

（4）急性白血病和慢性淋巴细胞性白血病：也常有淋巴结肿大，特别是儿童常见的急性淋巴细胞性白血病，常伴有发热、出血、肝脾大、胸骨压痛等，血液学和骨髓穿刺检查可以确诊鉴别。

（5）恶性淋巴瘤：也可见于任何年龄组，其淋巴结肿大常为无痛性、进行性肿大，可从黄豆大到枣大，中等硬度。一般与皮肤无粘连，在初、中期相互不融合，可活动。到了后期淋巴结可长到很大，也可融合成大块，直径达 20 cm 以上，侵犯皮肤，破溃后经久不愈。此外，可侵犯纵隔、肝、脾及其他器官，包括肺、消化道、骨骼、皮肤、乳腺、神经系统等。确诊需活组织病理检查。临床上恶性淋巴瘤常易误诊，以表浅淋巴结肿大为首发表现者，有70%~80%在初诊时被确诊为淋巴结炎或淋巴结结核,以致延误治疗。

(6)巨大淋巴结增生:是一种易误诊的罕见病,常表现为原因不明的淋巴结肿大,主要侵犯胸腔,以纵隔最多,也可侵犯肺门及肺内。其他受侵部位有颈部、腹膜后、盆腔、腋窝,以及软组织。常易误诊为胸腺瘤、浆细胞瘤、恶性淋巴瘤等。了解本病的病理及临床表现对早期诊断极为重要。

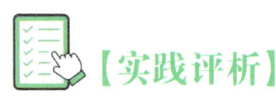【实践评析】

实践内容:

循环系统疾病,又称为心血管疾病,是一系列涉及循环系统的疾病。心脑血管疾病是威胁老年人健康的一大顽疾,严重威胁人类健康,是目前人类致残、致死的首要原因。

梅雨季节闷热、潮湿的气候容易使人感到胸闷、气短、烦躁、心慌,血压容易波动,心脏负担加重,容易诱发心肌缺血和心力衰竭。此时,心血管病患者应加强血压和心率监测,必要时,可去医院进行心电图、心脏超声等检查。对可能发生变化的心血管疾病做到早发现、早治疗。坚持服用药物,切忌随意停药,以免导致血压波动或诱发心肌缺血、心力衰竭或心律失常。

评析:

循环系统是指人体内运送血液的器官和组织,主要包括心脏、血管(动脉、静脉、微血管)。循环系统疾病可以细分为急性和慢性,一般都是与动脉硬化有关。这些疾病都有着相似的病因、病发过程及治疗方法。动物性脂肪会增加血液中的胆固醇含量,含量太高会阻塞动脉,造成血管硬化与狭窄。热量摄取过多则会形成肥胖,肥胖就容易造成心脏的负担,进而提高动脉硬化的危险性。蔬菜含有丰富纤维,能降低血液中的胆固醇,保持血管的畅通。气温下降时,血管会跟着收缩,尤其冬天的气温变化大,血管一经收缩会形成血栓造成阻塞,引发危险。

实践模拟:

(1)如何预防心血管疾病的发生?

(2)突发心血管疾病时有何急救措施?

(熊怀燕)

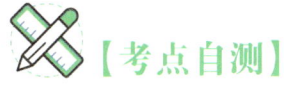

【考点自测】

一、单项选择题

(1) 血管内皮细胞的质膜小泡的主要作用是（　　）。

　　A．分泌产物　　　B．贮存物质　　　C．传递信息　　　D．物质转运

(2) 血管内皮下层不含有（　　）。

　　A．平滑肌纤维　　B．营养血管　　　C．胶原纤维　　　D．弹性纤维

(3) 有孔毛细血管存在于（　　）。

　　A．肌组织　　　　B．中枢神经系统　C．肺　　　　　　D．胃肠黏膜

(4) 与动脉相比，以下静脉的特点（　　）错误。

　　A．三层膜分界明显　　　　　　　　B．血容量比动脉大

　　C．管壁较薄，弹性较小　　　　　　D．管壁结构差异较大

(5) 心脏房室束及其分支位于（　　）。

　　A．内皮下层　　　B．心内膜下层　　C．心肌层浅部　　D．心肌层深部

(6) 关于浦肯野纤维，（　　）错误。

　　A．是心肌纤维　　　　　　　　　　B．闰盘不发达

　　C．比一般心肌纤维短而粗　　　　　D．含肌原纤维较少

(7) 内皮细胞的特征性结构是（　　）。

　　A．发达的高尔基复合体　　　　　　B．细胞间有10～20 nm的间隙

　　C．丰富的紧密连接　　　　　　　　D．W-P小体

(8) 肌性动脉中膜内产生基质和纤维的细胞是（　　）。

　　A．成纤维细胞　　B．间充质细胞　　C．平滑肌细胞　　D．内皮细胞

(9) 称为弹性动脉的血管是（　　）。

　　A．大动脉　　　　B．中动脉　　　　C．小动脉　　　　D．微动脉

(10) 毛细血管的构成是（　　）。

　　A．内膜、中膜和外膜　　　　　　　B．内皮、基膜和1～2层平滑肌

　　C．内皮和基膜　　　　　　　　　　D．内皮、基膜和少量周细胞

(11) 大动脉管壁的主要结构特点是（　　）。

　　A．弹性膜和弹性软骨多　　　　　　B．弹性纤维和胶原纤维多

　　C．弹性膜和弹性纤维多　　　　　　D．弹性膜和平滑肌纤维多

二、多项选择题

(1) 小动脉（　　）。

　　A．管径在0.3 mm以下　　　　　　　B．管壁可分三层

C．有几层环形平滑肌　　　　　　　D．可有内弹性膜

（2）动脉的功能正确的有（　　）。

A．大动脉的弹性使血流保持连续性

B．中动脉舒缩可调节各器官血流量

C．小动脉舒缩影响血流外周阻力和血压变化

D．微动脉舒缩调节局部组织血流量

（3）以下关于毛细血管的描述正确的是（　　）。

A．连续毛细血管内皮细胞间有紧密连接

B．有孔毛细血管内皮细胞上有窗孔

C．窦状毛细血管内皮细胞间隙较大

D．红细胞可穿过内皮细胞窗孔

（4）血窦存在于（　　）。

A．肝　　　　　　　　　　　　　　B．脾

C．骨髓　　　　　　　　　　　　　D．某些内分泌腺

三、简答题

（1）简述心壁各层结构特点。

（2）心脏传导系统的组成、功能及主要细胞类型如何？

（3）概述大动脉与中动脉的主要区别。

四、论述题

试述各型毛细血管的结构和功能特点及主要分布。

学习单元八 消化系统

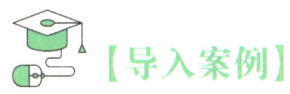【导入案例】

男，68岁，因腹部不适，黑粪2 d，呕血1 d，于4月30日入急诊观察室。患者于4月28日，解成形黑粪1次，未予重视。4月29日午饭后先感上腹部饱胀不适，随后解柏油样便3次，总量约600 g，至23点又解暗红色血便多次，不成形，量无法估计。今晨呕咖啡色血性液体约1 000 mL，自感头昏、四肢无力、心慌、冷汗、恶心，晕厥在床，家属发现后送至本院急诊。否认高血压、糖尿病等慢性病史，否认肝炎、肺结核病史。

体格检查：T 37.0 ℃，P 106次/分，R 24次/分，BP 10.6/5.3 kPa（80/40 mmHg）。胃镜检查：糜烂性胃炎、十二指肠球部溃疡。

思考与讨论：

（1）哪些症状提示上消化道出血患者会继续出血和再出血？

（2）如何判断上消化道出血的程度？

学习任务一　消化管

任务目标

（1）了解消化管的一般结构，掌握食管的特点。

（2）了解小肠绒毛与小肠腺的结构和功能，掌握胃和小肠的一般结构。

（3）了解消化管内分泌细胞的种类。

一、消化管壁的结构

消化系统由消化管和消化腺组成。消化管是一条连续性管道，包括口腔、咽、食管、胃、小肠和大肠，主要功能是消化食物、吸收营养和将食物残渣排出体外。此外，消化管还具有内分泌及免疫功能。这些器官的管壁结构具有某些共同的分层规律，又各具有与其功能相适应的特点（图8-1）。

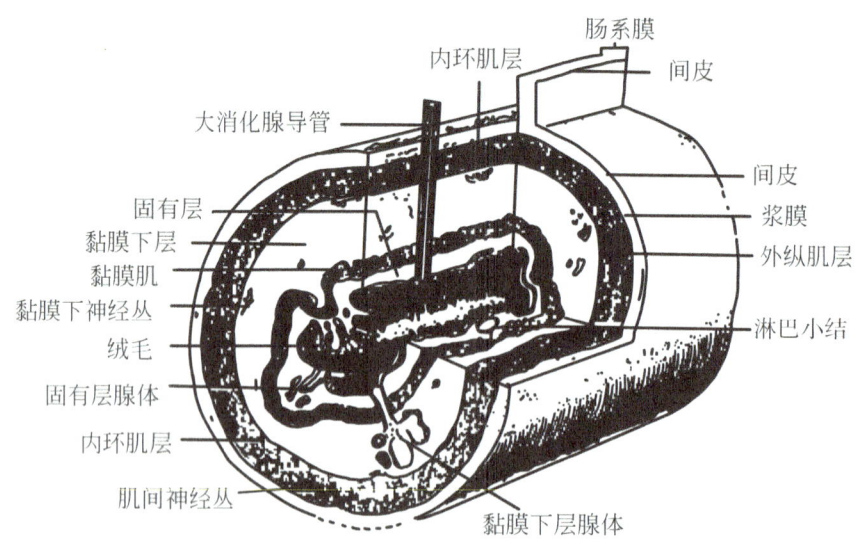

图8-1　消化管壁结构模式图

（一）黏膜

黏膜由上皮、固有层和黏膜基层组成，是消化管各段结构差异最大、功能最重要的部分。

1. 上皮（epithelium）

消化管两端（腔、咽、食管和肛门）为复层扁平上皮，以保护作用为主；其余部分为单层柱状上皮，主要参与食物的消化和吸收。

2. 固有层（lamina propria）

固有层由细密的结缔组织组成，富含毛细血管和毛细淋巴管。胃肠固有层内有丰富的腺体和淋巴组织。

3. 黏膜肌层（muscularis mucosa）

黏膜肌层为薄层平滑肌，一般排列为内环形和外纵行两层。其收缩可改变黏膜层的形状，有助于物质吸收、血液运行和分泌物的排出。

（二）黏膜下层

黏膜下层（submucosa）为较致密的结缔组织，内含较大的血管、淋巴管和黏膜下神经丛。黏膜下神经丛由多极神经元与无髓神经纤维组成，参与调节黏膜肌层与血管平滑肌的收缩和黏膜腺的分泌。食管腺和十二指肠腺也位于此层内。黏膜层和黏膜下层共同突向消化管腔而形成皱襞，有扩大黏膜表面积的作用。

（三）肌层

肌层（muscularis）除消化管两端（口腔、咽、部分食管及肛门）为骨骼肌外，其余均由平滑肌组成；通常为内环形和外纵行两层，其间有少量的结缔组织及肌间神经丛。肌间神经丛的结构与黏膜下神经丛相似，可调节肌层的收缩，使消化管内食物与消化液能充分混合并向前推进。

（四）外膜

外膜（adventitia）是消化管壁的最外层，为浆膜或纤维膜。大部分消化管的外膜为浆膜，由薄层结缔组织及表面的间皮构成，间皮表面光滑有利于胃肠活动。纤维膜仅由结缔组织构成，与毗邻器官的结缔组织相连，使器官得以固定。

二、口腔

口腔是消化系统的起始部，其前壁为上、下唇，侧壁为颊，上壁为腭，下壁为口底（图8-2）。向前经口唇围成的口裂通向外界，向后经咽峡与咽相通。口腔可分为口腔前庭和固有口腔。前者是位于上、下唇和颊与上、下牙弓和牙龈之间的间隙，后者位于上、下牙弓和牙龈所围成的空间，其顶为腭，底部（口底）由黏膜、肌和皮肤组成。

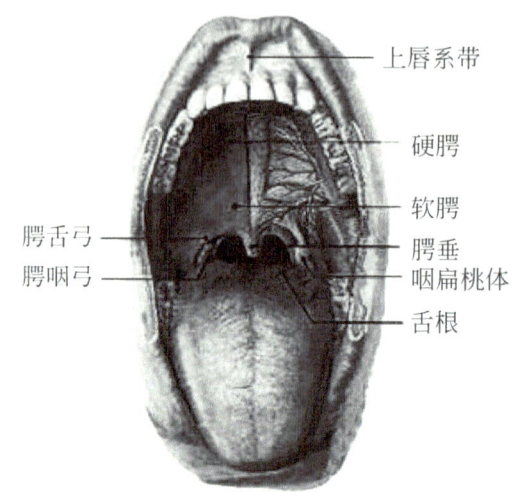

图 8-2　口腔解剖结构图

（一）唇与颊

口唇构成口腔的前壁，分为上、下唇。两唇之间的裂隙称口裂，其两侧接合处称口角。上唇的外面正中线上有一纵行的浅沟称为人中，是人类特有的结构，昏迷患者急救时常在此处进行针刺或指压刺激，促使患者苏醒。

颊构成口腔的两侧壁，与上唇之间的浅沟为鼻唇沟。

（二）腭

腭构成固有口腔的顶。其前 2/3 为硬腭，主要由骨腭为基础，覆盖黏膜而成。软腭后部斜向后下，称腭帆。腭帆后缘游离，中央有向下的突起称腭垂。腭垂的两侧有两对黏膜皱襞分别连于舌根和咽的侧壁，前方的一对称腭舌弓，后方的一对称腭咽弓。两弓间的窝称扁桃体窝，内容纳腭扁桃体。腭垂、两侧的腭舌弓与舌根共同围成咽峡，是口腔与咽的分界线。

（三）舌

舌位于口腔底，是一肌性器官，具有感受味觉、协助咀嚼和吞咽食物，以及辅助发音等功能。舌的形态分为上、下两面。上面称舌背，其后部以呈"八"形的界沟，分为前 2/3 的舌体和后 1/3 的舌根，舌体的前端称舌尖。舌的下面正中线上有一连于口腔底的黏膜皱襞，称舌系带；其根部的两侧各有一小黏膜隆起，称舌下阜，是下颌下腺与舌下腺大管的开口处。舌下阜的后外方延续为舌下襞，其深面埋舌下腺。

舌主要以骨骼肌做基础，表面覆以黏膜而成。舌背的黏膜呈淡红色，有许多的小突起，称舌乳头。根据形态与功能的不同分为四种：丝状乳头，数量最多，呈白色，具有一般感觉功能；菌状乳头，呈钝圆形，鲜红色；轮廓乳头，体形最大，排列在界沟的前方；叶状乳头，在人类为退化的结构。后三种乳头中含有味觉感受器（图8-3）。

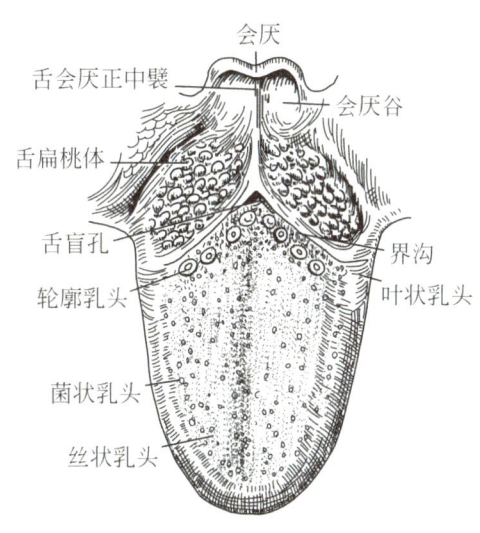

图8-3　舌的解剖结构图

舌根的黏膜内，由淋巴组织构成、大小不等的小结节，称舌扁桃体。舌肌为骨骼肌，分舌内肌与舌外肌。舌内肌收缩时改变舌的形状，舌外肌收缩时改变舌的位置。舌外肌中最重要的是颏舌肌。该肌起自下颌体内面中线的两侧，肌纤维呈扇形止于舌。

（四）牙

牙的形态分为牙冠、牙颈、牙根三部分。暴露于口腔内的牙冠，色白而光泽；嵌于牙槽内的称牙根；介于牙冠与牙根之间的部分被牙龈包绕，称牙颈。

牙的内部空腔称牙腔，位于牙根内的称牙根管，与牙槽相通。牙腔内有牙髓，其中富含血管和神经，当牙髓发炎时，可引起剧烈的疼痛。牙主要由淡黄色的牙质构成，牙冠表面覆有一层白色光泽的釉质，牙根与牙颈表面覆有一层黏合质。牙龈、牙周膜和牙槽骨共同构成牙周组织，对牙有保护、支持和固定作用。

（五）口腔腺

口腔腺是开口于口腔的各种腺体的总称。口腔腺分大、小两类，能分泌唾液。小唾液腺包括唇腺、颊腺等，大唾液腺包括腮腺、下颌下腺和舌下腺三对。

腮腺为三对大唾液腺中最大的一对，整体略呈三角楔形，居外耳道的前下方。腮腺管发自腮腺的前缘，在颧弓下一横指处向前越过咬肌表面，最后穿颊肌，开口于上颌第二磨牙牙冠相对的颊黏膜上。

下颌下腺位于下颌体的深面，略呈卵圆形，腺管开口于舌下阜。

舌下腺位于舌下襞的深面，腺管开口于舌下阜与舌下襞。

三、食管

食管是运输食物到胃的通道，其腔面有纵行皱襞，食物通过时皱襞消失。食管具有消化管典型的四层结构（图8-4）。

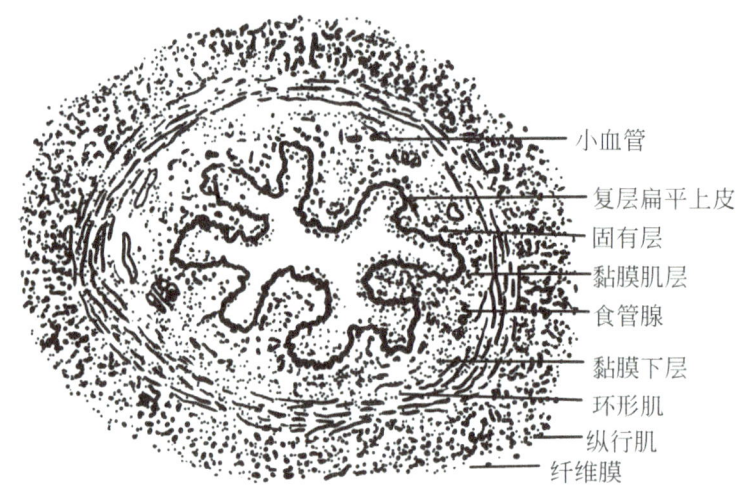

图8-4　食管（横切）

黏膜表面为未角化的复层扁平上皮，能耐受较粗糙的食物摩擦。在食管与胃贲门交界处，复层扁平上皮骤然变为单层柱状上皮，是食管癌的易发部位。黏膜层为疏松结缔组织，内含食管腺及导管等。黏膜肌层仅为一层纵行的平滑肌束。黏膜下层中有食管腺，其分泌的黏液由导管输送到食管腔面，润滑黏膜，便于食物通过。肌层分内环形与外纵行两层。食管上1/3段为骨骼肌，下1/3段为平滑肌，中1/3段由骨骼肌和平滑肌混合组成。外膜是纤维膜。

四、胃

胃壁具有黏膜、黏膜下层、肌层和外膜四层结构（图8-5）。胃的功能为贮存食物，初步分解蛋白质，吸收部分水、无机盐和醇类（如乙醇）等。因此，胃壁具有一些与上述功能相适应的特征。此处只对胃黏膜做详细阐述。

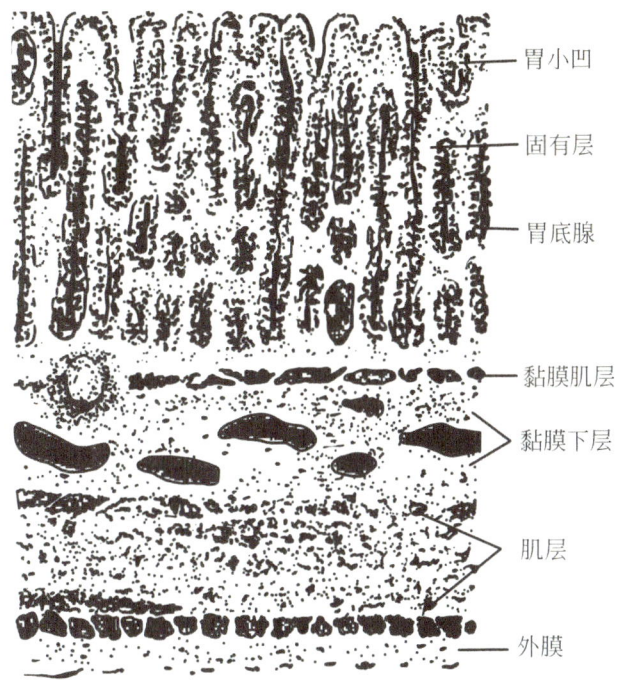

图8-5 胃壁结构模式图

胃空虚时，胃黏膜表面可见许多纵行皱襞；当胃内食物充盈时，皱襞几乎消失。胃黏膜表面还有许多小凹陷，是上皮向下陷入固有层形成，称胃小凹，是胃腺的开口部位，每个胃小凹常有3~5个胃腺开口。

1. 上皮

黏膜腔面及胃小凹表面均衬以单层柱状上皮，无杯状细胞。柱状细胞的核位于细胞基底部，细胞顶部胞质在HE染色标本上着色浅，呈透明状。电镜下，可见细胞游离面有短的微绒毛，细胞侧面之间有紧密连接。细胞顶部胞质内有高电子密度的黏原颗粒。其分泌的黏液含有高浓度碳酸氢盐，不会被盐酸溶解。这样柱状细胞之间的紧密连接及细胞表面的黏液可以阻止胃酸及胃蛋白酶对上皮组织的侵蚀与消化，构成胃黏膜屏障，起保护作用。胃的上皮细胞不断更新，3~5 d更换1次，由胃小凹深部及胃腺颈部的未分化细胞分裂补充。

2. 固有层

固有层为致密结缔组织，含有分散的平滑肌纤维及淋巴细胞、浆细胞和嗜酸性粒细胞等，有时还可见孤立淋巴小结。固有层的典型特征是含有大量紧密排列的胃腺。根据分布部位和结构的不同，可分为胃底腺、贲门腺和幽门腺，其中胃底腺最多，功能最重要。胃底腺分布于胃底及胃体，为分支管状腺。胃底腺通常分为颈、体及底部，颈部与胃小凹相连，体部较长，底部可达黏膜肌层。胃底腺由壁细胞、主细胞、颈黏液细胞、内分泌细胞及未分化细胞组成（图8-6）。

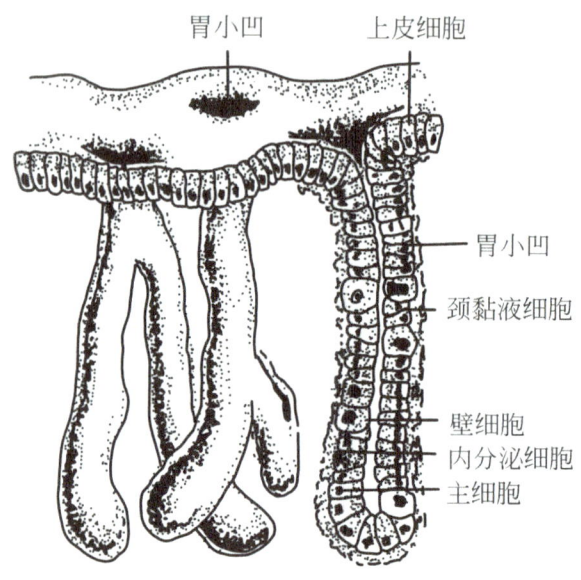

图8-6　胃底腺结构模式图

3. 贲门腺

贲门腺布于贲门部，为黏液腺，分泌的黏液参与组成胃黏膜表面的黏液层。

4. 幽门腺

幽门腺分布于幽门部，主要由黏液细胞组成，分泌物也参与组成胃黏膜表面的黏液层。腺内还有许多内分泌细胞（图8-7）。

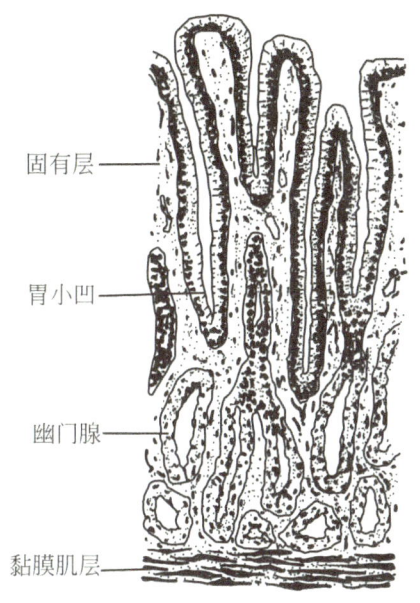

图 8-7 幽门腺结构模式图

五、小肠

小肠是消化、吸收的主要场所，也是消化管中最长的部分，可分为十二指肠、空肠和回肠。小肠壁均由黏膜、黏膜下层、肌层和外膜组成。

（一）黏膜

小肠腔面可见许多环形皱襞，在十二指肠末段和空肠头段极为发达，向下逐渐减少，至回肠中段以下基本消失。黏膜表面有许多绒毛（villus），它是由上皮和固有层向肠腔内突出形成的，为小肠特有的结构。环形皱襞和绒毛使小肠表面积扩大20～30倍（图8-8）。

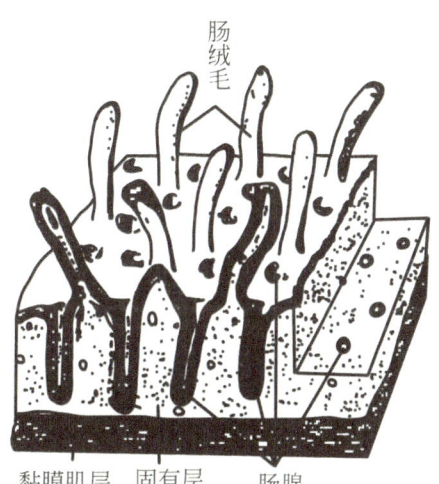

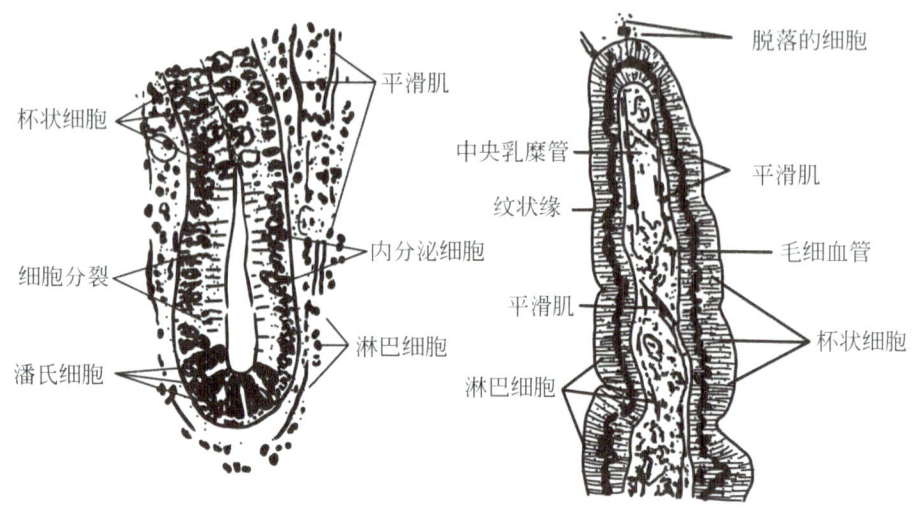

图 8-8 小肠绒毛和肠腺模式图

1. 上皮

上皮为单层柱状上皮，由柱状细胞、杯状细胞和少量内分泌细胞组成。

（1）柱状细胞：又称吸收细胞（absorptive cell），占小肠上皮细胞的90%，呈高柱状，核椭圆形，位于基部，细胞游离面有纹状缘。电镜下纹状缘由密集排列的微绒毛构成，大大增加了细胞游离面的表面积。微绒毛表面有一层糖蛋白构成的细胞衣，内含有许多酶，如双糖酶和肽酶，并吸附有胰蛋白酶、胰淀粉酶等。这些酶均有助于糖和蛋白质的消化吸收。柱状细胞内有大量滑面内质网参与脂肪的吸收。因而，柱状细胞对糖、蛋白质和脂肪的吸收起重要作用。

（2）杯状细胞：散在于柱状细胞之间，分泌黏液，有润滑、保护黏膜的作用。从十二指肠至回肠末端，杯状细胞逐渐增多。

2. 固有层

在结缔组织中除含丰富的血管、淋巴管及神经外，还有散在的平滑肌纤维和多种细胞成分，如淋巴细胞、浆细胞、巨噬细胞和嗜酸性粒细胞等。固有层一部分随上皮向肠腔内突出形成绒毛中轴（图8-8），其中央有1~2条纵行毛细淋巴管，称中央乳糜管（central lacteal）。它以盲端起于绒毛顶尖，另一端穿过黏膜肌层，汇入黏膜下层的淋巴管。中央乳糜管的壁通透性较大，可输送上皮吸收的脂肪物质。此管周围有丰富的有孔毛细血管，有利于上皮细胞吸收的氨基酸和葡萄糖进入血液。绒毛内也有散在的平滑肌纤维，它的收缩可使绒毛缩短，有助于物质吸收和血液与淋巴液的运行。固有层内有许多小肠腺，是小肠上皮向固有层内凹陷分化形成，故肠腺与绒毛上皮相连续，腺体开口于相邻的绒毛之间（图8-8）。构成肠腺的细胞除上述柱状细胞、杯状细胞和内分泌细胞外，还有潘氏（Paneth）细胞和未分化细胞。

（1）潘氏细胞：位于肠腺基底部，常三五成群。细胞锥体形，胞质顶部充满粗大的嗜酸性颗粒，内含溶菌酶等，具有一定的杀菌作用。

（2）未分化细胞：见于肠腺的下半部。细胞较小，呈柱状，能不断增殖分化，向上迁移补充肠腺细胞和绒毛顶端脱落的上皮细胞。固有层中尚有淋巴组织，十二指肠和空肠为单独淋巴小结，称孤立淋巴小结。回肠淋巴小结发达，数十个聚集在一起，称集合淋巴小结。集合淋巴小结常穿过黏膜肌，伸入黏膜下层，成为回肠的结构特点。集合淋巴小结处的黏膜绒毛少而短。人患肠伤寒时，细菌常侵入该部淋巴组织，引起局部溃疡；若溃疡过深，则可并发肠穿孔（图8-9）。

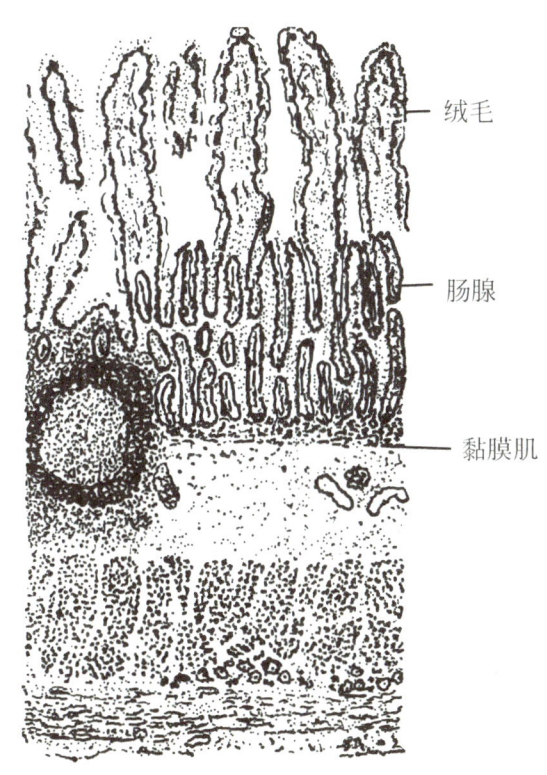

图8-9　小肠光镜结构

（二）小肠其他各层的组织结构特征

十二指肠的黏膜下层内有黏液腺，称十二指肠腺。其导管开口于肠腺底部，分泌物呈碱性，含黏液与碳酸氢盐，可保护肠黏膜免受胃酸和胰液的消化与侵蚀。肌层均为内环、外纵两层平滑肌。外膜除十二指肠后壁为纤维膜外，其余均为浆膜。

六、大肠

大肠分为盲肠、阑尾、结肠和直肠，主要功能是吸收水分和电解质，将食物残渣形成粪便。大肠各段结构基本相似，此处仅介绍结肠和阑尾的结构特点。

（一）结肠

结肠黏膜表面有半环形皱襞，无绒毛。上皮为单层柱状上皮，柱状细胞很多，分泌黏液，润滑黏膜。固有层内有大量上皮下陷形成的大肠腺。大肠腺较长，除有柱状细胞、杯状细胞外，尚可见少量未分化细胞和内分泌细胞，但无潘氏细胞。固有层还常见散在的孤立淋巴小结。肌层包括内环和外纵两层平滑肌，外纵肌局部增厚形成三条结肠带。外膜大部分为浆膜（图8-10）。

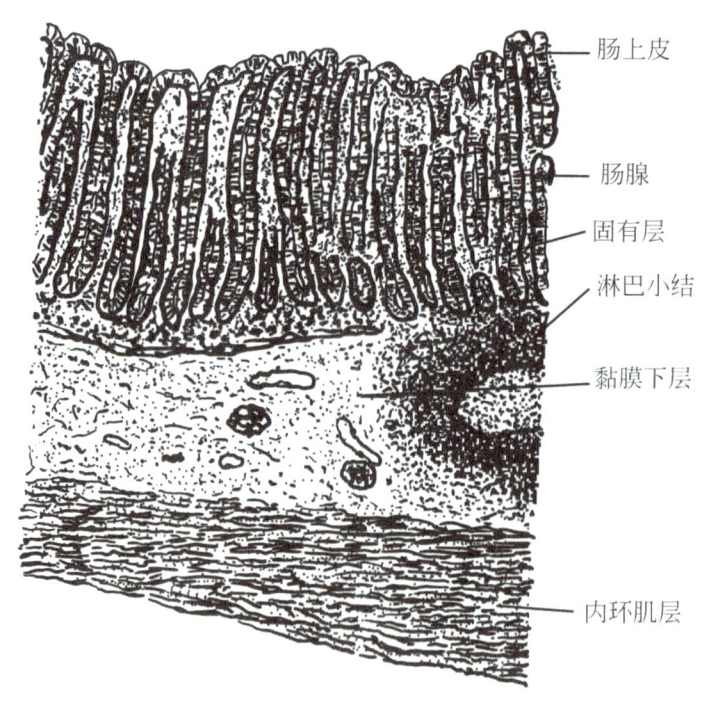

图8-10　结肠光镜结构

（二）阑尾

阑尾管腔窄而不规则，无绒毛。管壁结构类似结肠，但固有层内肠腺短而少，淋巴组织或淋巴小结特别丰富，多深入黏膜下层，致使黏膜肌层不完整。肌层薄，外膜为浆膜（图8-11）。以往一直认为阑尾是退化的器官，无特殊功能意义，现认为阑尾壁中有丰富的淋巴组织，在消化管免疫过程中起重要作用。

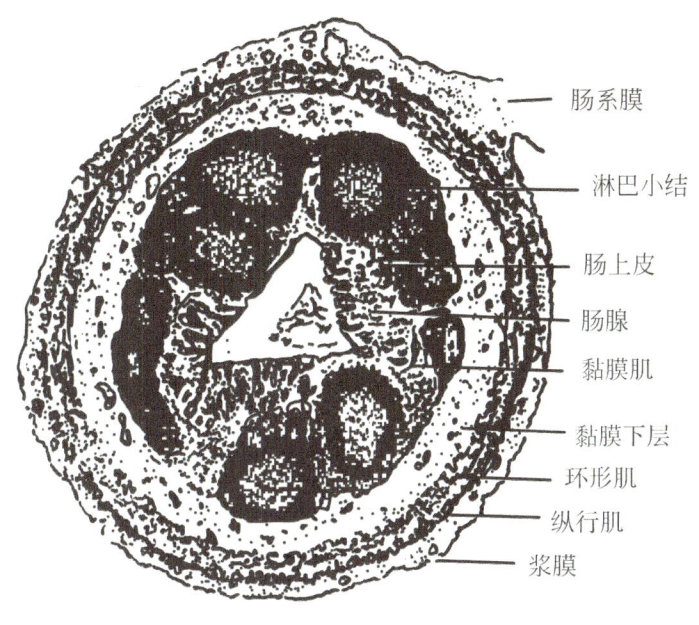

图 8-11　阑尾光镜结构

七、胃肠的内分泌细胞

胃肠道的上皮和腺体内散在有多种内分泌细胞，这些细胞的总数超过任何一种内分泌腺，故在某种意义上，胃肠道可被看作是体内最大、最复杂的内分泌器官。它们分泌的多种激素可协调胃肠道自身运动和分泌功能，也参与调节其他器官的活动。内分泌细胞多呈圆锥形，基底部附于基膜上，基部胞质内有大小不一的分泌颗粒，故又称基底颗粒细胞。胃肠道的内分泌细胞，根据其游离面是否到达腔面，分为开放型和封闭型。开放型细胞游离面有微绒毛伸入管腔内，能感受消化管腔内食物或消化液的刺激而分泌激素。封闭型细胞的顶端不到达管腔，被其他细胞覆盖，通过感受局部环境变化而分泌激素。胃肠内分泌细胞所分泌的激素大多从细胞基底部释入固有层有孔毛细血管内，经血液循环作用于靶细胞。少数激素被释放后可直接作用于邻近细胞，以旁分泌方式调节靶细胞的生理功能。根据免疫细胞化学和电镜的研究结果，已确认的10余种胃肠内分泌细胞名称、分布部位和分泌物见表8-1。

表8-1　胃肠内分泌细胞名称、分布部位和分泌物

细胞名称	分布部位		分泌物
	胃	肠	
生长抑素细胞（D细胞）	胃底、幽门	空肠、回肠、结肠	生长抑素

续表

细胞名称	分布部位 胃	分布部位 肠	分泌物
血管活性肽细胞（D_1细胞）	胃底、幽门	空肠、回肠、结肠	血管活性肠肽
5-羟色胺细胞（EC细胞）	胃底、幽门	空肠、回肠、结肠	5-羟色胺、P物质
组胺细胞（ECL细胞）	胃底		组胺
胃泌素细胞（G细胞）	幽门	十二指肠	胃泌素
胆囊收缩素细胞（I细胞）		十二指肠、空肠	胆囊收缩素（促胰酶素）
抑胃多肽（K细胞）		空肠、回肠	抑胃多肽
胰高血糖素（L细胞）		空肠、回肠、结肠	胰高血糖素
胃动素细胞（M_0细胞）		空肠、回肠	胃动素
神经降压素（N细胞）		回肠	神经降压素
铃蟾肽细胞（P细胞）	胃肠、幽门	空肠	铃蟾肽
胰多肽细胞（PP细胞）	胃肠、幽门	结肠	胰多肽
促胰液素细胞（S细胞）		十二指肠、空肠	促胰液素

八、消化系统的免疫功能

消化管的黏膜表面，经常存在来自食物、细菌及其他有害物质产生的抗原，但一般不会引起疾病，消化管内的淋巴组织与其表面上皮共同形成机体第一道防线，对抗原物质引起免疫应答，以抵御外来物质的侵害。消化管淋巴组织又称肠道相关淋巴组织（gut-associated lymphoid tissue），包括淋巴小结（尤以咽、回肠与阑尾处发达），固有层中弥散分布的淋巴细胞、浆细胞、巨噬细胞，以及上皮内淋巴细胞等。消化管淋巴组织的免疫抵御作用主要发生于淋巴小结上方的肠黏膜上皮。此处上皮内有一种微皱褶细胞（microfold cell，M细胞）。细胞游离面缺少微绒毛，而有一些短而稀的微皱褶，顶部胞质还有许多小泡，细胞基底部的细胞膜向顶部深陷，形成一个凹腔，凹腔内有淋巴细胞嵌入，称上皮内淋巴细胞。M细胞可摄入抗原，通过小泡转运，经出胞作用将抗原传递给上皮内淋巴细胞。上皮内淋巴细胞接受刺激后，迁出上皮，进入黏膜淋巴小结与肠系膜淋巴结内分化增殖，然后进入淋巴循环和血液循环，再回到肠黏膜内，并分化成浆细胞。此处的浆细胞可分泌免疫球蛋白（IgA），当IgA通过肠上皮细胞或在细胞间隙内与上皮细胞产生的分泌物结合，形成分泌性免疫球蛋白（SIgA），释放入肠腔。SIgA可与相应抗原结合，抑制细菌增殖和中和病毒，保护肠黏膜。婴儿因产生SIgA的能力较差，故易患肠感染。该分泌性免疫蛋白也存在于呼吸道和泌尿生殖道。

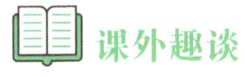 课外趣谈

四大信号提示小儿肠套叠！

肠套叠是指一段肠管套入与其相连的肠腔内，并导致肠内容物通过障碍。急性肠套叠最多见于婴儿期，以4~10个月婴儿多见，2岁以后随年龄增长发病逐年减少。男女之比为（2~3）∶1。肠套叠一年四季均有发病，以春末夏初发病率最高，可能与上呼吸道感染及病毒感染有关。

肠套叠早期表现有四大信号：

(1) 阵发性哭闹。由于婴儿不会诉腹痛，故表现为突然发生哭闹、屈腿、面色苍白，腹痛缓解时仍可玩闹或入睡。

(2) 呕吐。婴幼儿阵发性哭闹开始后不久就会出现呕吐，最初呕吐物为奶块或食物，以后可带有草绿色的胆汁，甚至吐出有粪臭味的液体。

(3) 便血。起病数小时后可排出暗红色血便或带黏液的粪便，呈果酱样，有时可排出深红色血水或鲜血便。

(4) 腹部肿块。肠套叠肿块的部位，依套入点和套入程度而定，以右下腹或右上腹为多。

家长若发现小儿有以上四大信号时，应考虑肠套叠的可能，立即送去医院检查，一旦确诊，必须立即进行空气灌肠，必要时应手术复位。

（戴晓萍）

学习任务二　消化腺

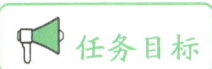 任务目标

(1) 熟悉唾液腺的一般结构，掌握两种腺细胞和三种腺泡的结构特点和功能，了解三种唾液腺的结构特点。

（2）掌握胰腺的一般结构，掌握胰腺腺泡和导管的结构特点，掌握胰岛细胞的种类及其分泌的激素。

（3）掌握肝脏的一般结构，掌握肝小叶的结构，掌握肝细胞的光镜结构、超微结构和功能，掌握肝血窦及窦周隙的结构和功能，熟悉胆小管的结构，掌握肝门管区的结构，掌握肝血液循环及胆汁排出通路。

消化腺包括小消化腺和大消化腺。小消化腺散在分布于消化管各段的管壁内，如口腔黏膜内的小唾液腺、食管腺、胃腺、肠腺等；大消化腺如大唾液腺、胰腺和肝脏等。消化腺的分泌物经导管排入消化管内，对食物行使化学性的消化作用；此外，有的消化腺还有内分泌或其他重要功能。

一、唾液腺

（一）大唾液腺

大唾液腺位于口腔周围，有腮腺、下颌下腺和舌下腺，其导管开口于口腔。唾液腺（salivary gland）为复管泡状腺，表面覆以薄层结缔组织被膜，被膜结缔组织伴随血管、淋巴管和神经伸入腺内构成间质，腺实质分为许多小叶，每个小叶均由分支的导管及其末端的腺泡组成。

1. 腺泡（acinus）

腺泡呈泡状或管泡状，由单层立方或锥体形腺上皮细胞围成，为腺的分泌部。腺上皮细胞与基膜之间，可见一种扁平而有突起的肌上皮细胞，此细胞收缩时，有助于腺细胞分泌物的排出。根据腺细胞的结构和分泌物性质的不同，将腺泡分为浆液性腺泡、黏液性腺泡和混合性腺泡三种类型（图8-12）。

（1）浆液性腺泡（serous acinus）：由浆液性腺细胞组成，腺细胞多呈锥体形，核圆形，略偏于基部。在HE染色切片中，胞质着色较深，顶部胞质内含有嗜酸性的酶原颗粒，基底部胞质嗜碱性较强。浆液性腺泡的分泌物较稀薄，含唾液淀粉酶等，可将食物中的淀粉水解为麦芽糖。

（2）黏液性腺泡（mucous acinus）：由黏液性腺细胞组成，腺细胞呈锥体形或立方形，细胞核扁圆形，位于基底部。在HE染色切片中，除核周围胞质呈嗜碱性外，大部分胞质着色较浅，呈空泡状。顶部胞质有粗大的黏原颗粒。黏液性腺泡的分泌物较黏稠，主要含有黏液，起润滑食物的作用。

（3）混合性腺泡（mixed acinus）：由浆液性腺细胞和黏液性腺细胞共同组成，常见的形式是黏液性腺泡的末端有几个浆液性腺细胞附着，在切片中呈半月形，故称浆半月。

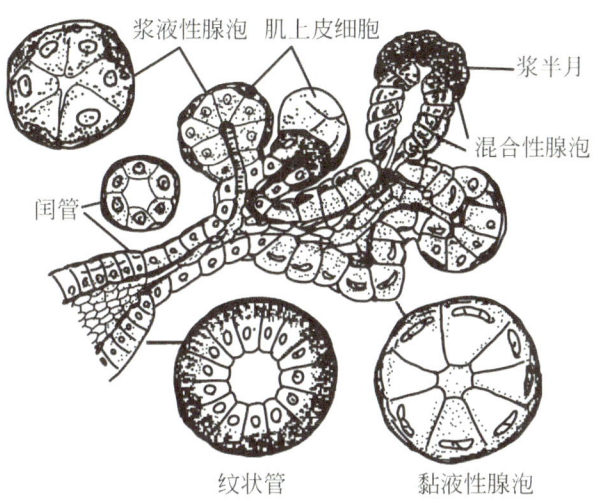

图8-12　唾液腺腺泡与导管结构模式图

2. 导管（duct）

导管为反复分支的上皮性管道，它把分泌物从腺泡输送到口腔下各段，常见的形式可分为以下三种。

（1）闰管（intercalated duct）：与腺泡相连，管径细，管壁由单层扁平或单层立方上皮组成。

（2）纹状管（striated duct）：又称分泌管（secretory duct），与闰管相延续，也位于小叶内，管径变粗。管壁由单层高柱状上皮围成，核圆形，偏于细胞顶部，在HE染色切片中，胞质强嗜酸性。细胞基底部可见纵纹，利于纹状管上皮细胞从分泌物中吸收Na^+，并将K^+排入管腔，还可重吸收或排出水，故可调节唾液中电解质和唾液含量。

（3）小叶间导管（interlobular duct）和总导管：纹状管汇合成小叶间导管，管径较粗，位于小叶间结缔组织内。小叶间导管逐渐汇合成总导管，开口于口腔。管壁由单层高柱状或假复层柱状上皮构成。其末端近开口处移行为复层扁平上皮，与口腔黏膜上皮相连续。

（二）唾液

唾液腺的分泌物为唾液，正常成人每天分泌1 000～1 500 mL唾液，其中下颌下腺占70%，腮腺占25%，舌下腺占5%。唾液的主要成分为水，还含有酶和黏液等。唾液中的水和黏液起润滑口腔黏膜的作用，唾液淀粉酶可分解食物中的淀粉。溶菌酶和干扰素能抵抗病毒和细菌的侵入。唾液腺结缔组织内的浆细胞和腺上皮细胞协同分泌的分泌性免疫球蛋白（SIgA），具有免疫功能，可控制口腔中的细菌群系，预防龋齿和牙周病的发生。

二、胰腺

胰腺（pancreas）表面覆以薄层结缔组织被膜，结缔组织伸入腺内，将实质分隔成许多界线不明显的小叶。腺实质由外分泌部和内分泌部组成，外分泌部分泌胰液，内含多种消化酶，在食物消化中起重要作用；内分泌部分泌激素，主要参与体内糖代谢的调节（图8-13）。

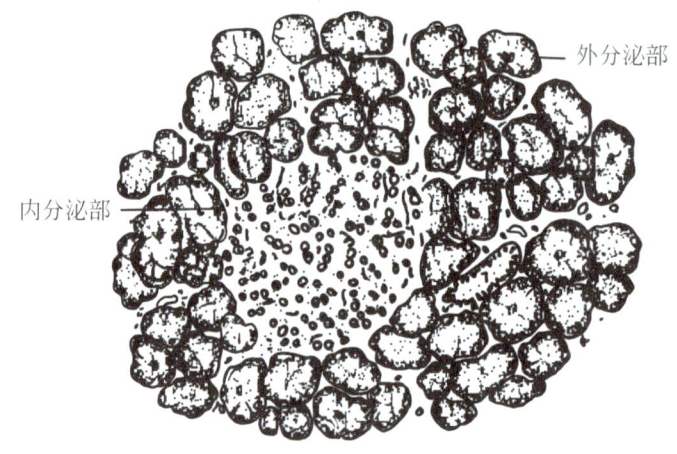

图8-13 胰腺的组织结构

（一）外分泌部

外分泌部为复管泡状腺，由腺泡和导管组成。小叶间结缔组织中有导管、血管、淋巴管和神经。

1. 腺泡

腺泡由浆液性腺细胞组成。腺细胞呈锥体形，核圆形，位于细胞的基底部，顶部胞质内含有许多嗜酸性的酶原颗粒。基底部胞质呈嗜碱性，在腺细胞与基膜之间无肌上皮细胞。腺泡腔面还可见一些着色浅的扁平或立方形细胞，称泡心细胞，它们是闰管上皮细胞延伸入腺泡腔内所致（图8-14）。

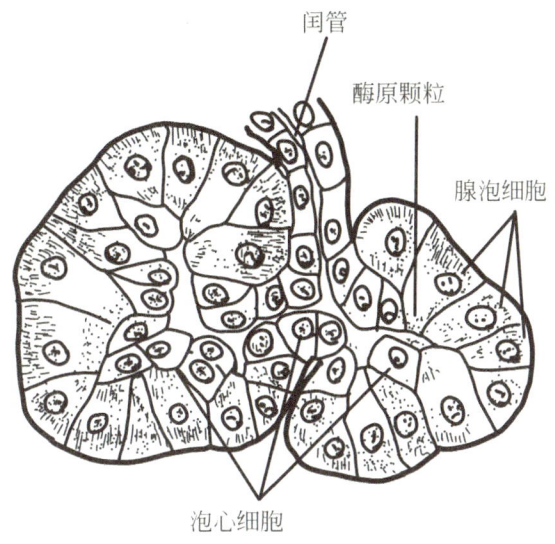

图8-14 胰腺腺泡、泡心细胞与闰管模式

2. 导管

泡心细胞与闰管相连,闰管起始于腺泡,然后汇合成小叶内导管、小叶间导管及贯穿胰腺全长的一条主导管。胰腺无纹状管。闰管与小叶内导管的上皮为单层扁平乃至单层立方上皮,小叶间导管的上皮为单层柱状,主导管的上皮为单层高柱状;上皮内常夹有杯状细胞。主导管在胰头部与胆总管汇合后开口于十二指肠乳头。胰腺的外分泌部分泌胰液。胰液中主要含有多种消化酶,如胰蛋白酶、胰淀粉酶、胰脂肪酶等,分别消化食物中相应的营养成分。正常情况下,有的酶是以酶原的形式分泌,如胰蛋白酶原等,它们排入小肠后才被激活成有活性的酶。此外,胰腺细胞尚可分泌胰蛋白酶抑制因子,防止胰蛋白酶原等在胰腺内被激活产生自身消化作用。若这种自我抑制机制失调或某些病理情况下,如摄入过多脂肪、酗酒、暴饮暴食等,导致胰蛋白酶原在胰腺内被激活,则使胰腺组织被自己的酶分解破坏而引起急性胰腺炎。

(二)内分泌部

胰腺的内分泌部是散布于外分泌部腺泡之间的细胞团,称为胰岛(pancreatic islets)。成人胰腺约有100万个胰岛,胰尾部分布较多。胰岛大小不等,细胞排列成团、索状,细胞间有丰富的有孔型毛细血管网,胰岛细胞分泌的激素直接进入血液。人胰岛主要由A、B、D和PP四种类型的细胞组成,但在HE染色切片中着色浅,不易分辨出各类细胞。经三色染色(Mallory法)可显示A、B、D三种细胞。近年多采用电镜和免疫细胞化学法区分和研究胰岛内的各种细胞。

三、肝

肝（liver）是人体最大的腺体。肝细胞分泌的胆汁，经胆管输入十二指肠，有助于脂肪的消化和吸收，故将其也列入消化腺。肝主要的功能是参与机体的物质代谢，包括蛋白质、糖、脂类、激素、维生素等多种物质的合成、分解、转化、贮存和解毒等。肝细胞合成的一些重要物质有的直接释放入血，对维持机体的正常生命活动有重要作用。胚胎时期，肝还有造血功能，胚胎第4个月后该功能被骨髓所替代，但仍保留造血潜能。

肝表面覆以致密结缔组织被膜，表面大部分有浆膜覆盖。被膜结缔组织在肝门处增多，伴随进出肝门的门静脉、肝动脉、肝管、淋巴管和神经等分支，伸入肝内形成间质，并将实质分隔成许多肝小叶。

（一）肝小叶

肝小叶（hepatic lobule）是肝的基本结构与功能单位，呈多面棱柱体，长约2 mm，宽约1 mm，成人肝有50万～100万个肝小叶。人肝的肝小叶之间的结缔组织较少，故肝小叶界线不明显。但有些动物，如猪的肝小叶之间的结缔组织较多，而分界非常明显。每个肝小叶中央有一条贯穿其长轴走行的中央静脉，以中央静脉为中心，肝板和肝血窦向肝小叶的四周呈放射状排列，组成了肝小叶复杂的立体构型（图8-15）。

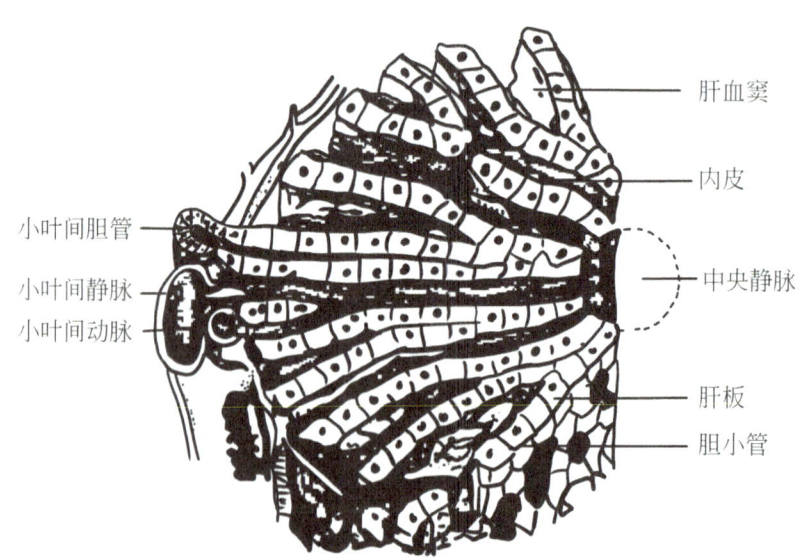

图8-15　肝小叶立体结构模式图

1. 中央静脉（central vein）

中央静脉位于肝小叶长轴的中央，纵贯全长。管壁上无平滑肌，仅由一层内皮细胞和少量结缔组织围成。因管壁上有许多肝血窦的开口，故而不完整。

2. 肝板 (hepatic plate)

肝细胞以中央静脉为中心，单层排列成凹凸不平的板状结构，称肝板。肝板上有孔，相邻肝板分支互相连接成网。肝板之间不规则腔隙为肝血窦。在切片中，肝板的断面呈条索状，称为肝索 (hepatic cord)（图8-16）。肝小叶周边的一层环形肝板称界板。

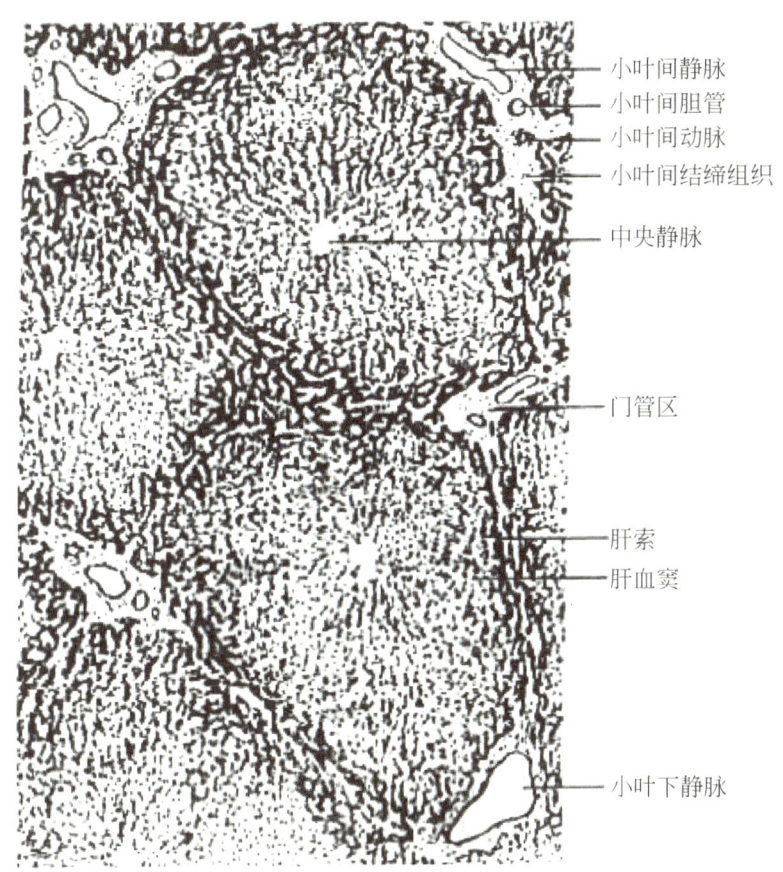

图8-16　肝小叶与门管区截面图

肝细胞 (hepatocyte) 体积较大，直径15～30 μm，呈多边形，细胞界线清楚。细胞核大而圆，位于中央，着色较浅，核膜明显，一至多个核仁。部分肝细胞可见双核（图8-17），有的核较大，为多倍体。在HE染色切片中，肝细胞胞质呈嗜酸性，并含有散在的嗜碱性颗粒状物质。肝细胞具有多种功能，电镜观察，胞质内含有丰富的各种细胞器和内含物（图8-18）。

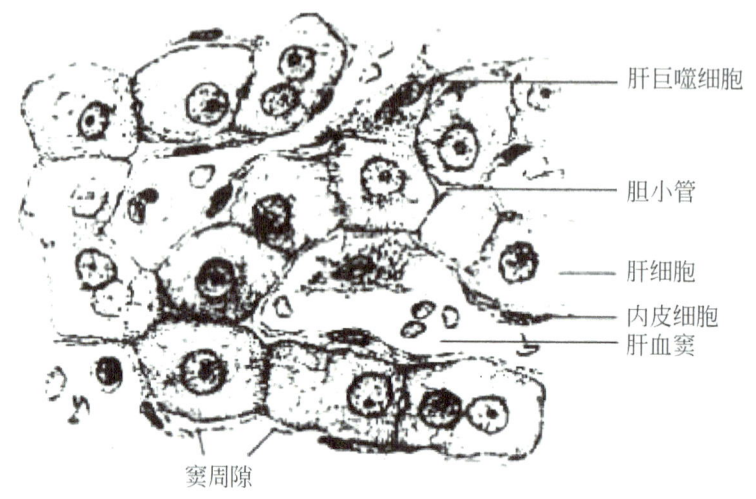

图8-17　肝细胞与肝血窦

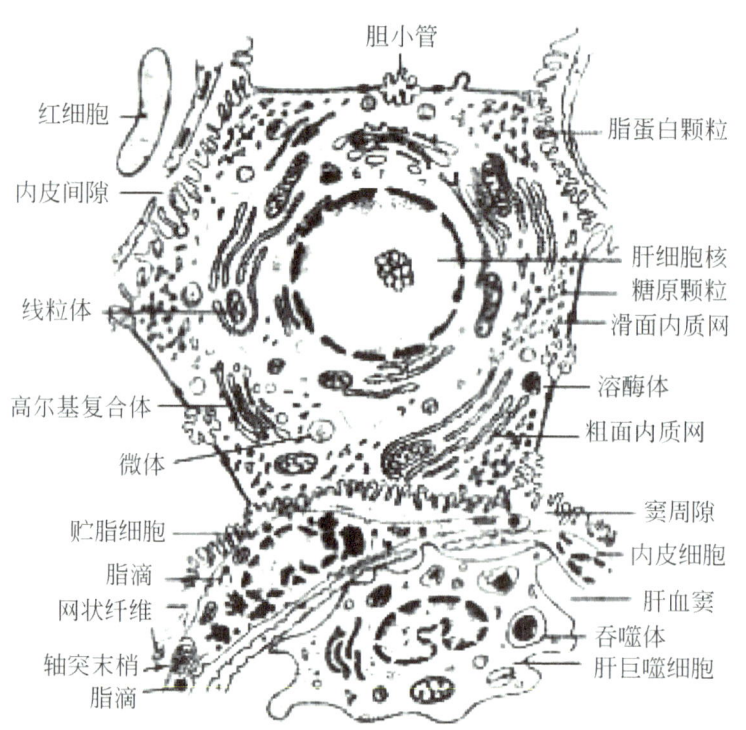

图8-18　肝细胞、肝血窦、窦周隙和胆小管超微结构模式图

（1）线粒体：数量很多，遍布于胞质内，为肝细胞的功能活动不断提供能量。

（2）粗面内质网：常成群分布，是肝细胞合成多种蛋白质的基地；能合成血浆中的白蛋白、纤维蛋白原、凝血酶原、脂蛋白和载体蛋白等，经血窦释放入血。

（3）滑面内质网：很丰富，呈小管或泡状。其膜上有多种酶分布，如氧化还原酶、水解酶、转移酶和合成酶等，具有参与胆汁合成、脂类代谢、激素的灭活，尤其是类固醇激素的灭活，以及生物转化等多种功能。

（4）高尔基复合体：多分布于细胞核附近和胆小管周围，很发达。它参与肝细胞的分泌活动，如胆汁的分泌，蛋白质的加工、浓缩和贮存，溶酶体的形成等。

（5）溶酶体：数量和大小不等，内含多种水解酶，除消化水解进入肝细胞内的外源性物质、退化的细胞器或细胞内过剩的物质外，还参与胆红素的代谢、转运和铁的贮存过程。因此，它对肝细胞的结构不断更新和细胞正常功能的维持起着重要作用。

（6）微体：为大小不等的圆形小体，内含多种氧化酶，能将细胞在代谢过程中产生的过氧化氢还原为水，以消除对细胞的毒性作用。

（7）内含物：肝细胞内含有糖原、脂滴和色素等物质，但其含量随机体所处的生理和病理状况、年龄的不同而变化。

3. 肝血窦（hepatic sinusoid）

肝血窦位于肝板之间，形态不规则，并经肝板上的孔洞互相连接吻合成网。血液自肝小叶的周边经肝血窦汇入中央静脉。肝血窦壁由一层内皮细胞围成，窦腔内有肝巨噬细胞等（图8-18）。

（1）内皮细胞：肝血窦内皮细胞扁平而薄，含核的部分凸向窦腔。电镜观察，内皮细胞有许多大小不等的孔，孔上无隔膜。胞质内细胞器较少，但富含吞饮小泡。内皮外无基膜，仅见少量散在的网状纤维。内皮细胞之间的间隙较大，因此肝血窦壁的通透性大，除血细胞和乳糜微粒外，其他各种成分均可自由通过内皮细胞上的孔和细胞间隙，此结构有利于肝细胞和血液之间进行物质交换。

（2）肝巨噬细胞：又称库普弗细胞，胞体较大。形态不规则，有突起，常以突起附于内皮表面或插在内皮细胞之间。肝巨噬细胞来自血液中的单核细胞，具有变形运动和活跃的吞噬、吞饮能力，在清除侵入机体内的抗原、异物、衰老的红细胞，以及监视、抑制和杀伤肿瘤细胞等方面发挥重要作用。

4. 窦周隙（perisinusoidal space）

血窦内皮与肝细胞之间宽约0.4 μm的间隙，称窦周隙，又称Disse隙（图8-18）。其内充满来自肝血窦的血浆成分，肝细胞血窦面的微绒毛伸入窦周隙并浸于血浆中，故此处是肝细胞与血液之间进行物质交换的场所。窦周隙内还有少量网状纤维和一种散在的形态不规则的细胞，称为贮脂细胞，HE染色不易辨认。用氯化金、硝酸银浸染或免疫组织化学法可显示。胞质和突起内含有大小不等的脂滴。实验证明，脂滴内含有维生素A，此细胞有摄取、贮存维生素A及产生胶原的功能。在慢性肝病或肝硬化时，贮脂细胞增多，合成胶原和产生大量网状纤维的功能增强。

5. 胆小管（bile canaliculus）

胆小管是相邻两个肝细胞连接面之间，细胞膜局部凹陷形成的微细管道，直径0.5～

1.0 μm，在HE染色标本中难以分辨，用银染法或ATP酶组织化学染色法均可显示（图8-19）。胆小管在肝板内互相连接成网。电镜观察，胆小管腔面有肝细胞膜形成的许多微绒毛，增加了分泌胆汁的面积。胆小管周围相邻的肝细胞之间形成紧密连接、桥粒等连接复合体而封闭胆小管，防止胆汁外溢。当肝细胞发生病变、坏死或胆道阻塞时，致使胆小管扩张、连接复合体破坏，胆汁则经窦周隙进入肝血窦而出现黄疸。

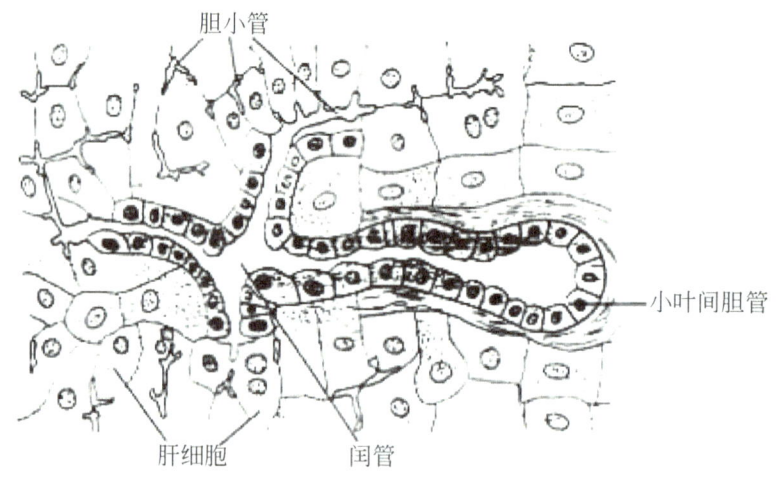

图8-19　胆小管、闰管与小叶间胆管模式图

（二）肝门管区

在肝门处，被膜的结缔组织伴随进出的门静脉、肝动脉和肝管在肝内反复分支，故肝组织切片中，肝小叶之间的结缔组织常见三种伴行的管道，称门管区（portal area）（图8-20）。每个肝小叶周围一般有3~4个门管区。门管区内主要有小叶间静脉、小叶间动脉和小叶间胆管。小叶间静脉为门静脉的属支，腔大而不规则；小叶间动脉是肝动脉的分支，腔小而规则；小叶间胆管是肝管的分支，管壁由单层立方或矮柱状上皮构成。

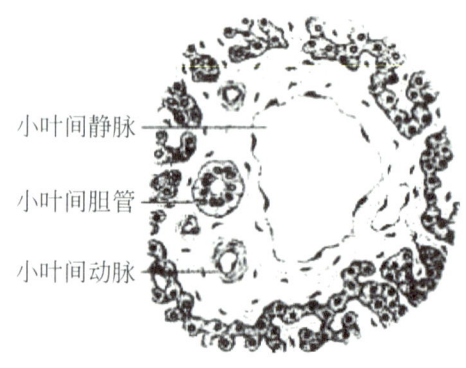

图8-20　肝门管区

（三）肝内血液循环

进入肝内的血管有两套，即门静脉和肝动脉，因而肝的血液供应非常丰富。门静脉是肝的功能血管，主要汇集来自胃肠道的血液，含丰富的营养物质。肝动脉富含氧气，是肝的营养血管。门静脉及肝动脉入肝后反复分支，在肝门管区形成小叶间静脉和小叶间动脉。小叶间动、静脉在相邻两个肝小叶之间发出细小分支，分别称终末肝微动脉和终末门微静脉，两者的血液共同注入肝血窦。肝血窦的血液从小叶周边流向中央，沿途与肝细胞进行充分的物质交换，然后汇入肝小叶中央的中央静脉。若干中央静脉再汇入小叶下静脉，它单独走行于小叶间结缔组织内。小叶下静脉再汇合成2~3条肝静脉，出肝后注入下腔静脉。

（四）肝内胆汁排出途径

肝细胞分泌的胆汁排入胆小管，自肝小叶的中央向周边运送到小叶边缘汇集成短小的闰管，又称Hering管。闰管与小叶间胆管相连，继之向肝门方向汇集，在肝门处形成左、右两条较大的肝管出肝。左、右肝管汇合成肝总管，再与胆囊管汇合成胆总管，最后开口于十二指肠乳头。

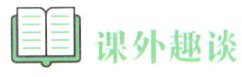

肝胆相照

　　肝胆相照，谓肝与胆关系密切，互相照应，比喻互相坦诚交往共事，出自宋胡太初《昼帘绪论·僚寀》："今始至之日，必延见僚寀，历述弊端，令悃愊无华，肝胆相照。"《儿女英雄传》第16回："我两个一见，气味相投，肝胆相照。"

　　宋代大文豪范仲淹官居宰相，他有一句名言："不为良相，便为良医。"良相治理的是国家，良医治理的是身体，职业虽然不同，道理却是相通的。

　　就拿肝（经）和胆（经）来说吧。大家都知道"肝胆相照"这一成语，比喻以真心相见。其实这在中医里也是有讲究的，《内经》中说："肝者，将军之官，谋虑出焉。胆者，中正之官，决断出焉。"足厥阴肝经在里，负责谋虑；足少阳胆经在表，负责决断。只有肝经和胆经相表里，肝胆相照，一个人的健康才有保证。同理，一个国家要想兴盛发达，也需要"肝"（谋略之才）和"胆"（决断之才）相表里，肝胆相照。大家都知道历史上"房谋杜断"的故事。房玄龄好比是大唐的肝，他善谋略，精于管理日常政务；杜如晦好比是大唐的胆，他临危有方，善于决断。正是房、杜二人的肝胆相照，才成就了继往开来的"贞观之治"。

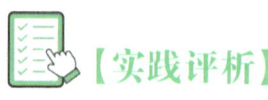

【实践评析】

实践内容：

春节期间，阖家团圆，餐餐都是丰盛的菜肴，但这个时候往往也是食物中毒高发的时期。聚会后大量的食物未吃完，往往会放于冰箱中等下餐再吃，但过年的剩菜经常会在几天以后才会吃到，而这极易会造成剩菜中细菌的滋生。如果食用含有大量致病菌的食物，往往会造成细菌性食物中毒。

评析：

细菌性食物中毒是由于进食被细菌及其毒素污染的食物而引起的疾病，主要症状有呕吐、腹泻、腹痛、发热等，严重者甚至可出现脱水、酸中毒及休克等全身症状。其主要病因是致病菌污染食物、水源后，细菌会在食物中大量繁殖或产生毒素，人们吃了这些含有细菌或毒素的食物后，就会上吐下泻，这是生活中最常见的食物中毒。患者应注意休息，注意腹部保暖，吃易消化的食物，以免增加肠胃负担，刺激消化系统。

实践模拟：

（1）食物中毒对消化系统的危害有哪些？

（2）如何避免食物中毒？若发生食物中毒，有哪些急救措施？

（戴晓萍）

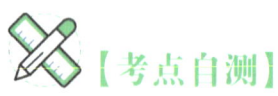

【考点自测】

一、选择题

（1）食管腺腺泡位于（　　）。

　　A．黏膜　　　　　B．黏膜下层　　　　C．肌层　　　　　D．外膜

　　E．食管上下端的固有层

(2) 消化管各段结构差异最大、功能最重要的部分是（　　）。

　　A. 外膜　　　　　B. 肌层　　　　　C. 黏膜下层　　　　D. 黏膜　　E. 以上都是

(3) 胃底腺（　　）。

　　A. 位于胃底和胃体部的固有层内　　　　B. 为复管状腺或分支管状腺

　　C. 每个腺可分为体及底部　　　　　　　D. 颈部主细胞较多，有颈黏液细胞

　　E. 底部壁细胞较多

(4) 胃底腺中，胞质呈强嗜酸性的细胞是（　　）。

　　A. 壁细胞　　　　B. 主细胞　　　　C. 内分泌细胞　　　D. 颈黏液细胞

　　E. 以上都不是

(5) 合成盐酸的部位是在壁细胞的（　　）。

　　A. 粗面内质网　　B. 滑面内质网　　C. 细胞内分泌小管　D. 线粒体

　　E. 微管泡系统

(6) 下列（　　）不是胃底腺的细胞。

　　A. 主细胞　　　　B. 壁细胞　　　　C. 颈黏液细胞　　　D. 潘氏细胞

　　E. 内分泌细胞

(7) 描述壁细胞（　　）是错误的。

　　A. 胞质内有许多管泡状滑面内质网　　　B. 胞质内有丰富的线粒体

　　C. 胞质呈嗜碱性　　　　　　　　　　　D. 胞质内有细胞内分泌小管

　　E. 胞质内有丰富的碳酸酐酶

(8) 消化管的皱襞由（　　）。

　　A. 上皮和固有层向肠腔内突起形成

　　B. 固有层和黏膜肌层向肠腔内突起形成

　　C. 黏膜和黏膜下层向肠腔内突起形成

　　D. 黏膜和肌层向肠腔内突起形成

　　E. 黏膜和浆膜向肠腔内突起形成

(9) 细胞内分泌小管形成于（　　）。

　　A. 壁细胞基底面的膜向胞质内凹陷而成

　　B. 壁细胞游离面的膜向胞质内凹陷而成

　　C. 主细胞游离面的膜向胞质内凹陷而成

　　D. 主细胞基底面的膜向胞质内凹陷而成

　　E. 以上都是

(10) 中央乳糜管（　　）。

　　A. 是毛细淋巴管，输送乳糜微粒　　　　B. 是毛细血管，与氨基酸吸收有关

　　C. 是毛细血管，与脂肪吸收有关　　　　D. 是毛细淋巴管，与单糖吸收有关

　　E. 是小淋巴管，与脂肪吸收有关

(11) 有关胃底腺主细胞的描述（　　）错误。

　　A. 多位于胃底腺的体部和底部　　　B. 胞质嗜碱性

　　C. 细胞呈柱状　　　　　　　　　　D. 顶部胞质有许多黏原颗粒

　　E. 能分泌胃蛋白酶原

(12) 小肠腺的特征性细胞是（　　）。

　　A. 吸收细胞　　B. 杯状细胞　　C. 潘氏细胞　　D. 内分泌细胞

　　E. 干细胞

(13) 关于潘氏细胞的描述下列（　　）错误。

　　A. 位于肠腺的顶部，常三五成群　　B. 是小肠腺的特征性细胞

　　C. 顶部胞质充满嗜酸性颗粒　　　　D. 分泌溶菌酶、防御素

　　E. 溶菌酶有杀菌作用

(14) 杯状细胞最多的肠段是（　　）。

　　A. 十二指肠　　B. 空肠　　　C. 回肠　　　D. 结肠

　　E. 阑尾

(15) 下列（　　）不是大肠的结构特征。

　　A. 黏膜表面光滑，有半环形皱襞

　　B. 大肠腺内无潘氏细胞

　　C. 上皮内杯状细胞很多

　　D. 上皮和固有层向肠腔突起形成绒毛

　　E. 固有层内可见孤立淋巴小结

二、简答题

(1) 试述胃的主细胞与壁细胞的结构及其功能。

(2) 试比较小肠与大肠黏膜的结构特点及其与功能的关系。

(3) 试述胰岛的结构及其功能。

(4) 试述肝小叶的立体结构。

三、论述题

试述肝细胞的超微结构特点及有关的功能。

学习单元九 呼吸系统

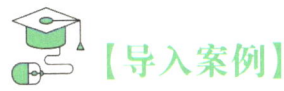
【导入案例】

赵大伯患有间质性肺疾病，间质性肺疾病（ILD）以弥漫性肺实质、肺泡炎症和间质纤维化为病理基本病变，有学者称之为"超级癌症"，因为它不仅会让肺间质渐渐纤维化，带给患者很大的痛苦，而且没有很好的治疗方法。

李医生告诉记者，像赵大伯这样四处求医的间质性肺疾病患者很多，赵大伯在北京一家知名医院就诊，用的是富露施等药物，效果一直不好，转到某医院呼吸科时，走两步就喘得不行。

据李医生介绍，目前治疗间质性肺疾病的方法主要有三种：一种是用糖皮质激素及免疫抑制剂；一种就是抗纤维化制剂，像赵大伯用的富露施是一种抗氧化剂，可改善肺间质纤维化的状况；最后一种就是肺移植。用糖皮质激素能够很快缓解症状，但缺点在于用药后很快会出现并发症，比如导致血糖紊乱引起糖尿病，以及发胖、出血等用激素后常见的反应，所以，很多患者因并发症不能耐受治疗。应用抗纤维化制剂，效果也不理想。对于肺移植，不但花费昂贵（一般需要30万元左右），而且目前我国肺移植的成功率还很低。

李医生带领他的团队，尝试了一种新的治疗方法：糖皮质激素的雾化治疗。用呼吸科常用的雾化设备，将药物直接送到肺部病变部位。他解释说，局部用药，总药量少了，局部吸收多了，效果好了，通过漱口、刷牙避免了药物从口腔黏膜吸收再进入人体循环，副作用明显减少。赵大伯经过两个月的治疗后，情况就有明显改善，现在可以自己走到呼吸科病房8楼。

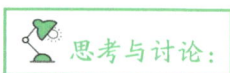思考与讨论：

为什么糖皮质激素可以治疗间质性肺疾病？该如何预防或者说如何避免发生间质性肺疾病？

呼吸系统（respiratory system）是执行机体和外界进行气体交换功能的器官的总称。呼吸系统包括呼吸道（鼻腔、咽、喉、气管、支气管）和肺，呼吸道是气体进出肺的通道（图9-1）。

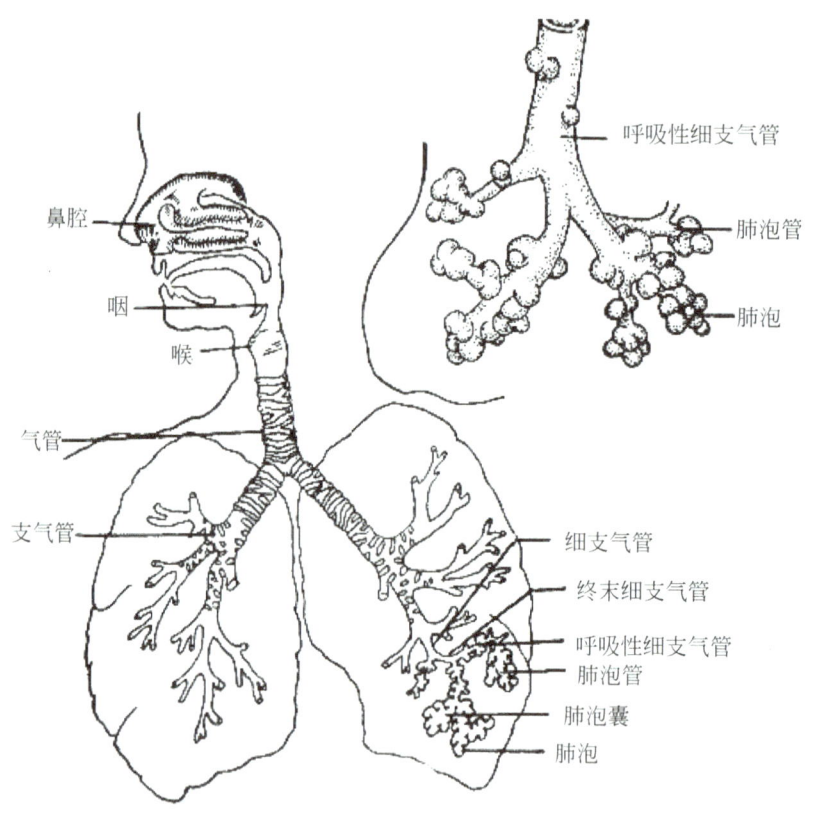

图9-1 呼吸系统示意图

机体与外界环境之间的气体交换过程，称为呼吸。通过呼吸，机体从大气摄取新陈代谢所需要的O_2，排出所产生的CO_2，因此，呼吸是维持机体新陈代谢和其他功能活动所必需的基本生理过程之一，一旦呼吸停止，生命也将终止。低等水生动物无特殊呼吸器官，依靠水中气体的扩散和渗透进行气体交换。在较高等的水生动物中，鳃成为主要呼吸器官。陆生无脊椎动物以气管或肺交换气体。而陆生脊椎动物中肺成了唯一的气体交换器官。肺是一个内含大而潮湿的呼吸表面的腔，位于身体内部，受到体壁保护。哺乳类的呼吸系统除肺以外还有一套通气结构，即呼吸道。

呼吸道是肺呼吸时气流所经过的通道。有肺脊椎动物的呼吸道分上、下两部：鼻、咽和喉合称上呼吸道；气管及其以后一分再分的管道，合称为下呼吸道，或称为气管树。气管树是随着动物的进化逐渐复杂化的。

学习任务一　鼻　腔

📢 任务目标

（1）了解鼻腔的基本功能。

（2）掌握鼻腔的结构组成。

（3）掌握组成鼻上皮的细胞类型及其结构特点。

鼻腔（nasal cavity）为一顶窄底宽的狭长腔隙，前起前鼻孔，后止于后鼻孔，与鼻咽部相通。鼻中隔将鼻腔分隔为左、右两腔，每侧鼻腔包括鼻前庭及固有鼻腔两部分。在高等脊椎动物为拱状的腔，位于颅底与口腔顶之间，由骨和软骨围成的腔，内面覆有黏膜和皮肤。鼻腔被一纵行的鼻中隔（nasal septum）分为左、右两腔，鼻中隔因位置常偏向一侧，所以左、右鼻腔的大小和形态多不对称。鼻腔向前下借鼻孔与外界相通，向后通鼻咽称鼻后孔。鼻腔中有鼻毛，鼻毛对吸入的空气起过滤作用，可以减少尘埃等有害物质的吸入。鼻腔黏膜中有嗅细胞和分泌腺体，以及相当丰富的毛细血管。因此，鼻腔可以给吸入的气体加温、加湿。

一、鼻腔的组织构造

（一）鼻前庭

鼻前庭位于鼻腔最前部，由皮肤覆盖，富有皮脂腺和汗腺，并长有鼻毛。鼻前庭皮肤与固有鼻腔黏膜交界处称为鼻阈。

（二）固有鼻腔

固有鼻腔通称鼻腔，有内、外、顶、底四壁。

1. 内壁

内壁即鼻中隔（nasal septum），由鼻中隔软骨（septal cartilage）、筛骨正中板又称筛骨垂直板（perpendicular plate of ethmoid bone）及犁骨（vomer）组成（图9-2）。

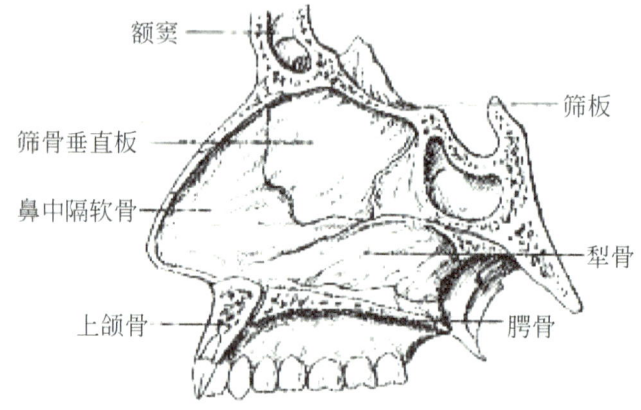

图9-2　鼻中隔示意图

软骨膜及骨膜外覆有黏膜，鼻中隔前下部黏膜内血管丰富，由鼻腭、筛前、上唇及腭大动脉支密切吻合形成毛细血管网，称为利特尔区（Little's area）。此处黏膜较薄，血管表浅，黏膜与软骨膜相接紧密，血管破裂后不易收缩，且位置又靠前，易受外界刺激，是鼻出血最易发生的部位。

2. 外壁

鼻腔外壁表现极不规则，有突出于鼻腔的三个骨质鼻甲（conchae turbinate），分别称上、中、下鼻甲。各鼻甲下方的空隙称为鼻道，即上、中、下鼻道。各鼻甲内侧面和鼻中隔之间的空隙称为总鼻道（common meatus）。上、中两鼻甲与鼻中隔之间的腔隙称嗅裂或嗅沟（olfactory sulcus）（图9-3）。

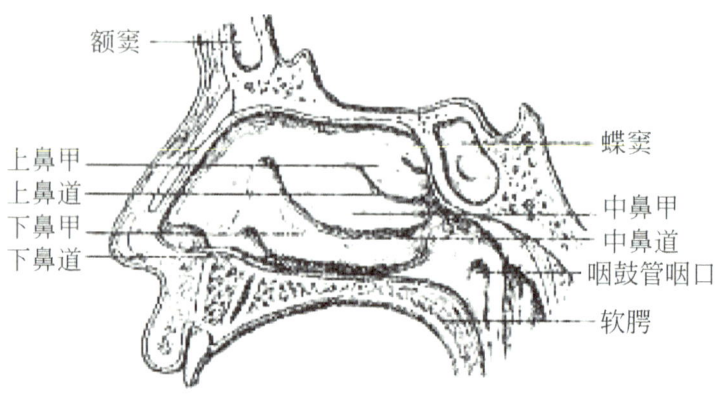

图9-3　人的鼻腔的外侧壁（右侧）

（1）上鼻甲（superior turbinate）：位于鼻腔外壁的后上部，位置最高、最小，因前下方有中鼻甲遮挡，前鼻镜检查不易窥见。上鼻甲后上方为蝶筛隐窝（sphenoethmoid recess），蝶窦开口于此。

（2）上鼻道（superior meatus）：内有后组筛窦开口。

（3）中鼻甲（middle turbinate）：系筛骨的突出部，中鼻甲中常有筛窦气房生长，使鼻腔上部显著缩窄。中鼻甲前端外上方的鼻腔侧壁有小丘状隆起称为鼻丘，是三叉神经、嗅神经所形成的丰富的反射区。

（4）中鼻道（middle meatus）：外壁上有两个隆起，后上方为筛窦的大气房名筛泡（ethmoid bulla），筛泡前下方有一弧形嵴状隆起名钩突（uncinate process），筛泡钩突之间有一半月形裂隙，称为半月裂孔（semilunar hiatus），其外方有一弧形沟称筛漏斗（ethmoidal infundibulum），额窦多开口于半月裂孔的前上部，其后为前组筛窦开口，最后为上颌窦开口。

（5）下鼻甲（inferior turbinate）：为一独立骨片，附着于上颌骨内壁，前端距前鼻孔约2 cm，后端距咽鼓管口约1 cm，为鼻甲中最大者，约与鼻底同长，故下鼻甲肿大时易致鼻塞或影响鼓管的通气引流。

（6）下鼻道（imferior meatus）：前上方有鼻泪管开口，其外段近下鼻甲附着处骨壁较薄，是上颌窦穿刺的最佳进针部位。

3. 顶壁

顶壁呈狭小的拱形，前部为额骨鼻突及鼻骨构成。中部是分隔颅前窝与鼻腔的筛骨水平板（cribriform plate），此板薄而脆，并有多数细孔，呈筛状，嗅神经经此穿过进入颅前窝。外伤或手术时易骨折致脑脊液鼻漏，成为感染入颅的途径（图9-4）。

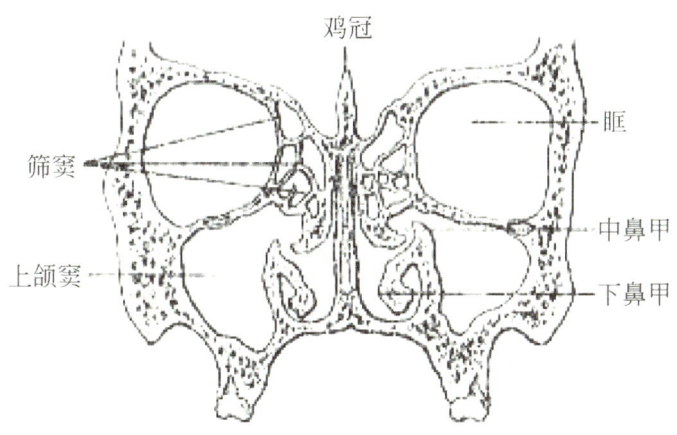

图9-4　鼻腔冠状面

4. 底壁

底壁即硬腭，与口腔相隔，前3/4由上颌骨腭突，后1/4由腭骨水平部构成，两侧部于中线相接，形成上颌骨鼻嵴，与犁骨下缘相接，底壁前方近鼻中隔处各有一切牙管开口，腭大动、静脉及腭前神经由此通过。

鼻是呼吸道的起始部，也是嗅觉器官。鼻腔覆以鼻黏膜，鼻黏膜由上皮和固有层组成。

二、鼻腔黏膜的结构特点

根据结构和功能的不同，鼻黏膜可以分为前庭部、呼吸部和嗅部三种。

（一）前庭部

前庭部黏膜上皮为非角化的复层扁平上皮。固有层内有毛囊、皮脂腺和汗腺。鼻毛具有阻挡空气中吸入的尘粒与异物的作用。固有层深部与软骨膜紧密相贴，由于组织致密，此处发生疖肿时，疼痛较为剧烈。

（二）呼吸部

呼吸部黏膜占鼻黏膜的大部分，正常情况下因富含血管而呈淡红色，表面为假复层纤毛柱状上皮，含有较多杯状细胞。固有层中有丰富的静脉丛及混合腺（图9-5）。鼻炎时，静脉丛异常充血，黏膜肿胀，分泌物增多，鼻道变窄，影响通气。鼻旁窦黏膜与呼吸部黏膜相延续，结构也相似。因此鼻黏膜慢性炎症时，也可导致鼻旁窦黏膜炎症。

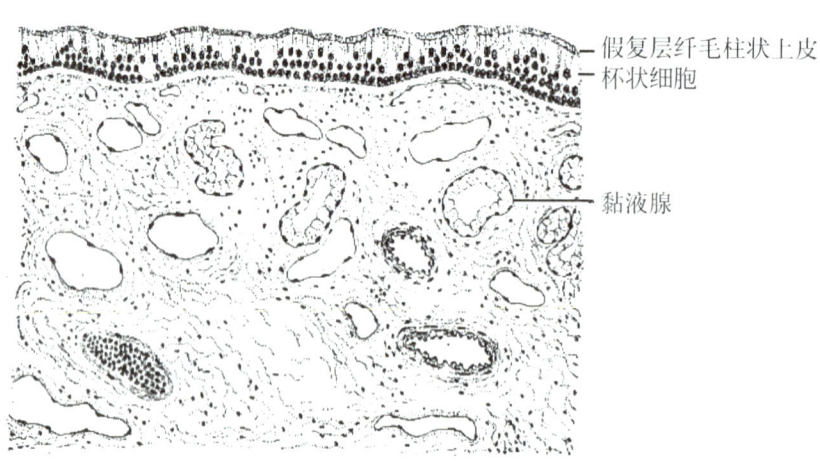

图9-5　鼻黏膜呼吸部（光镜结构）

（三）嗅部

嗅部位于鼻腔顶部、鼻中隔上部和上鼻甲的表面，正常情况下呈浅黄色。人类嗅部黏膜面积较小，大约 $2\ cm^2$，而狗的嗅黏膜面积达 $100\ cm^2$，故其嗅觉发达。嗅黏膜为假复层柱状上皮，称嗅上皮；若该上皮受损时，则嗅觉功能丧失。组成嗅上皮的细胞有下列三种。

1. 嗅细胞（olfactory cell）

嗅细胞为双极感觉神经元，执行嗅觉机能。细胞体呈梭形，细胞核圆形，染色质稀疏，核仁清晰。树突伸向上皮表面，末端略膨大，称为嗅泡。由嗅泡向表面呈放射状地发出 10～30 根静纤毛，称为嗅毛，能感受有气味的化学物质的刺激。轴突很长，穿出基膜后被神经膜细胞所包绕，形成无髓神经纤维，在固有层内神经纤维聚合成若干小束，称为嗅丝。嗅丝穿过筛孔进入大脑嗅球（图9-6）。

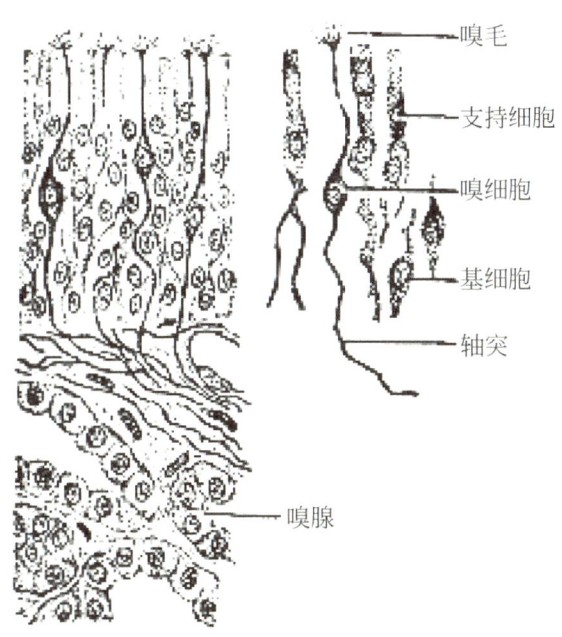

图9-6　鼻黏膜嗅部

2. 支持细胞

支持细胞呈高柱状，基部较细，常见有分叉。胞核椭圆，胞质除有较多成束的张力丝外，尚富含黄色色素颗粒，因而黏膜呈黄色。

3. 基细胞

基细胞为胞体较小的锥体形细胞，位于上皮的基部，胞核圆形，染色质较致密，胞质有较强的嗜碱性。该细胞具有增生补充上皮细胞的作用。

嗅黏膜的固有层中富有嗅腺，系浆液性腺。腺上皮细胞内含有很多的分泌颗粒，其分泌物经导管排至黏膜表面，可溶解空气中有气味的化学物质，并能清洗上皮，从而保持嗅觉的敏感性与精确性。

三、鼻腔的血管、神经与淋巴

（一）鼻腔的血管

动脉主要来自颈内动脉系统的分支眼动脉和颈动脉系统的分支上颌动脉。

1. 眼动脉

自视神经管入眶后分出筛前动脉和筛后动脉。两者穿过相应的筛前孔和筛后孔进入筛窦，均紧贴筛顶横行于骨嵴形成的凹沟和骨管中，然后离开筛窦，进入颅前窝，沿筛板前行穿过鸡冠旁小缝进入鼻腔。

2. 上颌动脉

在翼腭窝内相继分出蝶腭动脉、眶下动脉和腭大动脉供应鼻腔，其中蝶腭动脉是鼻腔血供的主要动脉。

3. 静脉回流

鼻腔前部、后部和下部的静脉汇入颈内、外静脉，鼻腔上部静脉则经眼静脉汇入海绵窦，也可经筛静脉汇入颅内的静脉和硬脑膜窦。

（二）鼻腔的神经

鼻腔的神经包括嗅神经、感觉神经和自主神经。

1. 嗅神经

嗅神经分布于嗅区黏膜。嗅细胞中枢突汇集成多数嗅丝穿经筛板上之筛孔抵达嗅球。嗅神经鞘膜为硬脑膜的延续，损伤嗅区黏膜或继发感染，可沿嗅神经进入颅内，引起鼻源性颅内并发症。

2. 感觉神经

感觉神经来自三叉神经第一支（眼神经）和第二支（上颌神经）的分支。

（1）眼神经：由其分支鼻睫神经分出筛前神经和筛后神经，与同名动脉伴行，进入鼻腔，分布于鼻中隔和鼻腔外侧壁上部的一小部分和前部。

（2）上颌神经：穿过或绕过蝶腭神经节后分出蝶腭神经，然后穿过蝶腭口进入鼻腔，分为鼻后上外侧支和鼻后上内侧支，主要分布于鼻腔外侧壁后部、鼻腔顶和鼻中隔。

3. 自主神经

鼻黏膜血管的舒缩及腺体分泌均受自主神经控制。

（三）鼻腔的淋巴

鼻腔前1/3的淋巴管与外鼻淋巴管相连，汇入耳前淋巴结、腮腺淋巴结及下颌下淋巴结。鼻腔后2/3的淋巴管汇入咽后淋巴管及颈深淋巴结上群。鼻部恶性肿瘤可循上述途径发生转移。

四、鼻腔功能

鼻腔主要有呼吸、嗅觉和共鸣等功能。鼻腔是呼吸道的起始部和门户。鼻毛对空气中较大的粉尘颗粒有过滤作用；鼻甲黏膜下有海绵状血窦，可供调节鼻内气温所需热量；鼻腔黏膜腺体可分泌大量液体，用来提高吸入空气的湿度，防止呼吸道黏膜干燥。嗅觉可增进食欲，辅助消化，且对机体有保护作用。通过鼻腔共鸣，发音可变得洪亮悦耳。

五、喉的微细结构

喉向上与咽腔相接，向下与气管相连。喉既是气体通道，又是发音器官，喉以软骨为支架，软骨之间以韧带、肌肉或关节相连。

会厌黏膜表面覆以复层扁平上皮，舌面上皮内有味蕾。固有层结缔组织中有较多的弹性纤维、混合性腺体和淋巴组织，深部与软骨膜相连（图9-7）。

室襞上皮为假复层纤毛柱状上皮，夹有杯状细胞。固有层和黏膜下层为疏松结缔组织，有较多混合腺和淋巴组织。喉室表面大部分覆以假复层纤毛柱状上皮，纤毛向口腔方向摆动。固有层为疏松结缔组织，内有大量弹性纤维，并有淋巴组织。黏膜下层的疏松结缔组织与软骨膜相连，内有丰富的黏液腺，在人多为分支管泡状腺体。

声襞（即声带）分为膜部和软骨部。膜部为声襞的游离缘，较薄。软骨部为声襞的基部。膜部上皮为复层扁平上皮，固有层厚，其浅层疏松，易发生水肿，中层和深层为致密结缔组织，大量弹性纤维和胶原纤维构成致密的板状结构，即声韧带，其中不含有腺体，血管较少。固有层下方的骨骼肌构成声带肌。声带软骨部的黏膜表面衬假复层纤毛柱状上皮，黏膜下层含有混合腺。声襞外膜中有软骨和骨骼肌。

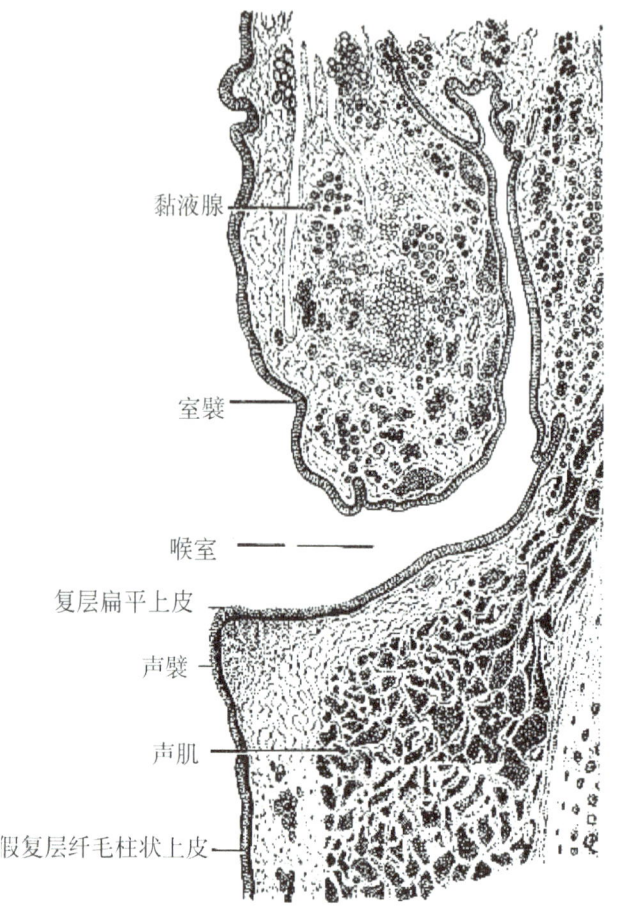

图9-7 喉光镜结构

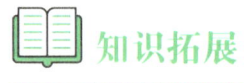

呼吸系统疾病与营养防治

支气管哮喘,俗称哮喘,是一种严重威胁公众健康的慢性疾病。哮喘可发于任何年龄,但以12岁以前发病者居多,发病季节以秋、冬两季最多,春季次之,夏季最少。

1. 发病原因

引发支气管哮喘的原因很复杂,一般认为,本病大多是在遗传的基础上受到身体内外某些因素,如过敏、感染、劳累过度及精神因素所致。

2. 主要症状

临床典型的支气管哮喘,发作前有先兆症状,如打喷嚏、流涕、咳嗽、胸闷等，如不及时处理，可出现哮喘、干咳或咯白色泡沫样痰液，甚至出现发绀。

3．营养防治

（1）年老体弱者，宜食用补肺益肾、降气平喘的食物，如老母鸡、乌骨鸡、猪肺、甲鱼、菠菜、南瓜、栗子、白果、枇杷等。平时亦可用冬虫夏草蒸肉，白果炖猪肺，或山药、萝卜煮粥，都可减轻症状，增强体质。

（2）饮食宜少量多餐，细嚼慢咽，不宜过饱。由于哮喘反复发作，机体缺氧，使胃肠功能减弱，少量多餐可减轻胃肠负担，细嚼慢咽有利于消化吸收。哮喘患者吃得过饱，一则不利于消化吸收，增加胃肠负担；二则使腹压增高，易诱发哮喘。故哮喘患者不应吃得过饱，而应养成少量多餐的进食习惯。

（3）饮食忌过甜、过咸。甜食、咸食能生痰热，不仅可以诱发哮喘，而且可以引发哮喘病。所以，哮喘患者应少吃甜食，少吃过咸食物，如咸菜、酱菜、咸笋干、咸肉等制品应尽量少吃或不吃，因为这些食品的含盐量较高。

（房媛媛）

学习任务二　气管与支气管

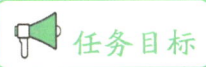任务目标

（1）了解气管与支气管的基本功能。

（2）掌握气管与支气管的结构组成。

（3）掌握气管与支气管管壁的结构特点。

气管（trachea）和支气管（bronchus）均以软骨、肌肉、结缔组织和黏膜构成。软骨为"C"字形的软骨环，缺口向后，各软骨环以韧带连接起来，环后方缺口处由平滑肌和致密结缔组织连接，保持了持续张开状态。管腔衬以黏膜，表面覆盖纤毛上皮，黏膜分泌的黏液可黏附吸入空气中的灰尘颗粒，纤毛不断向咽部摆动将黏液与灰尘排出，以净化吸入的气体。气管上端平第6颈椎体下缘与喉相连，向下至胸骨角平面分为左、右支气管为

止，成人全长10~13 cm，含15~20个软骨环。分杈处叫气管杈。根据行程，气管可分为颈、胸两段，颈段较浅表，在胸骨颈静脉切迹上方可以摸到。左、右支气管从气管分出后，斜向下外方进入肺门。左支气管细而长，比较倾斜；右支气管短而粗，较为陡直。因而异物易落入右支气管。

一、气管

气管（trachea）以软骨、肌肉、结缔组织和黏膜构成。软骨为"C"字形的软骨环，缺口向后，各软骨环以韧带连接起来，环后方缺口处由平滑肌和致密结缔组织连接，保持了持续张开状态。管腔衬以黏膜，表面覆盖纤毛上皮，黏膜分泌的黏液可黏附吸入空气中的灰尘颗粒，纤毛不断向咽部摆动将黏液与灰尘排出，以净化吸入的气体。气管管壁分黏膜、黏膜下层和外膜三层（图9-8、图9-9）。

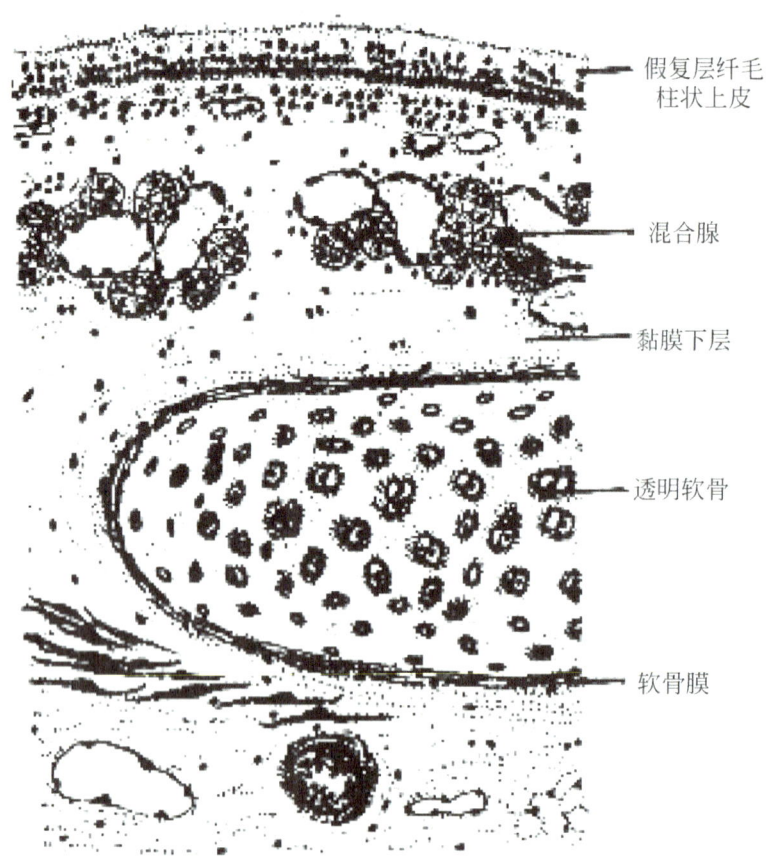

图9-8　气管壁切片模式图

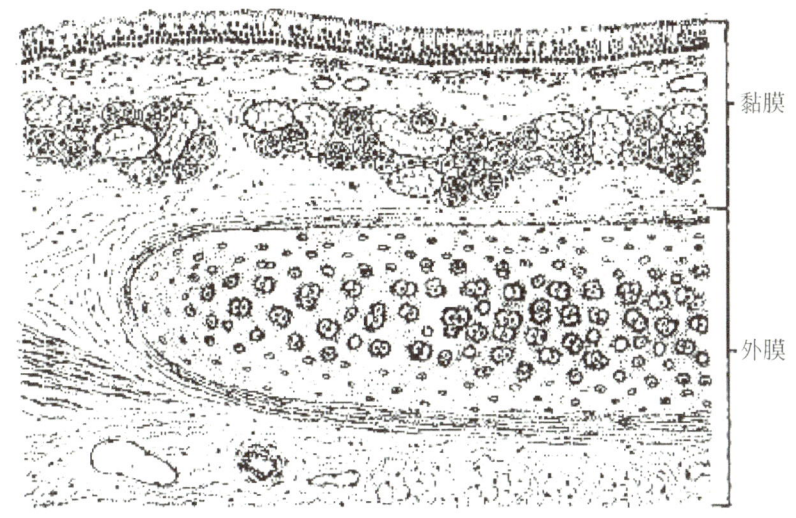

图9-9 气管光镜结构

（一）黏膜

黏膜表面为假复层纤毛柱状上皮，由纤毛细胞、杯状细胞、基细胞、刷细胞和弥散的神经内分泌细胞等组成。

1. 纤毛细胞

纤毛细胞呈柱状，游离面有纤毛，每个细胞约有300根，核卵圆形，位于细胞中部。纤毛向咽侧呈快速摆动，将黏液及附于其上的尘粒、细菌等异物推向咽部被咳出，故纤毛细胞有净化吸入空气的重要作用。

2. 杯状细胞

杯状细胞也甚多，其结构与肠道上皮的杯状细胞相似，顶部胞质内含大量黏原颗粒，细胞分泌的黏蛋白（mucin）是一种大分子糖蛋白，它与管壁内腺体的分泌物在上皮表面共同构成一道黏液性屏障，黏附吸入空气中的异物，溶解吸入的SO_2、CO等有害气体，随黏液咳出。

3. 基细胞

基细胞呈锥形，位于上皮深部，是一种未分化的细胞，有增殖和分化能力，可分化形成前述两种细胞。

4. 刷细胞（brush cell）

刷细胞呈柱状，游离面有许多排列整齐的微绒毛，形如刷状。刷细胞的功能尚不清楚，可能有一定吸收作用。细胞顶部可见基粒，因此认为它可能是一种未成熟的纤毛细胞。有的刷细胞基部可见与传入纤维构成的突触，故它还可能有感受刺激的功能。

5. 弥散的神经内分泌细胞（neuroendocrine cell）

气管及其以下分支的导气部管壁上皮内还有弥散的神经内分泌细胞，细胞呈锥体形，散在于上皮深部，胞质内有许多致密核心颗粒，故又称小颗粒细胞（small granule cell）。免疫细胞化学研究证明，细胞内含有多种胺类或肽类物质，如5-羟色胺、铃蟾肽、降钙素、脑啡肽等，分泌物可能通过旁分泌作用，或经血液循环，参与调节呼吸道血管平滑肌的收缩和腺的分泌。

固有层结缔组织中的弹性纤维较多，使管壁具有一定弹性。固有层内也常见淋巴组织，它与消化管管壁内的淋巴组织一样，也有免疫性防御功能。浆细胞分泌的IgA与上皮细胞产生的分泌片结合形成分泌型IgA，释放入管腔内，可抑制细菌繁殖和病毒复制，减弱内毒素的有害作用。

（二）黏膜下层

黏膜下层为疏松结缔组织，与固有层和外膜无明显分界。黏膜下层除有血管、淋巴管和神经外，还有较多混合性腺。

（三）外膜

外膜为疏松结缔组织，较厚，主要由16~20个"C"形透明软骨环构成管壁支架，软骨环之间以弹性纤维组成的膜状韧带连接，使气管保持通畅并有一定弹性。软骨环的缺口朝向气管后壁，缺口处有弹性纤维组成的韧带和平滑肌束。咳嗽反射时平滑肌收缩，使气管腔缩小，有助于清除痰液。

二、支气管

支气管（bronchus）乃指由气管分出的各级分支，由气管分出的一级支气管，即左、右主支气管。

右主支气管（right principal bronchus）较短而粗，长约2.5 cm，直径1.4~2.3 cm，与气管纵轴的延长线成20°~30°角。右主支气管约在第5胸椎下缘进入肺门，分为三支进入各相应的肺叶，即上叶、中叶和下叶支气管。

左主支气管（left principal bronchus）较细而长，长约5 cm，直径1.0~1.5 cm，与气管纵轴成40°~45°角，因此气管异物进入右侧的机会较左侧多见。左主支气管约在第6胸椎处进入肺门，分为上、下叶支气管。

左主支气管与右主支气管相比较，前者较细长，走向倾斜；后者较粗短，走向较前者略直，所以经气管坠入的异物多进入右侧。

三、气管与支气管的功能

（一）通气及呼吸调节功能

气管、支气管不仅是吸入氧气、呼出二氧化碳和进行气体交换的主要通道，还具有调节呼吸的功能。吸气时肺及支气管扩张，气体通过气管、支气管进入肺内，当气量达到一定容积时，引起位于气管、支气管平滑肌中感受器的兴奋，冲动由迷走神经传入纤维传至延髓呼吸中枢，抑制吸气中枢，使吸气止，转为呼气。呼气时肺及支气管回缩，对气管、支气管感受器的刺激减弱，解除了对吸气中枢的抑制，于是吸气中枢又再次处于兴奋状态，开始又一个呼吸周期。呼吸过程中，吸气时由于气管、支气管管腔增宽，胸廓扩张和膈肌下降，呼吸道内压力低于外界压力，有利于气体吸入。呼气时则相反，呼吸道内压力高于外界，将气体排出。正常时气管、支气管管腔通畅，气道阻力小，气体交换充分，动脉血氧分压为 10.7～13.3 kPa（80～100 mmHg），二氧化碳分压为 4.6～6.0 kPa（35～45 mmHg），血氧饱和度为 95% 以上。气管、支气管病变，如炎症时，由于黏膜肿胀及分泌物增多，使气管、支气管管腔变窄，气道阻力增加，妨碍气体交换，则氧分压下降，二氧化碳分压升高，血氧饱和度亦随之降低。

（二）清洁功能

气管、支气管黏膜上皮中每个纤毛细胞顶部伸出约 200 根长约 5 μm 的纤毛，与杯状细胞及黏膜下腺体分泌的黏液和浆液在黏膜表面形成黏液纤毛传输系统。随空气被吸入的尘埃、细菌及其他微粒沉积在黏液层上，通过纤毛节律性拍击式摆动，黏液层由下而上的波浪式运动，推向喉部而被咳出。据测定纤毛每分钟摆动 1 000～1 500 次，每次摆动可推动黏液层 16 μm 左右，传输速度可达每分钟 1～3 cm。纤毛摆动频率（ciliary beat frequency，CBF）对温度的变化相当敏感。低温降低 CBF，而高温则提高 CBF。正常的纤毛运动有赖于黏膜表面的黏液层，气道每天分泌 100～200 mL 黏液，以维持纤毛正常运动。感染或吸入有害气体影响黏液分泌或损害纤毛运动时，均可影响呼吸道的清洁功能。此外，吸入气体虽然主要在鼻及咽部加温加湿，但气管、支气管亦有对吸入气体继续加温、加湿的作用，使气体进入肺泡时湿度可达 84% 左右，温度与体温相当；如外界室温高于体温，则呼吸道血流对吸入气体有冷却作用，使之降至体温水平。

（三）免疫功能

免疫包括非特异性免疫和特异性免疫。非特异性免疫除黏液纤毛传输系统的清洁功能、黏膜内的巨噬细胞吞噬和消化入侵的微生物外，还有一些非特异性可溶性因子，包括溶菌酶、补体、转铁蛋白、$α_1$-抗胰蛋白酶等。溶菌酶可溶解杀死细菌；补体被抗原抗体复合物激活后，有溶菌、杀菌、灭活病毒作用；转铁蛋白有较强的抑菌作用；$α_1$-抗胰蛋白酶能抑制多种酶的活性，从而对抗和减轻炎症时这些酶对组织的破坏。特异性免疫包括体液免疫和细胞免疫。呼吸道含有各种参与体液免疫的球蛋白，包括IgA、IgG、IgM、IgE，其中IgA最多，主要是分泌型IgA。呼吸道细胞免疫主要是产生各种淋巴因子，如巨噬细胞移动抑制因子、巨噬细胞活化因子、淋巴毒素、转移因子、趋化因子等。

（四）防御性咳嗽和屏气反射

气管、支气管黏膜下富含感觉传入神经末梢，主要来自迷走神经，机械性或化学性刺激沿此神经传入延髓，再经传出神经支配声门和呼吸肌，引起咳嗽反射。先是深吸气，接着声门紧闭，呼吸肌强烈收缩，肺内压和胸膜腔内压急速上升，然后声门突然打开，由于气压差极大，呼吸道内空气以极高的速度冲出，并排出呼吸道内分泌物或异物，有保持呼吸道清洁与畅通的作用。小儿咳嗽能力较弱，排出呼吸道内分泌物能力差，感染时，分泌物增多，易潴留在下呼吸道。此外，当突然吸入冷空气及刺激性化学气体时，可反射性引起呼吸暂停、声门关闭和支气管平滑肌收缩的屏气反射，使有害气体不易进入，保持下呼吸道不受伤害。

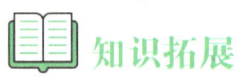
知识拓展

小儿气管、支气管的特点是什么？

气管及支气管是连接喉与肺之间的管道部分。由软骨体支架、内覆黏膜、外盖结缔组织及平滑肌纤维所构成。它们不仅是空气通过的管道，而且有清除异物、调节空气温度与湿度和防御等功能。小儿气管、支气管的结构也与成人不同。

（1）新生儿气管长度约4 cm，到成人增加3倍。气管分权，新生儿在第3~4胸椎位，而成人在第5胸椎下缘。右侧支气管较直，有似气管的直接延续，因此，气管插管常易滑入右侧，支气管异物也以右侧多见。

（2）新生儿末梢气道相对较宽，从新生儿到成人，肺重和肺总量增加20倍，气管直径增加4倍，而毛细支气管只增加2倍，但其壁厚增加3倍。毛细支气管平滑肌在生后5个月以前薄而少，3岁以后才明显发育。故婴儿的呼吸道梗阻，除因支气管痉挛外，主要是黏膜肿胀和分泌物堵塞。婴儿支气管壁缺乏弹力组织，软骨柔弱，细支气管无软骨，呼气时易被压，造成气体滞留，影响气体交换。

（3）由于胎儿时期气道的发育先于肺泡的发育，新生儿的肺传导部分多，呼吸部分少，其结果是呼吸效率低。由于管径细小，婴幼儿呼吸道阻力绝对值明显大于成人，在呼吸道梗阻时尤为明显。

（商宏伟）

学习任务三　肺

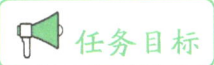

（1）了解肺的解剖学位置及结构特征。

（2）掌握肺导气部的组成及管壁结构变化规律，肺呼吸部的组成及肺泡Ⅰ型和Ⅱ型细胞的超微结构和功能。

（3）掌握肺泡隔的结构，血-气屏障的组成和功能。

肺是人体的呼吸器官，也是人体重要的造血器官，位于胸腔，左右各一，覆盖于心之上。肺有分叶，左二右三，共五叶。肺经肺系（指气管、支气管等）与喉、鼻相连，故称喉为肺之门户，鼻为肺之外窍。

一、肺的精细结构

肺的表面有一层光滑的浆膜，即胸膜的脏层。浆膜深部的结缔组织伸入肺内，将肺分成许多小叶。肺组织分为实质和间质两部分，肺内结缔组织、血管、淋巴管和神经等为间质成分，肺内支气管树和肺泡为肺的实质（图9-10）。支气管由肺门进入肺内后，分支为叶支气管（第2级分支），继而分支为段支气管（第3~4级分支），段支气管反复分支为小支气管（第5~10级分支），管径为1 mm左右的分支称为细支气管（bronchiole）（第11~13级分支）。每个细支气管再分出4~6个直径为0.5 mm的分支，称为终末细支气管（terminal bronchiole）（第14~16级分支）。从肺内支气管到终末细支气管的结构称为肺的导气部。终末细支气管以下的结构为肺的呼吸部，包括呼吸性细支气管（respiratory bronchiole）、肺泡管（alveolar duct）、肺泡囊（aveolar sac）和肺泡（alveolus）。肺的呼吸部是支气管分支的最后部分（第17~24级分支）。支气管在肺内的反复分支呈树枝状结构，故称为支气管树（bronchial tree）。每一细支气管连同它的各级分支和肺泡，组成了肺小叶（pulmonary lobule）。肺小叶呈锥体形，其尖端朝向肺门，底面向着肺表面，透过胸膜的脏层可见肺小叶底部的轮廓，直径约1.0 cm。临床上小叶性肺炎系指肺小叶范围内的病变。

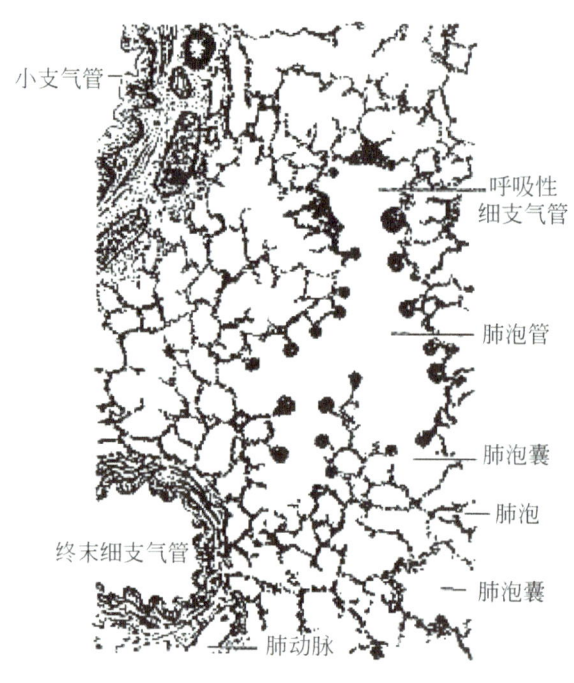

图9-10　肺光镜（低倍）结构

二、肺导气部

肺导气部的各段管道随支气管分支，管径逐渐变小，管壁变薄。

（一）叶支气管至小支气管

管壁结构均分为三层，由黏膜、黏膜下层和外膜构成。黏膜上皮为假复层纤毛柱状上皮，随管径变细，上皮由高变低，杯状细胞逐渐减少。固有层变薄，其外方出现少量环形平滑肌束。黏膜下层内的气管腺逐渐减少。外膜结缔组织内的软骨由完整的软骨环变为不规则的软骨片，数量逐渐减少。

(二)细支气管

细支气管(bronchiole)直径在1 mm以下,管壁变得更薄,上皮为假复层纤毛柱状上皮,腺体与软骨片极少或无,而平滑肌相对增多。由于细支气管失去软骨支持,当管壁肌肉收缩,管径容易缩小,因而借助管径的改变,可调节进入呼吸部空气的流量。在过敏时,由于细支气管平滑肌痉挛性收缩和黏膜水肿,造成气道狭窄而发生呼吸困难,临床上称之为支气管哮喘。每一个细支气管及其所属分支构成一个肺小叶,其周围有薄层结缔组织相隔。肺小叶呈锥体形,其尖端指向肺门,而底部朝向肺表面。

(三)终末细支气管

终末细支气管管径约为0.5 mm,内衬单层柱状纤毛上皮,无杯状细胞。管壁上腺体和软骨片完全消失,但形成完整的平滑肌层。黏膜皱襞明显。电镜下,终末细支气管的上皮由两种细胞组成,即纤毛细胞和分泌细胞。纤毛细胞数量少,分泌细胞数量多。分泌细胞又称Clara细胞,高柱状,无纤毛,游离面略高于纤毛细胞,呈圆锥状凸向腔内,顶部胞质内可见发达的滑面内质网和分泌颗粒。Clara细胞分泌物稀薄,覆盖于腔面,参与构成上皮细胞表面的黏液层。分泌物中含有蛋白水解酶,可分解管腔中的黏液,降低分泌物的黏稠度,以利于分泌物和细胞屑的排出。Clara细胞内有较多的氧化酶系,可对吸入的毒物或某些药物进行生物转化,使其毒性减弱便于排出。上皮损伤时,Clara细胞增殖分裂,分化为纤毛细胞(图9-11)。

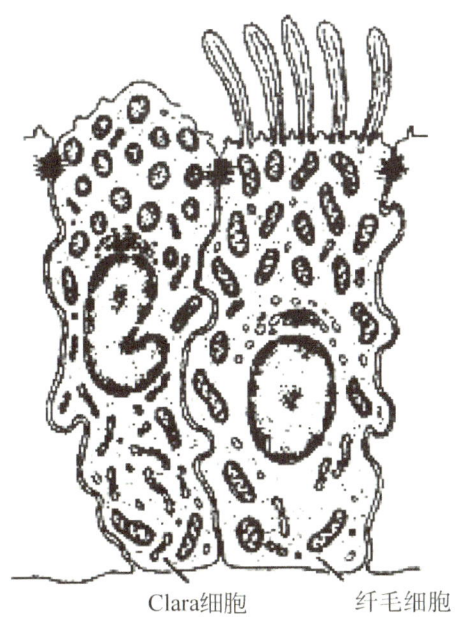

图9-11 终末细支气管上皮细胞超微结构模式图

三、肺呼吸部

（一）呼吸性细支气管

呼吸性细支气管的管壁不完整，管壁上有少量肺泡开口，具有气体交换的功能，上皮为单层柱状或立方形，有的细胞可见纤毛，也有分泌细胞，固有层结缔组织很薄，管壁上有少量平滑肌。

（二）肺泡管

肺泡管的管壁有大量肺泡和肺泡囊的开口，自身管壁结构很少。在切片中可见相邻肺泡之间的肺泡隔末端呈结节状膨大，表面为单层立方或扁平上皮覆盖，内含少量平滑肌、弹性纤维和胶原纤维。若用虚线将这些结节沿长轴连接起来，可以看出肺泡管的轮廓。

（三）肺泡囊

肺泡囊与肺泡管相连，是几个肺泡共同开口处，故由几个肺泡围成。相邻肺泡开口之间没有环形平滑肌束，仅有少量结缔组织，故切片中无结节状膨大。

（四）肺泡

肺泡（pulmonary alveoli）是肺进行气体交换的场所，为多面形的囊泡，其一端开口于肺泡囊、肺泡管或呼吸性细支气管上。在成人肺内有3亿～4亿个肺泡，总面积可达约100 m^2。肺泡彼此相接，相邻两肺泡上皮之间的结构称为肺泡隔（alveolar septum），其中的结缔组织构成肺间质。肺泡隔内有网状纤维、弹性纤维及丰富的毛细血管网，肺泡开口处弹性纤维及胶原纤维较多，并形成一个环。弹性纤维有助于肺泡扩张之后的回缩，若因某种因素影响，弹性纤维遭到破坏，则肺泡因不能回缩而经常处于过度扩张状态（肺气肿）。肺泡隔中的毛细血管网对于保证血液与外界气体交换具有重要作用。

1. 肺泡上皮

电镜下，可见肺泡上皮由两种类型的细胞组成，即扁平细胞（Ⅰ型肺泡细胞）和分泌细胞（Ⅱ型肺泡细胞）（图9-12、图9-13）。

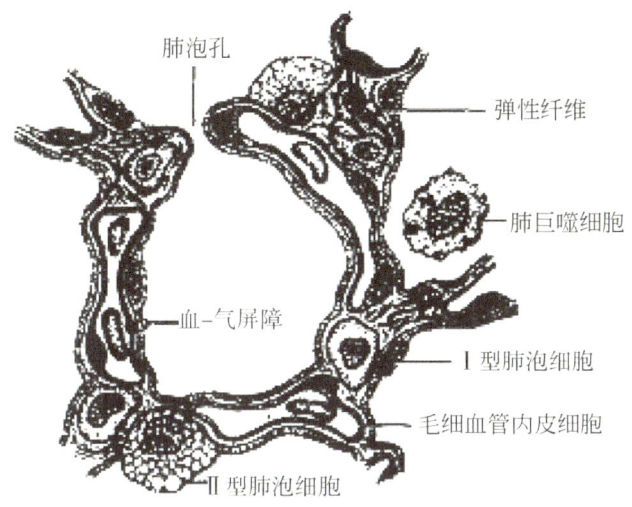

图9-12 肺泡毛细血管膜（血-气屏障）

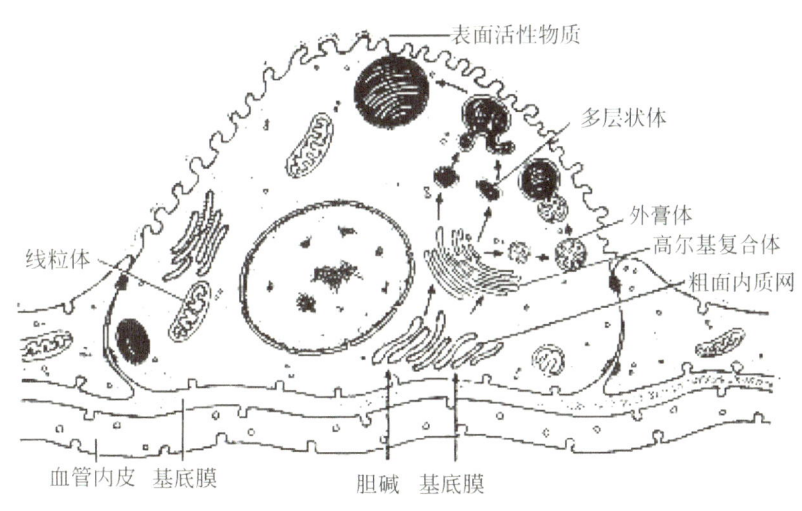

图9-13 肺泡上皮超微结构示意图

（1）Ⅰ型肺泡细胞（type Ⅰ alveolar cell）：该细胞扁平，胞核呈扁椭圆形并突入肺泡腔内，细胞体在核部位略厚，而无核部位则异常菲薄，在人约为0.2 mm厚，故在光镜下难以分辨。胞质内细胞器不发达，有少量吞饮小泡。相邻细胞之间可见连接复合体，可防止组织液漏入肺泡腔。

（2）Ⅱ型肺泡细胞（type Ⅱ alveolar cell）：细胞呈圆形或立方形，游离面有少许微绒毛，胞质中除有一般分泌细胞所具的结构特征外，尚有一个显著的特征，即含有许多嗜锇性板层小体，小体内具有同心圆或平行的板层状结构，外有薄膜包裹，直径0.2～1 μm。板层小体内的主要化学成分为磷脂（二棕榈酰卵磷脂），为一种表面活性物质（surfactant）。这种小体偶见于细胞的游离面，可释放其内容物涂布于肺泡上皮的表面，具有降低肺泡表面张力，稳定肺泡直径的作用。当呼气时，由于肺泡缩小而单位面积的表面活性物质则相对增多，引起表面张力显著降低，可防止肺泡塌陷；当吸气时，则发生相反的结果，有利于肺泡回缩。有些新生儿由于缺乏肺泡表面活性物质，则发生肺不张而引起呼吸障碍。如果肺泡表面活性物质由于创伤、休克、中毒及感染等原因而遭受破坏，或其合成与分泌受到抑制时均可破坏肺泡表面的稳定性，引起肺泡塌陷，发生呼吸困难。此外，当肺泡上皮遭受损伤时，Ⅱ型肺泡细胞可以增生与分化以进行肺泡表面上皮的修复。

2. 血-气屏障（blood-air barrier）

肺泡上皮下方及肺泡隔毛细血管内皮外方各有一层基膜，大部分区域上皮的基膜与内皮的基膜已融合在一起，而在某些区域还可见到两基膜之间有少量结缔组织的存在。由此可见，肺泡和血液间的气体交换，至少要经过肺泡上皮、上皮的基膜、毛细血管基膜和内皮细胞等四层结构。这些结构构成了血-气屏障。这种屏障对于气体的交换颇为有利。

3. 肺泡孔（alveolar pore）

相邻肺泡之间常有小孔相通，小孔往往位于肺泡隔中的毛细血管网眼之间，直径10～15 μm，呈圆形或卵圆形。肺泡孔的功能可能与平衡肺泡气压有关。当肺部发炎时，纤维渗出物可经肺泡孔由一肺泡进入另一邻近肺泡，细菌也可由此扩散而造成感染的蔓延。此外，当细支气管阻塞时，肺泡孔可作为气体的侧支交通，有利于气体交换。

四、肺间质和肺泡巨噬细胞

（一）肺间质

肺内结缔组织及其中的血管、淋巴管和神经为肺的间质。肺间质主要分布于支气管树的周围，随着支气管树分支增加，间质逐渐减少。肺间质内有较多的弹性纤维和巨噬细胞。

（二）肺泡巨噬细胞

肺泡巨噬细胞（alveolar macrophage）在肺泡腔与肺泡隔中常见有巨噬细胞，它们往往吞噬吸入的灰尘，吞入了尘粒后的巨噬细胞称为尘细胞（dust cell）。巨噬细胞还能吞噬进入肺内的病菌、异物和渗出的红细胞等。在肺内没有纤毛上皮的地方，巨噬细胞对肺的净化起着重要作用，它们在吞噬尘粒后，可游走到有纤毛的地方，随黏液从气管排出，或者进入淋巴管转运到肺门去，或者沉积于肺的间质内。随着年龄的增长，沉积于肺间质中的灰尘也逐渐增多，因此，肺的颜色由淡红色逐渐变为灰红色或暗灰色。

五、肺的血管、淋巴管和神经

（一）肺的血管

肺的血管供应比较特殊，其来源有二：①肺动脉，为功能性血管，其中的血液进入肺内进行气体交换；②支气管动脉，系营养肺组织本身的血管。

肺动脉与机体其他部分动脉相比，管径粗大而管壁结构较薄，弹性纤维比较发达。它带着含CO_2量较高的血液进入肺内，伴随支气管一同分支，直到呼吸性细支气管以下，而后形成毛细血管，缠绕在每一个肺泡外面，进行气体交换（肺泡腔中的氧气通过血-气屏障进入血液内，而血液内的二氧化碳通过血-气屏障进入肺泡腔）；然后，含氧量高的血汇集入肺静脉，肺静脉经肺的间质走向肺门出肺。支气管动脉来自胸主动脉和肋间动脉，其管径较小，分布在支气管壁中，亦随支气管树走行，沿途发出分支以营养肺组织本身。该动脉的分支达于呼吸性细支气管时，其所形成的毛细血管网，一部分与肺动脉终末分支的毛细血管网吻合，在肺泡换气后汇入肺静脉；另一部分也汇入支气管静脉，离开肺门（图9-14）。

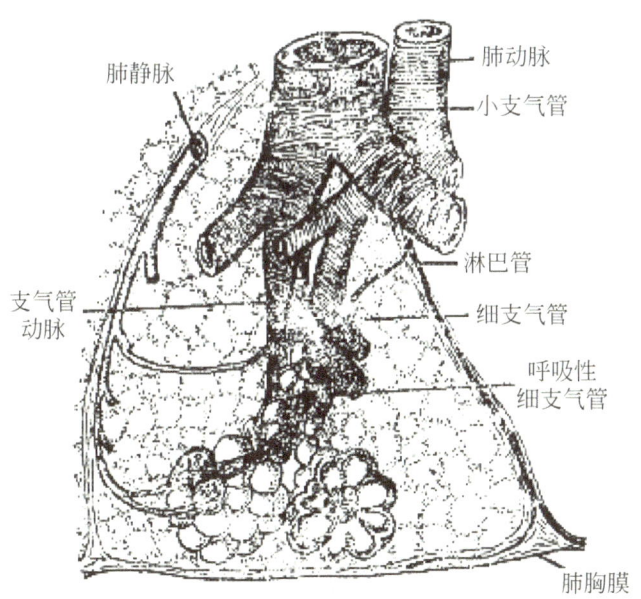

图9-14 肺的血管和淋巴管示意图

（二）肺的淋巴管

肺的淋巴管主要有浅丛、深丛两组，浅丛分布在脏胸膜；深丛分布在支气管树的管壁内，以及肺动静脉的周围。淋巴丛形成数支淋巴管输入肺门淋巴结（图9-14）。

（三）肺的神经

肺的神经包括传入神经、交感神经和副交感神经，还有一些神经纤维。神经纤维在肺门处形成肺丛，随支气管和血管入肺。传入神经纤维在肺泡、细支气管、支气管和胸膜处形成感觉神经末梢，通过肺丛经迷走神经传入呼吸中枢。交感神经属肾上腺素能神经，副交感神经属胆碱能神经。

六、肺的功能

近些年研究发现，肺还参与多种物质的代谢和转化。①血管紧张素的转换：血管内皮细胞游离面有血管紧张素转换酶，可将血液中的血管紧张素Ⅰ转化为血管紧张素Ⅱ，后者缩血管作用较前者强50倍，肺循环血液内的血管紧张素Ⅰ绝大部分被转换为血管紧张素Ⅱ，作用于中枢神经，通过交感神经的作用使体循环的小动脉收缩，升高血压。②缓激肽的灭活：肺血管内皮细胞还含有缓激肽酶，可分解灭活血液中的缓激肽（缓激肽可引起体循环血管扩张，较组胺作用强10倍），因此也使血管紧张，血压升高。③心房肽：又称心房钠肽，是由心房肽细胞分泌的生物活性很强的肽类物质，有排钠、利尿、扩张血管、降低血压的作用。通过心房肽特异放射免疫法发现，心房肽广泛分布于肺，以右肺上叶含量最高，因此肺也是产生心房肽的重要部位之一。

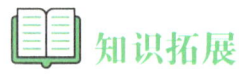

知识拓展

肺的增龄性变化

肺的形态、结构和功能随年龄增长而有一定的变化，如支气管口径逐渐增粗，软骨发生钙化，以致管壁变硬及弹性减弱等。30岁人的肺泡表面积约75 m²（吸气时），此后每年递减；肺组织与肺泡腔容积之比也随年龄增长而递减。老年人肺组织的弹性纤维发生退行性改变，纤维伸缩性减弱及弹性纤维分支减少，末梢气道如肺泡管、肺泡囊和肺泡腔扩大，毛细血管床减少，肺泡孔增多。老年人的Ⅱ型肺泡细胞的变化显著：板层小体的嗜锇性减弱，结构模糊或呈空泡状，表面活性物质生成减少，肺泡表面张力相对增大，肺容量减少；而肺泡腔、肺泡囊、肺泡管和呼吸细支气管代偿性扩张。此外，具有维持和调节结缔组织功能的糖胺多糖、透明质酸和软骨素等的减少也会影响老年肺的弹性回缩力。老年肺功能的变化主要表现为肺活量下降、气体弥散功能减弱、氧饱和度降低及通气反应能力减弱等。

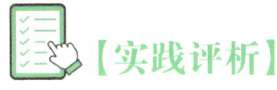

【实践评析】

实践内容：

近年来，全国各地雾霾重现，许多人都出现呼吸不畅、咳嗽不止等症状。

雾霾对人的损害分为短期效应和长期效应。霾中含有多种有害成分，包括氮、硫等化合物，工业粉尘中的颗粒性物质（如PM2.5、PM10）等，会对呼吸道造成化学和物理损害。

这些物质吸入呼吸道以后，比较敏感的人群可能当时就会出现一些反应，如咳嗽、咳痰等，也有人会出现气道发紧、胸闷、气短等剧烈反应。这些就是短期效应。霾中的PM10等大颗粒物质往往能通过咳嗽反射咳出呼吸道，但PM2.5等小颗粒物质会沉积到肺中，甚至黏附在肺泡表面。此时，再剧烈的咳嗽反射、任何药物和食物都不可能把它赶出来。PM2.5会导致肺泡弹性降低、功能减弱，甚至诱发肺纤维化，影响呼吸功能。久而久之，肺气肿、支气管炎、支气管哮喘，乃至肺癌就会找上身，这就是长期效应。所以，雾霾中的PM2.5对呼吸系统的损害是最为严重的，某种程度上是不可逆转的。

评析：

霾对肺的伤害是一个循序渐进的过程，因此难以引起人们的重视。生活在雾霾严重的城市，有的人过去身体非常健康，但也渐渐感觉自己干一点活或上几步楼梯就气不够使，或剧烈咳嗽、胸部发闷，这就有可能是雾霾引发的症状。另外，一些人出现杵状指，即手指外形像棒槌、指端膨大，也需要引起重视，到医院检查是不是肺部受损引起组织缺氧造成的。

肺部受损到一定程度，就会引发肺癌。咳嗽是肺癌早期最常见的症状，但也有一些人没有任何症状，这取决于肿瘤具体位置。如果肿瘤位置靠近肺、支气管内膜，往往会出现咳嗽症状；如果不在这些位置，刺激不到咳嗽反射神经，就可能没有咳嗽症状，甚至整个病程没有呼吸道症状，即所谓的"肺外症状"。这类"肺外症状"包括皮肤损害（如皮炎、皮肤色素沉着、皮肤瘙痒等）、骨关节疼痛等，对医生、患者及其家属都有极大的欺骗性，很容易被忽略掉。

实践模拟：

（1）雾霾对呼吸系统的伤害有多大？

（2）如何在雾霾天保护肺部健康？

（房媛媛）

【考点自测】

一、单项选择题

(1) 上皮基膜最明显的上皮是（   ）。

　　A．甲状腺滤泡上皮　　　　　　　　B．气管上皮

　　C．肠上皮　　　　　　　　　　　　D．子宫上皮

　　E．输卵管上皮

(2) 肺实质指的是（   ）。

　　A．支气管树和肺泡　　　　　　　　B．小支气管和肺泡

　　C．肺小叶　　　　　　　　　　　　D．肺小叶及其周围的结缔组织

　　E．呼吸性细支气管及肺泡

(3) 气管壁外膜背侧缺少软骨，取代的是（   ）。

　　A．混合腺　　　　B．淋巴细胞　　　C．结缔组织　　　D．平滑肌束

　　E．骨骼肌束

(4) 肺实质可分为两大部分，包括（   ）。

　　A．肺小叶和肺大叶　　　　　　　　B．皮质和髓质

　　C．肺小叶和肺间质　　　　　　　　D．导气部和呼吸部

　　E．各级支气管和肺泡

(5) 与导气部比较，呼吸部管壁最显著的变化是（   ）。

　　A．管腔变小　　　　　　　　　　　B．管壁变薄

　　C．平滑肌不断增多　　　　　　　　D．上皮变成扁平上皮

　　E．管壁上有肺泡开口

(6) 肺泡隔中与呼吸功能相关的结构是（   ）。

　　A．毛细血管、弹性纤维　　　　　　B．弹性纤维、巨噬细胞

　　C．胶原纤维、网状纤维　　　　　　D．胶原纤维、毛细血管

　　E．巨噬细胞、毛细血管

(7) 嗅上皮的细胞组成是（   ）。

　　A．嗅细胞、支持细胞和纤毛细胞　　B．嗅细胞、基细胞和支持细胞

　　C．嗅细胞、基细胞和刷细胞　　　　D．胶原纤维、毛细血管

　　E．支持细胞、基细胞和纤毛细胞

(8) 数个肺泡共同开口的腔隙称（   ）。

　　A．肺泡管　　　　B．肺泡腔　　　　C．肺泡孔　　　　D．肺泡囊

　　E．呼吸性细支气管

(9) 下列（　　）结构不是Ⅱ型肺泡细胞的超微结构特点。

　　A．发达的粗面内质网　　　　　　B．发达的高尔基复合体

　　C．很多板层小体　　　　　　　　D．很多纤毛

(10) 肺组织具有弹性的主要结构是（　　）。

　　A．肺泡隔内的弹性纤维　　　　　B．肺泡隔内的网状纤维

　　C．Ⅱ型肺泡细胞分泌的表面活性物质　D．肺泡开口处的平滑肌纤维

二、多项选择题

(1) 呼吸道黏液性分泌物来自（　　）。

　　A．混合腺　　　B．刷细胞　　　C．杯状细胞　　　D．小颗粒细胞

(2) 调节进入肺泡气流量的主要结构是（　　）。

　　A．小支气管　　　　　　　　　　B．细支气管

　　C．终末细支气管　　　　　　　　D．呼吸性细支气管

(3) 支气管哮喘是呼吸道平滑肌受自主神经支配发生痉挛性收缩引起的，主要与下列何种管道有关（　　）。

　　A．细支气管　　　　　　　　　　B．终末细支气管

　　C．呼吸性细支气管　　　　　　　D．肺泡管

(4) 肺泡孔的特征是（　　）。

　　A．相邻肺泡之间的小孔　　　　　B．每个肺泡有一个或多个肺泡孔

　　C．有平衡气压的作用　　　　　　D．孔上有薄层隔膜

(5) 血-气屏障的组成包括（　　）。

　　A．Ⅰ型肺泡细胞　　　　　　　　B．上皮基膜

　　C．毛细血管内皮细胞　　　　　　D．毛细血管基膜

三、简答题

(1) 简述肺呼吸部的组成及其管壁结构变化。

(2) 肺泡表面活性物质是怎样降低肺泡表面张力、稳定肺泡的？

(3) 细支气管和终末细支气管管壁中的环形平滑肌与临床上的支气管哮喘有什么联系？

四、论述题

试述肺泡的结构及其与呼吸功能的关系。

学习单元十　泌尿系统

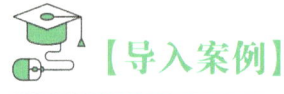

【导入案例】

晚饭后，68岁的李大爷与村里几个同龄人相聚茶馆搓麻将。这晚，李大爷的"手气"特别好，但抽烟喝水，早就尿急。可是，他迷信"撒泡尿"会霉了"手气"，因此，从晚7时一直憋到次日凌晨2时多。突然他大叫肚子痛，牌友们急忙把他送到医院。经检查，为膀胱破裂引起的腹膜炎。

长时间憋尿（医学上称之为强制性尿液潴留），会使膀胱内的尿液越积越多，含有毒物质的尿液不能及时排出，容易引起尿道炎、膀胱炎，出现尿频、尿急、尿痛、尿血等症状。同时，尿液在膀胱内潴留太久，还会引起膀胱损伤，括约肌松弛，造成尿失禁；或引起尿道的肌肉麻痹，造成尿潴留。

更值得警惕的是，长期憋尿还可能导致输尿管反流，引发肾盂肾炎。正常情况下，由于输尿管与膀胱连接处的特殊结构，即便膀胱充盈胀满，也不会发生尿液反流。然而，多数老年男性患有前列腺增生性肥大，尿道狭窄，很容易发生尿液反流，尿液由膀胱挤向输尿管或肾脏，从而引起肾盂肾炎。久而久之，导致肾脏实质结构的损害，甚至发展为肾衰竭。

另有国外研究资料表明，排尿次数还与膀胱癌的发病率密切相关，排尿次数越少，患膀胱癌的危险越大。因为憋尿增加了尿液中致癌物质对膀胱刺激的时间，导致膀胱受损。最近美国科学家研究发现，有憋尿习惯的人患膀胱癌的风险要比一般人高3～5倍。

因此，为了确保健康，有了尿液应及时排出，切不可强制性憋尿。

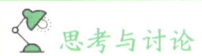 思考与讨论

（1）为什么成年人想憋尿可以，两三岁的小孩却常常"尿床"？

（2）为什么膀胱胀满后尿液不会立即回流到输尿管中，这是什么结构所导致的？

（3）在文末提到的排尿次数与膀胱癌发病率的关系，你有什么看法？

泌尿系统包括肾、输尿管、膀胱和尿道等。其主要功能是生成和排出尿液，并排泄出体内在新陈代谢过程中产生的废物。排泄是指机体代谢过程中所产生的各种不为机体所利用或者有害的物质向体外输送的生理过程。被排出的物质一部分是营养物质的代谢产物，另一部分是衰老的细胞破坏时所形成的废物。此外，排泄物中还包括一些随食物摄入的多余物质，如多余的水和无机盐、蛋白质等。肾是机体最主要的排泄器官，它以复杂的生理过程形成尿液，并参与调节机体的水盐代谢和电解质平衡，以维持机体内环境理化性质的相对稳定。此外，肾还能分泌多种生物活性物质。输尿管是将尿液导入膀胱的管道，膀胱为贮存尿液的器官，在神经系统的调节下，当膀胱内的尿液达到一定容积时，引起排尿反射，尿液即从膀胱经尿道排出体外。

学习任务一　肾

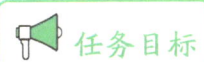 任务目标

（1）了解肾的一般结构，掌握肾单位的组成。

（2）掌握近端小管及远端小管的光镜结构、超微结构和功能。

（3）熟悉肾血液循环的特点，了解肾部神经及肾脏的内分泌功能。

一、肾的结构

肾脏（kidney）为成对的蚕豆状器官，位于腹膜后脊柱两旁浅窝中，长 10~12 cm，宽 5~6 cm，厚 3~4 cm，重 120~150 g；左肾较右肾稍大，肾纵轴上端向内、下端向外，因此两肾上极相距较近，下极较远，肾纵轴与脊柱所成角度为 30°左右。肾为暗红色实质性器官，形似蚕豆。肾表面光滑，可分为上、下两端，前、后两面，内、外侧两缘（图

10-1)。

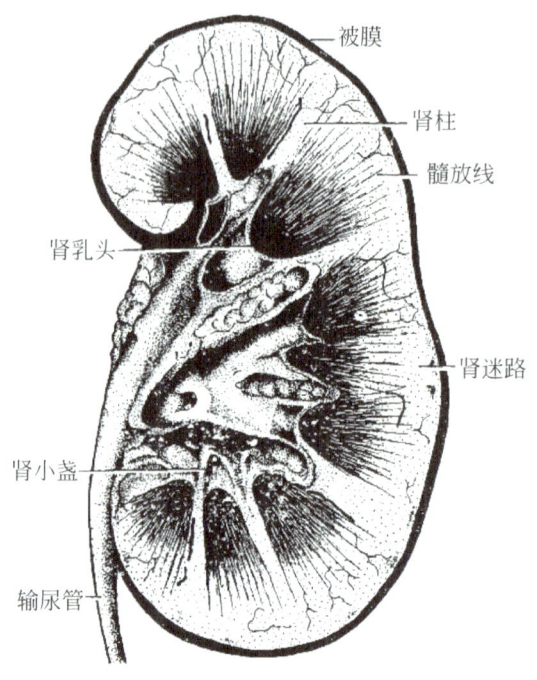

图10-1　肾纵剖面图

肾外缘隆起，内缘中部凹陷为肾门，输尿管、血管、淋巴管和神经由此出入。肾表面包以致密结缔组织被膜，称肾纤维膜。在冠状剖面上，肾实质由浅表颜色较深的皮质和深部色浅的髓质构成。皮质呈颗粒状，髓质由10多个肾锥体（renal pyramid）组成。锥体之间的皮质部分称肾柱。锥体底部与皮质相连，尖端朝向肾门，称肾乳头。乳头上有许多乳头管的开口，尿液由此排到肾小盏内。由肾锥体底部呈辐射状伸入皮质的条纹状结构称髓放线（medullary ray）。髓放线之间的皮质称皮质迷路（cortical labyrinth）。每个髓放线及其周围各1/2皮质迷路组成一个肾小叶。一个肾锥体与它相连的皮质构成一个肾叶（图10-1）。

肾实质由大量弯曲走行的小管组成，这些小管与尿液形成有关，称泌尿小管（uriniferous tubule）。泌尿小管之间有少量结缔组织、血管和神经等，为肾的间质。泌尿小管包括肾小管和集合小管系两部分（图10-2）。肾小管是长而不分支由单层上皮围成的管道，每条肾小管起始部盲端膨大凹陷成杯状的双层囊状结构，叫肾小囊，肾小囊与其内的血管球共同构成肾小体。肾小管可分近端小管、细段和远端小管三段。各段均有一定的分布部位和走向。肾小管起始段与肾小囊相连，并盘曲在肾小体附近，为近端小管曲部，继而离开皮质迷路入髓放线下行为近端小管直部，然后管径变细为细段。细段管径又变粗并反折上行于肾锥体和髓放线内，称远端小管直部。近端小管直部、细段、远端小管直部共同构成一个"U"形的袢,称为髓袢(medullary loop)。远端小管直部在髓放线内上行到原肾小体附近再度盘曲,称远端小管曲部,其末端汇入集合小管系。每个肾小管及其头端的肾小体是尿液生成的结构和功能单位,称肾单位。集合小管系是从皮质至髓质的直行管道,末端开口于乳头孔。

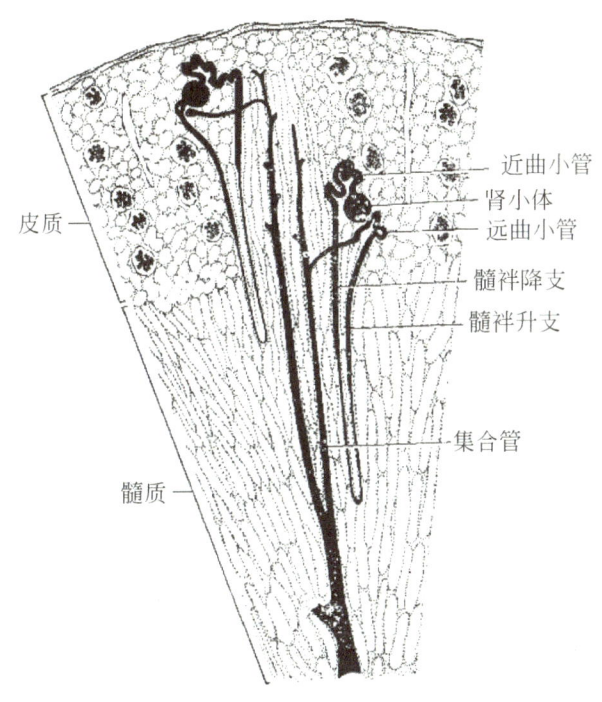

图10-2 泌尿小管模式图

二、肾单位

肾单位是肾形成尿液的结构和功能单位,由肾小体和肾小管两部分组成。每个肾有100万～150万个肾单位。根据肾小体在皮质内的位置,又分为表浅肾单位和髓旁肾单位。表浅肾单位髓袢短,仅达髓质外带;髓旁肾单位的髓袢长,可伸达乳头。从数量上看,前者为后者的7倍。尽管两种肾单位有上述差异,但基本结构相同。

(一)肾小体

肾小体(renal corpuscle),呈球形,又称肾小球。每一肾小体都有两个极,微动脉出入端为血管极,与肾小管相连接端为尿极,位于血管极的对侧。肾小体由血管球和肾小囊两部分组成(图10-3、图10-4)。

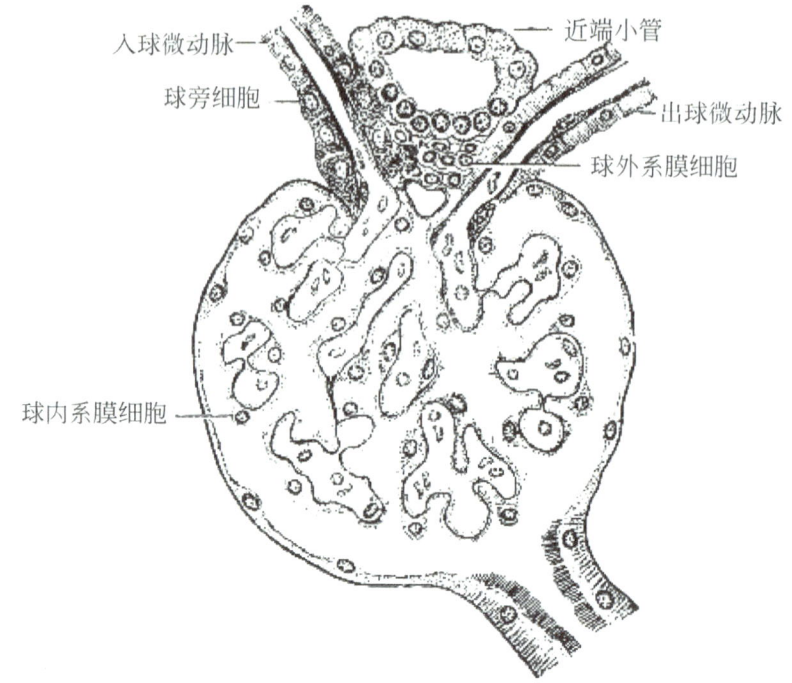

图 10-3　肾小体光镜结构

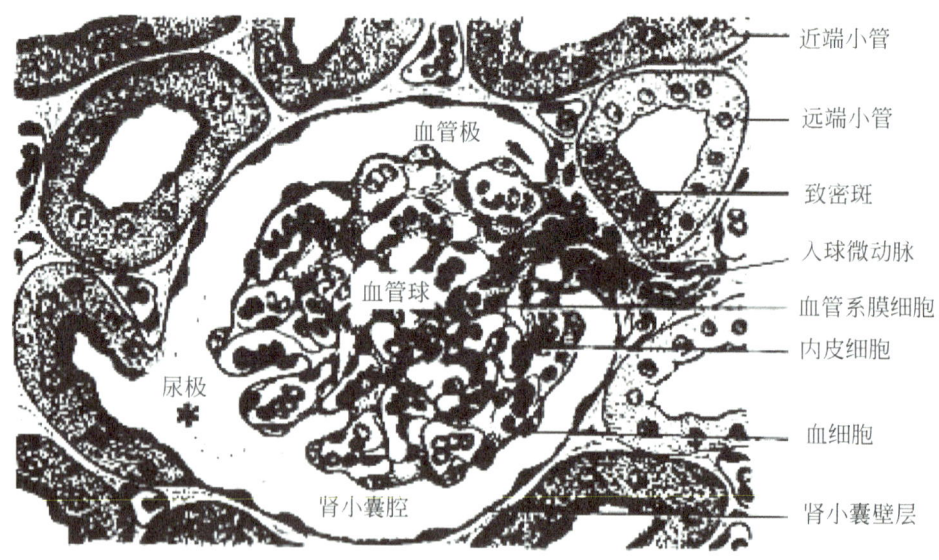

图 10-4　肾皮质光镜(高倍)结构

1. 血管球（glomerulus）

血管球是包在肾小囊内的一团盘曲的毛细血管，位于入球微动脉与出球微动脉之间。一条入球微动脉从血管极处突入肾小囊内，分成4～5支，每支又分支形成互相吻合的网状毛细血管袢，然后汇合成一条出球微动脉，从血管极处离开肾小体。入球微动脉一般比出球微动脉粗，故血管球内的血压较高，有利于血液内大量水分和小分子物质滤入肾小囊腔。电镜观察血管球毛细血管为有孔型，多数孔上无隔膜，内皮细胞外大都有基膜，但靠血管系膜一侧无基膜。

在血管极处有少量结缔组织随入球微动脉进入血管球，分布于毛细血管袢之间，称血管系膜（mesangium），主要由系膜细胞（mesangial cell）和基质构成。系膜细胞形态不规则，核小而圆，染色深。系膜细胞的突起可伸达内皮与基膜之间，或经内皮细胞间伸入毛细血管腔内。系膜细胞的功能除合成基膜和系膜基质外，还具有吞噬作用，可清除沉积在基膜上的免疫复合物，并参与基膜的修复更新等（图10-5）。

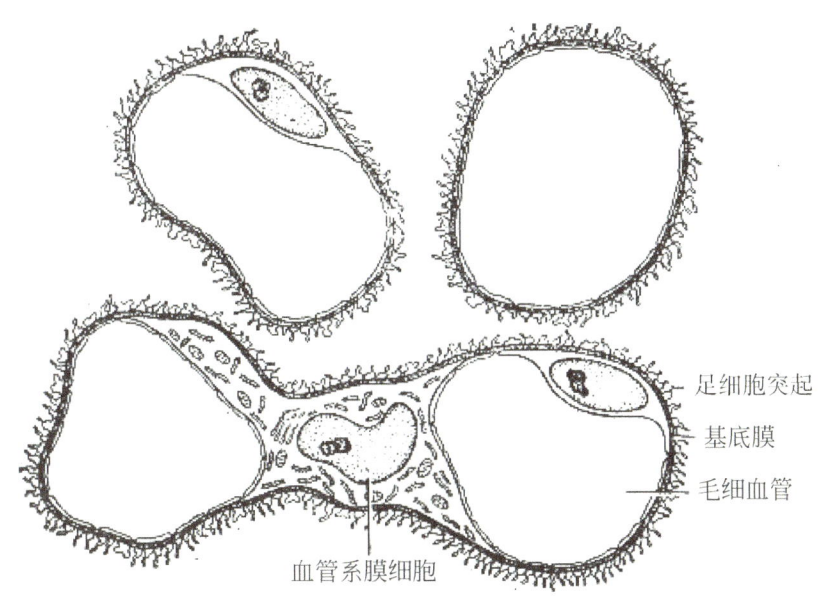

图10-5　肾的血管系膜细胞

2. 肾小囊（renal capsule）

肾小囊又称Bowman囊，是肾小管起始部膨大凹陷而成的杯形双层囊状结构，分内、外两层。两层之间的腔称肾小囊腔，与肾小管腔相通。肾小囊外层（壁层）为单层扁平上皮，在肾小体尿极处与近端小管上皮相连续，而在血管极处反折为肾小囊内层（脏层），肾小囊内层紧包在毛细血管袢的外面，其上皮形态特殊，有许多大小不等的突起，称足细胞（podocyte）。足细胞胞体较大，并凸向肾小囊腔。细胞核染色较浅，光镜下不易辨认。扫描电镜观察，足细胞从胞体伸出几个较大的突起，称初级突起。每个初级突起又分出许多指状的次级突起（图10-6）。相邻的足细胞次级突起相互穿插嵌合成栅栏状，紧贴在血管球毛细血管基膜外面。足细胞次级突起之间有宽约25 nm的间隙和裂孔（slit pore），孔上覆以厚4~6 nm的裂孔膜（slit membrane）。足细胞次级突起与血管球毛细血管内皮之间或与血管系膜之间有较厚的基膜，PAS反应阳性。

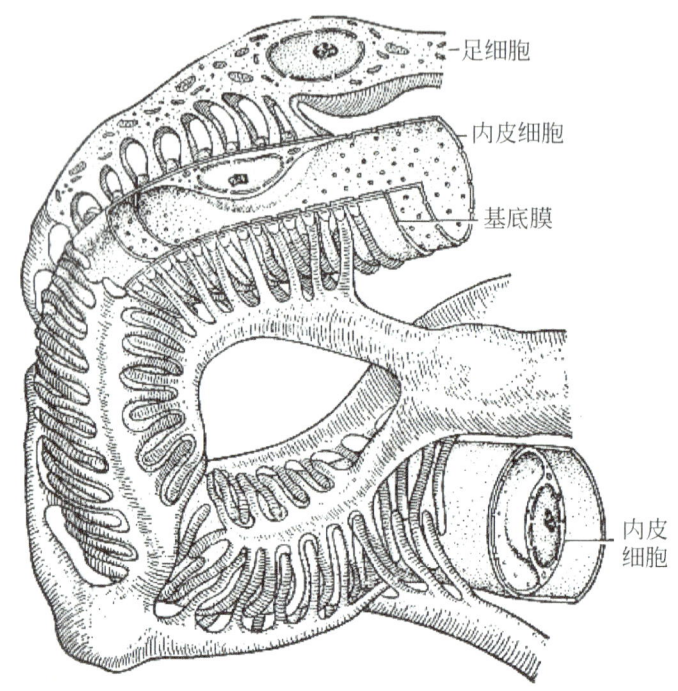

图 10-6　肾小体毛细血管超微结构

3. 肾小体滤过作用

肾小体以滤过方式形成滤液。当血液从入球微动脉流经血管球毛细血管时，由于毛细血管内血压较高，使血浆内部分物质通过有孔内皮、基膜和足细胞裂孔膜滤入肾小囊腔。这三层结构称为滤过膜（filtration membrane）或滤过屏障（filtration barrier）。滤入肾小囊腔的滤液称原尿。成人一昼夜两肾可产生原尿 180 L。原尿中除不含大分子的蛋白质外，其他成分与血浆相似。滤过膜这三层结构分别对血浆中大小不同分子的物质具有选择性的通透作用。正常情况下，分子量 70 kPa 以下、直径 4 mm 以下的物质可通过滤过膜，如葡萄糖、多肽、尿素、电解质和水等，以及少量分子量较小的白蛋白等。病理情况下，如滤过膜受损坏，则大分子蛋白质甚至血细胞也可漏出，导致蛋白尿和血尿。

（二）肾小管

肾小管（renal tubule）与肾小囊壁层相连的一条细长上皮性小管，具有重吸收（reabsorption）和排泌（secretion）作用。肾小管按不同的形态结构、分布位置和功能分成三部分：近端小管、远端小管和髓袢（图 10-7）。

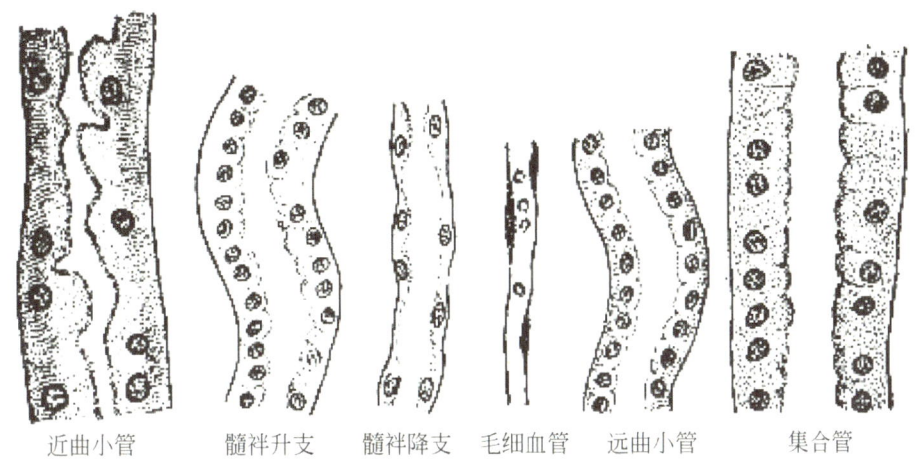

图 10-7　各种肾小管的纵切图

1. 近端小管（proximal tubule）

此管上连肾小囊腔，是肾小管中最粗的一段，盘曲在所属肾小体周围。管壁由单层立方上皮细胞组成。管腔小而不规则，是肾小管重吸收功能的重要部分。细胞的游离面有刷状缘，电子显微镜下可见，由微绒毛组成（图 10-8）。这些结构都扩大了细胞表面积，有利于重吸收作用。近端小管可分为曲部和直部。

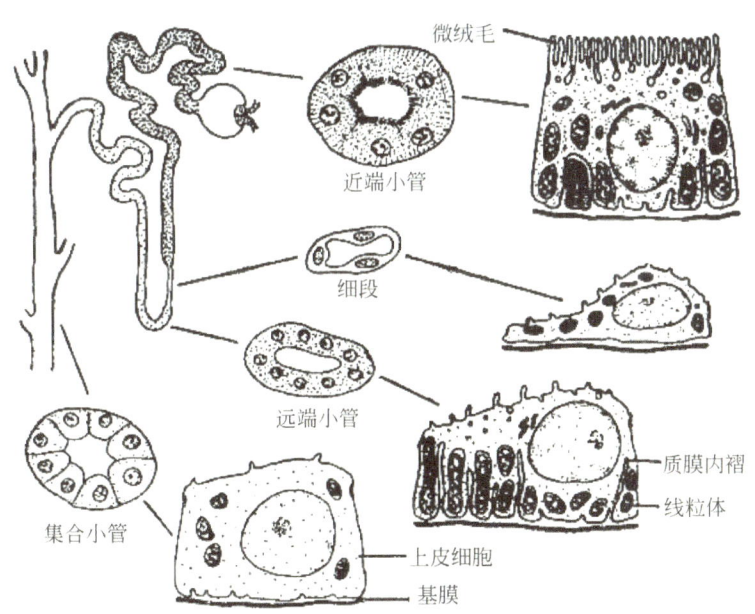

图 10-8　近曲小管上皮细胞超微结构

（1）近端小管曲部（proximal convoluted tubule）：也称近曲小管，位于皮质迷路内，于肾小体附近高度盘曲。光镜下，管壁厚，腔小不规则。管壁由单层锥体状细胞构成，细胞界限不清，胞质嗜酸性，核圆位于基底部，腔面有刷状缘（brush border），基底部可见纵纹。电镜下，刷状缘为密集的微绒毛，它使肾小管的内表面积扩大，有利于肾小管的重吸收。在微绒毛的基部，细胞膜向内陷入形成顶浆小泡和顶浆小管，这是一种吞饮现象。它与近端小管重吸收功能密切相关。上皮细胞侧面除有连接复合体外尚有许多侧突与邻近的细胞互相嵌合，以致在光镜下细胞界限不清，细胞基底部形成许多质膜内褶，扩大了细胞与间质之间的物质交换面积，细胞内线粒体较多，纵向排列在基底褶之间，此结构形成了光镜下所见的基底纵纹。从上述可知，近曲小管具有执行吸收功能的结构基础。

（2）近端小管直部（proximal straight tubule）：位于髓放线和肾锥体内，结构与曲部相似，但上皮细胞较矮，微绒毛、侧突和质膜内褶不及曲部发达。

近曲小管的功能主要是重吸收，原尿中的水、葡萄糖、氨基酸、蛋白质、磷酸盐、碳酸氢盐、钠（60%～70%）、钾等绝大部分由近曲小管重吸收，因此，近曲小管功能障碍可导致肾性糖尿、氨基酸尿、水钠潴留和肾小管性酸中毒（renal tubular acidosis）等。此外，近曲小管具有排泄功能，能排泄对氨马尿酸、酚红、青霉素，以及某些用于泌尿系造影的碘剂等。近曲小管排泄功能障碍时，上述物质随尿排出也就减少。

2. 远端小管

远端小管（distal tubule）连接于细段和集合小管系之间，分直部和曲部。

（1）远端小管直部：位于肾锥体并经髓放线上行至所属肾小体附近的皮质。管壁为单层立方上皮，比近端小管的细胞小，着色也浅，细胞界限较清楚，核圆形，位于中央。游离面无刷状缘，基底部纵纹较明显（图10-9）。电镜下，细胞游离面微绒毛短而少，基部质膜内褶及线粒体发达，质膜上有丰富的Na^+-K^+-ATP酶，能主动向间质转运钠离子而水不能通过，以至于管腔中滤液的渗透压比管腔外间质中的低，形成间质内从肾锥体至肾乳头的渗透压逐步增高，有利于集合小管系浓缩尿液。

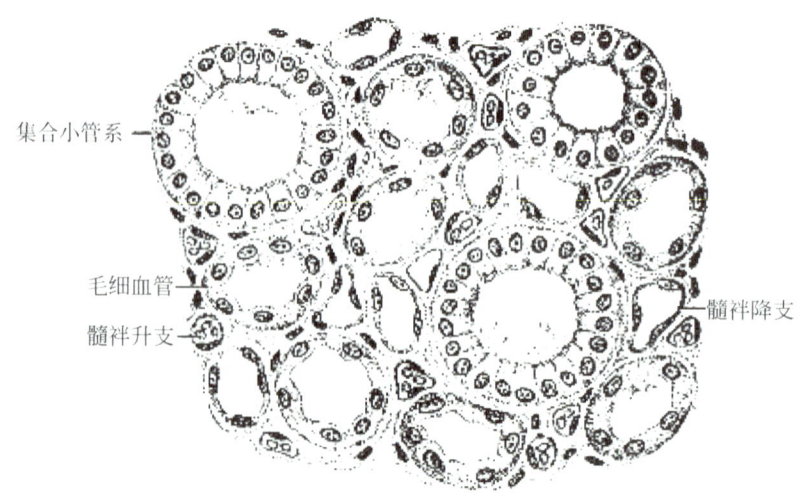

图10-9　肾髓质光镜高倍结构

（2）远端小管曲部：又称远曲小管，位于皮质迷路内，管壁结构与直部相似，但上皮细胞比直部略高，着色浅。基底部纵纹、质膜内褶和线粒体均不如直部发达。

远端小管的功能是重吸收水和Na^+，并向管腔中分泌K^+、H^+和NH_3等，对维持血液的酸碱平衡起重要作用。远曲小管的功能受激素的调节，肾上腺皮质球状带分泌的醛固酮能促进上皮细胞吸收Na^+，排出K^+；而垂体后叶抗利尿激素能提高对水的重吸收，使尿液浓缩，尿量减少，当此激素分泌不足时，水分不能重吸收而致尿崩症。

3. 髓袢（medullary loop）

髓袢可分为降支和升支。髓袢为一U字形小管，由三段组成：第一段为降支粗段（近直小管），第二段为细段呈U形（细段），第三段为升支粗段（远直小管）。第一段及第二段的降支部分又统称为降支，第二段的升支及第三段又统称为升支。它们分别由扁平和立方上皮构成。不同部位的肾单位髓袢的长度不同。皮质肾单位的髓袢较短，薄壁段很短或缺如。近髓肾单位的髓袢则较长，一直深入髓质可达锥体乳头。这类髓袢对尿的浓缩有特殊的功能。

髓袢功能：髓袢升支粗段对Cl^-主动重吸收，伴有Na^+被动重吸收（10%～20%），但对水的通透性低，故形成了肾髓质间质的高渗状态，这是原尿浓缩的重要条件。当髓袢功能障碍时，肾髓质的高渗环境受到破坏，原尿浓缩发生障碍，可出现多尿、低渗或等渗尿。

三、集合管

集合管（collecting tubule）为分支的直行小管，由肾单位的远曲小管汇合而成，经髓放线向髓质走行，开口于肾乳头，近肾乳头处管径较粗，称为乳头管（papillary duct）。

在集合管下行过程中不断汇合成较大的管，约经7次汇合后接于乳头管。乳头管直径达0.2～0.3 mm，开口于筛区。集合小管管径由细（皮质部的为40 μm）逐渐增粗（乳头管的为200～300 μm）。管壁上皮由立方形（皮质部的集合小管）逐渐变为高柱状（乳头管，然而人的乳头管仍为立方形）。胞质染色清明，核圆，位于中央，着色深，细胞界限清楚（图10-9）。电镜下，集合小管上皮简单，细胞器少，细胞游离端有稀疏的微绒毛，胞头侧突不明显。皮质集合管中含有两种细胞，亮细胞（light cell）或称主细胞（principle cell）和暗细胞（dark cell）或称润细胞（intercalated cell），均为立方形或砥柱状细胞。暗细胞占35%～40%，胞核常位于基底部，表面微绒毛较亮细胞的长，偶尔可见纤毛。有外侧指状突起，质膜内褶较发达。胞质内有大量小的卵圆形线粒体、溶酶体和核蛋白体，细胞器相当丰富。胞质着色深，顶部胞质中有许多囊泡，因而胞质显得较暗。亮细胞占60%～65%，胞质清晰，线粒体、细胞器和顶部胞质中的囊泡均较少。细胞底部的基底褶不发达，无刷状缘，微绒毛短。紧密连接较深，有数条封闭线。

髓质集合管上皮中也有少许散在的暗细胞。一般认为，暗细胞代表功能活跃的细胞，低K^+时暗细胞数目增多，可能在使尿液酸化方面有一定作用，但是亮细胞和暗细胞的功能尚不清楚。

过去认为集合管只有运输尿液的作用，现认为集合管与远曲小管同样具有重吸收和分泌的功能。

四、乳头管、肾盏和肾盂

（一）乳头管

乳头管管径较大，直径200~300 μm，上皮细胞增高，呈单层柱状，排列整齐，乳头管上皮无暗细胞，全由亮细胞组成，胞核位于中央，细胞器少，基底褶少，紧密连接较深。乳头管开口于乳头筛区，此处其柱状上皮则与乳头表面的上皮相连续。

（二）肾盏、肾盂

在肾窦内有7~8个呈漏斗状的组织，称之为肾小盏（renal calyces），肾小盏包绕肾乳头。2~3个肾小盏合成1个肾大盏，2~3个肾大盏汇合成1个前后扁平的、漏斗状的肾盂。

肾盂（renal pelvis）是所有肾单位的肾小管集合的部位，用来把所有形成的尿液集中起来，然后把尿液输送到与肾盂连接的输尿管里面，由输尿管把尿液输送到膀胱，最后排出体外。简单地说，肾盂是用来集中尿液的。

五、球旁复合体

球旁复合体（juxtaglomerular complex）也称肾小球旁器（juxtaglomerular apparatus），由球旁细胞、致密斑和球外系膜细胞组成，位于肾小体的血管极处，大致呈三角形（图10-10），在结构和功能上密切相关。

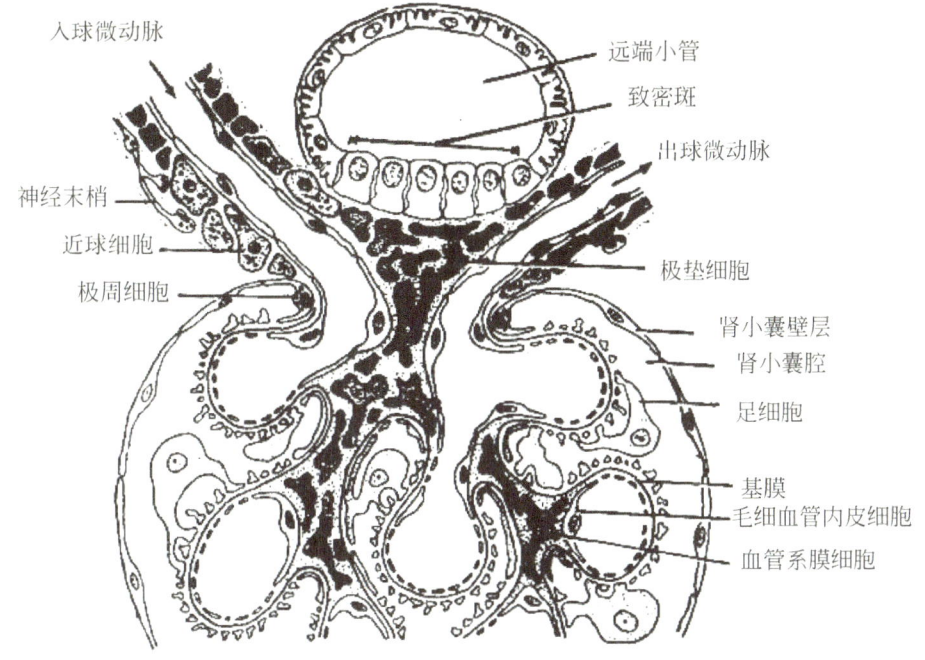

图 10-10 球旁复合体

(一)球旁细胞

球旁细胞（juxtaglomerular cell）是入球微动脉近血管极处管壁中膜平滑肌演变为上皮样细胞。球旁细胞体积较大，呈立方形，核大而圆，位于中央；胞质弱嗜碱性，富含分泌颗粒。颗粒内含有肾素（renin）。肾素可促使小动脉平滑肌收缩，血压升高；促使肾上腺皮质分泌醛固酮，作用于远曲小管和集合小管系，使其吸收 Na^+、排出 K^+ 和重吸收水分。此外，球旁细胞还可能生成促红细胞生成因子，刺激红细胞生成。

(二)致密斑

致密斑（macula densa）是远端小管曲部靠近肾小体一侧的上皮细胞增高变窄而形成的椭圆形斑块状结构。致密斑细胞呈高柱状，排列紧密，核椭圆形，靠近细胞顶部，胞质着色浅。致密斑与球旁细胞十分靠近，两者之间仅隔以不连续的基膜。致密斑是一种离子感受器，可感受远端小管内滤液中 Na^+ 浓度的变化。当 Na^+ 浓度降低时，致密斑细胞将信息传递给球旁细胞等，促使球旁细胞分泌肾素，增强远端小管吸收 Na^+ 和排出 K^+ 等作用。

(三)球外系膜细胞

球外系膜细胞（extraglomerular mesangial cell）又称极垫细胞，位于入球微动脉、出球微动脉和致密斑之间的三角形区域内。细胞形态结构与球内系膜细胞相似，并与球内系膜相延续。球外系膜细胞与球旁细胞、球内系膜细胞之间存在缝隙连接，因此认为它在球旁复合体功能活动中可能起"信息"传递作用。

六、肾间质

肾泌尿小管之间的少量结缔组织为肾间质。皮质内的结缔组织少，愈接近肾乳头结缔组织愈多。肾间质中除一般结缔组织成分外，尚有一种特殊的细胞，称为间质细胞（interstitial cell）。细胞呈星形，有较长突起，胞质内除含较多的细胞器外，还有许多嗜锇颗粒。间质细胞具有分泌前列腺素和形成间质内的纤维和基质的功能，细胞突起内微丝的收缩作用，可促进肾间质血管内的血液流动。

七、肾的血液循环

肾脏的血液供应直接来自腹主动脉。从腹主动脉分出左、右肾动脉，入肾门后分成两支，再依次分出叶间动脉、弓形动脉、小叶间动脉、入球微动脉与肾小球毛细血管袢相连（图10-11、图10-12）。血流经肾小球毛细血管袢直接进入出球微动脉，汇总为皮质毛细血管网再依次进入小叶间静脉、弓形静脉，经肾静脉回到下腔静脉。流经皮质部位的血液占整个肾脏血液供应的90%。髓质有髓质直小动脉，可接收弓形动脉、小叶间动脉及出球微动脉的血流，从髓质直小动脉流经髓质毛细血管网后进入髓质直小静脉，再进入小叶间静脉或弓形静脉。另外，髓质直小动脉与直小静脉之间有短路。被膜毛细血管接收小叶间动脉的血液，然后汇总成星状静脉，注入小叶间静脉。

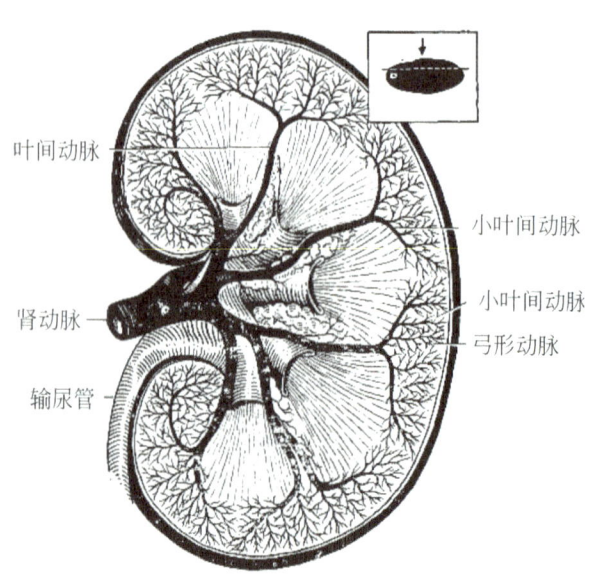

图10-11 肾血管分布图

肾血液循环的特点有以下几点。

（1）肾动脉直接起于腹主动脉，血流量大，每 4~5 min 流经两肾的血量等于人体的全部血量。

（2）血管球的毛细血管两端皆连于动脉，出球微动脉的平滑肌可主动调节血管的血压，血管球毛细血管血压为 10.0 kPa（75 mmHg），约为主动脉血压的 70%，比一般毛细血管血压高很多，有利于原尿的滤过。

（3）流经肾血液的绝大部分，先通过血管球，球后毛细血管中血液因滤出大量水分，故胶体渗透压增高，有利于水的重吸收。

（4）髓质的直小动静脉形成袢状，与肾单位的髓袢相伴行，有利于肾小管和集合小管重吸收水和尿液浓缩的作用。

（5）肾内不同区域血流不同，皮质血流量大，约占 90%，流速快；髓质血流量小，仅占肾血流量的 10%，流速慢。

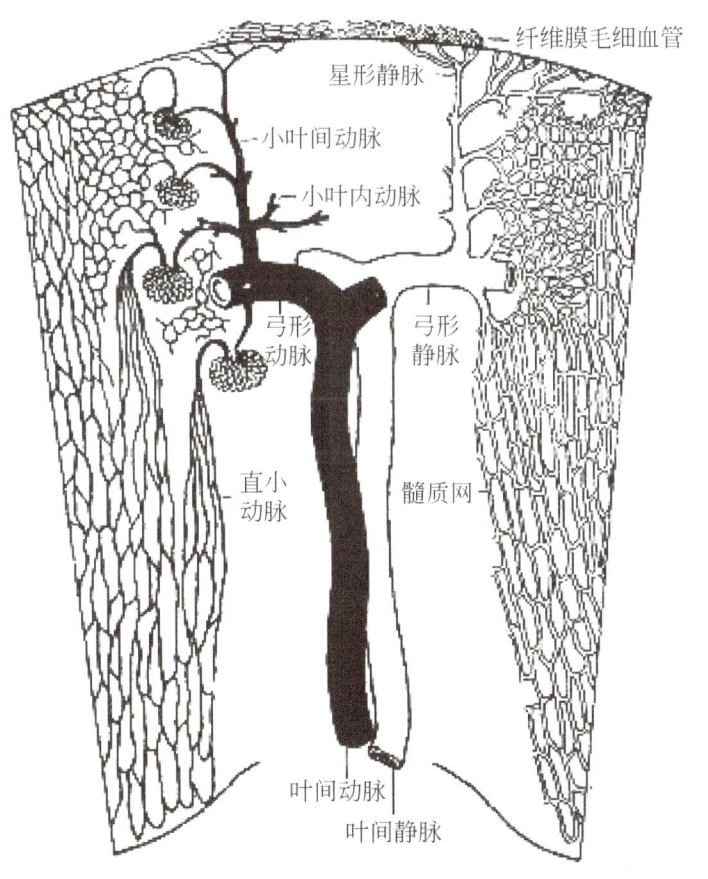

图 10-12　肾皮质、髓质的毛细血管

八、肾的淋巴管和神经

（一）淋巴管

肾有两组淋巴丛，即肾内淋巴丛和被膜淋巴丛。肾内的毛细淋巴管分布在肾小体和肾小管周围，沿血管逐级汇成小叶间、弓形和叶间淋巴管经肾门淋巴管出肾。被膜内的毛细淋巴管，汇合成淋巴管，或与肾内淋巴全吻合，或汇入邻近器官的淋巴管。

（二）神经

由肾门进入大量无髓神经纤维、少量有髓神经纤维。无髓神经纤维伴血管走行，分布于血管的平滑肌。有髓神经纤维为感觉神经纤维。

九、肾的内分泌功能

肾的内分泌功能包括分泌肾素、促红细胞生成素、活性维生素 D、前列腺素和缓激肽。

（一）肾素

肾素由入球微动脉壁上颗粒细胞所分泌。传统观点认为，肾素作用于由肝产生的血管紧张素原，使其转变为血管紧张素 I，血管紧张素 I 再经过肺的血管紧张素转换酶转化为血管紧张素 II。血管紧张素 II 为最有活力的成分，通过与其不同受体，主要是 I 型受体结合，起到众多的生物效应，如血管紧张素 II 与 I 型受体（ATR）相结合后，可以收缩血管平滑肌，兴奋中枢交感神经，以及通过刺激肾上腺分泌醛固酮，再作用于肾，促进水钠重吸收，起到提高血压、维持容量等作用。除对循环系统作用以外，局部组织的肾素-血管紧张素系统（RAS）变化更应引起重视，如血管紧张素 II 与 I 型受体结合后，还可起到促进局部组织细胞增生、肥大、凋亡，以及促炎症、改变代谢等作用，这些作用与许多病理背景下（如高血压、糖尿病、动脉粥样硬化）所造成的器官结构重塑有重要关系。除与 AT_1 结合以外，血管紧张素 II 还可以和 AT_2 等受体结合而发挥作用。肾灌注压下降、限盐、失盐为刺激肾素分泌的最主要因素；交感神经兴奋是刺激肾素分泌的另一重要因素；入球微动脉颗粒细胞的压力下降，交感神经兴奋（通过 β 受体），以及通过致密斑刺激前列腺素为调节肾素分泌的主要机制。

(二)促红细胞生成素

最重要的作用是刺激骨髓造血,使红细胞不断产生并成熟。很多因素可以影响促红细胞生成素的产生,包括细胞因子、反应性氧代谢物质、交感神经系统过度兴奋,以及肾素-血管紧张素系统过度兴奋等。

(三)活性维生素D

肾小管上皮细胞有$α_1$-羟化酶,可以将肝生成的$25-(OH)D_3$变成有高度活性的$1,25-(OH)_2D_3$。近端小管曲部及直部血管为该酶存在的主要部位。$1,25-(OH)_2D_3$产生后与血中的一种特殊受体蛋白相结合,而后被携带到各组织,进而与维生素D的受体相结合。$1,25-(OH)_2D_3$作用于胃肠道,促进钙的重吸收,也可促进磷在肠道吸收。在骨骼,它是维持骨骼发育和矿化的主要激素,除促进骨骼矿物盐沉着外,又可以促进破骨细胞的活性从而使骨质吸收。除此之外,$1,25-(OH)_2D_3$还可以作用于甲状旁腺,通过甲状旁腺激素控制全身的钙磷代谢。甲状旁腺激素与活性维生素D交互作用以维持Ca^{2+}代谢的平衡。甲状旁腺激素可以刺激肾$α_1$-羟化酶的活力,而$1,25-(OH)_2D_3$则又可抑制甲状旁腺激素的合成。此外,活性维生素D还与胰岛素分泌的调节、皮肤角化形成及肌肉的发育等有关系。

(四)前列腺素(PG)

前列腺素由花生四烯酸经过环氧化酶1(COX_1)、环氧化酶2(COX_2)等作用而生成。前列腺素分为舒血管和扩血管两大类。环氧化酶在肾小球主要存在于动脉性内皮细胞内,包括肾小球入球微动脉和出球微动脉。肾小球系膜细胞可以合成前列腺素E_2(PGE_2)、前列腺素I_2(PGI_2)、前列腺素F_2(PGF_2)和血栓素A_2(TXA_2)。肾小管合成前列腺素的主要部位在集合管,特别是髓质部集合管,主要产生PGE_2,PGE_2还可由肾髓质间质细胞合成。前列腺素对肾的作用主要是对抗其他一些血管活性物质的作用。由系膜细胞合成及释放的PGE_2、PGI_2可对抗由血管紧张素Ⅱ、去甲肾上腺素及精氨酸加压素(AVP)所诱导的系膜细胞收缩作用。前列腺素还可以对抗由丝裂原刺激所诱发的系膜细胞增生,PGI_2参与由多巴胺所致的肾血管扩张作用,同时还在由蛋白饮食导致的肾血流动力学改变中起一定作用。在肾髓质,COX_2对于维持肾髓质血液循环有重要作用。部分前列腺素族代谢产物可以直接作用于肾小管上皮细胞而影响水钠代谢,其中又以PGE_2对集合管上皮细胞作用为主,PGE_2可以抑制Na^+在该处重吸收使排钠增加;PGE_2还能抑制细胞对由AVP所诱发的水通透性增高的反应,参与了尿液稀释和浓缩过程。

(五)缓激肽

缓激肽由血管舒缓素作用于血管舒缓素原而生成。缓激肽对肾的作用也主要与扩张血管和促进钠排泄等有关。肾乳头部为血管舒缓素-激肽系统主要作用部位，主要作用包括扩张肾血管，以及促使水、钠排泄。血管紧张素转换酶同时可降解激肽，因此肾素-血管紧张素系统参与了本系统的调节。此外，本系统还与心房钠尿肽、前列腺素及NO等系统起交叉作用。

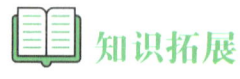 知识拓展

肾脏排毒

（1）淡菜：有补肝肾、益精血的功效。《随息居饮食谱》中说它"补肾，益血填精"。《本草汇言》亦云："淡菜，补虚养肾之要药也。此物本属介类，气味甘美而淡，性本清凉，善治肾虚有热。"所以，凡肾虚羸瘦、劳热骨蒸、眩晕盗汗、腰痛阳痿之人，食之最宜。

（2）干贝：又称江珧柱，性平，味甘咸，能补肾滋阴，故肾阴虚者宜常食之。清代医家王孟英认为："干贝补肾，与淡菜同。"《本草求真》中也说它能"滋真阴"，实则指滋补肾阴之义。

（3）鲈鱼：又称花鲈、鲈子鱼，性平，味甘，既能补脾胃，又可补肝肾，益筋骨。《本草经疏》曾有记载："鲈鱼，味甘淡气平，与脾胃相宜。肾主骨，肝主筋，滋味属阴，总归于脏，益二脏之阴气，故能益筋骨。"《嘉祐本草》认为："鲈鱼，多食宜人，作鲊尤良。"凡肝肾阴虚或脾虚胃弱者，皆宜。

（4）桑椹：俗称桑果，性寒，味甘，有补肝、益肾、滋阴的作用。如《滇南本草》云："桑椹子，……益肾脏而固精，久服黑发明目。"清代王孟英还说："桑椹，滋肝肾，充血液，健步履。"故肾虚之人，尤其是肾阴不足者，食之最宜。

（房媛媛）

学习任务二　输尿管

📢 任务目标

（1）了解输尿管的结构和功能。

（2）掌握输尿管各部的结构特征及功能。

一、排尿器官

排尿器官包括肾盏、肾盂、输尿管、膀胱和尿道等。肾盏、肾盂、输尿管和膀胱的基本结构相似，管壁都分三层，即黏膜、肌层和外膜，但管壁逐渐增厚（图10-13）。

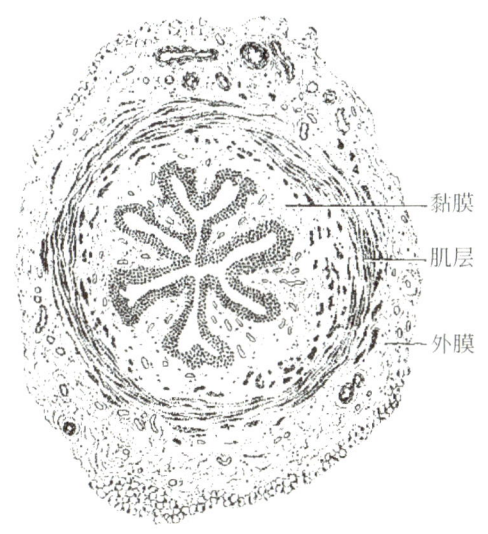

图10-13　输尿管横切（光镜结构）

（一）黏膜

黏膜成于变移上皮和固有层结缔组织，变移上皮衬于肾乳头、肾盏、肾盂、输尿管和膀胱的腔面。固有层为富有弹性纤维的细密结缔组织。

（二）肌层

肌层一般为内纵、外环两层平滑肌，从输尿管下1/3至膀胱，又有一层纵行平滑肌成为内纵平滑肌、中环平滑肌、外纵平滑肌三层。平滑肌束间有较多的结缔组织，在膀胱尿道内口的周围环形平滑肌形成膀胱括约肌。

（三）外膜

外膜成于纤维性结缔组织，在膀胱顶部为浆膜。外膜中可见有血管、淋巴管、神经纤维和神经细胞。

二、输尿管

输尿管（ureter）位于腹膜后，为一肌肉黏膜所组成的管状结构（图10-13），上起自肾盂，下终止于膀胱三角。男性管长为27～30 cm，平均为28 cm；女性管长为25～28 cm，平均为26 cm。右侧短于左侧约1 cm。临床上将输尿管分为上、中、下三段，也可称为腹段、盆段、膀胱段：腹段，自肾盂输尿管交界处到跨越髂动脉处；盆段，自髂动脉到膀胱壁；膀胱段，自膀胱壁内斜行至膀胱黏膜、输尿管开口。

右侧输尿管腹段，在腹膜后沿腰大肌前面下降，然后通过肠系膜根部及回肠末端进入盆腔；其开始部分，位于十二指肠下降部及横部后方，在十二指肠和空回肠系膜之间。这一段输尿管，由精索右结肠及回结肠血管在其前面越过，在髂窝中则与阑尾相近。因此，盲肠后位的阑尾炎，常引起右输尿管炎，在尿中可出现红细胞及脓细胞。输尿管盆段及膀胱段占据整个输尿管全长的一半，在髂总动脉前方通过盆腔边缘，然后在髂内动脉及腹膜之间达到膀胱底部，男性在输精管之后与输精管交叉进入膀胱。输尿管膀胱段在进入膀胱时和膀胱成一钝性角度，然后斜行向下，向内通过膀胱壁层后，在膀胱三角区，输尿管间嵴外侧端开口。左右两个管口彼此相距约2.5 cm。输尿管黏膜和膀胱黏膜是彼此相连的，输尿管纵行肌与膀胱三角区肌亦是相连的。

三、输尿管的组成结构

左侧输尿管前面为左结肠动脉，左精索内动脉和乙状结肠系膜所穿过，肠系膜下动脉则在其内侧与之平行降入盆腔。女性输尿管的路径和男性相同，不过其毗邻组织有所不同。女性输尿管在跨过髂动脉后，从盆腔边缘沿着卵巢动脉内侧进入盆腔，在盆腔内再由髂内动脉前面、卵巢动脉下面、闭孔动脉、膀胱动脉内侧走向中线，再沿着阔韧带基底部、子宫动脉内侧及下面进入膀胱。在施行盆腔手术或做子宫切除、结扎卵巢动脉或子宫动脉时，最容易误伤该段输尿管。输尿管管壁为三层组织所构成，最外系筋膜组织，包围着整个肾盂和输尿管，其中有丰富的血管和神经纤维；中间为三层肌肉，其内外层为纵行肌，中层为环形肌；最里为黏膜层，与肾盂及膀胱黏膜是连贯的。黏膜下层有丰富的网状淋巴管，是肾脏向下、膀胱向上感染的途径之一。

输尿管腔大小不一，直径为 2~5 mm，有三个生理性狭窄部位，两个扩张部分。生理性狭窄部位：在肾盂输尿管连接处直径约为 2 mm，经过髂总动脉分支处约为 3 mm，进入膀胱壁处为 1~2 mm。扩张部分在腰段，其直径约为 6 mm，盆腔段约为 4 mm（图 10-14）。

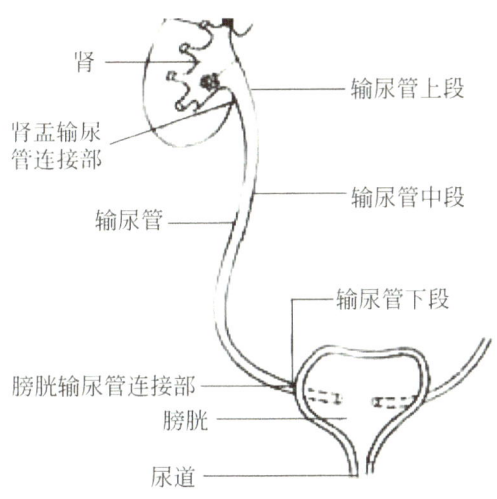

图 10-14　泌尿系统中排尿管路示意图

四、输尿管分部

输尿管为细长的肌性管道，左右各一，管径为 0.5~0.7 cm，起自肾盂下端，终于膀胱。输尿管有较厚的平滑肌层，可做节律性的蠕动，使尿液不断地流入膀胱。如因结石阻塞而过度扩张，可产生痉挛性收缩而产生疼痛，即肾绞痛。输尿管按行径可分为腹段、盆段和壁内段。

（一）腹段

输尿管自肾盂下端起始后，在腹后壁腹膜的深面，沿腰大肌前面下降，达小骨盆入口处，左、右输尿管分别越过左髂总动脉末端和右髂动脉起始部的前面，此段称为腹段。

（二）盆段

从髂血管入盆腔，先沿盆侧壁向下向后，越过盆壁血管神经的表面，约在坐骨棘水平转向前内侧穿入膀胱底的外上角，这一段称为盆段。在女性，输尿管经过子宫颈的外侧，阴道穹侧部的上方，距子宫颈 1.5~2 cm，此处有子宫动脉横过其前上方；在男性，有输精管越过输尿管下端的前方。

（三）壁内段

输尿管自膀胱底的外上角，向内下斜穿膀胱壁，于输尿管口开口于膀胱，此部称为壁内段，长 1.5~2.0 cm。当膀胱充盈时，膀胱内压增高，将壁内段压扁，管腔闭合，可防止膀胱中的尿液反流入输尿管。由于输尿管的蠕动尿液仍可不断地进入膀胱，若壁内段过短或其周围的肌组织发育不良时，也可出现尿反流现象。

（四）输尿管的狭窄部

输尿管全程有三处生理性狭窄，第一处在肾盂与输尿管移行处，第二处在与髂血管交叉处，第三处在壁内段。这些狭窄处常是输尿管结石滞留的部位。

五、输尿管的血液供应

输尿管上 1/3 由肾动脉分支供应，中 1/3 由腹主动脉、髂总动脉、精索内动脉或子宫动脉供应，下 1/3 由膀胱下动脉供应。这些分支到达输尿管后，分布在筋膜层并上下沟通，形成动脉网，然后再散布到其他各层。因此做输尿管移植时，切断下 1/3 血流，对移植部分血液供应影响并不大。

输尿管静脉是随着动脉回流的。静脉通过黏膜下层回到筋膜层后，由肾、髂、精索、子宫、膀胱静脉等回流。

输尿管神经为自主神经，来自肾及腹下神经丛，网状分布于输尿管结缔组织中，然后再进入肌肉层。神经节细胞大多数在输尿管下段见到，少数在上段，中段则极少。由于输尿管的蠕动，可由类似交感神经、副交感神经的药物来改变，这些神经即使受伤，输尿管的蠕动也不受影响。

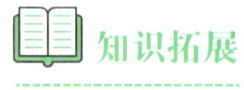
知识拓展

尿路结石

尿路结石是最常见的泌尿外科疾病之一，男性多于女性，男女之比约 3∶1。近 30 多年来，我国上尿路（肾、输尿管）结石发病率明显提高。结石形成机制尚未完全阐明，多认为与代谢和感染因素有关。

症状：主要症状是疼痛和血尿，极少数患者可长期无自觉症状。

（1）疼痛：大部分患者出现腰痛或腹部疼痛。较大的结石，多为患侧腰部钝痛或隐痛，常在活动后加重；较小的结石，多引起平滑肌痉挛而出现绞痛，这种绞痛常突然发生，疼痛剧烈，如刀割样，向下腹部、外阴部和大腿内侧放射。有时患者伴有面色苍白、出冷汗、恶心、呕吐，严重者出现脉弱而快、血压下降等症状。疼痛常阵发性发作，或可因某个动作疼痛突然终止或缓解，遗有腰、腹部隐痛。

（2）血尿：由于结石直接损伤肾和输尿管的黏膜，常在剧痛后出现镜下血尿或肉眼血尿，血尿的严重程度与损伤程度有关。

（3）脓尿：肾和输尿管结石并发感染时尿中出现脓细胞，临床可出现高热、腰痛。

（4）其他：结石梗阻可引起肾积水、肾功能不全，有的患者尚可出现胃肠道症状、贫血等。

肾及输尿管结石的治疗要根据结石大小、部位、数目、形状、一侧或两侧，有无尿流梗阻、伴发感染，肾功能受损程度、全身情况，以及治疗条件等进行具体分析，全面考虑。但当绞痛发作时，首先应该使症状缓解，而后再选择治疗方案。

（房媛媛）

学习任务三　膀　胱

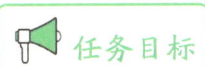

（1）了解膀胱的结构组成及功能。

（2）掌握膀胱壁的分层结构特征。

（3）了解膀胱的位置所在。

膀胱（bladder）为锥体形囊状肌性器官，位于小骨盆腔的前部。成年人膀胱位于骨盆内，为一贮存尿液的器官。婴儿膀胱较高，位于腹部，其颈部接近耻骨联合上缘；到20岁左右，由于耻骨扩张，骶骨角色的演变，伴同骨盆的倾斜及深阔，膀胱即逐渐降至骨盆内。空虚时膀胱呈锥体形，充满时形状变为卵圆形，顶部可高出耻骨上缘。成人膀胱容量为300~500 mL尿液。膀胱底的内面有三角形区，称为膀胱三角，位于两输尿管口和尿道内口三者连线之间。膀胱的下部，有尿道内口，膀胱三角的两后上角是输尿管开口的地方。

一、膀胱壁

膀胱壁由三层组织组成，由内向外依次为黏膜层、肌肉层和纤维外膜层。肌肉层由平滑肌纤维构成，称为逼尿肌，逼尿肌收缩，可使膀胱内压升高，压迫尿液由尿道排出。在膀胱与尿道交界处有较厚的环形肌，形成尿道内括约肌。括约肌收缩能关闭尿道内口，防止尿液自膀胱漏出。膀胱壁分为三层，即浆膜层（纤维外膜层）、肌肉层和黏膜层（图10-15）。

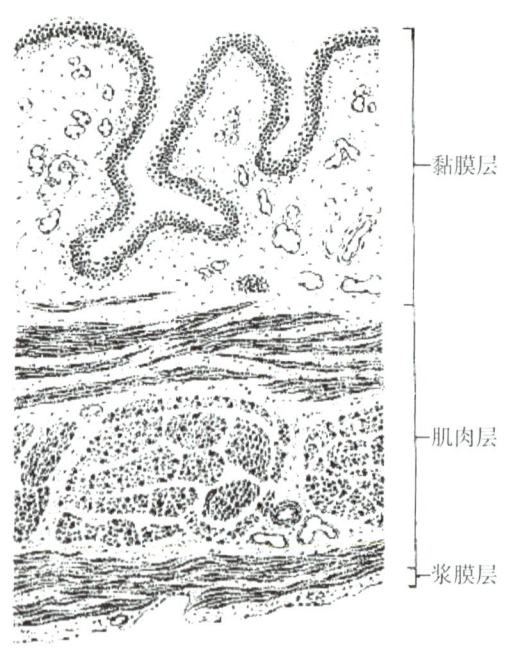

图10-15　膀胱纵切图（光镜结构）

（一）浆膜层

浆膜层为蜂窝脂肪组织，包围着膀胱后上两侧和顶部。

（二）肌肉层

1. 逼尿肌

逼尿肌为膀胱壁层肌肉的总称，由平滑肌构成，分为三层，内、外层为纵行肌，中层为环形肌。环形肌最厚，坚强有力。

2. 膀胱三角区肌

膀胱三角区肌是膀胱壁层以外的肌肉组织，起自输尿管纵肌纤维，向内、向下、向前扇状展开。向内伸展部分，和对侧肌彼此联合成为输尿管间嵴；向下、向前伸展至后尿道部分，为贝氏（Bell）肌；另有一组左右肌纤维在三角区中心交叉成为三角区底面肌肉。

（三）黏膜层

黏膜层为极薄的一层移行上皮组织，和输尿管及尿道黏膜彼此连贯。黏膜在三角区因为紧密地和下层肌肉联合，所以非常光滑，但在其他区域则具有显著的皱襞，在膀胱充盈时，皱襞即消失。黏膜层有腺组织，特别是在膀胱颈部及三角区。

黏膜下层只存在于三角区以外的区域，具有丰富血管、有弹性的疏松组织，它将黏膜和肌肉层彼此紧连着。

二、膀胱三角区

膀胱三角区为膀胱内较重要的部分，大半膀胱内病变，均发生在这一区域。三角区的界线：两侧输尿管口至膀胱颈之连接线为三角区两侧缘，两输尿管口之间连接线（输尿管间嵴）为三角底线。自膀胱三角底线左右角朝上，朝外处条状隆起组织为黏膜下输尿管。膀胱三角的两侧缘为三角区和膀胱两侧壁之分界线，三角底线以外区域为三角后区，其他部分为膀胱前壁。做膀胱镜检查时，必须熟悉这些解剖位置，方能明确病变部位。输尿管口一般为斜行裂隙状，也可能为卵圆形或圆形。若管口过度向中心倾斜，接近平线，则输尿管插管就比较困难，可使用端部弯曲的输尿管导管。

三、膀胱的血液供应

膀胱的主要血液供应来自髂内动脉前支之膀胱上下动脉，膀胱上动脉供应上侧壁，下动脉供应底部、前列腺及上1/3尿道；次要的为痔中、闭孔及阴部内动脉等。在女性，除膀胱动脉以外，尚有阴道及子宫动脉供应膀胱。

膀胱静脉：膀胱静脉网状分布于膀胱壁层，其主干走向膀胱底部静脉丛，在男性与膀胱及前列腺之间的静脉丛相汇合。

膀胱上动脉起自髂内动脉的脐动脉近侧部，向内下方走行，分布于膀胱上、中部。膀胱下动脉起自髂内动脉前干，沿盆侧壁行向内下，分布于膀胱下部、精囊、前列腺及输尿管盆部等。膀胱的静脉在膀胱下面形成膀胱静脉丛，最后汇集成与动脉同名的静脉，再汇入髂内静脉。

膀胱前部的淋巴管注入髂内淋巴结；膀胱后部及膀胱三角区的淋巴管，多注入髂外淋巴结，亦有少数注入髂内淋巴结、髂总淋巴结或骶淋巴结。

四、膀胱生理学

膀胱平滑肌、膀胱括约肌及尿道括约肌与排尿动作有关。

平滑肌不同于横纹肌，横纹肌由体干神经支配，具有明显的运动神经纤维。平滑肌由自主神经系统双重神经支配，但未发现有真正的运动神经存在。平滑肌的收缩比较迟钝，但能持久，同时在神经切断以后，并不长期丧失它的紧张性。膀胱平滑肌的收缩是由尿液膨胀刺激引起的。

紧张性和收缩性是膀胱逼尿肌本身具有的特性。这种特性可能是由于肌球蛋白在肌肉中活动的影响，也可能是血液中化学物质因素所造成。一般认为，膀胱逼尿肌和膀胱颈部运动神经的作用是由副交感神经支配的。

正常排尿是一种受意识控制的神经性反射活动。当尿量达到300～400 mL，膀胱内压升至60～70 cmH$_2$O时，逼尿肌受到膨胀刺激，发生阵发性收缩。膨胀刺激的冲动，对平滑肌加强以后，排尿感觉由副交感神经感觉纤维反应到脊髓反射弧，再由薄神经束传导到大脑中枢，随后高级排尿中枢将运动冲动由降皮质调节束通过盆神经、副交感神经输出纤维，到达膀胱使膀胱逼尿肌收缩。排尿开始中间有一个潜伏期，当逼尿肌收缩时，膀胱各肌层，除基底部外，均同时活动，但基底部紧张性的收缩，仍能维持底盘扁平的形状。因此，膀胱颈仍然是关闭着的。在这一潜伏期，内外纵肌层的收缩，对三角区肌的牵拉，使底盘开放，开始排尿。待膀胱近乎排空、仍有少量残余尿时，尿道旁横纹肌的收缩能打开底盘，使尿液排空。

此外，膀胱内容量与排尿感觉之间的关系还受精神因素和下尿路病变的影响。由于排尿活动在很大程度上受到意识的控制，在膀胱充盈不足时也能完成排尿动作，因此在精神紧张时，通常有人表现为尿意频繁。正常人在每次排尿后，膀胱内并非完全空虚，一般还有少量尿液残留，称为残留尿。正常成人的残留尿量为10～15 mL。残留尿量的多少与膀胱功能有着密切关系。老年人残留尿量通常有所增加。残留尿量的增加是导致下尿路感染的常见原因之一。

五、膀胱位置

膀胱空虚时呈三棱锥状，位于盆腔前部，可分尖、体、底、颈四部，但各部分无明显界线。充盈时呈球形，可升至耻骨联合上缘以上，此时腹膜反折处也随之上移，膀胱前外侧壁则直接邻贴腹前壁。临床上常利用这种解剖关系，在耻骨联合上缘之上进行膀胱穿刺或做手术切口，可不伤及腹膜。

儿童的膀胱位置较高，位于腹腔内，到6岁左右才逐渐降至盆腔。空虚的膀胱前方与耻骨联合相邻，其间为耻骨后间隙；膀胱的下外侧面与肛提肌、闭孔内肌及其筋膜相邻，其间充满疏松结缔组织等，称之为膀胱旁组织，内有输尿管盆部穿行。

男性膀胱底上部借直肠膀胱陷凹与直肠相邻，在腹膜反折线以下的膀胱底与输精管壶腹和精囊相邻；在女性与子宫及阴道前壁相邻。膀胱上部与小肠袢相邻，女性还与子宫相邻。膀胱的下部即膀胱颈，下接尿道，男性邻贴前列腺，女性与尿生殖膈相邻。膀胱空虚时，完全位于小骨盆腔内，耻骨联合后方；充盈时，可高出耻骨联合上缘水平以上。膀胱底的后方，女性邻子宫颈和阴道上段，男性邻直肠、输精管壶腹和精囊。

（一）耻骨后间隙

耻骨后间隙为膀胱前壁和耻骨后的一个间隙，其中充满了脂肪蜂窝组织和静脉丛，手术后如果引流不畅，常易在这一间隙中引起感染。

（二）狄农维利埃筋膜

狄农维利埃筋膜位于直肠和膀胱、精囊及前列腺之间，上起自腹膜，下则围绕着精囊和前列腺。它分为前后两叶，其间有一个间隙。前叶紧贴着前列腺，也就是前列腺囊的组成部分；后叶实际上是直肠膀胱隔，位于前列腺、精囊之后。做膀胱全切术，分离精囊及前列腺时，如错误地进入直肠和膀胱间隙之后，也就是说进入了狄农维利埃筋膜后叶和直肠之间，就会损伤直肠，引起粪瘘。

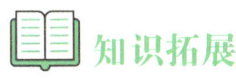 知识拓展

膀胱癌

膀胱癌是指发生在膀胱黏膜上的恶性肿瘤，是泌尿系统最常见的恶性肿瘤，

也是全身十大常见肿瘤之一，占我国泌尿生殖系肿瘤发病率的第一位；而在西方其发病率仅次于前列腺癌，居第二位。2012年全国肿瘤登记地区膀胱癌的发病率为6.61/10万，列恶性肿瘤发病率的第九位。膀胱癌可发生于任何年龄，甚至于儿童。其发病率随年龄增长而增加，高发年龄为50~70岁。男性膀胱癌发病率为女性的3~4倍。既往将膀胱黏膜上皮称为移行细胞，1998年WHO与国际泌尿病理学会联合建议用"尿路上皮"一词代替"移行细胞"一词，以区别于在鼻腔和卵巢内的移行上皮，使尿路上皮成为尿路系统的专有名词。2004年WHO《泌尿系统及男性生殖器官肿瘤病理学和遗传学》中尿路系统肿瘤组织学分类中膀胱癌的病理类型包括膀胱尿路上皮癌、膀胱鳞状细胞癌、膀胱腺癌，其他罕见的还有膀胱透明细胞癌、膀胱小细胞癌、膀胱类癌。其中最常见的是膀胱尿路上皮癌，占膀胱癌患者总数的90%以上，通常所说的膀胱癌就是指膀胱尿路上皮癌，既往被称为膀胱移行细胞癌。

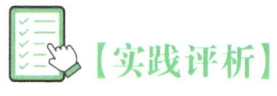
【实践评析】

实践内容：

2008年，我国暴发"三鹿"牌婴幼儿奶粉受污染事件，导致食用了受污染奶粉的婴幼儿产生泌尿系结石，其根源是奶粉中含有三聚氰胺。三聚氰胺是一种三嗪类含氮杂环有机化合物，也被人称为"蛋白精"，为白色无味结晶粉末，化学性质较稳定且不易检出，它可以使食品的蛋白质含量虚高以应对检测，因此被不法商家当成最理想的蛋白质冒充物。如果婴幼儿长期食用含有三聚氰胺的奶粉，不会被胃肠道消化，而是渗透到血液里，造成生殖、泌尿系统的损害。其较强的黏性，可吸附形成结石的草酸、鞣酸及钙等物质沉积于泌尿系统，形成肾、输尿管和膀胱结石，还可诱发膀胱癌。

评析：

三聚氰胺导致的泌尿系统结石不属于较坚硬的草酸钙结石，而是呈泥沙状，非常松散，颗粒小，容易排出，只有当这种结石聚集到一定程度后（直径>5 mm），才会堵塞肾盂和输尿管的接口处或输尿管上端。结石绝大部分累及双侧集合系统及双侧输尿管，输尿管结石多位于肾盂输尿管交界处、输尿管跨越髂动脉段及输尿管膀胱连接部。结石呈碎渣样聚积，累及范围较大，后方为淡声影，绝大多数与草酸钙结石不同，可探及结石后缘，一般为透X线的阴性结石，泌尿系统X线片不显影。

实践模拟：

（1）泌尿系统结石、输尿管结石及肾结石的类型有何不同？

（2）泌尿系统结石的治疗手段有哪些？

（房媛媛）

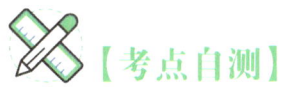

【考点自测】

一、选择题

（1）输尿管芽发生于（　　）。

  A．泄殖腔   B．中肾管头段

  C．中肾管末端   D．尿生殖窦头端

  E．尿生殖窦末端

（2）下列（　　）不是由输尿管芽演变形成的。

  A．输尿管   B．肾盂   C．肾盏   D．集合小管系

  E．肾小管

（3）生后肾组织不能演变形成（　　）。

  A．肾小囊   B．近端小管   C．细段   D．远端小管

  E．集合小管系

（4）后肾的发展中，下列（　　）两种结构相接通。

  A．近端小管与肾小体   B．近端小管与集合小管系

  C．远端小管与集合小管系   D．细段与近端小管

  E．细段与远端小管

（5）关于后肾发生的描述下列（　　）错误。

  A．为人体永久肾   B．最初位置较高，以后逐渐下降

  C．集合小管系来自输尿管芽   D．肾单位来自生后肾组织

  E．后肾产生的尿液成为羊水的来源之一

（6）形成膀胱和尿道的原基主要是（　　）。

  A．原始直肠   B．尿生殖窦   C．窦结节   D．中肾旁管

  E．中肾管

(7) 尿生殖窦上段主要发育为（　　）。

　　A．膀胱　　　　　　　　　　　　B．尿道的前列腺部和膜部

　　C．尿道的海绵体部　　　　　　　D．附睾管

　　E．阴道前庭

(8) 一个肾小叶的组成结构是（　　）。

　　A．两个髓放线之间的皮质迷路　　B．单个髓放线及其周围的皮质迷路

　　C．一个肾锥体就是一个肾小叶　　D．肾锥体及其相连的皮质部分

　　E．以集合小管系为中心及其相连接的肾单位

(9) 一个肾叶的组成结构是（　　）。

　　A．一个肾锥体及其相连的皮质　　B．一个肾锥体及其相应的皮质迷路

　　C．一个肾锥体及其放射出的髓放线　D．一个肾锥体及其周围的肾柱

　　E．一个肾柱及其周围的肾锥体

(10) 有关肾小体的叙述，正确的是（　　）。

　　A．由血管球构成，位于皮质迷路内

　　B．肾小球，位于髓放线内

　　C．由血管球和肾小囊组成，位于皮质迷路内

　　D．肾单位，位于髓放线与皮质迷路之间

　　E．是肾小管起始部膨大的小球，位于肾锥体之间

(11) 血管球的毛细血管（　　）。

　　A．是小动脉和小静脉之间的毛细血管

　　B．是连续性毛细血管

　　C．是肾内形成的第二次毛细血管网

　　D．是入球微动脉与出球微动脉间的毛细血管网

　　E．内皮细胞的小孔有隔膜封闭

(12) 血管球的系膜细胞（　　）。

　　A．是单层扁平细胞　　　　　　　B．是梭形细胞

　　C．是单层立方细胞　　　　　　　D．是长杆状内皮细胞

　　E．是形状不规则的多突起细胞

(13) 足细胞分布于（　　）。

　　A．血管球的毛细血管　　　　　　B．肾小囊的脏层

　　C．肾小囊的壁层　　　　　　　　D．肾小体与近端小管的连接处

　　E．出球微动脉

(14) 属于滤过膜的结构是（　　）。

　　A．足细胞裂孔膜　　　　　　　　B．肾小囊壁层

　　C．球内系膜　　　　　　　　　　D．球外系膜

E．入球微动脉

(15) 近端小管上皮细胞在光镜下界限不清的主要因素是（　　）。

A．上皮细胞排列紧密　　　　　　B．细胞嗜酸性较强，染色深

C．细胞侧面桥粒太多　　　　　　D．细胞重叠所致

E．相邻细胞的侧突相互嵌合

(16) 致密斑是由（　　）。

A．近端小管曲部上皮细胞分化而来

B．近端小管直部上皮细胞分化而来

C．远端小管曲部上皮细胞分化而来

D．远端小管直部上皮细胞分化而来

E．集合小管上皮细胞分化而来

(17) 肾的功能不包括（　　）。

A．排出体内的代谢产物　　　　　B．调节血糖的代谢

C．维持机体内环境的相对稳定　　D．调节机体的酸碱平衡

E．分泌多种激素和生物活性物质

(18) 原尿的形成，与以下（　　）结构无关。

A．有孔内皮　　B．球内系膜　　C．基膜　　D．足细胞裂孔

E．足细胞裂孔膜

二、简答题

(1) 试述泌尿小管的组成。

(2) 试述近曲小管和远曲小管的结构特点及功能。

(3) 说明球旁细胞和致密斑的结构特点及二者的功能关系。

(4) 说明肾的血液循环特点及其意义。

三、论述题

试述后肾的发生及主要畸形的成因。

学习单元十一 免疫系统

所谓免疫（immunity），顾名思义即免除瘟疫（古代的瘟疫指各种疫病）。免疫是指机体免疫系统识别自身与异己物质，并通过免疫应答排除抗原性异物，以维持机体生理平衡的功能。

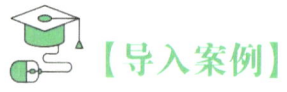
【导入案例】

患者李某某，男，11岁，因高热、头痛，右侧腹股沟疼痛，行走不便而入院。患儿于6 d前参加夏令营活动时，不慎右足底被刺伤，因伤口小，不以为意，未做任何处理。3 d后伤口有轻度肿痛，第5天半夜开始发高热，无抽搐，右侧腹股沟疼痛，行走明显不便，未进行任何治疗，第6天就诊入院。体格检查发现右足底伤口及右侧腹股沟皮肤红肿、触之微热，腹股沟淋巴结肿大，生理反射存在，病理反射未引出。

血常规：白细胞计数$123×10^9$/L，中性杆状核粒细胞百分比12%，中性分叶核粒细胞百分比76%，淋巴细胞百分比10%，单核细胞百分比2%。

临床诊断：右足底外伤性感染并发右侧腹股沟淋巴结炎及菌血症。

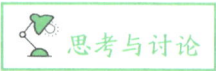
思考与讨论

（1）从免疫学的角度考虑，患儿右足底被刺伤后，局部感染，为什么右侧腹股沟淋巴结会出现肿大、疼痛及高热？

（2）血象检查中，免疫细胞的指数是否正常？为什么会出现这种现象？

学习任务一　绪　论

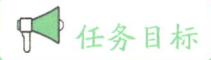

(1) 熟悉免疫学的发展历程。
(2) 掌握免疫系统基本的构成及功能。

一、免疫学发展史

免疫学是研究机体免疫系统识别并消除有害生物及其成分（体外入侵，体内产生）的应答过程及机制的科学；是研究免疫系统对自身抗原耐受，防止自身免疫病发生的科学；是研究免疫系统功能异常与相应疾病发病机制及其防治措施的科学。

免疫学是人类在与传染病斗争过程中发展起来的。从中国人接种"人痘"预防天花的正式记载算起，到其后的Jenner接种牛痘疫苗预防天花，直至今日，免疫学的发展已有三个半世纪，前后走过经验免疫学时期、免疫学科建立时期、现代免疫学时期。在后两个时期中，随着科学发展，免疫学经历了四个迅速发展阶段，即：①1876年后，多种病原菌被发现，用已灭活及减毒的病原体制成疫苗，预防多种传染病，从而疫苗得以广泛发展和使用；②1900年前后，抗原（Ag）与抗体（Ab）的发现，揭示出"抗原诱导特异抗体产生"这一免疫学的根本问题，促进了免疫化学的发展及Ab的临床应用；③1957年后，细胞免疫学的兴起，人类理解到特异免疫是T及B淋巴细胞对抗原刺激所进行的主动免疫应答过程的结果，理解到细胞免疫和体液免疫的不同效应与协同功能；④1977年后，分子免疫学的发展，得以从基因活化的分子水平，理解抗原刺激与淋巴细胞应答类型的内在联系与机制。当今，免疫学正进入第五个迅速发展阶段，即后基因组时代，从功能基因入手，研究免疫应答与耐受的分子机理，以及新型疫苗的设计研制。

现代免疫学已超越狭义"免疫"的范围，以分子、细胞、器官及整体调节为基础发展起来的现代免疫学，研究生命中的生、老、病、死等基本问题，是生命科学中的前沿学科之一，推动着医学和生命科学的全面发展。免疫学发展的另一特色，是其理论与应用的紧密联系。免疫学的应用，为治疗和预防人类的疾病作出了卓越的贡献。从Jenner发明牛痘疫苗，到1980年世界卫生组织宣布"天花已在全世界被消灭"这一事实，被认为是有史以来，人类征服疾病最为辉煌的成绩。

（一）经验免疫学的发展

天花曾是人类历史上的烈性传染病，是威胁人类的主要杀手之一。在欧洲，17世纪中叶，患天花死亡者达30%。我国早在宋代（11世纪）已有吸入天花痂粉预防天花的传说。到明代，即17世纪70年代左右，则有正式记载接种"人痘"，预防天花。从经验观察，将沾有疱浆的患者的衣服给正常儿童穿戴，或将天花愈合后的局部痂皮磨碎成细粉，经鼻给正常儿童吸入，可预防天花。这些方法在北京地区较为流行且经陆上丝绸之路西传至欧亚各国，经海上丝绸之路，东传至朝鲜、日本及东南亚国家。英国于1721年流行天花期间，曾以少数犯人试种人痘预防天花成功，但因当时英国学者的保守，未予推广。由于种"人痘"预防天花具有一定的危险性，使这一方法未能非常广泛地应用。然而，其传播至世界各国，对人类寻求预防天花的方法有重要的影响。

18世纪后叶，英国乡村医生Jenner观察到牛患有牛痘，局部痘疹酷似人类天花，挤奶女工为患有牛痘的病牛挤奶，其手臂部亦得"牛痘"，但却不得天花。于是，他意识到接种"牛痘"可预防天花。为证实这一设想，他将牛痘接种于一8岁男孩手臂，两个月后，再接种从天花患者来源的痘液，只致局部手臂疱疹，未引起全身天花。他于1798年公布了他的论文，把接种牛痘称为"vaccination"（拉丁语中，牛写为vacca），即接种牛痘，预防天花。在Jenner时代，人们全然不知天花是由天花病毒感染所致，而他在实践观察中，总结发现的种牛痘预防天花，既安全又有效，是一划时代的发明。19世纪初至中叶，接种牛痘在欧洲广泛推广。总之，在19世纪以前，人们从经验得知接种人痘或牛痘，可获得免疫力，预防天花，但对病原体及获得免疫的道理却全然不知。

（二）免疫学科的形成及发展

19世纪中叶开始，病原体被发现，微生物学的发展推动了抗感染免疫的发展。19世纪末，抗体的发现导致了20世纪初对抗原的研究，以实验生物学为基础，研究宿主在受抗原刺激后所致的免疫应答，从而使免疫学发展至科学免疫学时期，成为一门独立的学科。在此期间，对抗原与抗体特性的详细研究，创立了免疫化学，发展了体液免疫；以无毒或减毒的病原体制成的菌苗得以广泛使用；在抗体的应用中，发现了免疫应答所致的超敏反应性疾病，认识到适宜的免疫应答有免疫防卫作用，不适宜的免疫应答则有致病作用。1957年，Burnet提出克隆选择学说，全面总结了当时免疫学的成就，推动了细胞免疫学时期的到来，认识到体液免疫和细胞免疫的协同作用。

二、病原菌的发现与疫苗使用的推广

19世纪中叶，显微镜的改进使放大倍数得以提高，可直接观察到细菌，导致病原菌的发现。1850年，首先在感染羊的血液中看到了炭疽杆菌。随后，Pasteur证明实验室培养的炭疽杆菌能使动物感染致病，并发明了液体培养基用于细菌培养。继而Koch发明了固体培养基，分离培养结核分枝杆菌成功，提出病原菌致病的概念。病原菌致病的概念被确认后，人们进而认识到病原体感染恢复后的患者能获得免疫的现象。为此，Pasteur将炭疽杆菌培养于42~43 ℃，制成人工减毒活菌苗，将鸡霍乱病原培养物在室温长期放置而减毒，以及将当时尚不知的病原体——狂犬病病毒，经兔脑传代，也能获减毒株，制成减毒活疫苗，进行预防接种。这不仅预防了牲畜间的严重传染病，使畜牧业得到发展，而且预防了人的多种传染病。病原体致病及病后免疫现象，使人类认识到病原体感染能使动物及人产生免疫力，防止再感染。从而，正式认识到Jenner的接种牛痘疫苗预防天花的科学性和重大意义，推动了疫苗的研制和广泛使用，成为以免疫接种方法使人类主动产生免疫，征服传染病的强有力工具。时至今日，预防接种仍是人类控制并消灭传染病的主要手段。总之，在此阶段，以科学实验方法发现并证实了感染与免疫的关系，即接种灭活或减毒病原体，可使机体获得对该病原体的保护性免疫，故免疫有特异性。但对免疫如何产生却不知晓。

三、抗体的发现、应用及细胞免疫的研究

（一）抗体的发现

19世纪80年代后期，在研究病原菌的过程中，发现白喉杆菌经其分泌的白喉外毒素致病，进而发现再感染者的血清中有"杀菌素"（bactericidins），此为最早发现的抗体。Emil von Behring和Kitasato于1890年正式用白喉抗毒素治疗白喉患者，稍后他们又研制成功将白喉及破伤风外毒素减毒成类毒素，进行预防接种。鉴于细菌分泌的无生命的蛋白质性毒素亦可致抗体产生，当时的科学家们把能刺激宿主产生抗体的物质称为抗原。

（二）抗原的结构与抗原特异性

20世纪初开始，Landsteiner以芳香族有机化学分子偶联到蛋白质载体上，免疫动物，研究芳香族分子的结构与活性基团的部位与所产生抗体的特异性的关系，认识到决定抗原特异性的是很小的分子，它们的结构不同，使其抗原性不同。据此，Landsteiner发现人红

细胞表面表达的糖蛋白中，其末端寡糖特点决定了它的抗原性，从而发现了ABO血型，避免了输血导致严重超敏反应的问题。Landsteiner的工作开拓了免疫化学的领域，并使以抗体为中心的体液免疫，在20世纪上半叶占据免疫学研究的主导地位。

（三）抗体是免疫球蛋白

在20世纪30年代，Tiselius和Kabat用电泳鉴定，证明Ab是γ-球蛋白。动物在免疫后，血清中γ-球蛋白含量显著增高，此部分有Ab活性，即Ab主要存在于γ-球蛋白中，从而可将Ab从血清中分离出来。此技术解决了Ab的纯化，但未涉及Ab的特异性。

（四）抗体是四肽链结构

1959年，Porter和Edelman分别对Ab结构进行了研究，证明它是由四肽链组成的，通过二硫键连接在一起。Ab的氨基端结合抗原，决定抗原结合特异性，称F(ab')$_2$段；Ab羧基端不能结合抗原，而具Ab的其他功能，此段易产生结晶，称Fc段。Ab结构在分子水平上的阐明不仅在应用上，经酶解获得Ab的F(ab')$_2$段，可减少使用中的超敏反应，而且在理论上，将Ab特异性的研究集中于分析F(ab')$_2$段的氨基酸组成特点，导致以后的Ab可变区及其抗原结合部位的发现。

（五）免疫耐受的发现

1945年，Owen观察到异卵胎盘融合双生的小牛，其体内并存有两种血型不同的红细胞，互不排斥。1953年，Medawar等进一步用实验证实了这一免疫耐受现象。他们在新生鼠时期，移植另一品系小鼠的骨髓，至小鼠长至4周后，移植该骨髓来源品系小鼠的皮肤，此皮肤不被排斥，长期存活。但对移植无关小鼠品系的皮肤，仍发生排斥。Medawar等发现了对抗原特异不应答的免疫耐受，并指出在动物胚胎发育期或新生期接触抗原，可对其发生免疫耐受，使动物到成年期对该抗原不发生免疫应答。从而指出，动物在成年期接触抗原，可进行特异免疫应答；在胚胎或新生期接触抗原，则导致特异免疫耐受。

（六）Burnet学说及其对免疫学发展的推动作用

在20世纪50年代前后，对Ab的分子结构及其功能的研究非常详尽，对Ab的形成有不少学说。1930年，Breinl和Haurowitz提出模板（templates）学说，认为抗原分子是模板，Ab是直接按抗原分子的特点形成的。1940年，Pauling根据Ab是γ-球蛋白的知识，提出可变折叠（variable folding）学说，即Ab是γ-球蛋白，其肽链按抗原分子特点进行结构互补折叠形成。

1955年，Jerne根据抗原刺激后特异Ab迅速形成的事实，提出自然选择（natural selection）学说，认为γ-球蛋白是随机形成的多样性的分子（randomly diversified molecules），入侵的抗原分子与相应Ab分子结合，致该Ab的复制增加。这些学说均以抗原及Ab化学分子为中心，忽视了免疫细胞的作用。实际上，1941年，Coons等用免疫荧光法证明免疫细胞内存在抗原及Ab，而免疫细胞表面只有Ab分子。1942年，Landsteiner等证明针对结核菌的迟发型超敏反应，只能由免疫细胞引起，而不能由血清Ab引起，证实了Metchnikoff早年提出的细胞免疫的概念。1948年，Fagraeus证明Ab是抗原刺激后，淋巴细胞转化成浆细胞后产生的。这些成就均启示免疫细胞在Ab合成及细胞介导免疫作用中的主导作用。1953年，Watson和Crick发现DNA的双螺旋结构，阐明细胞核内DNA结构具有的遗传信息决定了生物活性分子的产生。

Burnet十分重视当时细胞生物学及遗传学的发现，全面总结了免疫学上的发现，于1957年提出克隆选择（clonal selection）学说。他以免疫细胞为核心，认为免疫细胞是随机形成的多样性的细胞克隆，每一克隆的细胞表达同一种特异性的受体，他认为受体即是胞膜Ab分子。当受抗原刺激，细胞表面的受体特异识别并结合抗原，致细胞活化，进行克隆扩增，产生大量后代细胞，合成大量相同特异性的Ab。不同的抗原，则结合不同特异性的细胞表面受体，选择活化不同的细胞克隆，致不同的特异Ab产生。细胞产生Ab的种类是受胞内遗传基因编码的，抗原只是选择表达相应受体的细胞，使之克隆扩增。Burnet学说发展了Ehrlich的侧链（side chain）学说，侧链学说的核心是一把钥匙开一把锁，细胞表面有"锁"样受体，外来分子（抗原）如同"钥匙"，与"锁"特异结合，启动细胞产生大量锁样分子，即Ab，释入血液。Burnet学说也修正了Jerne的自然选择学说。Burnet的一个细胞克隆产生一种特异性Ab的预见，在1975年被Köhler和Milstein所创立的单克隆Ab技术所证明。Burnet将以Ab为中心的免疫化学发展至以细胞应答为中心的细胞生物学阶段，全面推动了细胞的免疫应答及免疫耐受的形成及其机制的研究。

（七）细胞免疫学的发展

早在19世纪80年代，俄国学者Metchnikoff即发现鸡的血液吞噬细胞有吞噬炭疽杆菌的作用，提出细胞免疫学说。20世纪40年代，Chase证明经结核菌免疫的豚鼠，以其血液白细胞将免疫力转输给未经结核菌免疫的豚鼠，证实细胞免疫的存在。但在淋巴细胞未发现以前，细胞免疫发展迟缓。Burnet学说提出后，T及B淋巴细胞迅速被发现。1957年，Glick发现切除鸡的腔上囊（由淋巴细胞组成），则致Ab产生缺陷，提出鸡的腔上囊是Ab生成细胞的中心，他将这类细胞称为B细胞（Bursa的第一个字母）。1961年，Miller及

Good 等发现小鼠新生期切除胸腺或新生儿先天性胸腺缺陷，均致严重细胞免疫缺陷，且 Ab 产生亦严重下降，从而发现了执行细胞免疫的细胞，他们称之为 T 细胞（源于 Thymus 的第一字母），并证明胸腺是 T 细胞发育成熟的器官。1962 年及 1964 年，Warner 和 Szenberg 发现切除鸡腔上囊，只影响 Ab 产生，不影响移植排斥，从而证明 T 及 B 细胞分别负责细胞免疫及体液免疫。1967 年，Claman 和 Mitchell 等证明了 T 细胞及 B 细胞的协同作用，诱导 B 细胞产生 IgG 类 Ab，从而解释了胸腺切除后 Ab 产生缺陷的原因。随后，Mitchison 等证明 T 及 B 细胞协同的原因是：T 及 B 细胞分别对同一抗原分子的不同抗原决定基应答，T 细胞向 B 细胞提供辅助后，B 细胞才能产生 Ab。

1975 年，单克隆抗体（monoclonal Ab，mAb）技术的建立及其广泛应用，得以鉴定细胞表面不同的蛋白分子，Cantor 和 Reinherz 等以细胞表面特征性分子为标记，分别将小鼠及人的 T 细胞分为细胞毒性 T 细胞、辅助性 T 细胞等不同功能亚群，分别执行对靶细胞的杀伤作用及释放细胞因子，辅助其他免疫细胞的功能。Gershon 等还证明了抑制性 T 细胞的存在。1976 年，T 细胞生长因子（T cell growth factor，TCGF，即现知的 IL-2）的发现，使 T 细胞体外培养增殖成功。更多种类细胞因子（cytokine）的发现，揭示了在免疫应答中，细胞因子具有介导和调节各类免疫细胞的作用，以及各类细胞之间的相互作用。在细胞因子作用下，T 及 B 细胞能在体外扩增并分化为效应细胞，进而证明，单纯可溶性抗原可活化 B 细胞，但不能活化 T 细胞，必须与组织相容性复合体编码的分子结合，表达于一种称为抗原提呈细胞（antigen presenting cell，APC）的表面，被 T 细胞表达的受体识别，并由 APC 提供辅助信号，T 细胞才能活化，进行增殖。T 及 B 淋巴细胞对抗原具有特异免疫应答，进行克隆扩增，并分化为效应细胞后，执行特异免疫功能，称为适应性免疫（adaptive immunity）。适应性免疫具有免疫记忆作用，即再次接触相同抗原后，可迅速发挥效应。机体内具有免疫记忆的细胞只有神经细胞和免疫细胞。

（八）固有免疫与抗原提呈

在 1880 年 Metchnikoff 发现吞噬细胞具有吞噬清除细菌的作用，后发现机体内的单核-巨噬细胞、多形核粒细胞及 20 世纪 80 年代发现的不成熟树突状细胞均具有吞噬病原体作用，即刻执行免疫保护作用。除此之外，20 世纪 70 年代以后发现的自然杀伤（NK）细胞、NKT 细胞、γδT 细胞及 B-1 B 细胞均能识别多种病原体，并具有普遍的即刻的杀伤清除作用，这类免疫作用称为固有免疫（innate immunity）。它执行免疫保护作用，其作用早于适应性免疫，不具有免疫记忆。20 世纪 90 年代，树突状细胞的功能迅速被揭示，单核细胞和朗格汉斯细胞在吞噬病原体后，于适宜条件下，分化为成熟的树突状细胞，它是很强的抗原提呈细胞，通过活化 T 细胞，启动适应性免疫，从而使免疫系统经固有免疫→抗原提呈→适应性免疫，构成一个完整的免疫网络。

（九）超敏反应及自身免疫疾病

早在20世纪初即发现，应用动物来源的Ab做临床治疗，可引起患者的血清病，它是一种超敏反应性疾病，严重者可致休克。后来von Pirguet证明在结核病患者中，进行结核菌素的皮肤划痕试验，能致局部显著的病理改变。他总结这类由免疫应答而致的过敏性疾病，称为变态反应（allergy）。从而揭示，不适宜的超敏免疫应答对机体有害的一面，即变态反应病。在正常情况下，免疫系统对自身抗原耐受；在感染及炎症条件下，免疫系统会对自身抗原发生病理性免疫应答，致自身免疫病。故在免疫应答异常情况下，可致免疫性疾患。总之，经历一个世纪的发展，免疫学研究揭示了免疫系统结构组成及功能，固有免疫及适应性免疫，体液免疫及细胞免疫，T及B淋巴细胞的特异免疫应答过程，以及免疫调节及免疫应答异常与疾病，并在免疫学理论指导下，形成了独立的免疫学科。

四、现代免疫学的发展

细胞免疫学的发展明确了T及B淋巴细胞经表面受体识别抗原分子，受体与抗原结合的信号由细胞表面传至细胞核内，导致基因活化，使细胞进行克隆扩增，并分化为效应细胞，表达功能。接踵而来的问题是，外界抗原数目庞大，细胞的抗原识别受体的数目也必然庞大，如一个基因编码一个受体分子，体内不可能有如此庞大的基因数目。再则，细胞表面的信号，怎么才能传入核内？信号类型与活化的基因种类，以及细胞功能之间是怎么联系的？

1975年后分子生物学的兴起，从基因水平揭示了B细胞及T细胞抗原识别受体（BCR，TCR）多样性产生的机制，从分子水平阐明信号转导通路、信号类型与细胞因子对细胞增殖和分化的作用及效应机制，揭示出细胞毒性T细胞致靶细胞发生程序性细胞死亡的信号转导途径。这些研究不仅开创了分子免疫学，更使免疫学进展到以基因活化及分子作用为基础，理解免疫细胞的生命活动与功能，理解细胞与细胞间及免疫系统与机体整体间的功能。免疫学的研究阐明并揭示出细胞生命活动的基本规律（如信号转导、程序性细胞死亡、细胞分化发育等），促进了医学和整个生命科学的发展。

五、免疫系统组成

免疫系统（immune system）主要由淋巴器官（胸腺、淋巴结、脾、扁桃体）、其他器官内的淋巴组织和全身各处的淋巴细胞、抗原呈递细胞等组成，广义上也包括血液中其他白细胞及结缔组织中的浆细胞和肥大细胞。各组分功能的正常是维持机体免疫功能相对稳定的保证，任何组分的缺陷或功能的亢进都会给机体带来损害。

人体共有三道防线。

第一道防线，是由皮肤和黏膜构成的，它们不仅能够阻挡病原体侵入人体，而且它们的分泌物（如乳酸、脂肪酸、胃酸和酶等）还有杀菌的作用。呼吸道黏膜上有纤毛，可以清除异物。

第二道防线，是体液中的杀菌物质和吞噬细胞，这两道防线是人类在进化过程中逐渐建立起来的天然防御功能，特点是人生来就有，不针对某一种特定的病原体，对多种病原体都有防御作用，因此叫作非特异性免疫（又称先天性免疫）。多数情况下，这两道防线可以防止病原体对机体的侵袭。

第三道防线，特异性免疫，主要由免疫器官（胸腺、淋巴结和脾脏等）和免疫细胞（淋巴细胞）组成，其中，淋巴 B 细胞"负责"体液免疫，淋巴 T 细胞"负责"细胞免疫（细胞免疫最后往往也需要体液免疫来善后）。第三道防线是人体在出生以后逐渐建立起来的后天防御功能，特点是出生后才产生，只针对某一特定的病原体或异物起作用，因而叫作特异性免疫（又称后天性免疫）。

六、免疫的基本功能

（一）抵抗感染

抵抗感染又称免疫防御，是指机体抵御病原微生物的感染和侵袭的能力。人体的免疫功能正常时，就能充分发挥对由呼吸道、消化道、皮肤和黏膜等途径进入人体内的各种病原微生物的抵抗力，通过机体的非特异性和特异性免疫，将微生物歼灭。若免疫功能异常亢进时，可引起传染性变态反应；而免疫功能低下或免疫缺陷，可引起机体的反复感染或免疫耐受。

（二）自身稳定

自身稳定又称免疫稳定，清除衰老和死亡的细胞。在人体的新陈代谢过程中，每天都有大量的细胞衰老死亡，这些失去功能的细胞积累在体内，会影响正常细胞的功能活动。免疫的第二个重要功能就是把这些细胞清除出体内，以维护机体的生理平衡。若此功能失调，则可导致自身免疫性疾病。

（三）免疫监视

机体内的细胞常因物理、化学和病毒等致癌因素的作用而突变为肿瘤细胞，这是体内最危险的敌人。人体免疫功能正常时即可对这些肿瘤细胞加以识别，然后调动一切免疫因素将这些肿瘤细胞清除，这种功能即为机体的免疫监视。若此功能低下或失调，则可导致肿瘤的发生。

免疫学是研究抗原性物质、机体的免疫系统和免疫应答的规律和调节，以及免疫应答的各种产物和各种免疫现象的一门生物科学，它是和医学与医学微生物学同时诞生的。随着生物化学、分子生物学等学科的发展，免疫学的研究亦已进入分子水平时代，而且向其他很多学科渗透，已成为生命科学研究所不可缺少的一门学科。

（盘　锋）

学习任务二　免疫细胞

任务目标

（1）了解淋巴细胞的类型，同时掌握淋巴细胞的分类及功能。

（2）了解巨噬细胞及单核吞噬细胞系统。

免疫细胞是指参与免疫应答或与免疫应答相关的细胞，包括淋巴细胞、树突状细胞、单核/巨噬细胞、粒细胞、肥大细胞等。免疫细胞可以分为多种，在人体中各种免疫细胞担任着重要的角色。

一、淋巴细胞

（一）T淋巴细胞

胸腺依赖淋巴细胞（thymus-dependent lymphocyte），亦可简称T细胞（图11-1），来源于骨髓的多能干细胞（胚胎期则来源于卵黄囊和肝）。目前认为，在人体胚胎期和初生期，骨髓中的一部分多能干细胞或前T细胞迁移到胸腺内，在胸腺激素的诱导下分化成熟，成为具有免疫活性的T细胞。成熟的T细胞经血流分布至外周免疫器官的胸腺依赖区定居，并可经淋巴管、外周血和组织液等进行再循环，发挥细胞免疫及免疫调节等功能。

由于效应T细胞不产生抗体，而是直接杀灭靶细胞，因此T细胞参与的免疫细胞称细胞免疫。

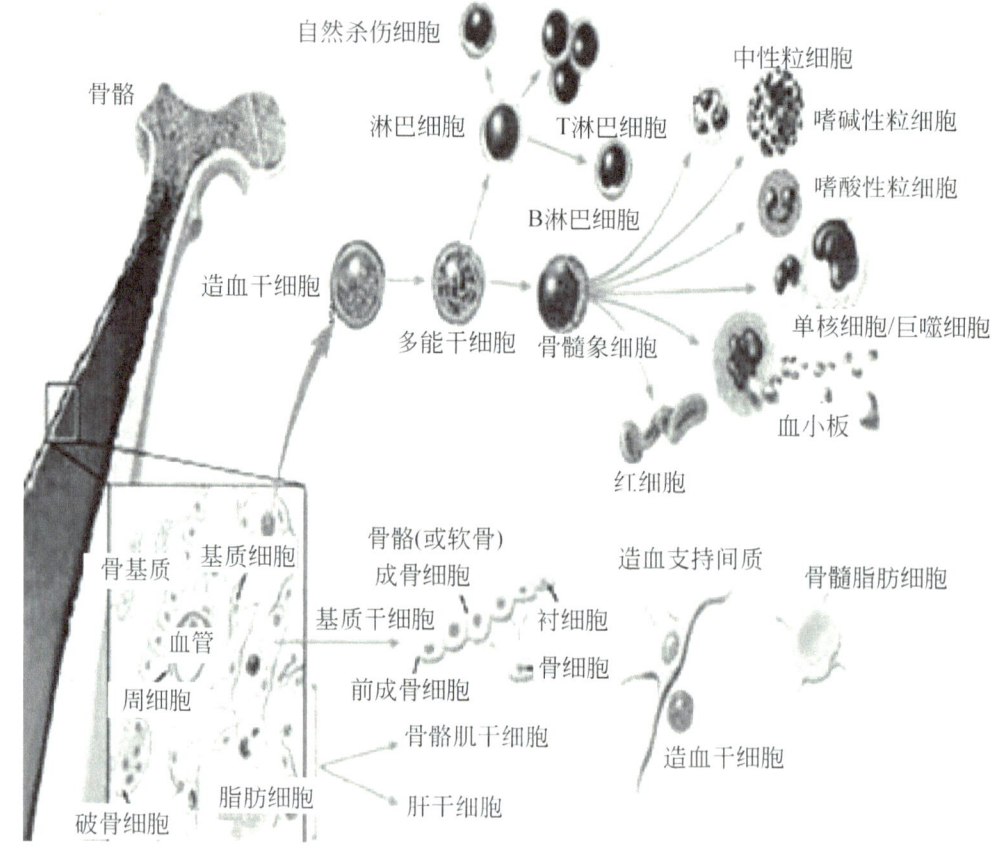

图11-1　淋巴细胞

（二）B淋巴细胞

B淋巴细胞简称B细胞，来源于骨髓的多能干细胞。在禽类是在法氏囊内发育生成，故又称囊依赖淋巴细胞（bursa-dependent lymphocyte）/骨髓依赖性淋巴细胞，是由骨髓中的淋巴干细胞分化而来。成熟的B细胞主要定居在外周淋巴器官的淋巴小结内。B细胞约占外周淋巴细胞总数的20%。其主要功能是产生抗体介导体液免疫应答和提呈可溶性抗原。B-1细胞为T细胞非依赖性细胞，B-2细胞为T细胞依赖性细胞。B细胞在体内存活的时间较短，仅数天至数周，但其记忆细胞在体内可长期存在。

（三）NK 细胞

NK 细胞（natural killer cell，自然杀伤细胞）是与 T、B 细胞并列的第三类群淋巴细胞。NK 细胞数量较少，在外周血中约占淋巴细胞总数的 15%，在脾内占 3%～4%，也可出现在肺脏、肝脏和肠黏膜，但在胸腺、淋巴结和胸导管中罕见。NK 细胞较大，含有胞浆颗粒，故称大颗粒淋巴细胞。NK 细胞可非特异直接杀伤靶细胞，这种天然杀伤活性既不需要预先由抗原致敏，也不需要抗体参与且无 MHC（主要组织相容性复合体）限制。NK 细胞寿命短，不参与再循环。

（四）K 细胞

K 淋巴细胞又称抗体依赖性淋巴细胞，直接从骨髓的多能干细胞衍化而来，占人外周血中淋巴细胞总数的 5%～10%，杀伤效应很高。K 细胞表面无抗原标志但有抗体 IgG 的受体。靶细胞表面抗原与相应抗体结合后，再结合到 K 细胞的相应受体上，从而触发 K 细胞的杀伤作用。凡结合有 IgG 抗体的靶细胞，均有被 K 细胞杀伤的可能性。因此，也可以说 K 细胞本身的杀伤作用是非特异性的，其对靶细胞的识别完全依赖于特异性抗体的识别作用。

二、巨噬细胞及单核吞噬细胞系统

游离于血液中的单核细胞（monocyte）及存在于体腔和各种组织中的巨噬细胞（macrophage）均来源于骨髓干细胞，它们具有很强的吞噬能力，且细胞核不分叶，故命名为单核吞噬细胞系统（mononuclear phagocyte system，MPS）。单核吞噬细胞系统是一类主要的抗原呈递细胞，在特异性免疫应答的诱导与调节中起着关键的作用，包括分散在全身各器官组织中的巨噬细胞、单核细胞及幼稚单核细胞。

以前将体内的巨噬细胞、网状细胞和血窦内皮细胞统称为网状内皮系统。现已知网状细胞和内皮细胞并无明显的吞噬能力，其来源也不同于巨噬细胞，显然这一归类是不确切的。但由于"网状内皮系统"以此沿用甚久，影响颇深，有的学科仍习惯应用。

三、抗原提呈细胞

抗原提呈细胞（antigen presenting cell，APC）是指具有摄取、处理抗原并将抗原信息提呈给T淋巴细胞的一类细胞，又称为辅佐细胞，主要有树突细胞、巨噬细胞等。树突细胞因多数具有树枝状的突起而得名。

（盘　锋）

学习任务三　淋巴组织

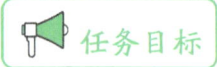

了解淋巴组织的分类，同时掌握淋巴组织的功能。

淋巴组织以网状组织为基础，网孔中充满大量的淋巴细胞和一些巨噬细胞、浆细胞等。淋巴组织按排列方式可分为两种形态，即弥散淋巴组织和淋巴小结。

一、弥散淋巴组织

弥散淋巴组织（diffuse lymphoid tissue）无固定的形态，是以网状细胞和网状纤维形成支架，网孔中分布有大量松散的淋巴细胞，与周围的结缔组织无明显分界，其中除含有T、B淋巴细胞外，还有浆细胞和巨噬细胞、肥大细胞等。弥散淋巴组织中有毛细血管后微静脉（postcapillary venule），其特征是内皮为单层立方或矮柱状，故又称高内皮微静脉（high endothelial venule），是淋巴细胞由血液进入淋巴组织的重要通道。当弥散淋巴组织受抗原刺激时，可出现淋巴小结。

二、淋巴小结

淋巴小结（lymphoid nodule）又称淋巴滤泡（lymphoid follicle），呈圆形或椭圆形密集的淋巴组织（图11-2），小结的形态明显，境界清晰，通常直径为0.2～1.0 mm。淋巴小结内有大量的B淋巴细胞，尚有少量T淋巴细胞和巨噬细胞。通常淋巴小结有两种类型：初级淋巴小结（primary lymphoid nodule），见于未受刺激的淋巴小结，体积较小，是由分布均匀并密集的小淋巴细胞所组成；次级淋巴小结（secondary lymphoid nodule），周围有扁平的网状细胞，境界清楚，在小结的中央部分染色较浅，常见细胞分裂象，此处产生淋巴细胞，故称生发中心（germinal center）。淋巴小结的生发中心除有一般网状细胞外，还有许多滤泡树突细胞（follicular dendritic cell）。它主要位于淋巴小结的生发中心，突起细长且分支，胞质嗜酸性，对5'-核苷酸酶呈阳性反应，核多呈椭圆形。其功能是滤泡树突细胞膜的表面能保留抗原和吸附抗原抗体复合物，调节B淋巴细胞的免疫功能。在抗原刺激下，淋巴小结增大增多，是体液免疫反应的标志，抗原被清除后淋巴小结逐渐消失。

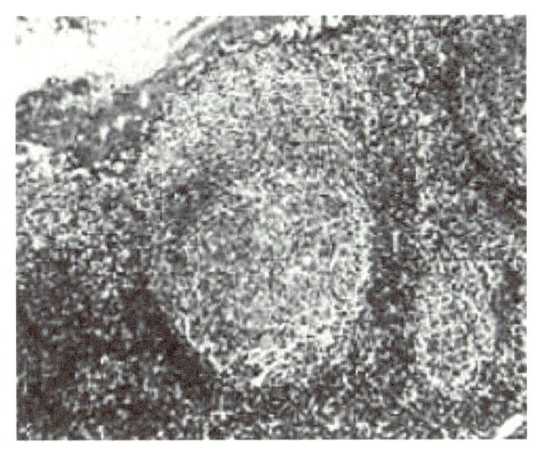

图11-2　淋巴小结HE染色

淋巴组织重要的生理特性，主要体现在充满于淋巴组织中的淋巴细胞，虽形态相似，但在超微结构上有所不同，免疫功能也不是单一的。

（盘　锋）

学习任务四　淋巴器官

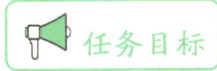

（1）了解淋巴器官的分类及功能。

（2）掌握胸腺的结构及功能。

淋巴器官（lymphoid organ）是以淋巴组织为主的器官，在体内实现免疫功能，故又称免疫器官。根据发生和功能的不同，可分为中枢淋巴器官和周围淋巴器官两类。其主要由淋巴组织构成，包括胸腺、淋巴结、脾和扁桃体。

一、胸腺

胸腺（thymus）是中枢淋巴器官。胸腺的大小和结构随年龄的增长有明显改变。胸腺在胚胎期至两岁内发育最快（10~15 g）；两岁至青春期仍继续增大（30~40 g），但速度减慢；青春期以后胸腺退变萎缩（约10 g），脂肪组织增多。尽管成人胸腺退变，但它仍然是保持免疫潜能所必需的。

（一）胸腺的结构

胸腺是实质性器官，表面包有结缔组织被膜，与胸腺内结缔组织形成的小叶间隔（interlobular）相连。小叶间隔将胸腺分成许多不完全分隔的小叶，直径为1~2 mm。小叶周边部的淋巴细胞密集，染色较深，称为皮质；中央部染色较浅，称为髓质。由于小叶间隔不完整，相邻小叶的髓质相互通连。

1. 皮质（cortex）

皮质主要由胸腺上皮细胞（epithelial cell）、密集的淋巴细胞，以及一些巨噬细胞组成（图11-3）。胸腺上皮细胞有两种：①分布在被膜下及小叶间隔表面的为单层扁平的上皮细胞，故也称为被膜下上皮细胞（subcapsular epithelial cell），将胸腺内的微环境与外界相隔。②其余的上皮细胞均为星形，称为星形上皮细胞（stellate epithelial cell），通常称为上皮性网状细胞（epithelial reticular cell）；细胞核较大，呈圆形，着色较浅，胞质内含有许多张力丝；相邻星形上皮细胞的突起以桥粒相连，形成海绵状结构，孔隙间充满淋巴细胞及巨噬细胞。在胸腺内，还有一种特殊细胞，具有上皮细胞的特征，称为胸腺哺育细胞（thymic nurse cell），直径30~50 μm，为大的圆形或卵圆形细胞，胞质内含有数个胸腺细胞，这种细胞一般难以和被膜下上皮细胞区别。

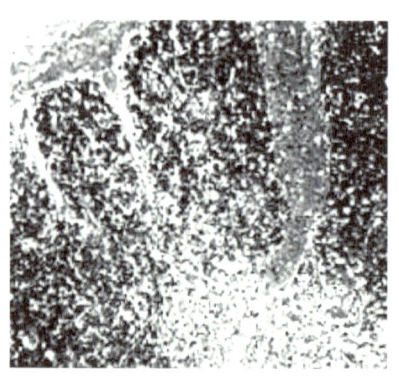

图11-3 胸腺皮质

胸腺内的淋巴细胞又称胸腺细胞（thymocyte），由进入胸腺的干细胞分裂分化而来。靠近被膜下及小叶间隔周围皮质浅层的淋巴细胞较大而幼稚，常见分裂象；皮质中层为中等大的淋巴细胞；皮质深层的淋巴细胞较小而成熟，并常见退化的淋巴细胞。骨髓中的造血干细胞经血流进入胸腺后，在皮质内培植分化为T淋巴细胞，但其中绝大部分（约95%）凋亡，被巨噬细胞吞噬，仅小部分成熟为T淋巴细胞，并穿入位于皮质与髓质交界处的毛细血管后微静脉，经血流迁移到周围淋巴器官的特定区域。

2. 髓质（medulla）

髓质含有较多上皮性网状细胞，胸腺细胞较少，故染色较浅（图11-4）；髓质常见椭圆形或不规则形的胸腺小体（thymic corpuscle）或称哈氏小体（Hassall's corpuscle），直径20~50μm，由数层扁平的上皮性网状细胞呈同心圆状围成。胸腺小体外周的细胞较幼稚，细胞核清晰，胞质嗜酸性；小体中心的细胞胞核消失，已变性解体。小体内还常见巨噬细胞和嗜酸性粒细胞。胸腺小体的功能尚不清楚。

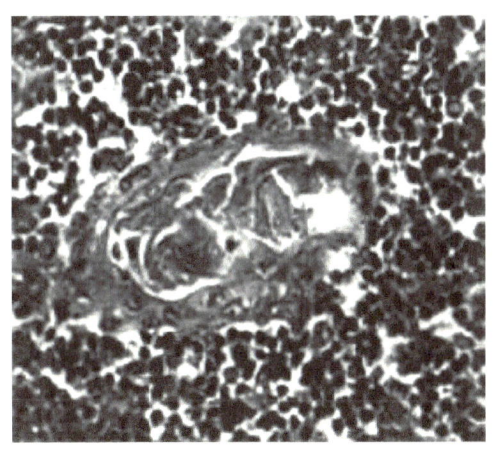

图11-4　胸腺髓质

3. 血-胸腺屏障（blood-thymus barrier）

实验表明，血液内的大分子物质不易进入胸腺皮质，皮质内的淋巴细胞不受外来抗原的影响，在相对稳定的内环境中发育，这是因为皮质内的毛细血管及其周围结构具有屏障作用。血-胸腺屏障（图11-5）由下列数层组成：①连续性毛细血管，其内皮细胞间有完整的紧密连接；②完整的内皮基膜；③血管周隙（其中有巨噬细胞等）；④上皮性网状细胞的基膜；⑤一层连续的胸腺上皮细胞。

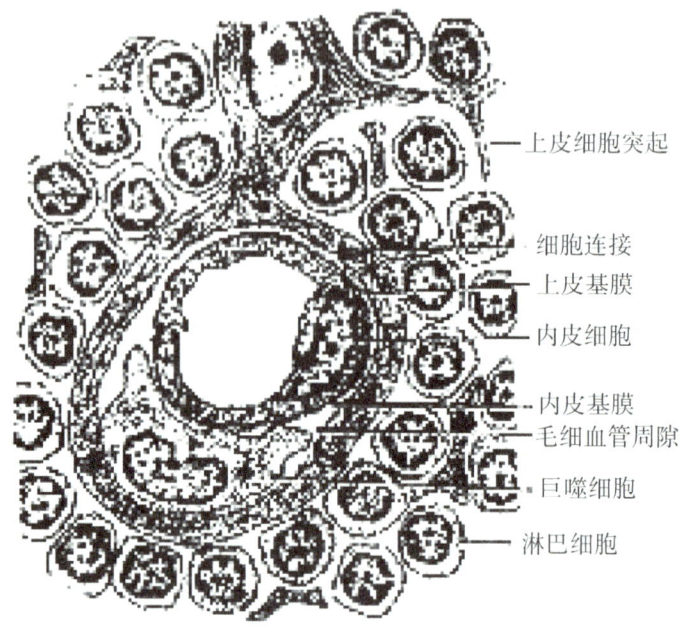

图 11-5　血-胸腺屏障

（二）胸腺的功能

（1）产生T淋巴细胞：胸腺皮质生成大量淋巴细胞，但约95%凋亡，被巨噬细胞所吞噬清除，仅少数发育为处女型T细胞（virgin T cell），而后成熟为T淋巴细胞，经皮质和髓质交界处的毛细血管后微静脉入血，经血液循环入淋巴器官和淋巴组织。

（2）分泌多种激素：胸腺内的胸腺上皮细胞分泌胸腺素（thymosin）和胸腺生成素（thymopoietin），可诱导淋巴细胞分化，对淋巴细胞的发生及成熟起重要作用。

二、淋巴结

（一）淋巴结的结构

淋巴结是唯一直接与淋巴管相通的淋巴器官，隆凸，连接数条输入淋巴管，另一侧凹陷，称为"门"，有输出淋巴管和神经、血管出入（图11-6）。淋巴结表面包有被膜，被膜的结缔组织伸入淋巴结内形成小梁，构成淋巴结的支架。被膜下为皮质区。淋巴结的中心及门部为髓质区。皮质区有淋巴小结、弥散淋巴组织和皮质淋巴窦（简称皮窦）（图11-7）。髓质包括由致密淋巴组织构成的髓索和髓质淋巴窦（简称髓窦）（图11-8）。

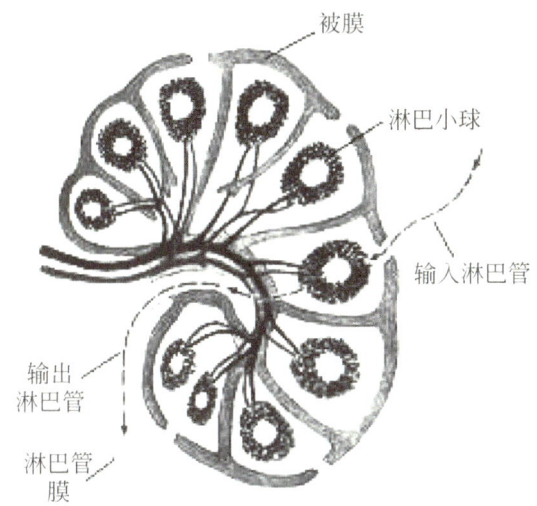

图11-6 淋巴结示意图

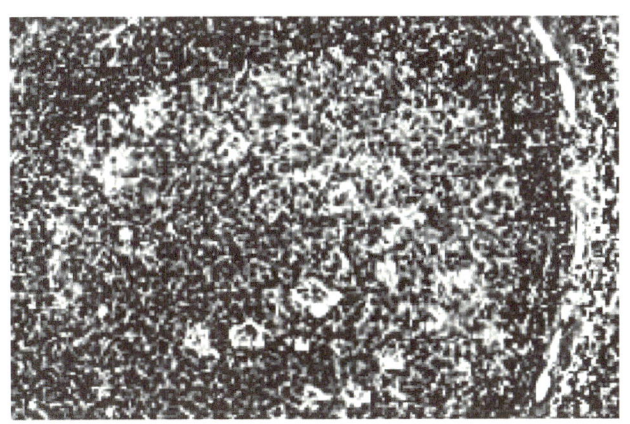

图11-7 淋巴结HE染色（低倍）

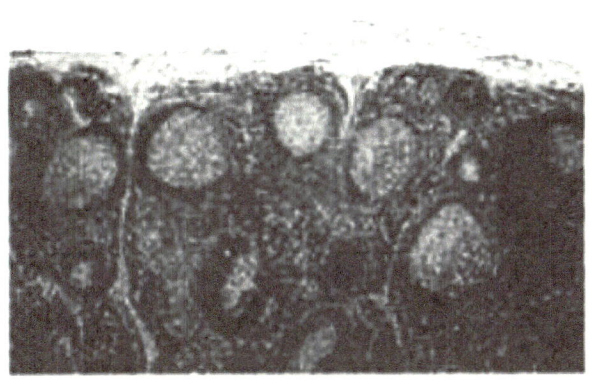

图11-8 淋巴结HE染色（高倍）

1. 皮质

皮质位于被膜下方，由浅层皮质、副皮质区及皮质淋巴窦构成浅层皮质（superficial cortex），为皮质的B细胞区，由薄层的弥散淋巴组织及淋巴小结组成。

副皮质区（paracortical area）：位于皮质的深层，为较大片的弥散淋巴组织，又称深层皮质单位（deep cortex unite），主要由T细胞聚集而成。

皮质淋巴窦：被膜下窦为一宽敞的扁囊，在被膜侧与数条输入淋巴管相通，窦壁由内皮细胞围成。窦腔内有许多巨噬细胞附着。淋巴在窦内缓慢流动，有利于巨噬细胞清除异物。

2. 髓质

髓质位于淋巴结的中央，由髓索及其间的髓窦组成。髓索是相互连接的条索状淋巴组织，主要含浆细胞、B细胞和巨噬细胞。髓窦与皮质淋巴窦的结构相同，但较宽大，腔内的巨噬细胞较多，故有较强的滤过功能。

3. 淋巴窦（lymphatic sinus）

淋巴窦是淋巴结内淋巴流动的通道，根据分布的部位而有不同的名称，与输入及输出淋巴管相通连。淋巴窦的壁是由连续性单层扁平内皮细胞构成的，分别分布于被膜下方，以及小梁、淋巴小结和髓索的表面，适于淋巴细胞自由通过。内皮外面有少量网状纤维和扁平网状细胞，对碱性磷酸酶呈阳性反应，窦内有许多网状细胞和网状纤维，相互交织成网，支撑着淋巴窦，巨噬细胞附于其上或游离于窦腔内（图11-9）。淋巴液在窦内流动缓慢，有利于清除病原微生物、异物及抗原物质等。淋巴液由输入淋巴管入被膜下窦，经小梁周围的皮质窦再流入髓窦，最后经1～2条输出淋巴管流出。

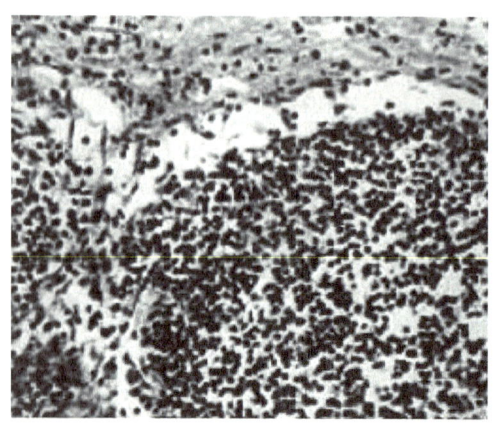

图11-9　淋巴窦HE染色

（二）淋巴结的功能

1. 产生淋巴细胞和浆细胞

当受到某种抗原刺激后，在淋巴小结生发中心或副皮质区内的淋巴细胞母细胞化，进行分裂增殖，产生B淋巴细胞、浆细胞或T淋巴细胞。

2. 滤过淋巴液

淋巴液内的异物或细菌，一旦进入淋巴结内，由于淋巴窦内有网状组织并迂曲走行，淋巴液流速缓慢，窦内的巨噬细胞可将其吞噬而清除。清除率与机体的免疫状态及病原微生物的种类有关，对细菌的清除率一般为99%，而对病毒和癌细胞较差。

3. 参与免疫应答

当受到抗原刺激后，即产生体液免疫和细胞免疫。最初可出现巨噬细胞吞噬抗原，将信息传递给淋巴细胞。体液免疫应答时，淋巴小结增大，浆细胞增多，产生抗体。细胞免疫应答时，副皮质区明显扩大，产生大量T效应淋巴细胞。淋巴结内的淋巴细胞约70%是T淋巴细胞，28%是B淋巴细胞，2%是其他淋巴细胞。淋巴结内有许多神经终末分布，淋巴细胞表面有多种神经递质受体，神经系统对淋巴结的免疫应答有一定调节作用。

三、脾

脾脏是机体最大的免疫器官，占全身淋巴组织总量的25%，含有大量的淋巴细胞和巨噬细胞，是机体细胞免疫和体液免疫的中心。

（一）脾的结构

脾的结构与淋巴结有相似之处，也是由淋巴组织构成，但脾无皮质与髓质之分，而是分为白髓、边缘区和红髓；脾内无淋巴窦，而有许多血窦（图11-10、图11-11）。

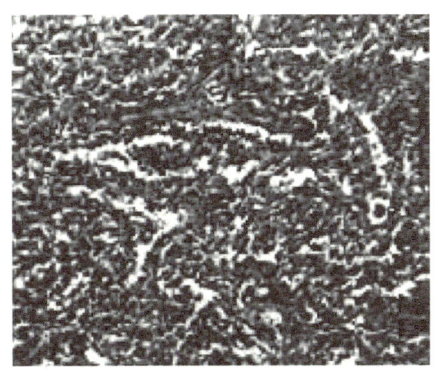

图11-10　脾（淋巴窦）

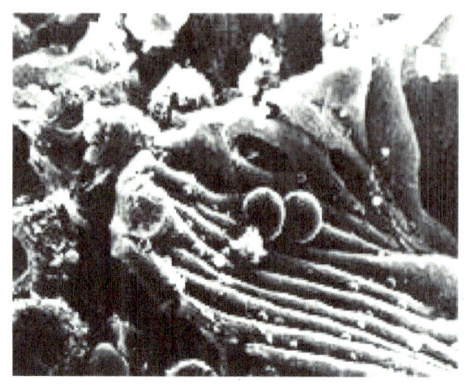

图 11-11　脾（血窦）

1. 被膜与小梁

被膜较厚，被膜表面大部分还覆有浆膜。被膜和脾门的结缔组织伸入脾的实质，形成许多小梁。这些小梁互相连接，形成了脾脏的粗支架。小梁间的网状组织结构则形成了脾淋巴组织的细微支架。被膜和小梁内的平滑肌细胞可以通过舒张或收缩调节脾的含血量。

2. 白髓

白髓由密集的淋巴细胞组成，沿中央动脉周围分布。白髓分为动脉周围淋巴鞘和淋巴小结两部分。①动脉周围淋巴鞘（periarterial lymphatic sheath）是环绕在中央动脉周围的弥散淋巴组织，主要是T淋巴细胞和一些巨噬细胞。此区相当于淋巴结的副皮质区，在细胞免疫应答时可增大变厚。②淋巴小结又称脾小体（splenic corpuscle），与淋巴小结内的结构相似，主要由B淋巴细胞组成。当抗原刺激引起免疫应答时，脾小体增多，出现于动脉周围淋巴鞘的一侧，此时中央动脉常偏向一侧。

3. 红髓

红髓位于被膜下、小梁周围及白髓之间，占脾的2/3，因为红髓含有大量的红细胞，所以显红色。红髓由脾索和脾窦两部分组成。其中，脾索由富含血细胞的索状淋巴组织构成，大部分穿过它的血液都能够穿过它重新回到循环系统，唯衰老的红细胞和血小板及异物会在此被吞噬。脾索宽窄不等，互相连接，与血窦相间排列，对滤过血液和产生抗体有重要作用。血窦则充满了血液，抗原和淋巴细胞均是通过它进入脾脏的。脾窦壁附近有不少巨噬细胞，它们的突起可以伸入脾窦的腔内。

（二）脾的功能

1. 造血

胚胎时期脾能产生各种血细胞，出生后只产生淋巴细胞。

2. 贮血

人脾可贮血约 40 mL，当机体需要时，被膜和小梁内平滑肌收缩，迅速将所贮的血液排入血液循环。

3. 滤血

脾索和边缘区是滤血的重要结构，其中的大量巨噬细胞能及时清除血内异物、衰老的红细胞及血小板。当脾大或功能亢进，红细胞破坏过多，可导致贫血。

4. 免疫应答

脾的淋巴细胞约 40% 为 B 淋巴细胞，35% 为 T 淋巴细胞，其余为 K 淋巴细胞和 NK 淋巴细胞，抗原刺激进而可产生相应的免疫应答。

（三）脾的血液循环

脾动脉由脾门入脾，分支为小梁动脉（trabecular artery）。小梁动脉再分支进入白髓为中央动脉（central artery）。中央动脉的主支穿出白髓，分成许多直行分支，互不吻合，形似笔毛，称笔毛动脉（penicillar artery），进入脾索。笔毛动脉由髓动脉、鞘动脉和动脉毛细血管三段组成，毛细血管末端开口于脾索或直接与脾窦相连。脾窦汇合成髓静脉，进入小梁成为小梁静脉。最后成为脾静脉，由脾出脾。

四、扁桃体

扁桃体是位于口咽部上皮下的淋巴组织团块。在舌根、咽部周围的上皮下有好几群淋巴组织，按其位置分别称为腭扁桃体、咽扁桃体和舌扁桃体。其中以腭扁桃体最大，通常所说的扁桃体即指腭扁桃体而言。

（一）扁桃体的结构

腭扁桃体呈卵圆形，黏膜一侧表面覆有复层扁平上皮，上皮向固有层内陷入形成 10~30 个分支的隐窝（图 11-12）。隐窝周围的固有层内有大量弥散淋巴组织及淋巴小结。隐窝深部的复层扁平上皮内含有许多 T 细胞、B 细胞、浆细胞和少量巨噬细胞与朗格汉斯细胞，称为上皮浸润部。此处的上皮内有许多相互通连的孔隙，咽腔内的抗原物质易进入上皮间隙。间隙内的淋巴细胞进入口腔，与唾液混合成唾液小体（salivary corpuscle）。在弥漫淋巴组织中，80%~90% 为 T 淋巴细胞，还可见致密单层立方内皮的毛细血管后微静脉，是淋巴细胞进入扁桃体的主要途径。在上皮细胞之间也可见微皱褶细胞分布。

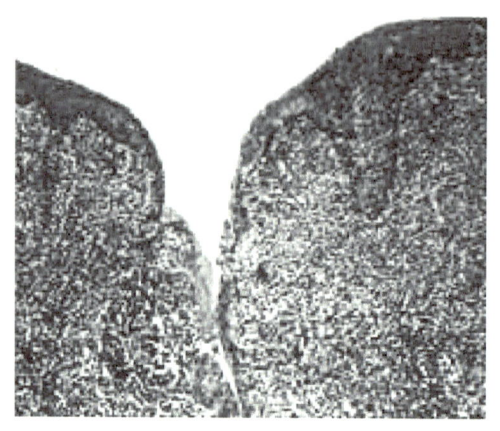

图11-12 腭扁桃体

咽扁桃体和舌扁桃体较小,结构与腭扁桃体相似。咽扁桃体无隐窝,舌扁桃体也仅有一个浅隐窝,故较少引起炎症。成人咽扁桃体和舌扁桃体多萎缩退化。

(二)扁桃体的功能

扁桃体的主要功能是产生淋巴细胞,对抗原的刺激引起相应的免疫应答。

不同免疫器官的结构特点见表11-1。

表11-1 不同免疫器官的结构特点

名 称	淋巴结	脾	胸腺	扁桃体
被膜	有	有,含少量平滑肌	有,薄	不完整,在基底部
小梁	有	有,含平滑肌	构成小叶间隔	无
实质	分皮质、髓质	分白髓、红髓	分皮质、髓质	含丰富淋巴组织
淋巴小结	有	有	无	有
窦	淋巴窦	血窦	无	无
其他特征	被膜上有输入淋巴管,门部有输出淋巴管	白髓包括动脉周围淋巴鞘、边缘区和淋巴小结	髓质内有胸腺小体	复层扁平上皮凹陷形成10~20个隐窝,其下固有层含有大量淋巴细胞

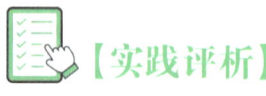【实践评析】

实践内容:

器官移植的梦想可追溯至遥远的古代。托名《列子》而今人多认为成书于晋代的《列子·汤问》中记载了一个扁鹊为鲁公扈和赵齐婴二人换心的故事:扁鹊在让二人饮下毒酒后,"迷死三日,剖胸探心,易而置之,投以神药,既悟如初"。此事自然只能是虚构的故事而不是真实的历史事件。器官移植从幻想变成现实是20世纪的事情。20世纪初，奥地利眼科医生最早成功地进行了角膜移植手术；50年代，成功进行了孪生同胞的肾移植手术。而在舆论界和社会上引起最大轰动的器官移植事件也许要首推南非医生所首先进行的心脏移植手术。

器官移植是医疗实践提出的需要。有些患者的某些器官由于严重病变而无法正常完成其功能，于是就提出了进行器官移植的需要和设想。可是，在把张三的心脏移植到李四的身上时，如单纯从物理学、生理学的角度来看，这种移植可说是没有什么问题；但从免疫学的角度来看，当张三的心脏植入李四的身体时，李四的免疫系统能够很敏锐地识别出这不是"自己的身体成分"，它是身体的异己成分。因为免疫系统的"天职"就是保护自己的身体，排斥身体中的异己，所以，李四的免疫系统也就理所当然地要攻击和排斥一切被植入的他人器官了。

"过敏反应"曾是一个使人谈虎色变的术语，它至今仍使许多人感到烦恼和头痛。过敏反应也被称为变态反应、超敏反应。对于过敏反应的分类，学术界有不同的看法，目前比较流行的看法是把过敏反应分为四种类型。过敏反应的症状可轻可重，轻的仅有皮疹，重则出现哮喘、吐泻、休克，甚至导致死亡。过敏反应的本质是什么呢？如果说防御反应是免疫系统对抗原物质的正常生理反应，那么，过敏反应就是免疫系统对抗原物质的病理变态反应，是免疫系统功能紊乱的表现。

评析：

器官移植是一种很好的治疗疾病尤其是治疗实质器官病变的手段。免疫系统是机体保护自身免受外界伤害而进化出来的自我保护系统，可以识别自身同时清除非自身的成分。那么问题来了，当人为想要"破坏"免疫系统这种保护能力，或者说让免疫系统忽略人为导入机体的器官或组织时，我们该采取何种办法呢？现在普遍使用的是注射免疫抑制剂，削弱免疫系统的"监视"能力，从而使移植入机体的器官不被排斥，更好地适应机体环境。

实践模拟：

如果你是一名进行器官移植手术的医生，因为移植没有合适的配型器官出现，你该如何从免疫学的角度来说服患者及其家属，让他们放弃好不容易出现的但是配型不合适的器官？

（盘　锋）

【考点自测】

一、单项选择题

(1) 关于T细胞,( )正确。

　　A. 在胸腺内受抗原刺激后分化成熟

　　B. 成熟后多随血流迁移到淋巴小结生发中心

　　C. 约占血液中淋巴细胞总数的20%

　　D. 细胞表面有特异性抗原受体

(2) 关于脾,( )正确。

　　A. 动脉周围淋巴鞘主要由B细胞组成

　　B. 脾索主要含T细胞

　　C. 脾索内的淋巴细胞可经内皮间隙进入脾血窦内

　　D. 脾血窦内皮外有完整的基膜

(3) 被膜内含平滑肌纤维的淋巴器官是( )。

　　A. 脾　　　　　B. 淋巴结　　　　C. 胸腺　　　　D. 扁桃体

(4) 有关脾的结构,( )错误。

　　A. 被膜表面覆有间皮　　　　　　B. 实质由白髓和红髓构成

　　C. 含有大量血窦,无淋巴窦　　　D. 脾血窦由高内皮细胞组成

(5) 淋巴结和脾内,以T细胞为主的结构是( )。

　　A. 副皮质区和淋巴小结　　　　　B. 副皮质区和脾索

　　C. 副皮质区和动脉周围淋巴鞘　　D. 淋巴小结和动脉周围淋巴鞘

(6) 关于脾和淋巴结的共同点,( )错误。

　　A. 实质均由皮质和髓质构成　　　B. 被膜组织均伸入实质构成小梁

　　C. 均有胸腺依赖区　　　　　　　D. 均有淋巴小结

(7) 在体液免疫应答时,淋巴结内( )结构增多变大。

　　A. 初级淋巴小结　　　　　　　　B. 次级淋巴小结

　　C. 副皮质区　　　　　　　　　　D. 髓质

(8) 关于胸腺,( )错误。

　　A. 上皮细胞构成支架,并有分泌功能

　　B. 淋巴性造血干细胞在胸腺内增殖分化为T细胞

　　C. 皮质内胸腺细胞均已成熟

　　D. 皮质和髓质内均有巨噬细胞

二、多项选择题

(1) 属于单核吞噬细胞系统的有（　　）。
　　A．肺巨噬细胞　　B．小胶质细胞　　C．破骨细胞　　D．网状细胞

(2) T细胞的特点是（　　）。
　　A．在骨髓内受抗原的刺激而增殖分化
　　B．外周血中的T细胞很少
　　C．在淋巴结内，主要分布于副皮质区
　　D．在脾内，主要分布于动脉周围淋巴鞘

(3) 淋巴小结的生发中心含有（　　）。
　　A．Th细胞　　　　　　　　　B．记忆性淋巴细胞
　　C．滤泡树突细胞　　　　　　D．巨噬细胞

(4) 下列（　　）器官含有淋巴小结。
　　A．脾　　　　B．扁桃体　　　C．淋巴结　　　D．胸腺

(5) 淋巴结的功能包括（　　）。
　　A．清除淋巴中的抗原物质　　　B．免疫应答
　　C．淋巴性造血干细胞分化发育　D．产生效应淋巴细胞

(6) 脾的功能包括（　　）。
　　A．清除衰老的血细胞　　　　　B．免疫应答
　　C．产生浆细胞　　　　　　　　D．淋巴性造血干细胞分化发育

(7) 脾血窦的特征是（　　）。
　　A．内皮细胞呈杆状　　　　　　B．内皮细胞胞质部有较多窗孔
　　C．内皮细胞间隙大　　　　　　D．内皮外侧巨噬细胞较多

(8) 脾白髓含有（　　）。
　　A．淋巴小结　　B．边缘窦　　C．弥散淋巴组织　　D．网状组织

(9) 胸腺的结构与功能包括（　　）。
　　A．胸腺上皮细胞分泌胸腺生成素　B．皮质内的胸腺细胞比髓质内密集
　　C．髓质内无成熟的胸腺细胞　　　D．胸腺细胞有95%被选择性灭活

(10) 胸腺形态结构特征包括（　　）。
　　A．被膜表面覆有间皮
　　B．每个胸腺小叶都含有皮质和髓质
　　C．上皮细胞构成皮质内支架
　　D．皮髓质交界部有毛细血管后微静脉

三、简答题

(1) 简述淋巴结的结构。

(2) 简述淋巴细胞的特征。

(3) 什么是血-胸腺屏障?

学习单元十二 内分泌系统

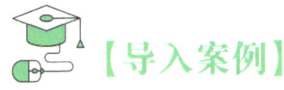
【导入案例】

如果有人告诉你，一个19岁的姑娘长相、智商和五六岁娃娃一般，你信吗？但这就真实发生在南昌县南新乡程湖村19岁姑娘朱某某身上。还有更不幸的事情降临到她头上，医生警告再不切除子宫将危及生命。

事情还得从36年前说起。1988年6月，朱某某出生在南昌市新建县（现南昌市新建区）一户人家。由于这个家庭已有多名子女，父母思量将朱某某送养。恰好，家住南昌县南新乡程湖村的老朱夫妇因3岁的爱女不幸溺死，便收养了两三个月大的朱某某，老朱一家人对朱某某很疼爱。

不久，老朱夫妇就发现朱某某和一般孩子不太一样。长到两三岁时，朱某某不仅个子较同龄人要矮小许多，而且连路都走不稳，话也说不清。老朱夫妇将朱某某带到村卫生所检查，得到的答复却是"根本治不了"。

某日上午，由于老朱夫妇一早就出去做工，记者在顺外路附近城乡接合部的一出租房内只见到朱某某和她的哥哥。如果不是残疾证上显示朱某某已经19岁了，记者很难相信面前这个只有五六岁模样的"小姑娘"已经19岁。

尽管朱某某不是一个正常孩子，可一家人对她倾注了全部的爱心。

原以为日子会这样平静地过去，可不幸并没有放过朱某某。2007年8月，19岁的朱某某第一次有了例假，一直持续了1个月。9月4日上午，朱某某因失血过多，在吃东西时突然晕倒，并浑身发抖。

在转到省妇幼保健院急救后，一家人才知道朱某某患有呆小症。因为其子宫发育滞后，失血过多造成中度缺血性贫血。医生诊断，今后病情发展下去会危及生命，除非摘除子宫。对此，朱某某的养母坚决不同意，她苦苦哀求医生："我的女儿今后还要嫁人，还要生孩子啊！"看着这样一位母亲，医生只好答应先观察一些日子再说。

朱某某的哥哥告诉记者，多病多难的妹妹虽然19岁了，可至今生活基本不能自理。每天早上，母亲起来的第一件事就是帮朱某某穿衣、梳头，有时还要帮女儿洗澡。由于家里人都要出去工作，朱某某经常只能一个人在家，陪伴她的只有那台21英寸的电视。记者观察后发现，也只有在看电视的时候，朱某某脸上才能表现出些许正常人情感上的反应，大多数时候她都只是默默地坐着。

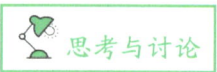思考与讨论

什么是呆小症？它与侏儒症有什么区别？该如何避免呆小症的发生？

内分泌系统（endocrine system）是由散布在人体内各部的一些特殊腺体组成的。这种腺体称为内分泌腺，它们没有导管，所以又称无管腺（图12-1）。腺细胞多排列成索状、网状或团块状，它们的分泌物称为激素，可直接进入血液、淋巴或组织液，并由血液循环周流全身。激素所作用的细胞和器官，称为靶细胞或靶器官。内分泌腺具有丰富的血管和淋巴管。毛细血管的结构特点多为有孔有隔膜类型。

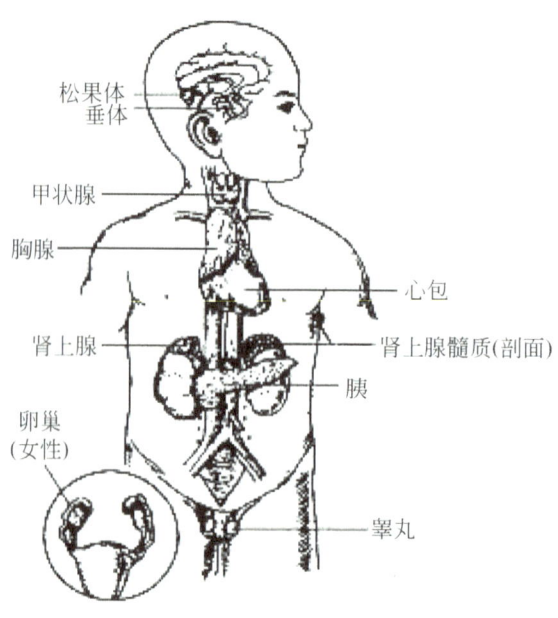

图12-1 内分泌器官概况

内分泌腺的功能是通过其分泌的激素，调节靶器官（target organ）和靶细胞（target cell）的活动，来维持机体功能上的协调和内环境的恒定。它们分泌激素的功能，也是在神经系统的统一调节下完成的。如丘脑下部是调节内分泌腺活动的皮质下中枢，它内部的某些核团（如结节核），能分泌多种肽类激素，称神经分泌物质，可控制腺垂体的内分泌活动。而腺垂体所产生的各种促激素进入血流，又分别作用于特定的内分泌腺，使其分泌某种激素（如促甲状腺激素可促使甲状腺合成和释放甲状腺激素），或是直接作用于机体的一定组织，有效地影响细胞的生理活动（如生长激素可促使机体生长）。反之，内分泌腺也对神经系统起作用，如甲状腺激素、生长激素等能明显地影响脑的发育和正常的功能。

内分泌腺所分泌的激素，按它们的化学性质可分为以下两大类。

1. 含氮激素

含氮激素，如氨基酸衍生物、肽类激素和蛋白质激素，体内大多数激素都属于这一类。分泌这一类激素的内分泌腺，均起源于外胚层或内胚层，其细胞的结构特点为粗面内质网丰富，高尔基复合体发达。

2. 类固醇激素

由肾上腺皮质和性腺所分泌的几种激素。这些内分泌腺均起源于中胚层，细胞内有丰富的滑面内质网和管状嵴的线粒体。

本单元主要阐述甲状腺、甲状旁腺、肾上腺、垂体、松果体等独立的内分泌器官。至于胰岛、卵泡和黄体，以及睾丸内的间质细胞等，虽也属内分泌腺，但它们均在所属器官内叙述，因此不再重复。

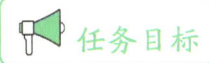

学习任务一　甲状腺

任务目标

（1）熟悉甲状腺的一般结构。

（2）掌握甲状腺滤泡旁细胞和滤泡细胞的结构及功能。

（3）了解甲状腺激素的分泌过程。

一、形态特征

平常大多数人并不知道甲状腺位于何处，但"大脖子病"大多数人并不陌生，其实"大脖子病"就是甲状腺肿大，这就告诉我们甲状腺位于颈部（图12-2）。再具体些，我们平常所说的"喉结"，我们自己都能触到，甲状腺就位于"喉结"的下方2~3 cm处，在吞咽东西时可随其上下移动。

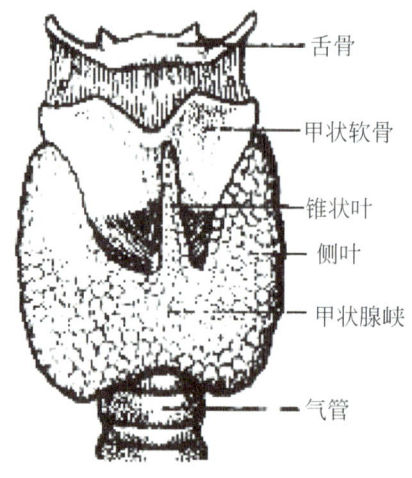

图12-2　甲状腺位置结构图

甲状腺形如"H"，棕红色，分左右两个侧叶，中间以峡部相连。两侧叶贴附在喉下部和气管上部的外侧面，上达甲状软骨中部，下抵第6气管软骨处，峡部多位于第2~4气管软骨的前方，有的人不发达。有时自峡部向上伸出一个锥状叶，长短不一，长者可达舌骨，为胚胎发育的遗迹，常随年龄而逐渐退化，故儿童较成年人为多。

甲状腺外覆有纤维囊，称甲状腺被囊，此囊伸入腺组织将腺体分成大小不等的小叶，囊外包有颈深筋膜（气管前层），在甲状腺侧叶与环状软骨之间常有韧带样的结缔组织相连接，故吞咽时甲状腺可随吞咽而上下移动。

二、解剖结构

（一）内部构造

甲状腺是人体最大的内分泌腺，棕红色，分左右两叶，中间相连（称峡部），呈"H"形，重20~30 g。甲状腺位于喉下部气管上部的前侧，吞咽时可随喉部上下移动。甲状腺的基本构成单位是腺泡，对碘有很强的聚集作用，虽然通常腺体中的碘含量比血液中的含量高 25～50 倍，但每日饮食摄入的碘仍有 1/3 进入甲状腺，全身含碘量的 90% 都集中在甲状腺。甲状腺激素是甲状腺分泌的激素。

甲状腺是内分泌系统的一个重要器官，它和人体其他系统（如呼吸系统等）有着明显的区别，但和神经系统紧密联系，相互作用，相互配合，被称为两大生物信息系统，没有它们的密切配合，机体的内环境就不能维持相对稳定。内分泌系统包括许多内分泌腺，这些内分泌腺受到适宜的神经刺激，可以使这些内分泌腺的某些细胞释放出高效的化学物质，这种化学物质经血液循环被送到远距离的相应器官，发挥其调节作用，这种高效的化学物质就是我们平常所说的激素。甲状腺是人体内分泌系统中最大的内分泌腺，它受到神经刺激后分泌甲状腺激素，作用于人体相应器官而发挥生理效应。

在青春期甲状腺发育成熟，甲状腺的重量为 15～30 g。两个侧叶各自的宽度为 2 cm 左右、高度为 4～5 cm，峡部宽度为 2 cm、高度为 2 cm。女性的甲状腺比男性的稍大一些。在正常情况下，由于甲状腺很小很薄，因此在颈部既看不到，也摸不到。如果在颈部能摸到甲状腺，即使看不到，也被认为甲状腺发生了肿大。这种程度的肿大往往是生理性的，尤其是在女性青春发育期，一般不是疾病的结果，但有时也可以是病理性的。

甲状腺由许多滤泡组成。显微镜下所见，滤泡由单纯的立方腺上皮细胞环绕而成，中心为滤泡腔。腺上皮细胞是甲状腺激素合成和释放的部位，滤泡腔内充满均匀的胶性物质，是甲状腺激素复合物，也是甲状腺激素的贮存库。滤泡形态学的改变可反映腺体功能状态：腺体活动减弱时，腺上皮细胞呈扁平状，滤泡腔内贮存物增加；腺体活动亢进时，腺泡上皮呈柱状，滤泡腔内贮存物减少。

（二）两层被膜

甲状腺有两层被膜：气管前筋膜包绕甲状腺形成甲状腺鞘，称为甲状腺假被膜；甲状腺自身的外膜伸入腺实质内，将腺体分为若干小叶，即纤维囊，又称甲状腺真被膜。腺鞘与纤维囊之间的间隙内有疏松结缔组织、血管、神经和甲状旁腺等。手术分离甲状腺时，应在此间隙内进行，并避免损伤不该损伤的结构。在甲状腺左右叶的上端，假被膜增厚并连于甲状软骨，称为甲状腺悬韧带；左右叶内侧和甲状腺峡部后面的假被膜与环状软骨和气管软骨环的软骨膜挨着，形成甲状腺外侧韧带。上述韧带将甲状腺固定于喉及气管壁上，因此，吞咽时甲状腺可随喉上、下移动，为判断甲状腺是否肿大的依据。喉返神经常在甲状腺外侧韧带和悬韧带后面经过，甲状腺手术处理上述韧带时注意避免损伤喉返神经。

三、滤泡及滤泡旁细胞

（一）滤泡

滤泡（follicle）是由单层排列的甲状腺滤泡上皮细胞（follicular epithelial cell）构成的，其内充满胶状液体的泡状结构。滤泡直径为 0.2～0.9 mm，呈圆形、椭圆形或不规则形。滤泡上皮细胞的形态和滤泡内胶状液体的量与其功能状态密切相关。一般情况下，滤泡上皮细胞呈立方形。当甲状腺功能旺盛时，细胞变高呈柱状，可见细胞分裂象，滤泡内胶状液体变少；当甲状腺功能减退时，滤泡上皮细胞变矮呈扁平状，而胶状液体增加。滤泡内胶状液体是甲状腺球蛋白，呈嗜酸性均质状着色，PAS反应呈阳性，说明是一种糖蛋白，由滤泡上皮细胞分泌（图 12-3）。

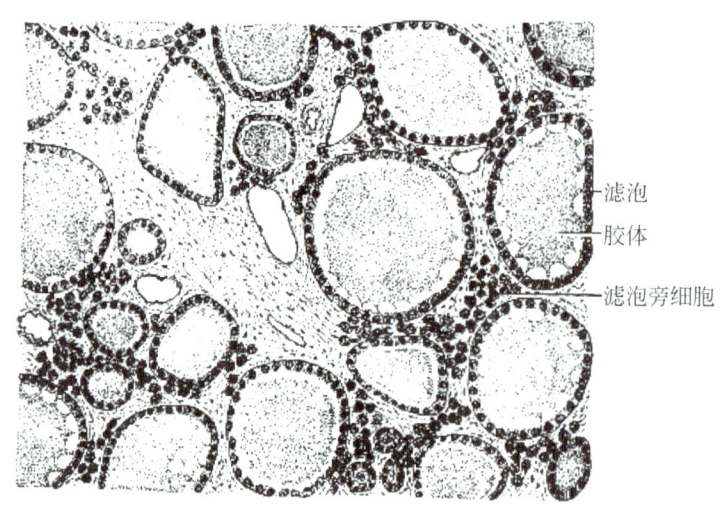

图 12-3 甲状腺光镜（低倍）结构

电镜下，滤泡上皮细胞游离面有少量微绒毛和正在胞饮的质膜凹陷。侧面有紧密连接等，以防止滤泡内液体漏出。基底部有少量质膜内褶。胞质有散在的线粒体、粗面内质网及溶酶体。近游离面的胞质内有高尔基复合体。中等电子密度的分泌颗粒和含有胶状液体的低电子密度的膜包吞饮泡，即胶质小泡（图 12-4）。滤泡上皮细胞能合成和分泌甲状腺激素，其合成与分泌过程比较复杂。滤泡上皮细胞首先在基底面从血中摄取氨基酸，在粗面内质网合成蛋白质，在高尔基复合体内加糖形成甲状腺球蛋白，通过分泌小泡分泌到滤泡腔贮存。与此同时，细胞基底面膜上的碘泵（ATP酶），可从血中摄取碘离子，在细胞内过氧化物酶的作用下活化，由细胞游离面进入滤泡腔，与甲状腺球蛋白的酪氨酸残基结合形成碘化的甲状腺球蛋白；在垂体前叶分泌的促甲状腺激素的作用下，滤泡上皮以胞饮的方式将碘化的甲状腺球蛋白重新吸收入胞质内，吞饮小泡互相融合形成较大的吞饮泡，再与溶酶体融合；在溶酶体内蛋白水解酶作用下，甲状腺球蛋白中碘化的酪氨酸残基被水解，形成大量的四碘甲状腺原氨酸（tetraiodothyronine，T_4）即甲状腺素和少量的三碘甲状腺原氨酸（triiodothyronine，T_3），经细胞基底部释放入毛细血管。

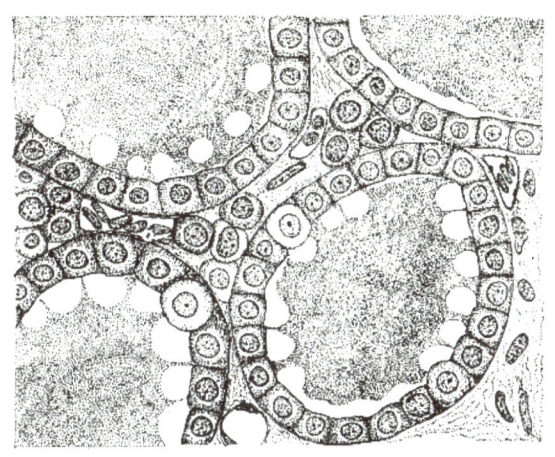

图12-4　甲状腺光镜（高倍）结构

甲状腺激素可增强机体产热代谢，促进小肠对糖的吸收，参与脂肪代谢的调节。此外，还可以促进组织器官，特别是脑、骨的发育成熟。所以，在幼年期，甲状腺功能减退可引起呆小症。

（二）滤泡旁细胞

滤泡旁细胞（parafollicular cell）又称C细胞，成团积聚在滤泡之间，少量镶嵌在滤泡上皮细胞之间，其腔面被滤泡上皮覆盖，细胞体积较大，在HE染色标本下，胞质稍淡（图12-5）。用镀银法可见基底部胞质内有嗜银颗粒，颗粒内含有降钙素，以胞吐的方式分泌。降钙素是一种多肽，通过促进成骨细胞分泌类骨质、钙盐沉着和抑制骨质内钙的溶解使血钙降低。有报道，哺乳类滤泡旁细胞内还含有生长抑素、去甲肾上腺素、P物质和血管活性肠肽（vasoactive intestinal peptide，VIP）等。滤泡旁细胞的形态、大小、数量和分布随动物的种属而有差别，人、猴、鼠等的滤泡旁细胞为卵圆形，以小的细胞群分布于滤泡间。而猫、狗等动物的滤泡旁细胞则呈圆形或卵圆形，在滤泡之间积聚形成大的细胞团。人的滤泡旁细胞多分布于甲状旁腺周围的甲状腺内，而在鼠类则多分布于甲状腺中央部。

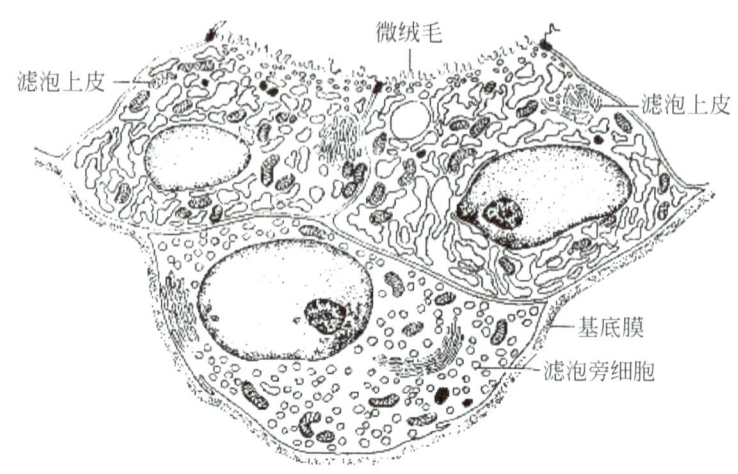

图12-5 甲状腺滤泡旁细胞与滤泡上皮

四、主要功能

甲状腺是人体最大的内分泌腺体，呈薄薄的一层，位于甲状软骨下紧贴在气管第3、4软骨环前面，由两侧叶和峡部组成，成人平均重量20~25 g，女性略大略重。甲状腺后面有甲状旁腺4枚及喉返神经。血液供应主要有四条动脉，即甲状腺上下动脉，所以甲状腺血供较丰富，腺体受颈交感神经节的交感神经和迷走神经支配。

甲状腺的主要功能是合成甲状腺激素，调节机体代谢，一般人每日食物中有100~200 μg无机碘化合物，经胃肠道吸收入血液循环，迅速为甲状腺摄取浓缩，腺体中贮碘约为全身的1/5。碘化物进入细胞后，经过氧化酶的作用，产生活性碘迅速与胶质腔中的甲状腺球蛋白分子上的酪氨酸基结合，形成一碘酪氨酸（MIT）和二碘酪氨酸（DIT），碘化酪氨酸通过氧化酶的作用，使MIT和DIT偶联结合成甲状腺素（T_4），MID和DIT偶联结合成三碘甲状腺原氨酸（T_3），贮存于胶质腔内，合成的甲状腺素（T_4）和三碘甲状腺原氨酸（T_3）分泌至血液循环后，主要与血浆中甲状腺素结合球蛋白（TBG）结合，以利于转运和调节血中甲状腺素的浓度（图12-6）。甲状腺素（T_4）在外周组织经脱碘分别形成生物活性较强的T_3和无生物活性的rT_3。脱下的碘可被重新利用。所以，在甲状腺功能亢进时，血T_4、T_3及rT_3均增高；而在甲状腺功能减退时，则三者均低于正常值。甲状腺激素分泌量由垂体细胞分泌的TSH通过腺苷酸环化酶-cAMP系统调节。而TSH则由下丘脑分泌的TRH控制，从而形成下丘脑-垂体-甲状腺轴，调节甲状腺功能。当甲状腺激素分泌过多时，甲状腺激素又会反过来刺激下丘脑与垂体，抑制下丘脑分泌的TRH与垂体分泌的TSH，从而达到减少甲状腺激素分泌的效果，这种调节又叫反馈调节。

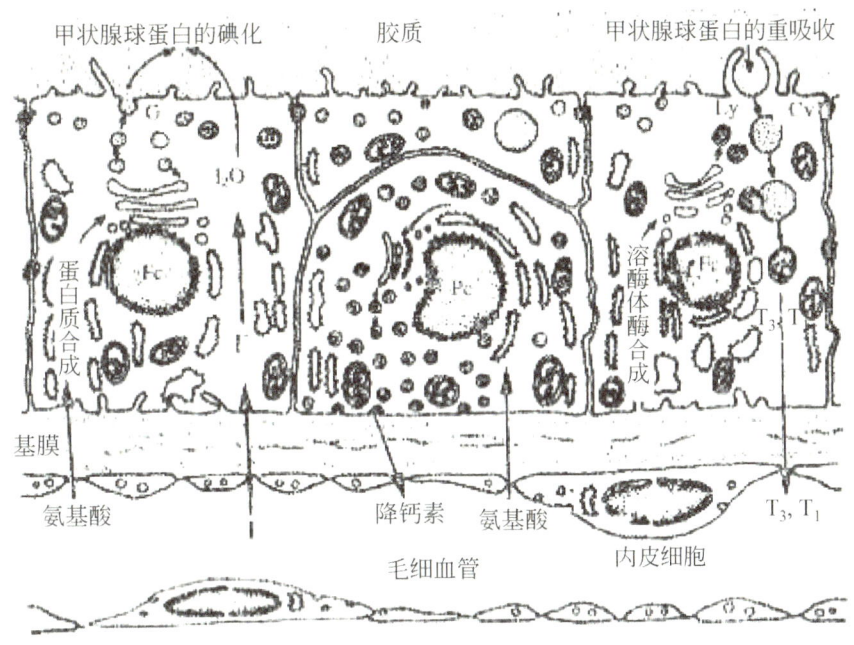

图12-6 甲状旁腺光镜(高倍)结构

甲状腺分泌的有生物活性的激素有甲状腺素（又名四碘甲状腺原氨酸，T_4）和三碘甲状腺原氨酸（T_3）两种。它们是一组含碘的酪氨酸，是以碘和酪氨酸为原料在甲状腺腺细胞内合成。甲状腺腺细胞有很强的摄取碘的能力。人体每天从饮食摄取100～200 μg碘，其中约有1/3碘进入甲状腺。甲状腺含碘总量约8 000 μg，占全身含碘量的90%，说明甲状腺具有很强的泵碘能力。甲状腺功能亢进，泵碘能力超过正常，摄入碘量增加；减退时则低于正常，摄入碘量减少。故临床把甲状腺摄取放射性碘（^{131}I）的能力作为常规检查甲状腺功能的方法之一。碘离子被摄入甲状腺腺泡上皮细胞后，在过氧化酶的作用下，迅速氧化为活化碘，然后经碘化酶的作用使甲状球蛋白中的酪氨酸残基碘化，生成一碘酪氨酸（MIT）和二碘酪氨酸（DIT）。再在缩合酶的作用下，将它们缩合成T_4或T_3。这样，含有四种酪氨酸残基的甲状球蛋白贮存在滤泡腔内。

甲状腺受到TSH的作用，释放甲状腺激素时，腺上皮细胞先通过吞饮作用把滤泡腔内的甲状球蛋白吞入腺细胞，在溶酶体蛋白水解酶的作用下，使甲状球蛋白分解，解脱下来的T_4和T_3因能抗拒脱碘酶的作用，分子又小，可以透过毛细血管进入血液循环。甲状球蛋白分子上的T_4数量远远超过T_3，所以分泌的激素中T_4约占总量的90%；T_3分泌量较少，但其活性大，是T_4的5倍。T_4每日分泌总量约96 μg，T_3约30 μg。T_4释放入血后，一部分与血浆蛋白结合，另一部分则呈游离状态在血中运输，两者之间可以互相转变，维持T_4、T_3在血液中的动态平衡，因为只有游离型才能进入细胞发挥作用。T_3释放入血后，因为与血浆蛋白的亲和力小，主要以游离型存在。每天约有50%的T_4脱碘转变为T_3，故T_3的作用不容忽视。

甲状腺功能的自身调节，这是指在完全缺少TSH或TSH浓度基本不变的情况下，甲状腺自身根据碘供应的多少而调节甲状腺激素的分泌。当食物中碘供应过多时，首先使甲状腺激素合成过程中碘的转运发生抑制，同时使合成过程也受到抑制，使甲状腺激素合成明显下降。如果碘量再增加时，它的抗甲状腺合成激素的效应消失，使甲状腺激素的合成增加。此外，过量的碘还有抑制甲状腺激素释放的作用。相反，外源碘供应不足时，碘转运机制将加强，甲状腺激素的合成和释放也增加，使甲状腺激素分泌不致过低。碘的这种作用原理尚不清楚。

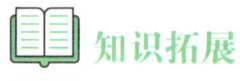
知识拓展

甲状腺与脱发不得不说的故事

很多人不知道甲状腺和脱发到底有什么关系。因此，今天我们就要请专家来给我们解释一下这两者到底有什么关系。这样，我们就可以更好地来治疗脱发。

专家说：甲状腺功能偏低时往往可见头发干枯、皮肤干燥，对冷的敏感性增强，并伴有嗜眠症，指甲变脆，头发脱落。正常范围内偏低的甲状腺激素指标也可能引起脱发。因此，我们在治疗脱发的时候就要特别注意。

甲状腺功能偏高的表现有情绪暴躁，神经质，出汗过多，脉搏加速，对湿热敏感，入睡难，吃得多但体重仍下降，精力过剩，同时也会伴随脱发症状。

因此，无论是甲状腺功能偏高还是偏低，头发几乎总是干燥，常常易断。有这两种甲状腺状况的人，其脱发类型均与男性型脱发相似，只是它更分散一些，而甚至可能遍及整个头部。因此，由甲状腺功能异常引起的脱发，在治疗脱发的时候是很麻烦的。

所以，我们在治疗脱发的时候，就要注意脱发的症状是不是由甲状腺功能异常产生的。

（盘　锋）

学习任务二　甲状旁腺

任务目标

（1）熟悉甲状旁腺的结构和功能。

（2）掌握主细胞的结构特征及功能。

（3）了解甲状旁腺激素的作用。

甲状旁腺很小，位于甲状腺附近，呈圆形或椭圆形。甲状旁腺为内分泌腺之一，是扁卵圆形小体，长3~8 mm、宽2~5 mm、厚0.5~2 mm，位于甲状腺侧叶的后面，有时藏于甲状腺实质内（图12-7）；一般分为上、下两对，每个重35~50 mg。甲状旁腺表面覆有薄层的结缔组织被膜。被膜的结缔组织携带血管、淋巴管和神经伸入腺内，成为小梁，将腺分为不完全的小叶。小叶内腺实质细胞排列成索或团状，其间有少量结缔组织和丰富的毛细血管。腺实质由主细胞和嗜酸性细胞组成。

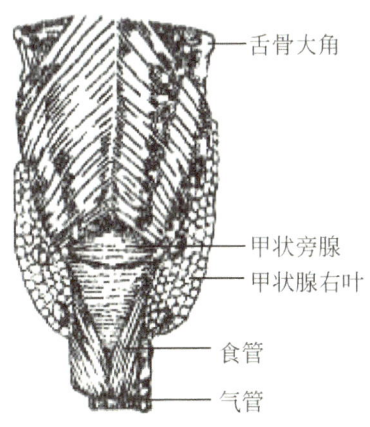

图12-7　甲状旁腺（后面）

一、主细胞

主细胞（chief cell）是构成腺实质的主体，呈圆形或多边形，核圆，位于细胞的中央，HE染色切片中胞质着色浅（图12-8）。电镜下，胞质内含粗面内质网、高尔基复合体和直径200~400 nm的分泌颗粒，还有一些糖原和脂滴。细胞分泌颗粒内的甲状旁腺激素（parathyroid hormone）以胞吐方式释放入毛细血管内。

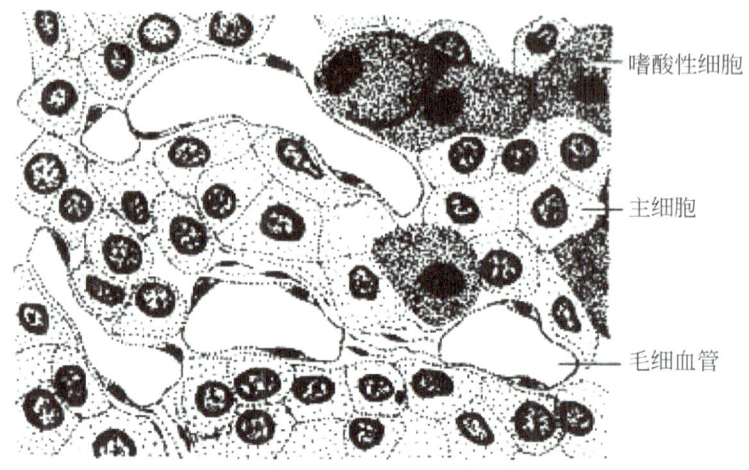

图12-8 甲状旁腺光镜(高倍)结构

甲状旁腺激素是肽类激素，主要功能是影响体内钙与磷的代谢，作用于骨细胞和破骨细胞，从骨动员钙，使骨盐溶解，血液中钙离子浓度增高；同时还作用于肠及肾小管，使钙的吸收增加，从而使血钙升高。机体内在甲状旁腺激素和降钙素的共同调节下，维持着血钙的稳定。若甲状旁腺分泌功能低下，血钙浓度降低，则出现手足搐搦症；若功能亢进，则引起骨质过度吸收，容易发生骨折。甲状旁腺功能失调会引起血中钙与磷的比例失常。

二、嗜酸性细胞

嗜酸性细胞（oxyphil cell）比主细胞大，核小而固缩，染色较深，数量少，常单个或成群存在于主细胞之间。胞质内含密集的嗜酸性颗粒，故有强的嗜酸性（图12-8）。电镜下，嗜酸性颗粒乃是线粒体，其他细胞器均不达，糖原和脂滴也少且无分泌颗粒。人体内这种细胞在4~7岁开始出现，而在某些动物体内从青春期前后开始出现，随着年龄增长而增多。其功能目前还不清楚。

甲状旁腺分泌的甲状旁腺激素（parathyroid hormone，PTH）与甲状腺C细胞分泌的降钙素（calcitonin，CT），以及1, 25-二羟维生素D_3共同调节钙磷代谢，控制血浆中钙和磷的水平。

有时甲状旁腺1个或全部埋在甲状腺组织内，使甲状腺切除手术发生困难。如将这些腺全部切除，患者出现钙代谢失常，发生手足搐搦，严重者造成死亡。

三、甲状旁腺的作用

甲状旁腺是较小的内分泌器官，分泌的激素（甲状旁腺激素）的功能为调节钙的代谢，维持血钙平衡，主要使骨钙释出入血，再由肾排出进行调节血钙平衡，故甲状旁腺的靶器官是骨与肾。分泌不足时可引起血钙下降，出现手足搐搦症；功能亢进时则引起骨质过度吸收，容易发生骨折。故有些人出现上述症状时应考虑是不是与甲状旁腺功能失调有关。

四、甲状旁腺激素

PTH是甲状旁腺主细胞分泌的含有84个氨基酸的直链肽，分子量为9 500 kD，其生物活性取决于N端的第1~27个氨基酸残基。在甲状旁腺主细胞内先合成一个含有115个氨基酸的前甲状旁腺激素原（prepro-PTH），以后脱掉N端二十五肽，生成九十肽的甲状旁腺激素原（pro-PTH），再脱去6个氨基酸，变成PTH。

在甲状旁腺主细胞内，部分PTH分子可以在第33位与第40位氨基酸残基之间裂解，形成两个片段，可与PTH一同进入血中。正常人血浆PTH浓度为10~50 ng/L，半衰期为20~30 min。PTH主要在肝水解灭活，代谢产物经肾排出体外。近年从鳞状上皮癌伴发高血钙的患者癌组织中，分离出一种在化学结构上类似PTH的肽，称为甲状旁腺激素相关肽（Parathyroid Hormone related peptide，PTHrp），并进一步发现正常组织如皮肤、乳腺，以及胎儿甲状旁腺中也存在这种肽。PTHrp与PTH从来源上是同族的，尤其两者的N端第1~13位氨基酸残基完全相同，PTHrp也具有PTH活性。

（一）PTH的生物学作用

PTH是调节血钙水平最重要的激素，有升高血钙和降低血磷含量的作用。将动物的甲状旁腺摘除后，血钙浓度逐渐降低，而血磷含量则逐渐升高，直至动物死亡。在人类，由于外科切除甲状腺时不慎，误将甲状旁腺摘除，可引起严重的低血钙。钙离子对维持神经和肌肉组织正常兴奋性起重要作用，血钙浓度降低时，神经和肌肉的兴奋性异常增高，可发生低血钙性手足搐搦，严重时可引起呼吸肌痉挛而造成窒息。PTH对靶器官的作用是通过cAMP系统而实现的。

（二）对骨的作用

骨是体内最大的钙贮存库，PTH动员骨钙入血，使血钙浓度升高，其作用包括快速效应与延缓效应两个时相。①快速效应：在PTH作用后数分钟即可发生，是将位于骨和骨细胞之间的骨液中的钙转运至血液中，骨细胞和成骨细胞在骨内形成一个膜系统，全部覆盖了骨表面和腔隙的表面，在骨质与细胞外液之间形成一层可通透性屏障。在骨膜与骨质之间含有少量骨液，骨液中含有 Ca^{2+}（只有细胞外液的1/3）。PTH 能迅速提高骨细胞膜对 Ca^{2+} 的通透性，使骨液中的钙进入细胞，进而使骨细胞膜上的钙泵活动增强，将 Ca^{2+} 转运到细胞外液中。②延缓效应：在 PTH 作用后 2~14 h 出现，通常在几天甚至几周后达高峰，这一效应是通过刺激破骨细胞活动增强而实现的。PTH 既加强已有的破骨细胞的溶骨活动，又促进破骨细胞的生成。破骨细胞向周围骨组织伸出绒毛样突起，释放蛋白水解酶与乳酸，使骨组织溶解，钙与磷大量入血，使血钙浓度长时间升高。PTH 的两个效应相互配合，不但能对血钙急切需要做出迅速应答，而且能使血钙长时间维持在一定水平。

（三）对肾的作用

PTH 促进远球小管对钙的重吸收，使尿钙减少，血钙升高，同时还抑制近球小管对磷的重吸收，增加尿磷酸盐的排出，使血磷降低。此外，PTH 对肾的另一重要作用是激活 α-羟化酶，使 25-羟维生素 D_3（25-OH-D_3）转变为有活性的 1,25-二羟维生素 D_3 [1,25-$(OH)_2$-D_3]。

（四）激素分泌的调节

PTH 的分泌主要受血浆钙浓度变化的调节。血浆钙浓度轻微下降时，就可使甲状旁腺分泌 PTH 迅速增加，血钙浓度降低可直接刺激甲状旁腺细胞释放 PTH，PTH 动员骨钙入血，增强肾重吸收钙，结果使已降低了的血钙浓度迅速回升；相反，血钙浓度升高时，PTH 分泌减少。长时间的高血钙，可使甲状旁腺发生萎缩；而长时间的低血钙，则可使甲状旁腺增生。PTH 的分泌还受其他一些因素的影响，如血磷升高可使血钙降低而刺激 PTH 的分泌，血镁浓度很低时可使 PTH 分泌减少。另外，生长抑素也能抑制 PTH 的分泌。

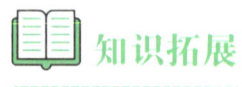
知识拓展

二羟基维生素 D_3 简介

体内的维生素 D_3 主要由皮肤中 7-脱氢胆固醇经日光中紫外线照射转化而来，也可由动物性食物中获取。维生素 D_3 无生物活性，它首先需在肝羟化成 25-OH-D_3，然后在肾又进一步转化成 1,25-$(OH)_2$-D_3。其作用为：①促进小肠黏膜上皮细胞对钙的吸收,这是由于1,25-(OH)$_2$-D$_3$进入小肠黏膜细胞内,与胞浆受体结合后进入细胞核,促进转录过程,生成一种与钙有很高亲和力的钙结合蛋白(calcium-binding protein),参与钙的转运而促进钙的吸收。PTH在增强钙的吸收的同时也促进磷的吸收。②对骨钙动员和骨盐沉积有作用,一方面,促进钙、磷的吸收,增加血钙、血磷含量,刺激成骨细胞的活动,从而促进骨盐沉积和骨的形成;另一方面,当血钙浓度降低时,又能提高破骨细胞的活性,动员骨钙入血,使血钙浓度升高。另外,1,25-(OH)$_2$-D$_3$能增强PTH对骨的作用,在缺乏1,25-(OH)$_2$-D$_3$时,PTH的作用明显减弱。

五、降钙素

降钙素是含有一个二硫键的三十二肽,分子量为3 500 kD。正常人血清中降钙素浓度为10~20 ng/L,血浆半衰期小于1 h,主要在肾降解并排出,降钙素整个分子皆为激素活性所必需。

(一)降钙素的生物学作用

降钙素的主要作用是降低血钙和血磷,其主要靶器官是骨,对肾也有一定的作用。

1. 对骨的作用

降钙素抑制破骨细胞活动,减弱溶骨过程,这一反应发生很快,大剂量的降钙素在15 min内便可使破骨细胞活动减弱70%。再给降钙素1 h左右,出现成骨细胞活动增强,持续几天之久。这样,降钙素减弱溶骨过程,增强成骨过程,使骨组织释放的钙磷减少,钙磷沉积增加,因而血钙与血磷含量下降。成人降钙素对血钙的调节作用较小,因为降钙素引起的血钙浓度下降,可强烈地刺激PTH的释放。PTH的作用完全可以超过降钙素的效应。另外,成人的破骨细胞每天只能向细胞外液提供0.8 g钙,因此,抑制破骨细胞的活动对血钙的影响是很小的。然而,儿童骨的更新速度很快,破骨细胞活动每天可向细胞外液提供5 g以上的钙,相当于细胞外液总钙量的5~10倍,因此,降钙素对儿童血钙的调节则十分明显。

2. 对肾的作用

降钙素能抑制肾小管对钙、磷、钠及氯的重吸收,使这些离子从尿中排出增多。

(二)降钙素分泌的调节

降钙素的分泌主要受血钙浓度的调节。当血钙浓度升高时,降钙素的分泌亦随之增加，降钙素与PTH对血钙的作用相反，共同调节血钙浓度的相对稳定。比较降钙素与PTH对血钙的调节作用，有两个主要的差别。

（1）降钙素分泌启动较快，在1 h内即可达到高峰，而PTH分泌则需几个小时。

（2）降钙素只对血钙水平产生短期调节作用。其作用很快被有力的PTH作用所克服，后者对血钙浓度发挥长期调节作用。由于降钙素的作用快速而短暂，因此对高钙饮食引起的血钙升高恢复到正常水平起着重要作用。进食可刺激降钙素的分泌。这可能与几种胃肠激素，如胃泌素、促胰液素和胰高血糖素的分泌有关，它们都有促进降钙素分泌的作用，其中以胃泌素的作用最强。

（盘　锋）

学习任务三　肾上腺

任务目标

（1）掌握肾上腺的一般结构。

（2）掌握肾上腺皮质球状带、束状带、网状带。

（3）掌握髓质的结构及分泌的激素和功能。

肾上腺是人体相当重要的内分泌器官，由于位于两侧肾脏的上方，故名肾上腺。肾上腺左、右各一，位于肾的上方，共同为肾筋膜和脂肪组织所包裹。左肾上腺呈半月形，右肾上腺为三角形。肾上腺两侧共重约30 g。从侧面观察，腺体分肾上腺皮质和肾上腺髓质两部分，周围部分是皮质，内部是髓质。

一、皮质

肾上腺皮质较厚，位于表层，约占肾上腺的80%，从外往里可分为球状带、束状带和网状带三部分（图12-9、图12-10）。肾上腺皮质分泌的皮质激素分为三类，即盐皮质激素、糖皮质激素和性激素。各类皮质激素是由肾上腺皮质不同层上皮细胞所分泌的，球状带细胞分泌盐皮质激素，主要是醛固酮（aldosterone）；束状带细胞分泌糖皮质激素，主要是皮质醇（cortisol）；网状带细胞主要分泌性激素，如脱氢雄酮（dehydroepiandrosterone）和雌二醇（estradiol），也能分泌少量的糖皮质激素。肾上腺皮质激素属于类固醇（甾体）激素，其基本结构为环戊烷多氢菲。盐皮质激素与糖皮质激素是21个碳原子的类固醇，雄激素含有19个碳原子，雌激素含有18个碳原子。

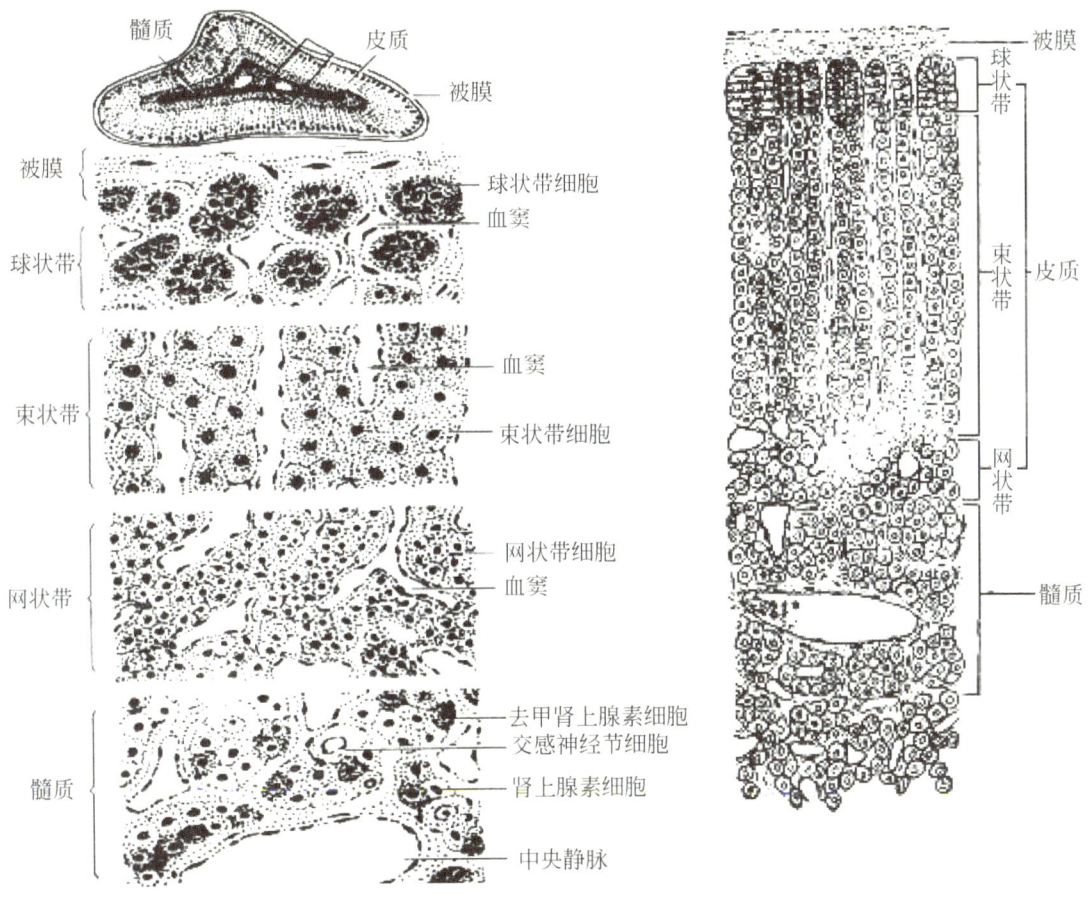

图12-9　肾上腺结构模式图　　　图12-10　肾上腺光镜（低倍）结构

（一）球状带

球状带（zona glomerulosa）位于被膜下。此带较薄，由较小的柱状或多边形细胞排列成球状团块，团块之间为有孔毛细血管。球状带细胞的核呈圆形，染色较深，胞质少，弱嗜酸性，有少量脂滴。电镜下，可见丰富的滑面内质网和游离核糖体，线粒体散在分布。球状带细胞分泌盐皮质激素如醛固酮（aldosterone），主要作用于钠钾代谢，可促进肾远端小管曲部和集合小管系重新吸收钠和排出钾。目前认为醛固酮的分泌主要受肾素-血管紧张素系统的调节。

（二）束状带

束状带（zona fasciculata）位于球状带的深部。此带最厚，约占皮质的78%，由较大的多边形细胞排列成单行或双行的细胞索，它们相互平行从皮质向髓质呈辐射状排列。索间有纵行的有孔毛细血管。束状带的细胞核染色较浅，胞质富含脂滴。在HE标本上，脂滴被溶解，故胞质呈泡沫状。电镜下，可见滑面内质网和管状嵴的线粒体，以及许多圆形脂滴。束状带分泌糖皮质激素如可的松（cortisone）等，主要作用可使蛋白质及脂肪分解并转变为糖，即所谓糖异生，并能抑制免疫反应。束状带受垂体前叶分泌的促肾上腺皮质激素调节。

（三）网状带

网状带（zona reticularis）在束状带深部，与髓质交界处参差不齐。网状带细胞较束状带小，细胞索吻合成网，网眼中为有孔毛细血管。此带细胞含少量脂滴与脂褐素。网状带细胞主要分泌雄激素与少量雌激素。网状带也受促肾上腺皮质激素调节。

肾上腺皮质三个区带的细胞所分泌的激素均为类固醇激素，因此这些细胞都具有分泌类固醇激素细胞的超微结构特征。束状带细胞的结构最为典型，胞质内含有丰富的滑面内质网、管状嵴线粒体和脂滴，无分泌颗粒。

二、髓质

髓质主要由髓质细胞组成，细胞排列成索状，并相互连接成网，网眼中有血窦和少量结缔组织。细胞体积较大，呈多边形，核圆形，着色浅，胞质嗜碱性。若用铬盐处理标本，胞质内可见黄褐色的嗜铬颗粒，故又称嗜铬细胞（chromaffin cell）（图12-11）。电镜下，可见嗜铬颗粒有膜包被，直径100～300 nm。大部分髓质细胞的颗粒含肾上腺素，而少部分细胞的颗粒含去甲肾上腺素。用组织化学法揭示髓质细胞的胞质含有N-甲基转移酶，该酶使去甲肾上腺素甲基化，转变为肾上腺素。髓质细胞的分泌活动受胆碱能的交感神经节前纤维支配，两者形成突触。当交感神经兴奋时，交感神经节前纤维释放的乙酰胆碱引起髓质细胞释放肾上腺素和去甲肾上腺素。肾上腺素和去甲肾上腺素为胺类激素。静止状态时，髓质细胞的分泌量较少，分泌物的95%为肾上腺素，生理剂量时主要促进糖脂代谢，使血糖升高，而对心血管的作用较小。当恐惧、忧虑和紧张等应激状态下，髓质细胞的分泌量大增，其中去甲肾上腺素增多，主要作用是使外周阻力血管收缩，血压升高。

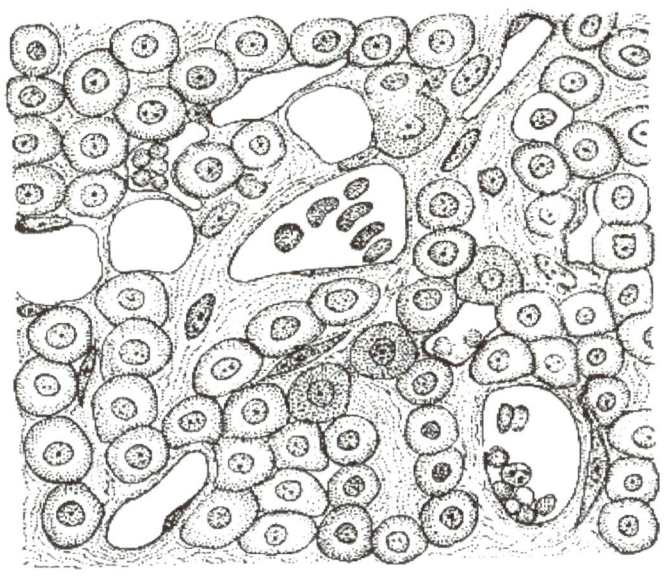

图 12-11　肾上腺髓质光镜（高倍）结构

（一）肾上腺素

肾上腺素（adrenaline，epinephrine，AD）是肾上腺髓质的主要激素，其生物合成主要是在髓质嗜铬细胞中首先形成去甲肾上腺素，然后进一步经苯乙醇胺-N-甲基转移酶（phenylethylamine N-methyl transferase，PNMT）的作用，使去甲肾上腺素甲基化形成肾上腺素，其化学本质为儿茶酚胺。

肾上腺素的一般作用使心脏收缩力上升，心脏、肝和筋骨的血管扩张和皮肤、黏膜的血管缩小。在药物上，肾上腺素在心脏停止时用来刺激心脏，或是哮喘时扩张气管。

肾上腺素能使心肌收缩力加强、兴奋性增高，传导加速，心排血量增多。对全身各部分血管的作用，不仅有作用强弱的不同，而且还有收缩或舒张的不同。对皮肤、黏膜和内脏（如肾脏）的血管呈现收缩作用，对冠状动脉和骨骼肌血管呈现扩张作用等。由于它能直接作用于冠状血管引起血管扩张，改善心脏供血，因此是一种作用快而强的强心药。肾上腺素还可松弛支气管平滑肌及解除支气管平滑肌痉挛。利用其兴奋心脏、收缩血管及松弛支气管平滑肌等作用，可以缓解心跳微弱、血压下降、呼吸困难等症状。

（二）去甲肾上腺素

去甲肾上腺素（norepinephrine）是从副肾髓质和肾上腺素一起被提取出来的激素（广义）。在哺乳动物中，它从交感神经的末端作为化学传递物质被分泌出来，是从肾上腺素中去掉N-甲基的物质。其作用与肾上腺素类似，但在量和质上均稍有差别。去甲肾上腺素通过转甲基作用，变成肾上腺素，这种转甲基作用的反应，需要有副肾内的酶和 ATP 的存在。髓质以外的很多嗜铬组织，也能分泌出去甲肾上腺素。

去甲肾上腺素是一种血管收缩药和正性肌力药。药物作用后心排血量可以增高，也可以降低，其结果取决于血管阻力大小、左心功能的好坏和各种反射的强弱，如颈动脉压力感受器的反射。

去甲肾上腺素经常会造成肾血管和肠系膜血管收缩。严重低血压（收缩压 < 70 mmHg）和周围血管低阻力是其应用的适应证，其应用的相对适应证是低血容量。应该注意，该药可以造成心肌需氧量增加，所以对于缺血性心脏病患者应谨慎应用。去甲肾上腺素渗漏可以造成缺血性坏死和浅表组织的脱落。

三、皮质和髓质的功能关系

肾上腺皮质和髓质在功能上密切相关，这与肾上腺的血液供应有关。

肾上腺动脉进入被膜形成小动脉，其中大部分小动脉分支形成血窦，由皮质进入髓质，仅少数小动脉穿越皮质，直接进入髓质，与髓质血窦相通连。髓质血窦先汇合成小静脉，再汇集成中央静脉，幽门部导出时称肾上腺静脉。中央静脉的管腔较大且不规则，管壁有厚薄不均的纵行平滑肌束，其收缩有助于激素的运送。

肾上腺的血液大部分是先经皮质再到髓质的，因而髓质血液内富含皮质激素，其中的糖皮质激素能激活髓质细胞内的 N-甲基转移酶，使去甲肾上腺素转变为肾上腺素。由此可见，肾上腺皮质对髓质细胞的激素生成有很大影响。

四、肾上腺的血管分布

肾上腺动脉有三个来源：①由腹主动脉发出的肾上腺中动脉；②由膈下动脉发出的肾上腺上动脉；③由肾动脉发出的肾上腺下动脉。这些动脉的分支末梢互相吻合。

肾上腺动脉进入被膜形成小动脉网，其中大部分分支在皮质形成窦状有孔毛细血管，再进入髓质，仅少量小动脉贯穿皮质，形成髓质的窦状毛细血管。最后，髓质内的小静脉汇成中央静脉，幽门部导出时称肾上腺静脉。中央静脉的管腔较大，管壁有厚薄不均匀的纵行平滑肌，其收缩有助于血液的回流（图 12-12）。

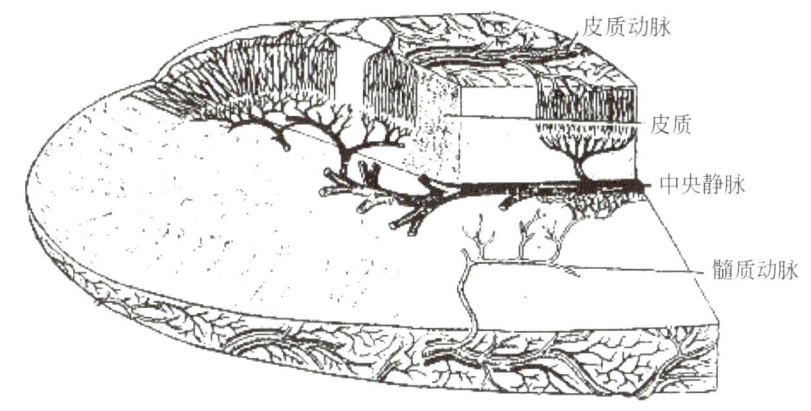

图12-12 肾上腺血管分布

髓质的血液大部分经皮质的毛细血管而来,血中含有丰富的肾上腺皮质激素,其中糖皮质激素能激活嗜铬细胞内的苯乙醇胺-N-甲基转移酶。此酶能使去甲肾上腺素甲基化成为肾上腺素。因此,肾上腺的皮质与髓质在功能上是密切相关的。

(何东全)

学习任务四　垂　体

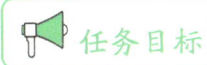任务目标

(1) 掌握腺垂体的一般结构及分部。

(2) 掌握腺垂体远侧部嗜酸性细胞和嗜碱性细胞的种类和功能。

(3) 熟悉腺垂体的血液循环特点及其与下丘脑的关系。

垂体是体内最重要、最复杂的内分泌腺。垂体呈椭圆形,位于颅中窝,交叉前沟后方的垂体窝内,借漏斗连于下丘脑。根据其发生和结构特点可分为腺垂体和神经垂体两大部分。腺垂体包括垂体前叶和中间部,是腺组织,具有制造、贮存和分泌多种多肽激素的功能,对生长发育、新陈代谢、性的功能等均有调节作用,并能影响其他分泌腺的活动。神经垂体包括垂体的后叶和漏斗部或神经柄(图12-13),它是下丘脑某些神经元的轴突部分,下丘脑神经细胞所产生的下丘脑-神经垂体激素便贮存于此,后叶分泌催产素和加压

素有升高血压、刺激子宫收缩和抗利尿作用。

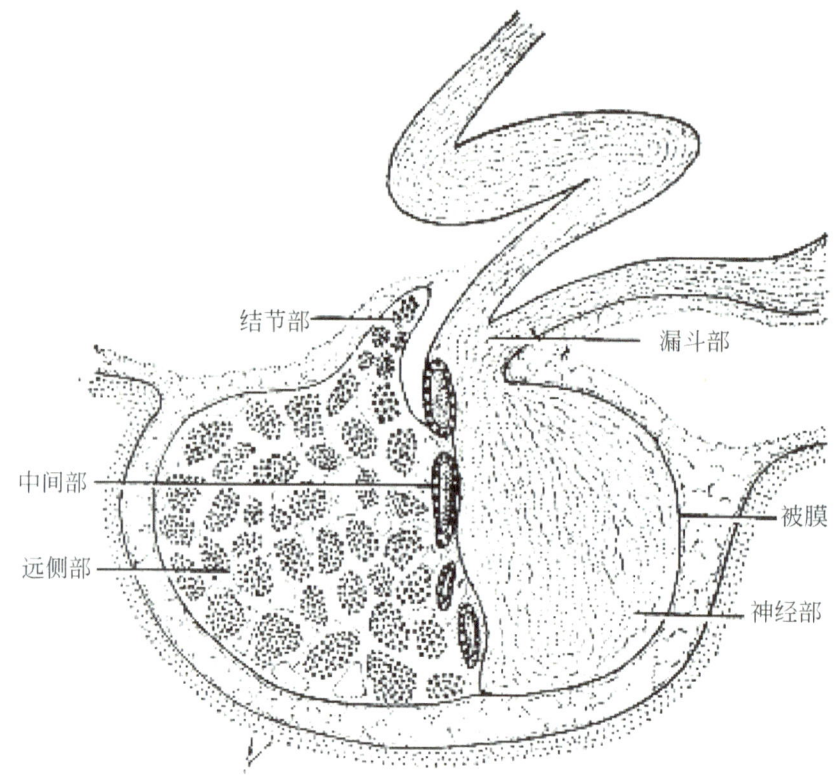

图12-13 脑垂体矢状切面

一、腺垂体

（一）远侧部

远侧部（pars distalis）的腺细胞排列成团索状，少数围成小滤泡，细胞间具有丰富的窦状毛细血管和少量结缔组织（图12-14）。在HE染色切片中，依据腺细胞着色的差异，可将其分为嗜色细胞和嫌色细胞两大类。嗜色细胞（chromophil cell）又分为嗜酸性细胞和嗜碱性细胞两种。应用电镜免疫细胞化学技术，可观察到各种腺细胞均具有分泌蛋白类激素细胞的结构特点，而各类腺细胞胞质内颗粒的形态结构、数量及所含激素的性质存在差异，可以此区分各种分泌不同激素的细胞，并以所分泌的激素来命名。

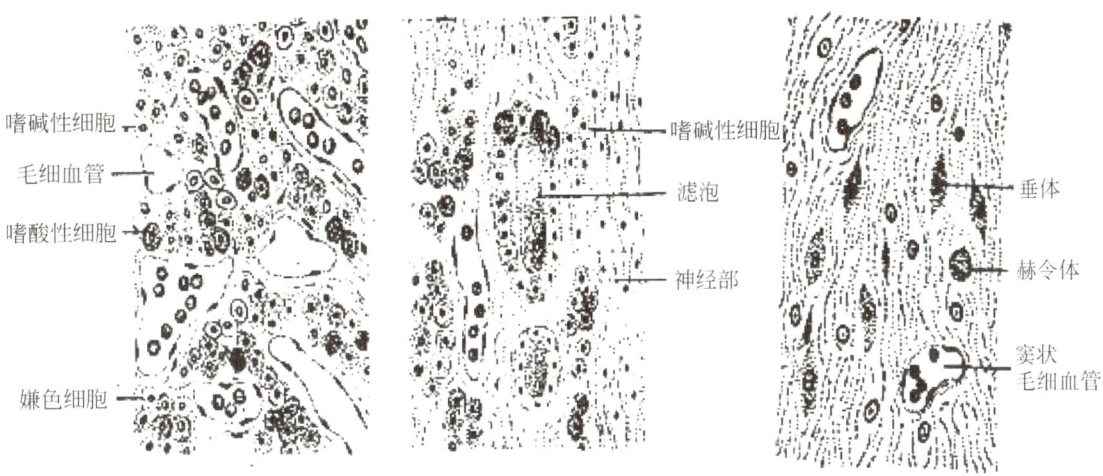

图12-14 垂体远侧部(左)、中间部(中)、神经部(右)

1. 嗜酸性细胞

嗜酸性细胞数量较多,呈圆形或椭圆形,直径14～19 μm,胞质内含嗜酸性颗粒,一般较嗜碱性细胞的颗粒大。嗜酸性细胞分以下两种。

(1) 生长激素细胞(somatotroph,STH cell):数量较多,电镜下见胞质内含大量电子密度高的分泌颗粒,直径350～400 nm。此细胞合成和释放的生长激素(growth hormone,GH;somatotropin)能促进体内多种代谢过程,尤能刺激骺软骨生长,使骨增长。在幼年时期,生长激素分泌不足可致垂体性侏儒症,分泌过多引起巨人症,成人则发生肢端肥大症。

(2) 催乳激素细胞(mammotroph,prolactin cell):男女两性的垂体均有此种细胞,但女性较多。在正常生理情况下,胞质内分泌颗粒的直径小于200 nm;而在妊娠和哺乳期,分泌颗粒的直径可增大至600 nm以上,颗粒呈椭圆形或不规则形,细胞数量也增多并增大。此细胞分泌的催乳激素(mammotropin,prolactin)能促进乳腺发育和乳汁分泌。

2. 嗜碱性细胞

嗜碱性细胞数量较嗜酸性细胞少,呈椭圆形或多边形,直径15～25 μm,胞质内含嗜碱性颗粒(图12-14)。颗粒内含糖蛋白类激素,PAS反应呈阳性,嗜碱性细胞分以下三种。

(1) 促甲状腺激素细胞(thyrotroph,TSH cell):呈多角形,颗粒较小,直径100～150 nm,分布在胞质边缘。此细胞分泌的促甲状腺激素(TSH)能促进甲状腺激素的合成和释放。

(2) 促性腺激素细胞(gonadotroph):细胞大,呈圆形或椭圆形,胞质内颗粒大小中等,直径250～400 nm。该细胞分泌卵泡刺激素(follicle-stimulating hormone,FSH)和黄体生成素(luteinizing hormone,LH)。应用电镜免疫细胞化学技术,发现上述两种激素共同存在于同一细胞的分泌颗粒内。卵泡刺激素在女性促进卵泡的发育,在男性则刺激生精小管的支持细胞合成雄激素结合蛋白，以促进精子的发生。黄体生成素在女性促进排卵和黄体形成，在男性则刺激睾丸间质细胞分泌雄激素，故又称间质细胞刺激素（interstitial cellstimulating hormone，ICSH）。

（3）促肾上腺皮质激素细胞（corticotroph，ACTH cell）：呈多角形，胞质内的分泌颗粒大，直径400~550 nm。此细胞分泌促肾上腺皮质激素（adrenocorticotropic hormone，ACTH）和促脂解素（lipotropin，LPH）。前者促进肾上腺皮质分泌糖皮质激素；后者作用于脂肪细胞，使其产生脂肪酸。

3. 嫌色细胞（chromophobe cell）

嫌色细胞数量多，体积小，呈圆形或多角形，胞质少，着色浅，细胞界限不清楚。电镜下，部分嫌色细胞胞质内含少量分泌颗粒，因此认为这些细胞可能是脱颗粒的嗜色细胞，或是处于形成嗜色细胞的初期阶段。其余大多数嫌色细胞具有长的分支突起，突起伸入腺细胞之间起支持作用。

（二）中间部

人的中间部（pars intermedia）只占垂体的2%左右，是一个退化的部位，由嫌色细胞和嗜碱性细胞组成，这些细胞的功能尚不清楚。另外，还有一些由立方上皮细胞围成的大小不等的滤泡，腔内含有胶质。鱼类和两栖类中间部能分泌黑素细胞刺激素（melanocyte stimulating hormone，MSH），系吲哚胺类物质，可使皮肤黑素细胞的黑素颗粒向突起内扩散，体色变黑。

（三）结节部

结节部（pars teberalis）包围着神经垂体的漏斗，在漏斗的前方较厚，后方较薄或缺少。此部含有很丰富的纵行毛细血管，腺细胞呈索状纵向排列于血管之间，细胞较小，主要是嫌色细胞，其间有少数嗜酸性和嗜碱性细胞。此处的嗜碱性细胞分泌促性腺激素（FSH和LH）。

（四）腺垂体的血液循环

脑垂体的血液循环主要由垂体上动脉与垂体下动脉支配。

1. 垂体上动脉

垂体上动脉起于基底动脉环，从结节部上端进入垂体茎，形成初级毛细血管网。后者汇集成数条垂体门微静脉，经结节部入远侧部，再形成次级毛细血管网。这样，初级毛细血管网、垂体门微静脉和次级毛细血管网共同构成垂体门脉系统。

2. 垂体下动脉

垂体下动脉起于颈内动脉，主要进入神经部形成毛细血管网，但也有分支经中间部与远侧部毛细血管吻合。

最后，远侧部和神经部的毛细血管网分别汇合成静脉窦，进一步汇入垂体周围的海绵窦。

（五）下丘脑与腺垂体的关系

下丘脑视前区和结节区（弓状核等）的一些神经元具有内分泌功能，称为神经内分泌细胞，细胞的轴突伸至垂体漏斗。细胞合成的多种激素经轴突释放入漏斗处的第一级毛细血管网内，继而经垂体门微静脉输至远侧部的第二级毛细血管网。

这些激素分别调节远侧部各种腺细胞的分泌活动。其中，对腺细胞分泌起促进作用的激素，称释放激素（releasing hormone，RH）；对腺细胞起抑制作用的激素，则称为释放抑制激素（release inhibitory hormone，RIH）。目前，已知的释放激素有生长激素释放激素（GRH）、催乳素释放激素（PRH）、促甲状腺激素释放激素（TRH）、促性腺激素释放激素（GnRH）、促肾上腺皮质激素释放激素（CRH）及黑素细胞刺激素释放激素（MSRH）等，释放的抑制激素有生长激素释放抑制激素（或称生长抑素，SOM）、催乳素释放抑制激素（PIH）和黑素细胞刺激素释放抑制激素（MSIH）等。由此可见，下丘脑通过所产生的释放激素和释放抑制激素，经垂体门脉系统，调节腺垂体内各种细胞的分泌活动，因而，将此称为下丘脑腺垂体系。反之，腺垂体产生的各种激素又可通过垂体血液环流，到达下丘脑，反馈影响其功能活动。

二、神经垂体

神经垂体主要由无髓神经纤维和神经胶质细胞组成，并含有较丰富的窦状毛细血管和少量网状纤维。下丘脑前区的两个神经核团称视上核和室旁核，核团内含有大型神经内分泌细胞，其轴突经漏斗直抵神经部，是神经部无髓神经纤维的主要来源。

视上核和室旁核的大型神经内分泌细胞除具有一般神经元的结构外，胞体内还含有许多直径为100～200 nm的分泌颗粒，分泌颗粒沿细胞的轴突运输到神经部，轴突沿途呈串珠状膨大，膨大部（称膨体）内可见分泌颗粒聚集。光镜下，可见神经部内有大小不等的嗜酸性团块，称赫令体（Herring body），即为轴突内分泌颗粒大量聚集所成的结构。神经部内的胶质细胞又称垂体细胞（pituicyte），细胞的形状和大小不一。电镜下，可见垂体细胞具有支持和营养神经纤维的作用。垂体细胞还可能分泌一些化学物质以调节神经纤维的活动和激素的释放。

视上核和室旁核的大型神经内分泌细胞合成抗利尿激素（antidiuretic hormone，ADH）和催产素（oxytocin）。抗利尿激素的主要作用是促进肾远曲小管和集合小管系重吸收水，使尿量减少；抗利尿激素分泌若超过生理剂量，可导致小动脉平滑肌收缩，血压升高，故又称加压素。形成的分泌颗粒有加压素和催产素，分泌颗粒沿轴突运送到神经部储存，进而释放入窦状毛细管内。因此，下丘脑与神经垂体是一个整体，两者之间的神经纤维构成下丘脑神经垂体束。

神经部的血管主要来自左右颈内动脉发出的垂体下动脉，血管进入神经部分支成为窦状毛细管网。部分毛细血管血液经垂体下静脉汇入海绵窦。部分毛细血管血液逆向流入漏斗，然后从漏斗再循环到远侧部或下丘脑。

（熊怀燕）

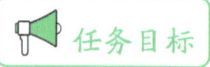

学习任务五　松果体

任务目标

（1）了解松果体的结构及功能。

（2）了解松果体的生理功能。

松果体（pineal body）位于间脑脑前丘和丘脑之间，为长 5~8 mm、宽 3~5 mm 的灰红色椭圆形小体，重 120~200 mg，位于第三脑室顶，故又称为蜂蜜脑上腺（epiphysis）。其一端借细柄与第三脑室顶相连，第三脑室凸向柄内形成松果体隐窝。

一、松果体的结构

松果体表面被以由软脑膜延续而来的结缔组织被膜，被膜随血管伸入实质内，将实质分为许多不规则小叶，小叶主要由松果体细胞（pinealocyte）（图 12-15）、神经胶质细胞（图 12-16）和神经纤维等组成。松果体细胞是松果体内的主要细胞。在HE染色标本中，细胞为圆形或不规则形。核大，圆形、不规则形或分叶状，着色浅，核仁明显。胞质呈弱嗜碱性，含有少量脂滴。在镀银染色标本中，松果体细胞形状不规则，有长短不一的突起，突起末端膨大，常止于血管周围。电镜下，细胞质内有粗面内质网、高尔基复合体和小圆形分泌颗粒，颗粒内含有褪黑激素（melatonin）。胞质内还有较丰富的线粒体、游离核糖体和脂滴。细胞膜常与神经末梢形成突触；在松果体细胞近突触部可见有突触带（synaptic ribbon），突触带由中等电子密度高的小棒状结构及其周围的小泡组成，其功能不清。神经胶质细胞较少，位于松果体细胞之间。在HE染色标本中，细胞胞体小，形态不规则，细胞核小，染色深。细胞有突起，末端附着在松果体细胞或伸到血管周围间隙。电镜下，可见胞质内含有丰富的粗面内质网、游离核糖体和微丝等。

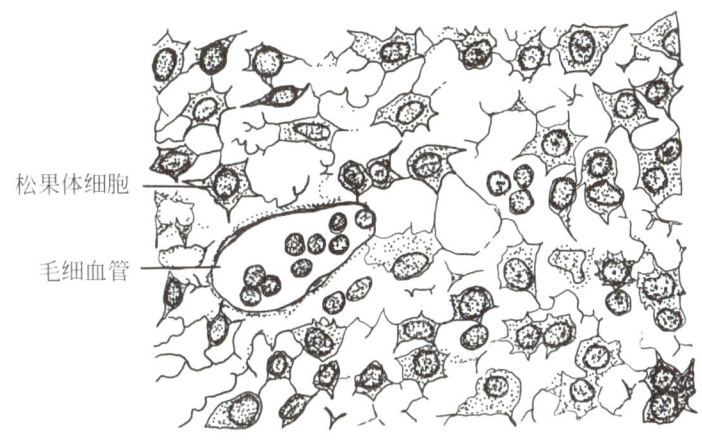

图12-15　松果体光镜结构

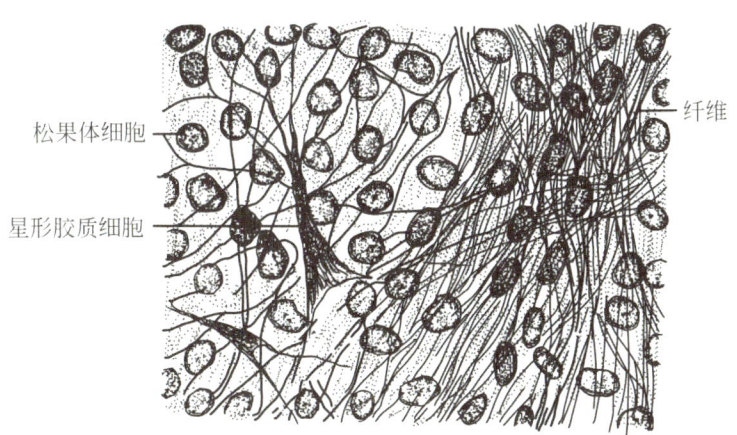

图12-16　松果体中的神经胶质细胞

在松果体细胞之间还可见到一些圆形、卵圆形或不规则形钙化颗粒，称为脑砂（brain sand）。其成分主要为磷酸钙和碳酸钙。脑砂一般出现在青春期后，其量随年龄增长而增加。脑砂的功能意义尚不清楚，有学者认为，脑砂的数量可能反映其过去分泌激素的活动情况。松果体的神经主要来自颈交感神经节节后纤维，神经末梢主要止于血管周围间隙，少量止于松果体细胞之间，有的与细胞形成突触。

松果体的功能尚不十分了解。一般认为，人的松果体能合成、分泌多种生物胶和肽类物质，主要是调节神经的分泌和生殖系统的功能，而这种调节具有很强的生物节律性，并与光线的强度有关。松果体细胞交替性地分泌褪黑激素和5-羟色胺，有明显的昼夜节律，白昼分泌5-羟色胺，黑夜分泌褪黑激素，褪黑激素可能抑制促性腺激素及其释放激素的合成与分泌，对生殖起抑制作用。另外，有研究发现，松果体细胞还分泌8-精催产素、5-甲氧基色醇、促黄体素释放激素和抗促性腺因子等，其意义尚待探讨。

二、松果体的生理功能

松果体能感受光的信号并做出反应。如人们在阳光明媚的日子里会感到心情舒畅，精力充沛，睡眠减少；反之，遇到细雨连绵的阴霾天气则会情绪低沉、郁郁寡欢，常思睡眠。这一现象正是松果体在发挥作用。

（一）头部松果体

因为松果体细胞内含有丰富的5-羟色胺，它在特殊酶的作用下转变为褪黑激素，这是松果体分泌的一种激素。研究发现，褪黑激素的分泌受到光照的制约。当强光照射时，褪黑激素分泌减少；在暗光下，褪黑激素分泌增加。而人体内褪黑激素多时会情绪压抑，反之，人体内的褪黑激素少时则"人逢喜事精神爽"。由此看来，人的情绪受光的影响就不足为奇了。

（二）生物钟调控

松果体是人体的"生物钟"的调控中心。由于褪黑激素的分泌受光照和黑暗的调节，因此，昼夜周期中光照与黑暗的周期性交替就会引起褪黑激素的分泌量相应地出现昼夜周期性变化。实验证实，褪黑激素在血浆中的浓度白昼降低，夜晚升高。松果体通过褪黑激素的这种昼夜分泌周期，向中枢神经系统发放"时间信号"，转而引发若干与时间或年龄有关的"生物钟"现象。如人类的睡眠与觉醒、月经周期中的排卵，以及青春期的到来。新近发现，人体的智力"生物钟"以33 d为周期进行运转，情绪"生物钟"为28 d，体力"生物钟"为23 d。这三大生物钟的调控也是由松果体来执行的。

（三）分泌褪黑激素

松果体分泌的激素——褪黑激素，能够影响和干预人类的许多神经活动，如睡眠与觉醒、情绪、智力等。很显然，松果体在神经信号与激素信号之间扮演着"中介人"的角色。因此，松果体在人体内执行着一个神经-激素转换器的功能。这也是松果体的第三个功能。

（四）合成功效

松果体能合成GnRH、TRH及8-精催产素等肽类激素。

在多种哺乳动物（鼠、牛、羊、猪等）的松果体内GnRH比同种动物下丘脑所含的GnRH量高4~10倍。有学者认为，松果体是GnRH和TRH的补充来源。

然而，我们相信，松果体的功能远不止此，我们对松果体的认识还很肤浅。由于它深埋在颅腔内，使我们对它的研究增加了客观上的困难。但不管怎样，随着研究的深入，它的"庐山真面目"终究会显现在人们面前。

三、弥散神经内分泌系统

弥散神经内分泌系统（diffuse neuroendocrine system，DNES）的细胞具有共同的生物化学特征，即都能摄取胺或胺前体，并脱羧，使其转变为胺类或肽类激素。

20世纪60年代，有学者发现机体内许多散在分布的内分泌细胞有上述生化特征，故提出了APUD系统（amine precursor uptake and decarboxylation system）的概念，将该系统的细胞统称为APUD细胞（摄取胺前体脱羧细胞）。此后发现神经系统内许多神经内分泌细胞能合成和分泌与APUD细胞相同的胺类或肽类激素，说明APUD系统与神经系统有十分密切的关系，因此近年提出了DNES的概念，将APUD细胞和神经内分泌细胞归入此系统。DNES能将机体的神经系统和内分泌系统统一起来，形成一个整体，共同调节机体的各种生理活动。已发现某些疾病和肿瘤与该系统的细胞有关。

DNES细胞的结构特点是胞质内含有膜包被的分泌颗粒，颗粒具有嗜铬性或嗜银性。依据颗粒的大小、形状和电子密度，或依据免疫组织化学技术可鉴别不同的细胞。

目前，已知的DNES细胞有50多种，根据分布可将其分成两组：①中枢部分，包括下丘脑神经内分泌细胞、腺垂体细胞和松果体细胞；②周围部分，包括胃肠道的内分泌细胞、胰岛细胞、甲状腺滤泡旁细胞、甲状旁腺主细胞、肾上腺皮质细胞、肾的球旁细胞，以及呼吸道的内分泌细胞等。此外，近年发现部分心房肌和血管内皮也有重要的内分泌功能，故有学者建议也将它们列入DNES。

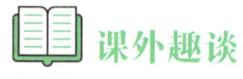

蜂蜜刺激

松果体是神经内分泌的换能器官，一旦受到蜂蜜的刺激，就能迅速分泌荷尔蒙，调节机能的生理活动。我们知道，人体的新陈代谢、肝脏、心脏、肾脏、血液和自主神经系统都受荷尔蒙的控制和调节。也就是说，蜂蜜间接地控制了人体的内分泌系统、热能系统、免疫系统，又能抗脂质过氧化、减轻人体的应激反应。这些系统和反应相互配合，彼此呼应，共同维持人体环境的稳定，以达到人类健康长寿的目的，长时间坚持服用蜂蜜刺激身体分泌褪黑激素，就能恢复青年时代的生理功能，包括性功能。人体内的褪黑激素是由色氨酸转化而来的，蜂蜜刺激人体分泌褪黑激素，牛奶中含有能够促进褪黑激素生成的L-色氨酸，只要经常补充这些食物，即有利于体内细胞分泌褪黑激素。通过动物实验和临床验证，专家认为"松果体"是调节人体机能的主宰者。

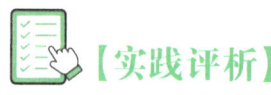

实践内容：

很多女性不得不面临这样的问题：好好的皮肤突然出现了黄褐斑，肥胖总在不经意间造访，身体的某些敏感部位会出现肿块等不适……其实这些都是人体生理机能的调控者——内分泌系统在作怪。

人体的内分泌系统，分泌的各种激素与神经系统相辅相成，一起调节人体的各种代谢活动和生理功能，维持机体正常平衡运作，是重要的调节系统之一，由分泌激素（荷尔蒙）的无导管腺体（内分泌腺）所组成。正常情况下，各种激素是保持平衡的，如因某种原因使这种平衡被打破（某种激素过多或过少），这就造成内分泌失调。而一旦内分泌系统失调，人体的各项平衡就会被打破，引发身体的多种疾病，拉响人体健康的安全"警报"，同时会引起相应的临床表现。男性和女性都可能出现内分泌失调，医学专家认为，随着天气变冷，人体新陈代谢也加快，体内水分和营养消耗增加，更容易造成女性内分泌失调。

评析:

经过调查发现,内分泌系统失调也有"偏好",易发人群主要集中在:

(1) 经常食用快餐者,这部分人群摄取人工激素过多,在体内不断累积,造成了内分泌失调,导致心血管系统疾病和生殖系统肿瘤的高发病率。

(2) 加班熬夜者,睡眠不足,导致过度疲劳、精神不振,影响机体的新陈代谢功能。

(3) 血液循环不畅者,体内淋巴液与血液循环不通畅,影响身体对废物、毒素等物质的排出速度,长期积累导致糖尿病等各种心血管疾病。

实践模拟:

(1) 内分泌失调会产生哪些临床症状?

(2) 如何调节内分泌失调?

（熊怀燕）

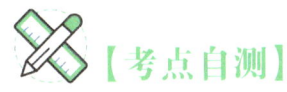

【考点自测】

一、选择题

(1) 关于甲状腺滤泡旁细胞的描述（　　）错误。

　　A. 位于滤泡之间或滤泡上皮细胞之间　　B. 电镜下顶部可达滤泡腔

　　C. 镀银染色可见胞质内含嗜银颗粒　　D. HE染色标本上胞质染色浅

　　E. 分泌降钙素

(2) 具有双向分泌功能的腺细胞是（　　）。

　　A. 甲状腺滤泡旁细胞　　B. 甲状旁腺主细胞

　　C. 甲状腺滤泡上皮细胞　　D. 甲状旁腺嗜酸性细胞

　　E. 肾上腺髓质细胞

(3) 甲状腺滤泡上皮细胞分泌的激素,进入血液内的是（　　）。

　　A. 甲状腺球蛋白　　B. 碘化的甲状腺球蛋白

　　C. 四碘甲状腺原氨酸　　D. 酪氨酸

　　E. 降钙素

(4) 体内与钙代谢密切相关的主要细胞是（　　）。

　　A. 垂体前叶嗜酸和嗜碱性细胞

　　B. 肾上腺皮质和髓质细胞

　　C. 甲状腺滤泡上皮细胞和甲状旁腺嗜酸性细胞

D．甲状腺滤泡旁细胞和甲状旁腺主细胞

E．肾上腺皮质网状带和球状带细胞

（5）甲状腺滤泡上皮内与甲状腺激素合成和释放有关的细胞器有（　　）。

A．粗面内质网、高尔基复合体、溶酶体、微体

B．中心体、粗面内质网、高尔基复合体、溶酶体

C．高尔基复合体、微体、溶酶体、线粒体

D．高尔基复合体、溶酶体、线粒体、中心体

E．粗面内质网、高尔基复合体、溶酶体、线粒体

（6）在内分泌腺中，腺上皮排列成滤泡状的是（　　）。

A．肾上腺皮质和间质　　　　　　　B．肾上腺髓质和神经垂体

C．神经垂体和甲状旁腺　　　　　　D．甲状腺和腺垂体中间部

E．胰岛和腺垂体远侧部

（7）甲状腺滤泡腔中贮存的物质是（　　）。

A．四碘甲状腺原氨酸　　　　　　　B．酪氨酸

C．甲状腺球蛋白　　　　　　　　　D．碘化的甲状腺球蛋白

E．三碘甲状腺原氨酸

（8）甲状旁腺的腺细胞为（　　）。

A．主细胞和嗜酸性细胞　　　　　　B．A细胞和B细胞

C．滤泡上皮细胞和C细胞　　　　　D．嗜酸性细胞和嗜碱性细胞

E．主细胞和嫌色细胞

（9）产生肾上腺素的细胞是（　　）。

A．垂体远侧部嗜酸性细胞　　　　　B．C细胞

C．主细胞　　　　　　　　　　　　D．肾上腺髓质细胞

E．肾上腺皮质细胞

（10）肾上腺皮质细胞的超微结构特点，是富含（　　）。

A．粗面内质网和滑面内质网　　　　B．滑面内质网和溶酶体

C．粗面内质网和高尔基复合体　　　D．高尔基复合体和溶酶体

E．滑面内质网和线粒体

（11）肾上腺皮质球状带分泌的激素作用于（　　）。

A．近端小管曲部　　　　　　　　　B．近端小管直部

C．细段　　　　　　　　　　　　　D．远端小管曲部

E．远端小管直部

（12）在HE染色标本上可将腺细胞分为嗜酸性细胞、嗜碱性细胞、嫌色细胞，这是垂体的（　　）。

A．正中隆起　　　　　　　　　　　B．腺垂体远侧部

C．腺垂体中间部　　　　　　　　　D．神经垂体神经部

E．神经垂体漏斗

(13) 腺垂体嗜酸性细胞分泌的激素是（　　）。

　　A．生长激素和促肾上腺皮质激素

　　B．生长激素和促甲状腺激素

　　C．催乳素和促性腺激素

　　D．催乳素和生长激素

　　E．促性腺激素和生长激素

(14) 腺垂体分泌促性腺激素的细胞是（　　）。

　　A．远侧部的嗜酸性细胞　　　　B．远侧部的嗜碱性细胞

　　C．远侧部的嫌色细胞　　　　　D．结节部的嫌色细胞

　　E．神经部的垂体细胞

(15) 垂体门脉系统的第一级毛细血管网位于（　　）。

　　A．漏斗　　　　B．远侧部　　　　C．神经部　　　　D．下丘脑

　　E．中间部

二、简答题

(1) 从甲状腺滤泡上皮细胞的超微结构说明甲状腺激素的合成、贮存和释放过程。

(2) 体内有哪些腺细胞分泌物参与调节血钙？它们的结构特点是什么？

(3) 试述肾上腺皮质的组织结构与功能。

(4) 试述神经垂体的结构和功能。

三、论述题

试述垂体远侧部的组织结构和功能。

学习单元十三 生殖系统

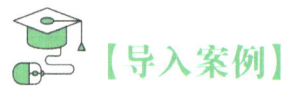

【导入案例】

孩子尿床，父母光知道烦恼，每天晚上要惦记着叫孩子起夜，孩子尿了还要换被褥。本来没睡好，白天工作没精神，晚上回来还要洗洗涮涮。说，孩子听不懂；打，孩子哭，大人更闹心。可当父母的知不知道，孩子比大人更痛苦，尿床会影响孩子一生的发展和幸福呢？

专家指出：正常情况下，孩子在2~3岁就能控制夜间排尿，能够坚持夜间起夜一次或一泡尿到天亮。但是，如果孩子3岁后夜间仍不能自己醒来排尿就是病了，医学称为"遗尿症"，俗称尿床。尿床孩子或一夜尿床几次，或几天尿床一次；有的尿后能醒，而有些尿后仍迷迷糊糊不醒。

临床观察证明：尿床若得不到及时治疗，易使孩子形成内向、敏感、胆小、自卑心理，个别严重者甚至出现难以与他人沟通、偏执、具有暴力倾向，造成性格缺陷，并会影响孩子成长，出现偏矮（身高比正常儿童低2~5 cm）、偏瘦或虚胖身材。尿床时间长还会影响大脑发育，导致记忆力差、注意力不集中，多动、反应慢等症状，使智商降低、学习成绩下滑。不仅如此，随着年龄的增长，青春期还会影响孩子第二性征的发育，容易出现隐睾、小阴茎、小膀胱、小子宫等生理疾病，影响成人后的生活。

资料表明，85%以上的尿床儿童在语言表达能力、数字的排序及逻辑能力方面与正常孩子有很大差距。据世界卫生组织和国际小儿尿控协会跟踪调查显示：尿床孩子的智商比正常儿童低17%~23%，不及早治疗的儿童在成年后多社会交往协调能力差、工作生活无计划，严重影响其人际关系、事业发展和家庭和睦。

孩子的健康是所有父母的希望，可尿床就像一颗埋在孩子体内的"定时炸弹"，若不及早治疗，必定阻碍孩子的成长和未来，做父母的千万不要受传统观念误导而忽视孩子尿床，以免让尿床毁了孩子一辈子！

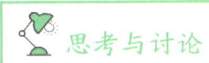

（1）为什么孩子在2～3岁就能控制夜间排尿，比这个年龄段小的孩子就不能控制排尿？

（2）憋尿除了影响泌尿系统，还会不会影响生殖系统？

学习任务一　男性生殖系统

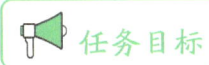

（1）了解男性生殖系统的构成。

（2）掌握睾丸、睾丸间质、精直小管和睾丸网的结构和功能。

（3）掌握生殖管道的构成及附属性腺的功能。

男性生殖系统包括生殖腺、生殖管道、附属腺和外生殖器。男性的生殖腺为睾丸，可产生男性生殖细胞——精子，并分泌男性激素；生殖管道包括附睾、输精管、射精管及男性尿道，具有贮存、营养、促进精子成熟及运送和排出精子的作用；附属腺有精囊、前列腺和尿道球腺，其分泌物为精浆，与精子共同构成精液，并具有营养和增强精子活动能力的作用；外生殖器包括阴囊和阴茎。

一、睾丸

睾丸（testis）左右各一，卵圆形，位于阴囊中，是一对实质性器官，其表面覆以睾丸被膜。睾丸被膜包括鞘膜脏层、白膜（tunica albuginea）和血管膜三部分（图13-1）。鞘膜脏层与贴附在阴囊壁的鞘膜壁层之间存在着鞘膜腔。白膜较厚，是致密的纤维膜，在睾丸后缘增厚形成睾丸纵隔（mediastinum testis），由此发出一系列小隔伸入睾丸实质将睾丸分隔成200~300个睾丸小叶。每个小叶内有1~4条弯曲的生精小管（seminiferous tubule），最后汇成一条精直小管（straight seminiferous tubule）进入睾丸纵隔，形成睾丸网（rete testis）。血管膜为睾丸被膜的最内层，薄而疏松，富含血管，与睾丸实质紧密相连，并深入生精小管间。生精小管之间的疏松结缔组织称为间质。

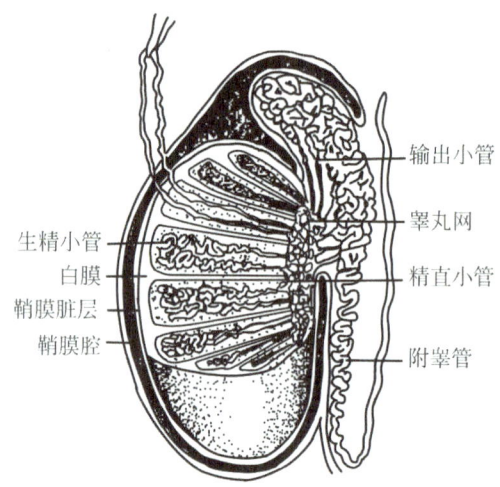

图13-1　睾丸与附睾结构模式图

（一）生精小管

成人的生精小管（seminiferous tubule）长30~70 cm，直径150~250 μm，管壁厚60~80 μm，主要由生精上皮（spermatogenic epithelium）构成。生精上皮由支持细胞和5~8层生精细胞（spermatogenic cell）组成（图13-2）。上皮基膜外侧有胶原纤维和梭形的肌样细胞（myoid cell）。肌样细胞的收缩有助于精子排出。

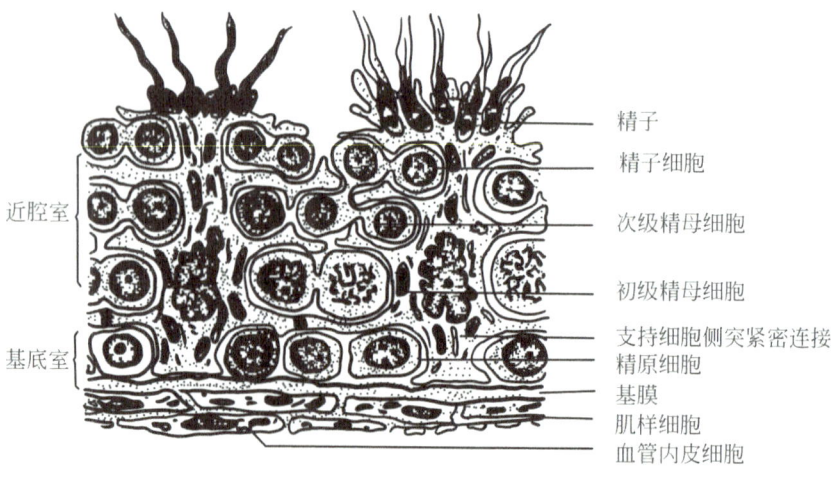

图13-2　生精小管上皮细胞电镜模式图

1. 生精细胞

自生精小管基底部至腔面，依次有精原细胞、初级精母细胞、次级精母细胞、精子细胞和精子。从精原细胞到形成精子的过程称精子发生（spermatogenesis），人类需64±4.5 d，经历了精原细胞的增殖、精母细胞的成熟分裂和精子细胞的精子形成三个阶段，最终形成精子。

（1）精原细胞（spermatogonium）：紧贴基膜，圆形或椭圆形，直径12 μm。精原细胞分为A、B两型。A型精原细胞核卵圆形，染色质细小，染色深，核中央常见淡染区；或染色质细密，染色浅。A型精原细胞是生精细胞中的干细胞，经不断地分裂增殖，一部分A型精原细胞继续作为干细胞，另一部分分化为B型精原细胞。B型精原细胞核圆形，核周边有较粗的染色质颗粒。B型精原细胞经过数次分裂后，分化为初级精母细胞。

（2）初级精母细胞（primary spermatocyte）：位于精原细胞近腔侧，圆形，体积较大，直径约18 μm。核大而圆，核型为46, XY。初级精母细胞经过DNA复制后（4n DNA），进行第一次成熟分裂，形成两个次级精母细胞。因为第一次成熟分裂的分裂前期历时较长，所以在生精小管的切面中常可见到处于不同增殖阶段的初级精母细胞。

（3）次级精母细胞（secondary spermatocyte）：位置靠近腔面，体积较小，直径约12 μm。核圆形，染色较深，核型为23, X或23, Y(2nDNA)。次级精母细胞未经DNA复制，迅速进入第二次成熟分裂，产生两个精子细胞，核型为23, X或23, Y(1nDNA)。由于次级精母细胞存在时间短，故在切面中不易见到。成熟分裂又称减数分裂（meiosis），仅见于生殖细胞的发育过程中。经过两次成熟分裂，染色体数目减半。

（4）精子细胞（spermatid）：位于近腔面，体积更小，直径约8 μm。核圆，染色质细密。核膜上没有核孔。精子细胞不再分裂，经过复杂的变态，由圆形逐渐转变为蝌蚪状的精子，这一过程称精子形成（spermatogenesis），包括：精子细胞核经高度浓缩，构成精子头部；由高尔基复合体形成顶体（acrosome）；中心粒迁移到顶体的相对侧，形成鞭毛（flagellum）；线粒体重新排列在轴丝（相当于中段的部位）周围，形成线粒体鞘；多余的胞质汇聚于尾侧，形成残余胞质，最后脱落，形成残余体（图13-2）。

（5）精子（spermatozoon）：人的精子形似蝌蚪，长约60 μm，可分头、尾两部。头部嵌入支持细胞的顶部胞质中，尾部游离于生精小管腔内。头部正面观呈卵圆形，侧面观呈梨形，长4~5 μm，宽2.5~3.5 μm。头内有一个高度浓缩的细胞核，核的前2/3有顶体覆盖。顶体内含多种水解酶，如顶体酶、透明质酸酶、磷酸酯酶、神经氨酸苷酶和芳基硫酸酯酶等。尾部是精子的运动装置，可分为颈段、中段、主段和末段四部分。构成尾部全长的轴心是轴丝，它由9+2排列的微管组成。中段的轴丝外包有致密纤维鞘，外侧再包有一圈线粒体鞘。主段最长，外周有纤维鞘。末段短，仅有轴丝（图13-3）。

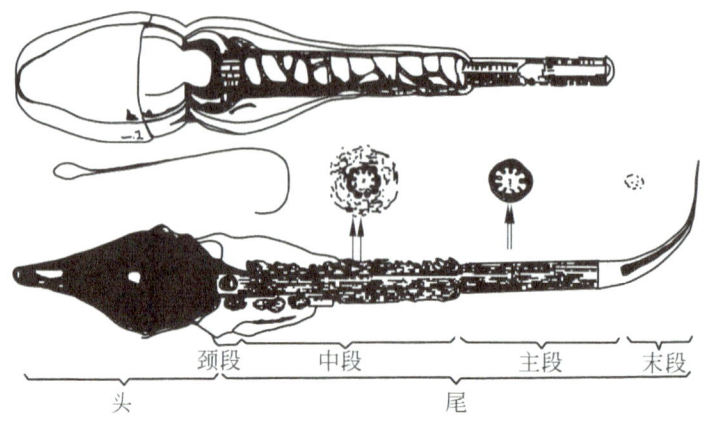

图13-3　精子超微结构模式图

在精子发生过程中，一个精原细胞增殖分化所产生的各级生精细胞，其胞质并未完全分开，有胞质桥（cytoplasmic bridge）相连，形成同步发育的细胞群。但从生精小管全长来看，精子发生是不同步的。因此在睾丸组织切片上，可见生精小管不同横断面具有不同发育阶段生精细胞组合。

生精细胞的核蛋白随精子的发育过程而发生变化。组蛋白（histone）主要存在于精原细胞、精母细胞和早期精子细胞内，其含量逐渐减少直至消失。从晚期精子细胞阶段开始，组蛋白逐渐被一种碱性蛋白质——鱼精蛋白（protamine）（又称精核蛋白）所取代。鱼精蛋白富含精氨酸和胱氨酸残基，使细胞核结构更稳定，抑制DNA转录。

由圆形的精子细胞逐渐变态成为蝌蚪状的精子的过程称精子形成（spermatogenesis）（图13-4）。

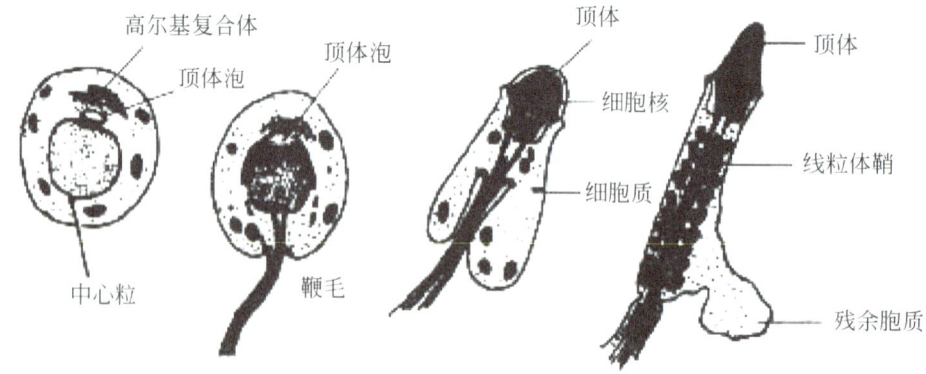

图13-4　精子形成模式图

1）高尔基复合体：在胞核附近形成一顶体泡，随后变为半球状，覆盖于核前表面，不断增大成帽状，套于核前2/3，形成顶体。顶体中含有透明质酸酶、神经氨酸苷酶、芳基硫酸酶及顶体蛋白（acrosin），顶体蛋白是一种蛋白酶。受精时顶体释放这些酶，消化卵表面的透明带，形成通道，精子可经透明带进入卵内。

2) 中心粒：移至顶体的对侧，近侧中心粒保留，远侧中心粒形成鞭毛的轴丝。在轴丝的外侧，出现与之平行的9条外周致密纤维，构成主段的纤维鞘。

3) 细胞核：精子细胞由圆形变成长形，细胞核由圆形变为扁平梨形，染色质高度浓缩形成头部的主要结构。

4) 线粒体：向中段集中，形成线粒体鞘，以提供精子运动所需能量。

5) 多余胞质汇集于尾部，形成残余胞质，脱落后被支持细胞吞噬，精子细胞变成精子。

2. 支持细胞

支持细胞（sustentacular cell）又称Sertoli细胞。每个生精小管的横断面上有8~11个或更多的支持细胞。支持细胞基部位于生精小管的基膜上，其胞体呈不规则长锥形，一直伸达腔面。由于其侧面镶嵌着各级生精细胞，故光镜下细胞轮廓不清。核呈三角形、卵圆形或不规则形，着色浅，核仁明显。其特征是核的长轴方向与基膜垂直。电镜下，核常有较深的切迹。胞质内有大量的滑面内质网和一些粗面内质网，高尔基复合体发达，线粒体和溶酶体较多，并有许多脂滴、糖原颗粒、微丝和微管。成熟的支持细胞不再分裂，数量恒定。相邻支持细胞侧面近基部的胞膜形成紧密连接，将生精上皮分成基底室（basal compartment）和近腔室（abluminal compartment）两部分。基底室位于生精上皮基膜和支持细胞紧密连接之间，内有精原细胞；近腔室位于紧密连接上方，与生精小管管腔相通，内有精母细胞、精子细胞和精子。生精小管与血液之间存在着血-睾屏障（blood-testis barrier），其组成包括间质的血管内皮及其基膜、结缔组织、生精上皮基膜和支持细胞间的紧密连接，紧密连接是构成血-睾屏障的主要结构。

支持细胞有多方面的功能。它对生精细胞起支持和营养作用，其微丝和微管的收缩可使不断成熟的生精细胞向腔面移动，并促使精子释放入管腔。精子形成过程中脱落下来的残余胞质，可被支持细胞吞噬和消化。支持细胞分泌的少量液体有助于精子的运送，分泌物中含有抑制素（inhibin），它可抑制垂体前叶合成和分泌FSH。支持细胞在FSH和雄激素的作用下，还能合成雄激素结合蛋白（androgen binding protein，ABP），ABP可与雄激素结合，以保持生精小管内较高的雄激素水平，促进精子发生。支持细胞紧密连接参与构成的血-睾屏障，可阻止某些物质进出生精上皮，形成并维持有利于精子发生的微环境，还能防止精子抗原物质逸出到生精小管外而发生自体免疫反应。

（二）睾丸间质

睾丸间质存在于精曲小管之间，内含睾丸间质细胞（testicular interstitial cell），以及丰富的血管、淋巴管等。睾丸间质细胞单个或成群分布，细胞较大，呈圆形或多边形，核圆居中，核仁清楚，胞质嗜酸性（图13-5）。间质细胞是一种内分泌细胞，青春期后，在垂体产生的促性腺激素作用下，可分泌雄激素。雄激素可促进男性生殖管道的发育、分化和精子的发生与成熟，并维持男性的第二性征。

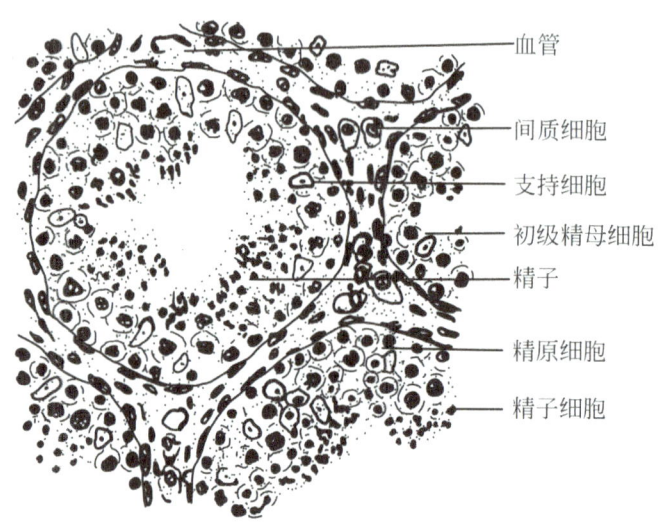

图13-5　生精小管与睾丸间质结构模式图

（三）精直小管和睾丸网

精直小管（straight seminiferous tubule）管径较细，管壁上皮为单层立方或矮柱状，无生精细胞。精直小管进入睾丸纵隔内分支吻合成网状的管道，为睾丸网（rete testis），由单层立方上皮组成，管腔大而不规则。生精小管产生的精子经精直小管和睾丸网排出睾丸。

（四）睾丸功能的内分泌调节

睾丸的功能主要受下丘脑-垂体-睾丸轴的调节。下丘脑的神经内分泌细胞分泌促性腺激素释放激素（GnRH），可促进腺垂体远侧部的促性腺激素细胞分泌FSH和LH。在男性，FSH促进支持细胞合成ABP；LH又称间质细胞刺激素（ICSH），可刺激间质细胞合成和分泌雄激素。ABP可与雄激素结合，从而保持生精小管含有高浓度的雄激素，促进精子发生。间质细胞分泌的雄激素和支持细胞分泌的抑制素，可反馈抑制下丘脑GnRH和腺垂体FSH及LH的分泌。

二、生殖管道

男性生殖管道包括附睾、输精管及尿道，为精子输送、精子成熟和射精前的贮存提供有利环境。

（一）附睾

附睾位于睾丸的后外侧，分头、体、尾三部分，头部主要由输出小管组成，体部和尾部由附睾管组成。附睾管的上皮基膜外侧有薄层平滑肌围绕，管壁外为富含血管的疏松结缔组织。从附睾的近端到远端，平滑肌逐渐增多，由单层环状变为三层（与输精管平滑肌排列方式相同）。在附睾近端，平滑肌呈缓慢而有节律的收缩，可推送精子进入输精管（图13-6）。而在附睾管的远端部分，由于此处平滑肌上有丰富的交感神经系统分布，在射精时可产生强烈的收缩。

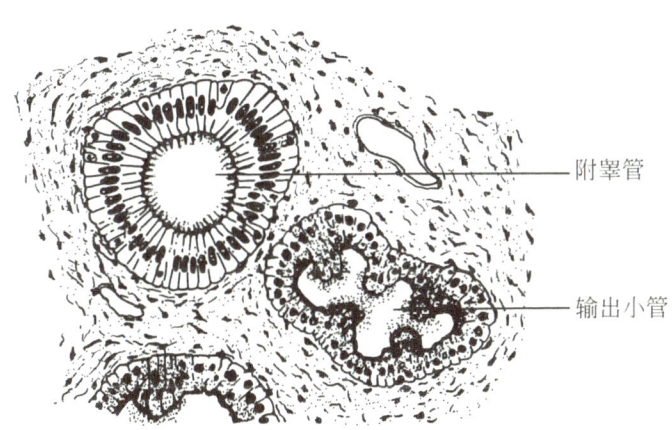

图13-6　输出小管和附睾结构模式图

1. 输出小管

输出小管（efferent duct）是与睾丸网连接的8～12根弯曲小管，构成附睾头的大部，其远端与附睾管相连。输出小管上皮由高柱状细胞群及低柱状细胞群相间排列构成，故管腔不规则。

2. 附睾管

附睾管为一条长4～6 m并极度盘曲的管道，近端与输出小管相连，远端与输精管相连。附睾管管腔规则，腔内充满精子和分泌物。

附睾管的腔面覆盖有假复层柱状上皮。附睾上皮中偶尔可见到淋巴细胞。从附睾的头部、体部至尾部，管道由不同的上皮细胞构成，主要包括主细胞和基细胞等。主细胞（principal cell）在附睾上皮细胞中所占的比例最大，且由头部至尾部呈递减趋势。附睾起始部的主细胞高而窄，游离面有少量微绒毛。附睾头、体、尾的主细胞低而宽，游离面的微绒毛［又称静纤毛（stereocilia）］高而密集。微绒毛被认为具有吸收附睾管腔中过多液体的作用。主细胞胞质中富含线粒体和粗面内质网，高尔基复合体位于核上方，还可见较多溶酶体和多泡体，细胞有分泌和吸收功能。基细胞（basal cell）位于主细胞基部之间，呈扁平形。上皮内有时可见淋巴细胞和巨噬细胞。

生精小管产生的精子经精直小管、睾丸网进入附睾。精子在附睾内停留8～17 d，并经历一系列成熟变化，才能获得运动能力，达到功能上的成熟。这不仅依赖于雄激素的存在，而且与附睾上皮细胞分泌的卡尼汀、甘油磷酸胆碱和唾液酸等密切相关。附睾的功能异常也会影响精子的成熟，导致不育。血-附睾屏障（blood-epididymis barrier）位于主细胞近腔面的紧密连接处，能保护成熟中的精子不受外界干扰，并将精子与免疫系统分隔。

（二）输精管

输精管（deferent duct）是壁厚腔小的肌性管道，管壁由黏膜、肌层和外膜三层组成。黏膜表面为较薄的假复层纤毛柱状上皮，固有层结缔组织中弹性纤维丰富。肌层厚，由内纵行、中环形、外纵行排列的平滑肌纤维组成（图13-7）。在射精时，肌层强力收缩，将精子快速排出。

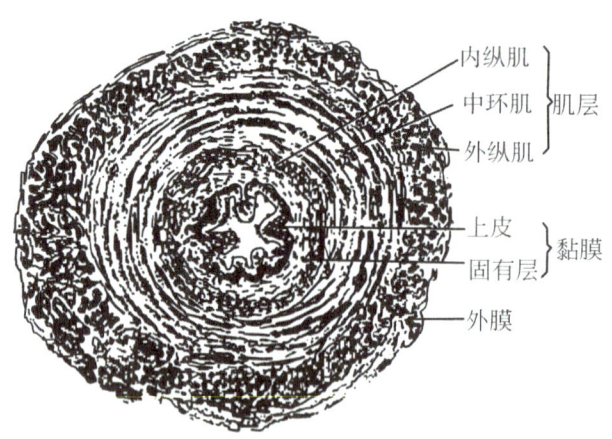

图13-7　输精管管壁结构

三、附属腺体

（一）精囊腺

精囊腺（seminal vesicle）是一对盘曲的囊状结构，由黏膜、肌层和外膜组成。黏膜包括假复层柱状上皮和富于弹性纤维的固有层。黏膜突向管腔形成许多复杂的皱襞与腔隙。肌层薄，分内环、外纵两层平滑肌。精囊腺分泌物呈弱碱性，富含果糖、凝固酶、前列腺素等。此外，精囊腺分泌的去能因子覆盖于精子的头部，可抑制顶体酶的活性。

（二）前列腺

前列腺（prostate gland）呈栗形包绕于尿道的起始部，腺的实质主要由 30～50 个复管泡状腺组成，最后汇成 15～30 条导管开口于尿道精阜的两侧。腺组织可分为三组：①黏膜腺，最小，位于尿道的黏膜内；②黏膜下腺，在黏膜下层；③主腺，包绕在尿道外周，占前列腺的大部分。腺腔较大，有高低不平的皱襞，腔面起伏不平，腺上皮形态呈多形性，为单层立方、单层柱状或假复层柱状；腺腔内的分泌物常浓缩凝固，形成圆形或椭圆形凝固小体，钙化后可形成前列腺结石。腺泡之间的间质含有丰富的平滑肌纤维。此外，前列腺组织中有较丰富的睾酮 5α-还原酶，在该酶的作用下，睾酮转化为双氢睾酮，后者对前列腺组织的形态、结构和功能的维持起重要的作用（图 13-8、图 13-9）。

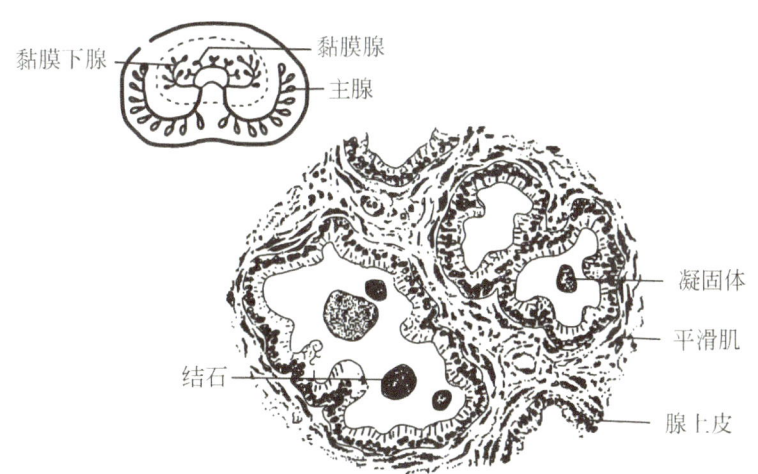

图 13-8　前列腺结构模式图

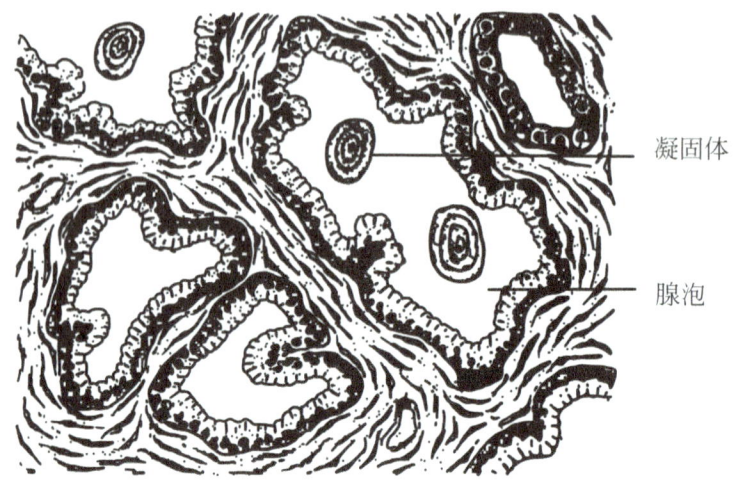

图13-9 前列腺腺泡结构模式图

前列腺的分泌物呈酸性，富含酸性磷酸酶、柠檬酸、锌及与精液液化有关的因子——血纤维蛋白溶酶激活因子。此外，前列腺上皮分泌的前列腺特异性抗原（PSA），目前认为是前列腺肿瘤实验室诊断敏感性较高的指标之一。

（三）尿道球腺

尿道球腺是一对豌豆状的复管泡状腺。上皮为单层立方或单层柱状，腺体分泌的黏液于射精前排出，以润滑尿道。

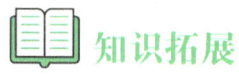

精子过多竟然也会造成不孕不育！

张先生与妻子结婚多年，但妻子一直无法受孕，开始怀疑是两人身体原因造成的，但体检结果显示夫妻体质各方面都很健康。后来，辗转多家医院后，得出的结果让两人都感到哭笑不得，不育的原因竟然是张先生的精子过多。孕育专家指出，女性的生殖系统对精子是有防御能力的，男性的精子也会因此不断"修炼"，以更强的活力穿透这道防线。如果两性步调一致，受精成功率会增高，反之受孕就难了。而男性精子数量太多，活力太强，就会造成失衡。当精子一起穿越通往卵子的道道防线，形成"多精入卵"的现象，严重干扰了卵子正常的受精过程。

精子过多症引起不育或生育力低下的机理尚不十分清楚。但精子数目过多会妨碍精子的游动，精子数过多会过快地消耗能源。已发现有些精子过多症者，开始精子活动力较强，但在几小时后，精子活动力急剧减弱，这种现象可能与能源枯竭有关。

专家提醒：精子过多病因往往不能明确，造成治疗相对困难。所以，如果感觉到精液异常，最好还是早日进行检查。另外，建议男性日常中多喝水，调整内分泌，使精液的分泌达到一种平衡，可以起到一定的作用。

（戴晓萍）

学习任务二　女性生殖系统

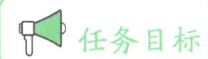

（1）了解女性生殖系统的组成。

（2）掌握卵巢、输卵管、子宫和乳腺的结构特点及功能。

（3）掌握排卵的过程，同时了解卵泡的退化和闭锁。

女性生殖系统包括卵巢、输卵管、子宫、阴道和外生殖器。卵巢产生卵子并分泌性激素；输卵管为输送卵子的管道，也是受精的部位；子宫是孕育胎儿的器官。乳腺也列入本节叙述。

女性生殖器官有明显的年龄性变化。10岁前生殖器官生长缓慢，10岁以后生殖器官和乳腺开始发育。至青春期（13～18岁），生殖器官迅速发育，卵巢开始排卵并分泌性激素，月经来潮和第二性征出现，开始具有生育能力。女性一般在45～55岁进入围绝经期，卵巢功能逐渐减退，月经渐停，生殖器官逐渐萎缩，进入绝经期。

一、卵巢

卵巢（ovary）表面有一层立方或扁平上皮。上皮下方有一薄层致密结缔组织，称为白膜。卵巢实质可分为皮质和髓质两部分。皮质位于周围，较厚，含不同发育阶段的卵泡，卵泡间的结缔组织有大量的网状纤维和幼稚的梭形细胞。髓质位于中央，与皮质无明显分界，由富含血管和弹性纤维的疏松结缔组织组成。近卵巢门部，有少量平滑肌与门细胞（图13-10）。

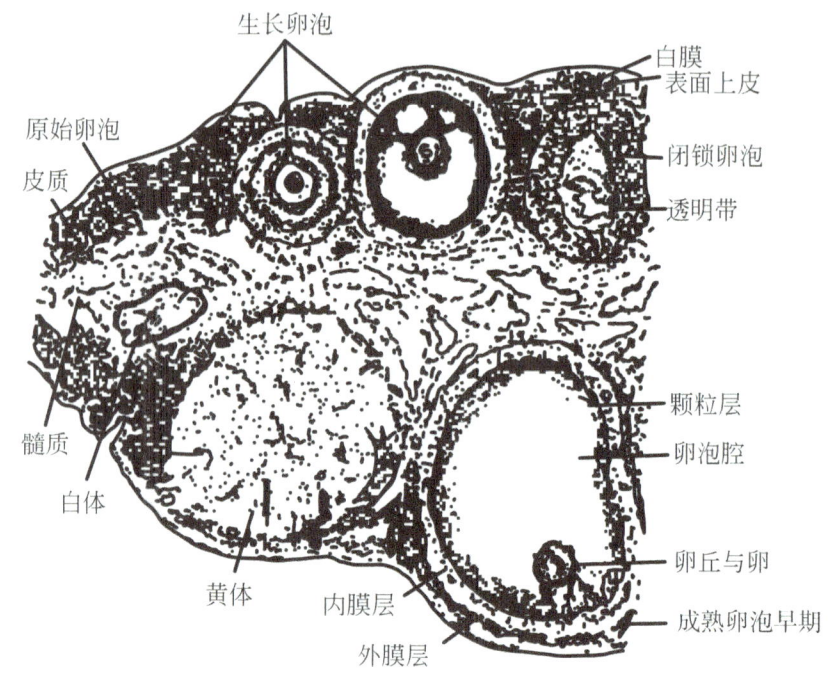

图13-10　卵巢结构模式图

（一）卵泡的发育和成熟

卵泡（ovarian follicle）由一个卵母细胞和包绕它的许多卵泡细胞组成。卵泡数量随年龄增长而减少。出生时，双侧卵巢约有100万个原始卵泡；至青春期仅余4万个。在性成熟期的生理过程中，自始至终都有部分卵泡在发育。在妊娠期、排卵期均不中断且无年龄的差别，直至绝经期为止。从青春期开始，在垂体分泌的促性腺激素影响下，每28 d左右可有1个卵泡成熟，并排出1个卵，通常为左、右卵巢交替排卵。在整个性成熟期的几十年中，有400～500个卵泡能达到成熟，其余卵泡均在不同发育阶段先后退化，成为闭锁卵泡。绝经期后，卵巢内几乎没有卵泡。

在性成熟期，卵泡的生长发育是一个连续的过程，按其结构变化，一般分为三个阶段：原始卵泡、生长卵泡和成熟卵泡（图13-11）。

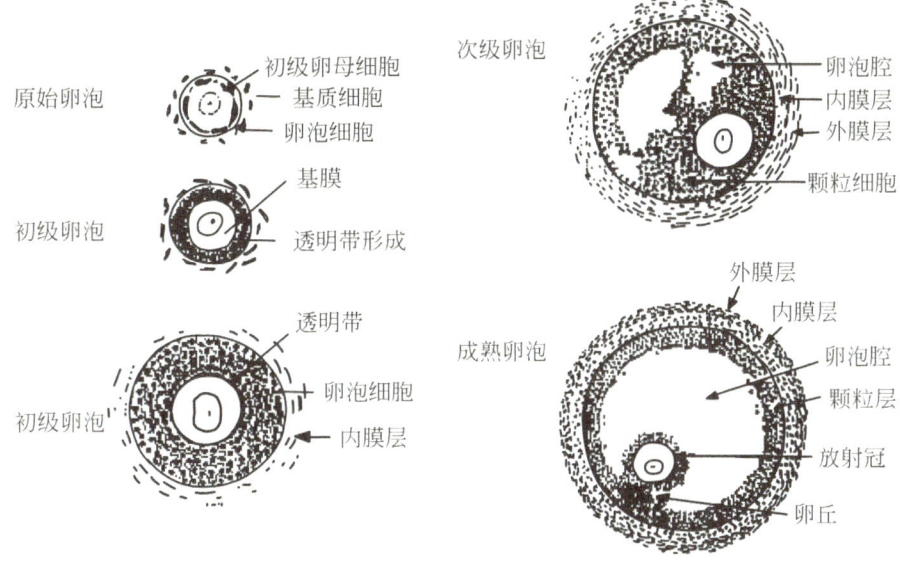

图13-11　各级卵泡示意图

1. 原始卵泡（primordial follicle）

原始卵泡位于卵巢皮质浅层，数量多，由中央一个大而圆的初级卵母细胞和周围单层扁平的卵泡细胞组成。初级卵母细胞直径约40μm，核大而圆，染色质细小分散，核仁大而明显，胞质嗜酸性染色。初级卵母细胞在胚胎期由卵原细胞分裂分化而成，随即进入第一次成熟分裂，并停滞于分裂前期，直至排卵前才完成第一次成熟分裂。卵泡细胞较小，扁平形，与初级卵母细胞相互贴近，并有细胞连接。卵泡细胞与外周结缔组织之间有薄层基膜。卵泡细胞具有营养、支持卵母细胞的作用。原始卵泡逐渐发育为初级卵泡。

2. 生长卵泡（growing follicle）

生长卵泡又分为初级卵泡（primary follicle）和次级卵泡（secondary follicle）两个阶段。

（1）初级卵泡：位于卵泡中央的初级卵母细胞体积增大，直径可达50~80mm。卵泡细胞由扁平变为立方或柱状，并迅速增殖为多层，胞质内细胞器逐渐增多。在卵母细胞和卵泡细胞之间出现一层嗜酸性的厚膜，称为透明带（zona pellucida）。透明带为凝胶状的糖蛋白，由卵泡细胞和卵母细胞共同分泌产生。电镜下，卵母细胞的微绒毛和卵泡细胞的突起伸入透明带内，卵泡细胞的长突起可越过透明带，与卵母细胞接触。这些结构有利于卵母细胞和卵泡细胞间的物质交换及卵母细胞的代谢。此外，透明带上有供精子识别的特定部位，对精卵结合的种属特异性具重要的意义。卵泡细胞之间，以及卵母细胞和卵泡细胞之间均可见缝隙连接，可加速细胞间离子和小分子物质的交换协调功能。随着卵泡体积的增大，卵泡逐渐移向皮质深层。围绕卵泡的毛细血管、梭形细胞和结缔组织分化形成卵泡膜，该膜与卵泡细胞以基膜相隔。在血液中的促性腺激素刺激下，初级卵泡分化发育为次级卵泡。

(2) 次级卵泡（secondary follicle）：初级卵泡在促性腺激素的作用下发育为次级卵泡。次级卵泡体积更大，卵泡细胞增至6~12层，细胞之间出现一些不规则的腔隙，逐渐融合成一个较大的卵泡腔，腔内充满卵泡液。卵泡液是由卵泡细胞分泌物和卵泡膜血管渗出液组成的，富含透明质酸、类固醇激素、促性腺激素和生长因子，对卵泡的发育成熟有重要影响。随着卵泡液增多及卵泡腔的扩大，初级卵母细胞及周围的卵泡细胞被挤至卵泡的一侧，突向腔内，称卵丘（cumulus oophorus）。此时初级卵母细胞的直径达125~150 μm，卵周围透明带约厚5 μm，紧贴透明带的一层卵泡细胞为柱状，呈放射状排列，称放射冠（corona radiata）。卵泡腔周围的卵泡细胞密集成数层，形成颗粒层（stratum granulosum）。在卵泡生长过程中，卵泡膜逐渐分化为内、外两层。内膜层（theca interna）中含较多的细胞及丰富的毛细血管。内膜细胞呈多边形或梭形，具有分泌类固醇激素细胞的结构特点。外膜层（theca externa）由环绕卵泡排列的纤维束和少量成纤维细胞组成，并含有平滑肌纤维。

3. 成熟卵泡（mature follicle）

成熟卵泡为卵泡发育的最终阶段，体积显著增大，直径可达25 mm，向卵巢表面隆起。卵泡液剧增，卵泡腔扩大，颗粒层细胞的增殖与卵泡液的积聚不成正比，使颗粒层变薄。在排卵前36~48 h，初级卵母细胞完成第一次成熟分裂，形成一个大的次级卵母细胞（secondary oocyte）和一个很小的第一极体（first polar body）。染色体数量均减半，核型为23，X。第一极体位于次级卵母细胞和透明带之间的卵周间隙内。次级卵母细胞迅速进入第二次成熟分裂，停滞在分裂中期。

从原始卵泡发育至成熟并非在一个月经周期内完成，而要跨几个周期。卵巢内若干不同发育状况的卵泡中，只有一个次级卵泡发育至一定大小时才可在垂体促性腺激素的作用下，于月经周期增生期内迅速生长成熟并排卵。

卵泡发育过程中，颗粒层细胞和内膜细胞相互协作，合成和分泌雌激素。颗粒层细胞先后出现FSH受体和LH受体，内膜细胞出现LH受体。促性腺激素与相应的受体结合，使细胞进一步分化。内膜细胞摄取血液中的胆固醇，在滑面内质网中合成雄激素。雄激素进入颗粒细胞，在芳香化酶系的作用下转变为雌激素。这就是雌激素分泌的"双重细胞学说"的基本论点。部分雌激素进入卵泡腔，其余的进入血液循环，调节靶细胞的活动。

(二) 排卵

在月经周期第14天，垂体释放LH量急剧上升，促使成熟卵泡破裂，卵母细胞自卵巢排出的过程称为排卵（ovulation）（图13-12）。

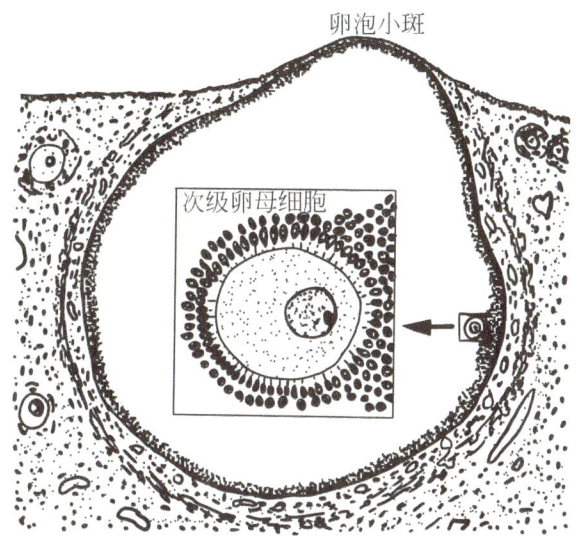

图 13-12　成熟卵泡排卵模式图

LH 峰的出现，导致卵泡内的卵泡液迅速增加，使突向卵巢表面的卵泡壁、白膜和表面上皮变薄，局部缺血，形成透明状卵泡小斑（follicular stigma）。卵丘与卵泡壁脱离，漂浮在卵泡液中；卵泡小斑处的胶原酶和透明质酸酶活性增强，酶解该处结缔组织；在 LH 作用下泡内产生的前列腺素使卵泡膜外层的平滑肌收缩，小斑破裂。次级卵母细胞及其外周的透明带与放射冠随卵泡液一起从卵巢排出，被吸入输卵管伞部。如排卵后 24 h 内未受精，次级卵母细胞则退化；如与精子相遇受精，次级卵母细胞完成第二次成熟分裂，形成一个成熟的卵细胞（ovum）和一个小的第二极体（second polar body）。此时，卵细胞从二倍体变为单倍体细胞（23，X）。

（三）黄体形成与退化

排卵后卵泡壁塌陷形成皱襞，卵泡膜内的血管和结缔组织伸入颗粒层，在 LH 作用下，卵泡壁的细胞体积增大，分化成一个临时内分泌腺，新鲜时呈黄色，故称黄体（corpus luteum）（图 13-13）。由颗粒层细胞分化而成的颗粒黄体细胞（granulosa lutein cell）较大，呈多角形，染色浅，数量多。内膜细胞分化为膜黄体细胞（theca lutein cell），圆形或多角形，染色深，数量少。两类细胞均有分泌类固醇激素细胞的结构特征。黄体的主要功能是分泌孕激素和一些雌激素，前者由颗粒黄体细胞分泌，后者由两种细胞协同分泌。

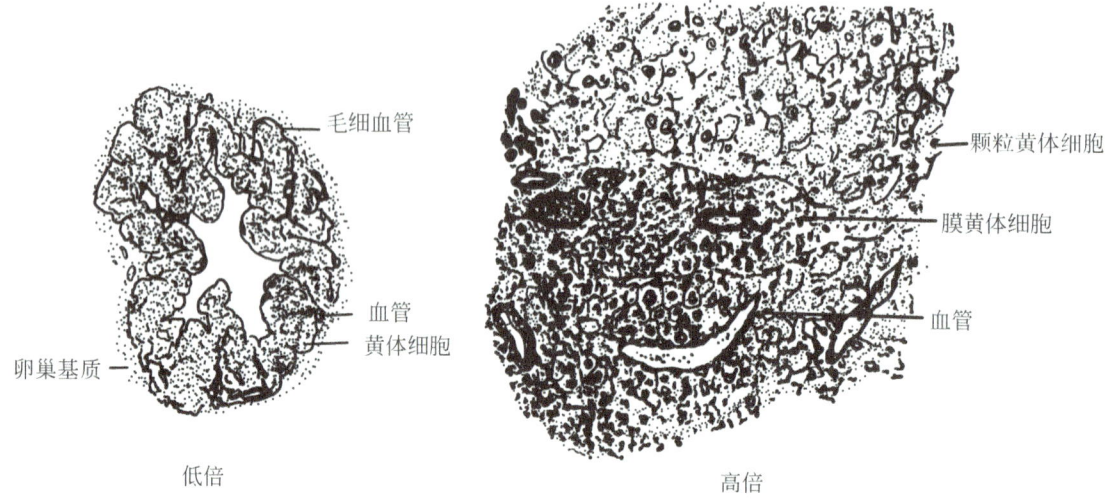

图13-13 黄体结构模式图

黄体的发育取决于排出的卵是否受精。如卵未受精，黄体仅维持2周左右，称月经黄体（corpus luteum of menstruation）；如卵受精，在胎盘分泌的人绒毛膜促性腺激素（HCG）的作用下，黄体继续发育增大，直径可达4~5 cm，称妊娠黄体（corpus luteum of pregnancy），可维持6个月甚至更长时间。两种黄体最终都退化消失，细胞逐渐变小，空泡增多，继而自溶，被结缔组织取代，称白体（corpus albicans）。妊娠黄体颗粒黄体细胞还能分泌松弛素（relaxin），松弛素可使子宫平滑肌松弛，以维持妊娠。

（四）闭锁卵泡和间质腺

退化的卵泡称闭锁卵泡（atretic follicle）（图13-14）。卵泡的闭锁可发生在卵泡发育的任何阶段，其形态结构的变化与卵泡发育阶段有关。大多数卵泡的退化发生在原始卵泡阶段，卵泡变性皱缩而逐渐消失。初级卵泡和早期次级卵泡退化中可见残留的皱缩透明带，卵泡腔内有中性粒细胞及巨噬细胞浸润。晚期次级卵泡闭锁时卵泡壁塌陷，卵泡膜的血管和结缔组织伸入颗粒层及卵丘，卵泡膜细胞增大，形成多边形上皮样细胞，胞质中充满脂滴，形似黄体细胞，并常被结缔组织和血管分隔成散在的细胞团索，称为间质腺（interstitial gland）。人的间质腺不发达，细胞散在于基质之中。猫及啮齿类动物的间质腺较多，有分泌雌激素功能。在妊娠期和哺乳期，卵巢内的闭锁卵泡增多，透明带的特异性抗原也随之增多，此抗原具有阻止受精的作用。

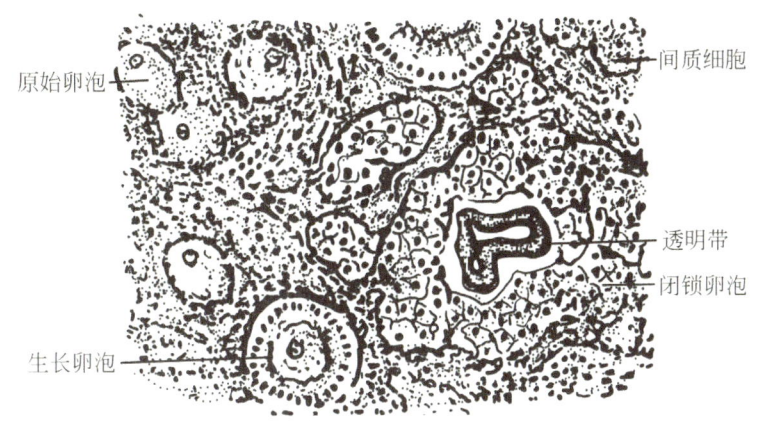

图 13-14 闭锁卵泡结构模式图

（五）门细胞

门细胞（hilus cell）位于卵巢门部近系膜处，细胞结构与睾丸间质细胞相似，为多边形或卵圆形，直径 14～15 μm；核圆形，核仁清楚，胞质嗜酸性，含有胆固醇和脂色素等。在妊娠期和绝经期，门细胞较明显。门细胞可分泌雄激素，若门细胞增生或发生肿瘤时，患者可出现男性化症状。

二、输卵管

输卵管（fallopian tube；oviduct）呈管状，左右各一，长 8～15 cm。每侧输卵管有两个开口，内侧开口于子宫角部的子宫腔内，称为输卵管-子宫口；外侧开口于腹腔内，称为输卵管-腹腔口。它通过腹腔口，使腹腔与体外直接相通。输卵管由内口到外口，依据输卵管形态可将其分为以下四部分（图 13-15）。

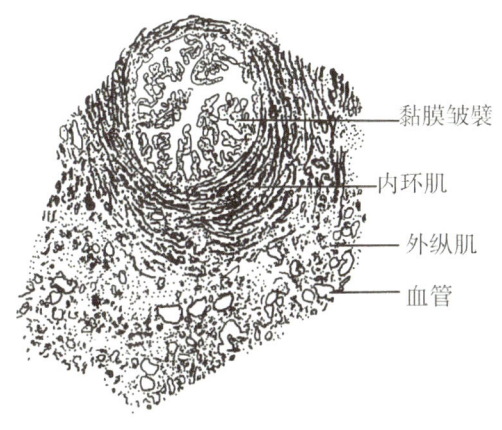

图 13-15 输卵管横切图

（一）间质部

间质部（interstitial portion of fallopian tube）：为输卵管位于子宫肌壁内的部分，故间质部又称壁内部，长约1 cm。管腔极细，直径0.5～1 mm（图13-15）。其行径一般为由输卵管-子宫口，斜直或弯曲地上行，走向子宫底部，然后侧行而出子宫壁；但其行径也可能是迂回曲折的。在后一种情况下，做输卵管吻合手术时，可发现间质部的管腔仅能通过极细而坚韧的马尾丝。间质部堵塞需要做经X线的输卵管介入治疗。做宫腔镜下插管治疗因所应用的材料较粗，疗效较差，多不采用。

（二）峡部

由子宫壁向外延伸的部分为峡部（isthmus portion of fallopian tube）。峡部直而短，占据输卵管内1/3段，长2～3 cm，从子宫外侧角水平向外延伸，达卵巢下端附近，内接输卵管-子宫口，外连输卵管壶腹。此部短而细直，壁厚腔窄。输卵管峡部管腔直径最小0.9 mm，最大达2 mm。输卵管峡部肌层较厚，由内纵、中环和外纵三层平滑肌组成，中层环形，与环绕输卵管的血管平行；内层又称固有层，从间质部向外伸展1 cm后，内层便呈螺旋状。肌层有节奏的收缩可引起输卵管由远端向近端的蠕动。黏膜皱襞减少，纤毛细胞仅占上皮细胞总数的20%～30%。输卵管峡部横断面可见管腔呈不规则形，黏膜皱襞明显，上皮为单层柱状，固有膜较薄，中为肌层，最外层为浆膜。

输卵管峡部的神经分布与其他器官一样，是沿输卵管血管走行，但大多数神经分布在输卵管肌层，且各个节段分布不一。

输卵管的峡部控制精子的释放和促进精子的获能的机制尚不清楚，可能与下列因素有关：①排卵期输卵管近端血中孕酮、雄烯二酮和雌二醇及PGF_2浓度升高，调节峡部平滑肌的收缩性和通透性。②排卵期峡部分泌细胞的分泌功能也最活跃，可分泌多种蛋白质，如33.8%的白蛋白、44.4%的球蛋白、1.8%的γ-球蛋白，以及各种各样的酶，如淀粉酶和乳酸脱氢酶。这些酶能使糖原分解为丙酮酸和葡萄糖，丙酮酸是受精卵分裂和生长必需的底物，而葡萄糖则是精子和受精卵的主要能源。③子宫-输卵管连接处和峡部分泌细胞膜上的碳酸酐酶，调节管腔的酸碱平衡，使碳酸根离子增加，输卵管pH值由7.1～7.3升高到7.5～7.8，有利于精子的活动。④峡部的钾离子抑制和刺激丙酮酸盐的合成也对精子的活力有作用。⑤排卵期峡部管腔内的儿茶酚胺。输卵管峡部非常细，管腔狭小，若输卵管有炎症，是最容易堵塞的部位，从而造成不孕或宫外孕。同时，输卵管峡部堵塞的治疗最适合经X线的输卵管介入复通术治疗。在临床计划生育手术中，输卵管峡部是输卵管结扎术和栓堵术的首选部位。

（三）壶腹部

由峡部向外延伸的膨大部分为输卵管壶腹部（ampulla of fallopian tube）。输卵管壶腹部是指输卵管腹腔端开口至壶腹部-峡部连接之间的一段，壶腹部管壁薄而弯曲，占输卵管全长 1/2 以上，长 5~8 cm。管腔直径与峡部连接处为 1~2 mm，远端则较宽大，可达 1 cm 以上。壶腹部管腔充满了富含复杂褶皱的黏膜，黏膜为单层上皮，由纤毛细胞、分泌细胞和基底细胞组成。其中纤毛细胞占 40%~60%，仍多于其他细胞的数目且富含微纤毛，纤毛的摆动也朝向子宫腔。黏膜之外有内环和外纵两层平滑肌。输卵管壶腹部呈"S"形弯曲，自卵巢下端起于输卵管峡部外端，先向外行，然后弯向上，沿卵巢前缘上行，至卵巢上端，再弯曲向后，移行于漏斗部。壶腹部是卵子受精处，若受精卵植入此部，则形成输卵管妊娠。

（四）漏斗部

输卵管壶腹部向外逐渐膨大呈漏斗状，称为漏斗部（infundibulum）。漏斗部中央的开口即输卵管-腹腔口。漏斗周缘有多个放射状的不规则突起，称为输卵管伞（fimbria of fallopian tube）。伞的长短不一，一般为 1~1.5 cm。伞内面覆盖有黏膜，其中较大的伞有纵行黏膜襞，并向内移行至漏斗部黏膜纵襞。输卵管伞中有 1 个最长的黏膜纵襞也为最深的突起，与卵巢的输卵管端相接触，称为卵巢伞（fimbria ovarica），有"拾卵"作用。

卵子运行的主要环节是输卵管伞端的作用。根据一些动物体内的直接观察，排卵后卵子并不在腹腔内游走很长的距离。由于输卵管肌肉、系膜及卵巢固有韧带的收缩活动相互配合，使输卵管伞端与卵巢排卵部位非常接近。在人类，手术时也经常见到双侧输卵管绕向子宫后方，估计人的输卵管捕获卵子的功能与哺乳动物可能相似。

卵子进入输卵管主要是由于输卵管伞端的捡拾作用。人们在直视下观察，发现排卵的卵泡并非暴力破裂把卵子冲入腹腔，而是卵泡液带着卵丘细胞的次级卵母细胞经排卵点缓慢流出。排卵后由于孕激素的作用，输卵管伞端广泛分散、充血，输卵管收缩强度增加，加上伞端离排卵点很近，以及伞端大量纤毛的摆动，几分钟内卵子就被迅速送至壶腹部。输卵管液在输卵管的峡部流速比较快，而在壶腹部的流速则很慢，便于卵子在壶腹部组织停留。

三、子宫

子宫为肌性器官，倒梨形，位于盆腔，壁厚腔窄，可分成底、体、颈三部分。子宫壁从内向外分别由黏膜（又称内膜）、肌层和外膜组成（图 13-16）。

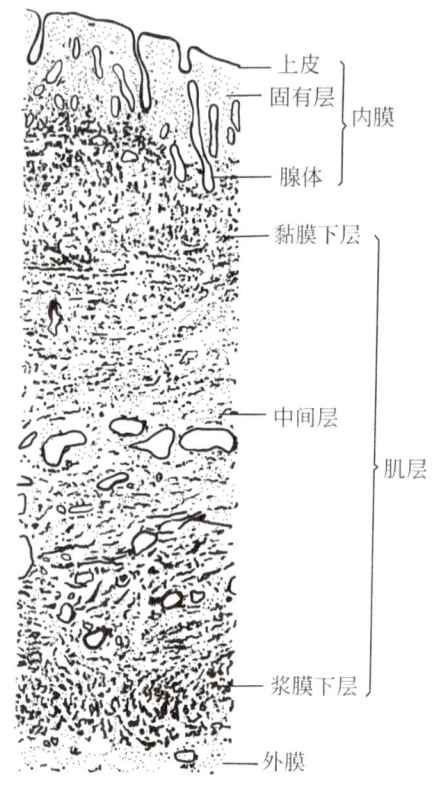

图13-16 子宫壁结构模式图

（一）子宫壁的组织结构

1. 外膜

除子宫颈为纤维膜外，其余均为浆膜所包裹。

2. 肌层（myometrium）

肌层很厚，由大量成片或成束的平滑肌交织而成，分层不明显。肌束间以疏松结缔组织分隔，自内向外大体上可分为黏膜下肌层、中间肌层及浆膜下肌层。黏膜下肌层和浆膜下肌层主要为纵行平滑肌；中间肌层较厚，又可分为内环形和外纵行两层，富含血管。成年女性子宫平滑肌纤维长约50 μm，妊娠时明显增长可达500 μm以上。肌纤维除本身可分裂增殖为肌纤维外，肌间结缔组织中的未分化细胞也可分化成为肌纤维使肌层增厚。分娩后，部分肌纤维恢复原来大小，部分肌纤维退化消失，增大的子宫又可恢复原状。子宫平滑肌的收缩受激素调节，在排卵和受精时为静止状态，这有利于胚泡的植入，而收缩时则有助于精子向输卵管运送、经血外排及胎儿娩出。

3. 内膜（endometrium）

内膜由单层柱状上皮和固有层组成，上皮由分泌细胞和少量的纤毛细胞构成。子宫内膜表面上皮向固有层内陷形成许多管状的子宫腺（uterine gland），其末端近肌层处常有分支，腺上皮与表面上皮的结构相似，均由分泌细胞和少量纤毛细胞构成。固有层较厚，血管丰富且含有大量分化程度较低的梭形或星形细胞，称为基质细胞（stromal cell）。

子宫底和体部的内膜可分成功能层（functional layer）和基底层（basal layer）。功能层较厚，位于浅层，自青春期起在卵巢激素的作用下发生周期性增生、肥厚、剥脱和出血；妊娠时又作为胚泡植入和孕育胎儿的部位。基底层较薄，位于深处，与肌层相邻；此层无周期性剥脱变化，但有增生和修复功能层的作用。

子宫动脉经外膜穿入子宫肌层，在中间肌层形成弓形动脉，随后发出许多放射状分支，垂直穿入内膜。在内膜与肌层交界处，形成一些短而直的分支称为基底动脉，分布于内膜基底层，它不受性激素的影响。基底动脉的主干螺旋状走行于功能层，称为螺旋动脉（coiled artery），它对性激素的作用很敏感。螺旋动脉在内膜浅层形成毛细血管网，经物质交换后汇入小静脉，穿越肌层，最后汇合成子宫静脉出子宫。

4. 子宫内膜的周期性变化

子宫内膜受卵巢激素的直接影响在青春期开始后出现周期性变化，即每隔约28 d出现一次子宫内膜的剥脱与出血，称月经。子宫内膜的周期变化称为月经周期（menstrual cycle）。一个月经周期约28 d（25～35 d），可分为三期：增生期、分泌期和月经期。月经周期的计算是从子宫出血的第1天算起，即月经期（第1～4天）；增生期（第5～14天）；分泌期（第15～28天）（图13-17）。

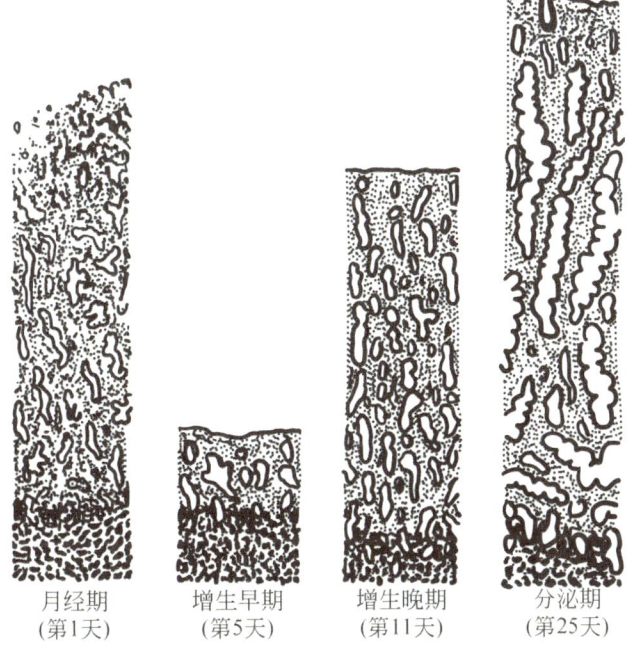

图13-17　子宫内膜周期性变化

（1）增生期（proliferative phase）：又称卵泡期（follicular phase）。此期卵巢内的初级卵泡正迅速生长，在卵泡所分泌的雌激素影响下，残留的子宫腺上皮分裂增生，使裸露的内膜重新铺上一层上皮，并从1 mm逐渐增厚到2~3 mm，子宫腺不断生长，在增生末期腺更粗，出现一些弯曲，腺上皮内可见有糖原颗粒聚集于核下区。同时螺旋动脉亦增长，出现轻度弯曲。

（2）分泌期（secretory phase）：又称黄体期（luteal phase）。次级卵母细胞已从卵巢排出，黄体形成，所分泌的孕酮作用于子宫内膜，使其比增生期增厚2~3倍。此时，子宫腺肥大，更弯曲，腺上皮合成大量糖原，初时糖原位于核下区，后来转移至细胞顶部，以胞吐方式排入腺腔，故腔内充满含糖原等营养物质的浓稠黏液。由于糖原在制片过程中被溶解，光镜检查分泌期子宫内膜时，可见腺上皮细胞含糖原区出现明显的空泡。电镜下，除糖原外，可见细胞基部出现嵴多的线粒体，其周围有粗面内质网。内膜细胞表面的微绒毛比增生期长。螺旋动脉也更长而弯曲。

除腺上皮和螺旋动脉的变化外，固有膜内组织液大量增加，出现黏膜水肿。结缔组织细胞增多并肥大，胞质内充满糖原和脂滴。若妊娠之后，这些细胞将继续肥大，称为蜕膜细胞。此外，固有膜内白细胞亦显著增加。

上述分泌期内膜变化的特点，正是受精卵植入所需要的条件。

（3）月经期（menstrual phase）：排卵后如卵未受精，则卵巢内所形成的黄体开始退化，血液中孕酮和雌激素含量迅速下降，引起子宫内膜功能层的螺旋动脉呈间歇性地持续收缩，导致内膜浅表缺血，功能层细胞坏死，子宫腺停止分泌，组织液大量流失，内膜萎缩，白细胞渗出增多。随后，螺旋动脉又短暂地弛张，使毛细血管急性充血而致破裂，血液溢入结缔组织。处于萎缩坏死的内膜，也开始呈小块地脱落，一直剥脱到功能层的深部。脱落的子宫内膜与血液一起自阴道排出，即为月经，历时3~5 d。在月经停止前，子宫内膜已开始再生，基底层残留的子宫腺上皮迅速增生，向子宫腔表面伸展，重新覆于黏膜表面。于是，进入下一个周期的增生期。如此反复循环，构成有规律的周期性变化。

（二）子宫颈

子宫颈黏膜厚3~5 mm，有许多长而分支的深皱襞，在切面上形似分支的管状腺，因此有学者称它为子宫颈腺。黏膜上皮为单层高柱状，其中大部分是分泌黏液的细胞，小部分为纤毛细胞。子宫颈管内经常充满高稠度的黏液。如皱襞开口处闭塞，则腔内黏液淤积，扩大形成小囊泡。子宫颈黏膜在月经周期中无明显的周期性变化，也不剥脱，但其上皮在分泌黏液的量和质上则随卵巢激素的影响而有变化。如在排卵期，分泌量增多，黏液的稠度降低，有利于精子通过子宫颈管。妊娠时，腺体增生胀大，子宫颈管中积聚大量黏液。绝经期，黏膜萎缩，皱襞逐渐消失，分泌活动停止。

子宫颈突入阴道内的部分，叫子宫颈阴道部。该部黏膜上皮在子宫外口附近转变为复层鳞状上皮，上皮内含有丰富的糖原。这两种上皮的交界处是子宫颈癌（鳞状上皮癌）的好发部位。

子宫颈肌层的平滑肌含量较少而分散，主要由较致密的结缔组织构成。

（三）卵巢和子宫内膜周期性变化的神经内分泌调节

女性生殖系统周期性变化的生理特点，是在神经系统的控制下，通过下丘脑、垂体和卵巢激素的作用而完成的，即受下丘脑-垂体-卵巢轴的调节（图13-18）。

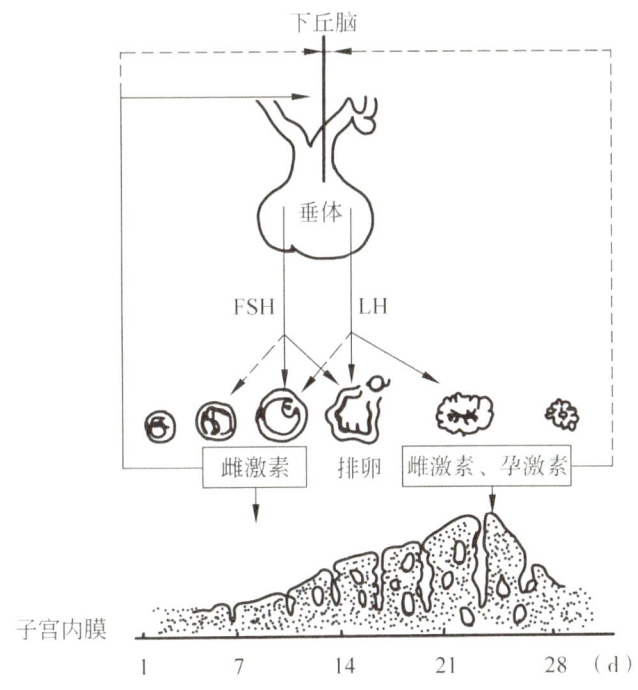

图13-18　卵巢和子宫内膜周期性变化之间的神经内分泌调节

下丘脑弓状核的神经内分泌细胞分泌促性腺素释放激素（GnRH），GnRH作用于腺垂体的嗜碱性细胞，使之分泌卵泡刺激素（FSH）和黄体生成素（LH）。FSH作用于卵巢，促使卵泡生长发育和成熟，并分泌雌激素。雌激素作用于子宫内膜，使内膜呈现增生期变化。此时，生长卵泡产生的较高水平的雌激素与GnRH共同作用于垂体嗜碱性细胞，使之产生大量LH，在LH和FSH协同作用下，成熟卵泡排卵，卵巢内黄体形成。黄体细胞产生大量的孕激素和少量的雌激素，使子宫内膜呈现分泌期变化。血液中由黄体产生的高浓度的雌激素和孕激素对下丘脑和垂体起反馈性抑制作用，使GnRH和FSH、LH分泌量减少。

黄体失去LH支持将萎缩、退化，血中孕激素和雌激素量骤然减少，子宫内膜开始剥脱、出血，进入月经期。血中低浓度的孕激素和雌激素解除了对下丘脑和垂体的抑制作用，弓状核产生GnRH增加，GnRH作用于垂体使之释放FSH，FSH促使卵泡发育也会产生雌激素，雌激素使子宫内膜再次呈现增生期变化。

四、乳腺

乳腺（mammary gland）至青春期开始发育，结构随不同的生理状况受到复杂的神经激素调节而有变化。无分泌功能的乳腺，称静止期乳腺。妊娠和哺乳期的乳腺因有分泌功能，故称活动期乳腺（图13-19）。

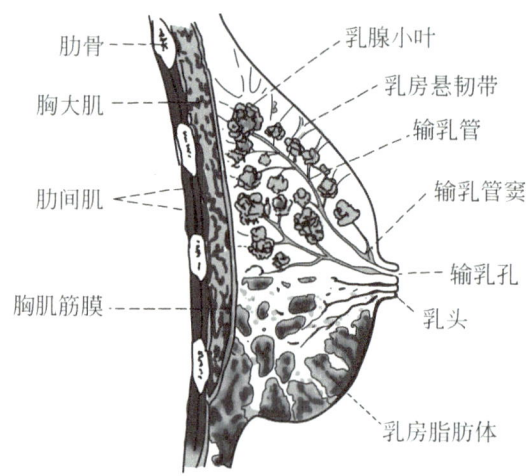

图13-19　乳腺结构示意图

（一）乳腺的一般结构

乳腺由15～20叶组成。叶间组织又伸入叶内将其分为若干小叶。每个小叶是一个复管泡状腺。腺泡上皮为单层立方或柱状，上皮和基膜之间有肌上皮细胞。导管包括由单层立方或柱状上皮内衬的小叶内导管、复层柱状上皮的小叶间导管和开口于乳头的总导管。总导管又称输乳管，衬以复层扁平上皮，与乳头表皮相延续。

（二）静止期乳腺

静止期乳腺的腺体不发达，脂肪组织和结缔组织丰富，仅见少量导管和萎缩的腺泡。静止期乳腺随月经周期而有轻微变化。排卵前后，导管和腺泡略有增生。月经前，结缔组织充血、水肿，腺泡腔变得明显，并含有少量分泌物，因而乳腺稍肿大（图13-20）。

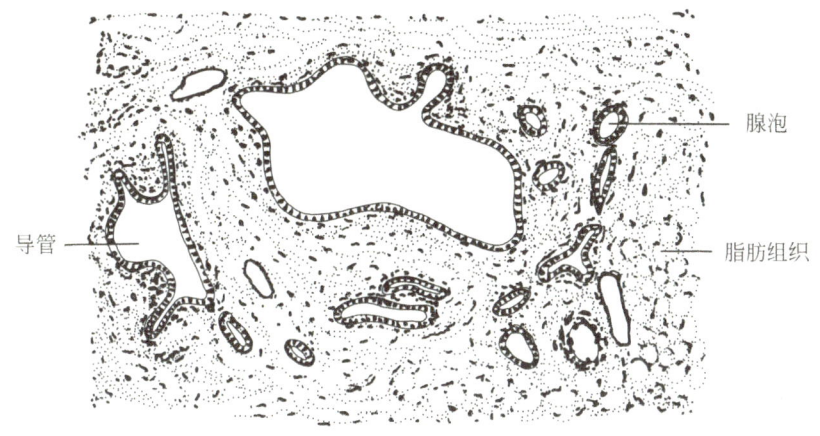

图 13-20　静止期乳腺结构模式图

(三) 活动期乳腺

在雌激素和孕酮的作用下，妊娠期乳腺的导管和腺泡迅速增生，小叶内腺泡密集，由单层柱状上皮构成，腺泡腔增大。结缔组织和脂肪相应减少。妊娠后期，在催乳素的影响下，腺泡开始分泌。乳腺属顶浆分泌型，其分泌物淡黄色，含有脂滴、乳蛋白、乳糖和抗体，称为初乳。初乳内还含有吞噬了脂肪的巨噬细胞，称初乳小体。哺乳期乳腺结构与妊娠期乳腺相似，只是腺体更发达，腺泡腔大而不规则。小叶间结缔组织显著减少。小叶内可见处于不同分泌时期的腺泡。有的处于分泌状态，腺泡细胞高柱状，胞质内富含分泌颗粒；有的细胞呈立方形或扁平形，腺腔内充满乳汁，为分泌后的腺泡（图13-21）。

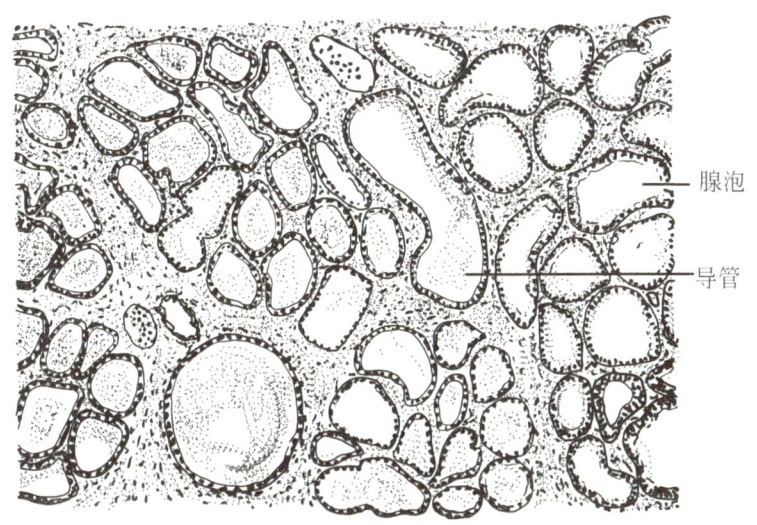

图 13-21　泌乳期乳腺结构模式图

断乳后，催乳素水平下降，乳腺停止分泌，腺泡萎缩。小叶间脂肪组织和结缔组织增多，腺组织恢复到静止期状态。绝经期后，体内雌激素及孕酮水平下降，腺组织萎缩退化，脂肪组织也减少。

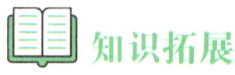

控制生育的可能途径

从理论上来说，正常的生育力取决于三个条件：①数量足够及发育成熟的精子和卵子；②精子与卵子顺利相遇并受精；③受精卵输入子宫，并在子宫内生长发育。上述三个环节中任何一环失常，均可导致不孕不育；反之，干扰上述三个环节中任何一个步骤，均能控制生育，达到计划生育的目的。例如，目前广泛采用的口服避孕药，多为雌激素和孕酮的衍生物，可改变正常的激素调节，从而阻止卵巢排卵和胚胎种植，达到避孕目的；又如，结扎输精管或输卵管可以阻止精子和卵子相遇，用避孕套也可达到同样目的。

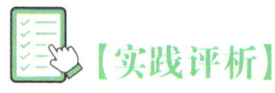

实践内容：

K粉，可以叫兴奋剂，也可以叫性药，它可以让人的精神状态一直保持亢奋状态，延续时间较久，同时会让人们对性方面产生很强烈的需求，而K粉又叫作毒品，那么它就一定会有副作用，而它的副作用都体现在哪里呢？

长期吸食K粉会对下丘脑-垂体-性腺轴产生不良影响，不同年龄阶段伴随不同危害。妊娠前会出现月经不调（间隔时间及月经量出现明显改变）、闭经、停止排卵等现象，或伴有性欲亢进。长期吸食会影响生殖器官，而引起不孕。妊娠期间，K粉可随血液及脐带进入胎儿体内，造成发育迟缓或畸形。子宫血液供应减少，可对胎盘产生直接破坏，引起胎儿血供减少，或诱发早产或死胎。

评析：

长期吸食K粉会导致母亲免疫力下降，增加患上多种传染性疾病的概率，或可导致胎儿在子宫内受到感染；妊娠后，若采用母乳喂养会使婴儿感染各种传染性疾病，如乙肝、细菌性心内膜炎等，而这些疾病可长期或终身存在。综合以上所述，女性吸食者应在戒毒1~2年后再考虑生孩子。

实践模拟：

（1）长期吸食K粉对男性生殖系统会产生哪些危害？

（2）生殖系统的损伤是不是不可逆的？日常生活中如何避免生殖系统感染？

（戴晓萍）

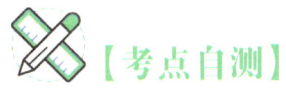

【考点自测】

一、选择题

（1）精子的生成结构位于（　　）。

  A．生精小管 B．附睾管 C．输精管 D．精直小管

  E．睾丸间质

（2）成熟的精子位于（　　）。

  A．输精管 B．射精管 C．精囊腺 D．附睾

  E．生精小管

（3）促成精子排出的原因有（　　）。

  A．生精小管上皮有纤毛运动 B．肌细胞有收缩功能

  C．附属腺分泌旺盛 D．生精小管的基膜内有平滑肌

  E．成纤维细胞对基膜进行刺激

（4）生精小管的上皮是（　　）。

  A．复层扁平上皮 B．复层立方上皮

  C．复层柱状上皮 D．假复层纤毛柱状上皮

  E．特殊的复层上皮

（5）生精细胞第一次成熟分裂的结构位于（　　）。

  A．精原细胞 B．精子细胞

  C．初级精母细胞 D．精子

  E．次级精母细胞

（6）生精细胞的第二次成熟分裂是在（　　）。

  A．次级精母细胞时期 B．精子细胞时期

  C．精原细胞时期 D．精子时期

  E．初级精母细胞时期

（7）生精细胞发育的最后阶段是（　　）。

  A．精子 B．初级精母细胞

C．次级精母细胞　　　　　　　　D．精原细胞

E．精子细胞

(8) 生精上皮中最不易见到的细胞是（　　）。

A．初级精母细胞　　　　　　　　B．次级精母细胞

C．精子　　　　　　　　　　　　D．精子细胞

E．精原细胞

(9) 形成精子顶体的细胞器是（　　）。

A．中心体　　　　　　　　　　　B．线粒体

C．高尔基复合体　　　　　　　　D．溶酶体

E．滑面内质网

(10) 人的精原细胞发育成精子，需（　　）。

A．5~10 d　　　B．10~20 d　　　C．30~45 d　　　D．55~60 d

E．60~70 d

(11) 组成卵巢皮质的主要结构是（　　）。

A．疏松结缔组织　　B．卵泡和黄体　　C．门细胞　　　D．淋巴管

E．平滑肌

(12) 组成卵巢髓质结构的主要成分是（　　）。

A．卵泡　　　　　　　　　　　　B．闭锁卵泡

C．疏松结缔组织　　　　　　　　D．黄体

E．基质细胞

(13) 下列关于卵泡组成的描述正确的是（　　）。

A．卵母细胞及透明带　　　　　　B．卵母细胞及放射冠

C．卵母细胞及卵泡腔　　　　　　D．卵母细胞及卵泡膜

E．卵母细胞及卵泡细胞

(14) 透明带出现的时间是（　　）。

A．原始卵泡时期　　　　　　　　B．初级卵泡时期

C．次级卵泡时期　　　　　　　　D．成熟卵泡时期

E．闭锁卵泡时期

(15) 卵泡膜分化为内、外两层的时间是（　　）。

A．闭锁卵泡时期　　　　　　　　B．原始卵泡时期

C．成熟卵泡时期　　　　　　　　D．次级卵泡时期

E．初级卵泡时期

(16) 卵泡腔出现的时间是（　　）。

A．初级卵泡时期　　　　　　　　B．原始卵泡时期

C．闭锁卵泡时期　　　　　　　　D．成熟卵泡时期

E．次级卵泡时期

(17) 卵细胞完成第一次成熟分裂的时间是（   ）。

A．成熟卵泡时期　　　　　　　　B．原始卵泡时期

C．次级卵泡时期　　　　　　　　D．闭锁卵泡时期

E．初级卵泡时期

(18) 卵细胞完成第二次成熟分裂的时间是（   ）。

A．次级卵泡时期　　　　　　　　B．成熟卵泡时期

C．受精　　　　　　　　　　　　D．受精后

E．初级卵泡时期

(19) 人一生排卵数目是（   ）。

A．50～100个　　B．100～200个　　C．200～300个　　D．300～400个

E．400～500个

(20) 人类排卵的时间大约是在月经周期的第（   ）。

A．8天　　　　　B．12天　　　　　C．14天　　　　　D．18天

E．22天

二、简答题

(1) 叙述精子发生的过程。

(2) 叙述睾丸间质细胞的结构及功能。

(3) 简述卵泡发育和成熟的过程。

(4) 叙述成熟卵细胞的形成过程。

(5) 试述黄体的形成、功能和转变。

(6) 何为月经？月经是怎样产生的？

三、论述题

(1) 试述支持细胞的形态结构与功能。

(2) 试述子宫内膜的周期性变化与卵巢的关系。

学习单元十四 皮 肤

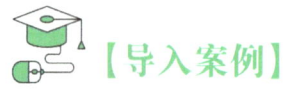
【导入案例】

《兰州晨报》讯 近日，消费者罗某向七里河区工商局经济检查大队投诉称，2016年5月4日，罗某在位于七里河区西津西路天堂美容院接受所谓排毒的面部医疗美容服务，却在治疗后导致罗某面部患上激素性皮炎。七里河区工商局经调查，认定该美容院存在虚假宣传的事实。

据了解，2016年5月4日，消费者罗某轻信美容院宣传人员，花费8 000元在天堂美容院接受了所谓排毒的面部医疗美容服务。在接受治疗后，罗某的面部皮肤不仅没有成功排毒，而且还患上了激素性皮炎，经医院治疗花费1万余元。

接到投诉后，七里河区工商局执法人员前往美容院调查，发现该美容院利用互联网网页广告和店堂广告等形式，向社会宣传各种一站式解决青春痘、粉刺、痤疮、痘印、红血丝神奇疗效的医疗美容服务内容。

七里河区工商局随后向美容院送达《限期提供有关证明材料通知》，要求当事人限期提供广告费用票据和相关引用语，以及使用数据的相关证明。果不其然，在规定的期限内，该美容院根本无法提供有效证明材料予以证实。

为此，七里河区工商局认定，其大部分的宣传内容都不具备相关资格，同时，还存在违规使用医疗用语并虚构疗效的问题。

经七里河区工商局工作人员协调，由天堂美容院为消费者罗某支付9万元安抚金。同时，根据相关法律法规，对美容院处以5 000元罚款的处理。

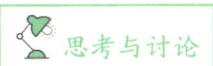

爱美之心，人皆有之，因此当皮肤长了痤疮（俗称"青春痘"）时会想方设法祛除，但是不能盲目，要科学祛痘，那么较好的祛痘方法是什么？可不可以通过食疗来祛痘？简述其中的原理。

皮肤（skin）是人体最大的器官，表面积1.2～2.3 m²，重量约占体重的16%。皮肤分表皮和真皮两层。表皮是角化的复层扁平上皮，发生于外胚层，一般厚度为0.07～0.12 mm，手掌和足底的表皮最厚，为0.8～1.4 mm。真皮是致密结缔组织，由中胚层发生，厚度1～4 mm，借皮下疏松结缔组织与深部组织相连。皮肤内有丰富的神经末梢和血管网，有表皮衍生的毛发、汗腺、皮脂腺、指甲等皮肤附属器。

皮肤是人体的重要屏障，能保护深部组织和维持内环境稳定，阻挡异物和病原体侵入，限制水分和离子散失，通过神经末梢感受痛、触、压、冷、热等外界刺激，还能排泄部分代谢产物和调节体温。

学习任务一　表　皮

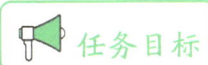

（1）掌握表皮的分层及各层细胞的光镜结构。

（2）了解超微结构，以及表皮的角化过程。

（3）了解黑素细胞的结构和功能。

表皮（epidermis）是皮肤的浅层，由角化的复层扁平上皮构成。人体各部位的表皮厚薄不等，一般厚度约0.1 mm，以手掌与足底最厚（图14-1、图14-2）。表皮由两类细胞组成：一类是角蛋白形成细胞（keratinocyte），占表皮细胞的绝大多数，它们在分化中合成大量角蛋白，细胞角化并渐脱落；另一类是非角蛋白形成的细胞，数量少，分散存在于角蛋白形成的细胞之间，包括黑素细胞、朗格汉斯细胞和梅克尔细胞。

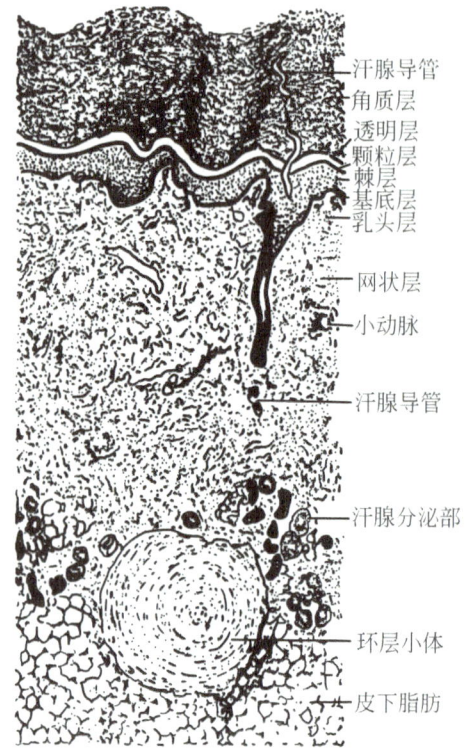

图14-1 手指皮肤结构模式图

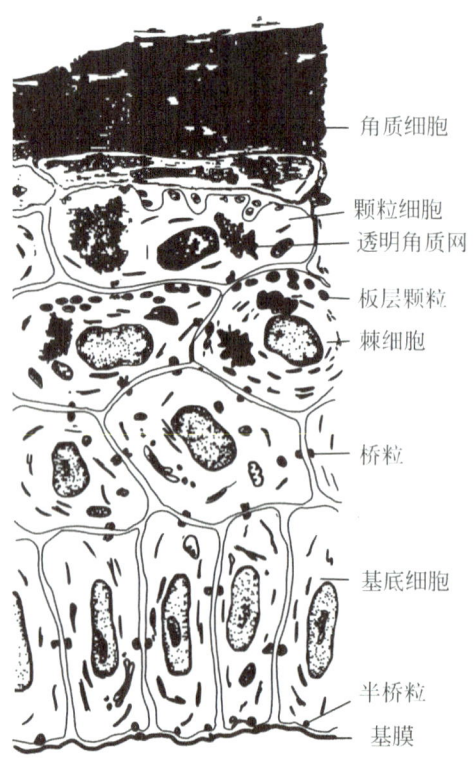

图14-2 表皮角化过程示意图

一、表皮的分层和角质形成细胞的分化

手掌和足跖的厚表皮的结构较典型，从基底面到表面可分为五层：基底层、棘层、颗粒层、透明层和角质层（图14-2）。

（一）基底层

基底层（stratum basale）是表皮最深的一层，借基膜与真皮相接，由于真皮乳头伸入表皮，致使两者相接处凹凸不平。基底层由一层立方形或矮柱状的细胞所组成，称为基底细胞。基底细胞排列整齐，胞质较少，细胞核卵圆形，染色质呈颗粒状。细胞具有增生分裂能力，^{3}H胸腺嘧啶标记试验表明基底层是表皮的增生部分。增生后的细胞向表层推移，逐渐分化为其他各层的细胞，所以基底层是表皮的生发层。基底细胞与相邻表皮细胞之间以桥粒相连接，其基底面以半桥粒连于基膜。

（二）棘层

棘层（stratum spinosum）位于基底层的浅面，有5~10层细胞，由基底细胞分化而来。细胞呈多边形，向浅层推移，细胞渐变为扁平形。核呈圆形或卵圆形，位于细胞的中央，胞质丰富。每个细胞的表面伸出许多短的棘状突起，故称为棘细胞（spinous cell）。相邻细胞的棘状突起以桥粒相接，桥粒数量很多，借以增强相邻细胞的连接。

（三）颗粒层

颗粒层（stratum granulosum）位于棘细胞层的浅面，由2~3层梭形细胞组成，细胞核染色较浅，有萎缩退化的趋向。颗粒细胞的特点是胞质内含有大小不等、形状不同的透明角质颗粒，在HE染色切片中，呈紫蓝色。颗粒层的厚度与角化层的厚薄有关，角化层厚的，颗粒层也厚。

（四）透明层

透明层（stratum lucidum）位于颗粒层的浅表，由数层较扁的细胞组成，细胞界限不清，此层只在手掌和足跖的厚表皮明显易见。光镜下，此层的细胞易被伊红染色，胞质呈均质状，并有强折光性，故名透明层。

（五）角质层

角质层（stratum corneum）是表皮的最浅层，由多层已经角化的扁平细胞组成。角质

细胞的胞质内含角蛋白，其他结构（如细胞器和细胞核）均已退化，光镜下呈均质状，嗜酸性。角质层在足底、手掌易受摩擦部位的皮肤最厚，可达数十层细胞，头皮和腹壁皮肤的角质层最薄，仅由数层细胞组成。角质层的表层细胞经常脱落，成为皮屑，深层细胞不断分裂增生予以补充。角质层耐摩擦，并可阻挡外物的侵入，起重要的保护作用。

表皮由基底层到角质层的结构变化，反映了角蛋白形成细胞增殖、分化、移动和脱落的过程，同时也是细胞逐渐生成角蛋白和角化的过程。正常生理情况下，表皮角质层细胞不断脱落和基底层细胞不断分裂增殖保持着动态平衡，维持表皮的一定厚度和结构。正常表皮更新时间一般为3～4周。

二、非角质形成细胞

（一）黑素细胞

黑素细胞（melanocyte）是生成黑色素的细胞，散在分布于基底层细胞之间。HE染色标本上不易辨认。电镜下，黑素细胞体圆，有多个细长并可分支的突起伸入角质形成细胞之间。黑素细胞内除有粗面内质网和高尔基复合体外，主要特征是有许多长圆形的黑素体（melanosome），黑素体由高尔基复合体产生，有膜包被，内含酪氨酸酶、多巴氧化酶，可将酪氨酸转化为黑色素。当黑素体内充满黑色素后，称为黑素颗粒。黑素颗粒移入细胞突起的末端，以胞吐方式释放，被角质形成细胞吞噬后，逐渐集中于胞核上部（图14-3、图14-4）。

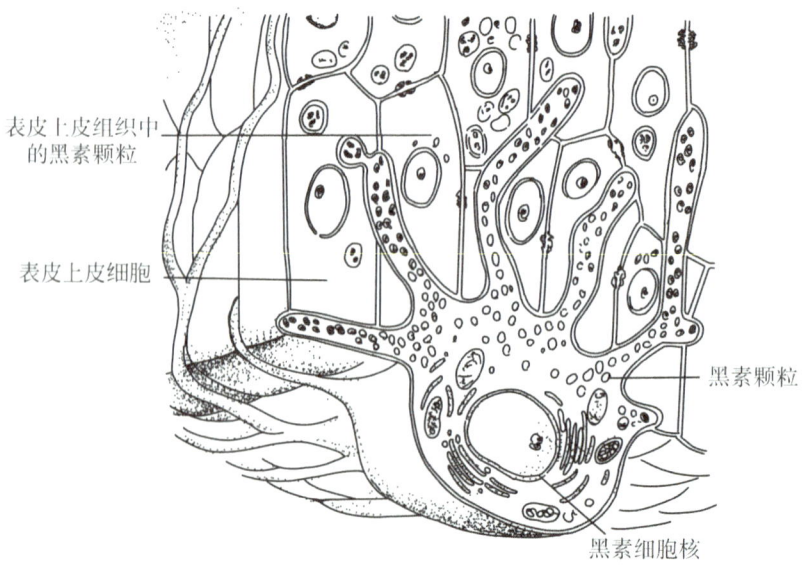

图14-3　表皮和黑素细胞结构模式图

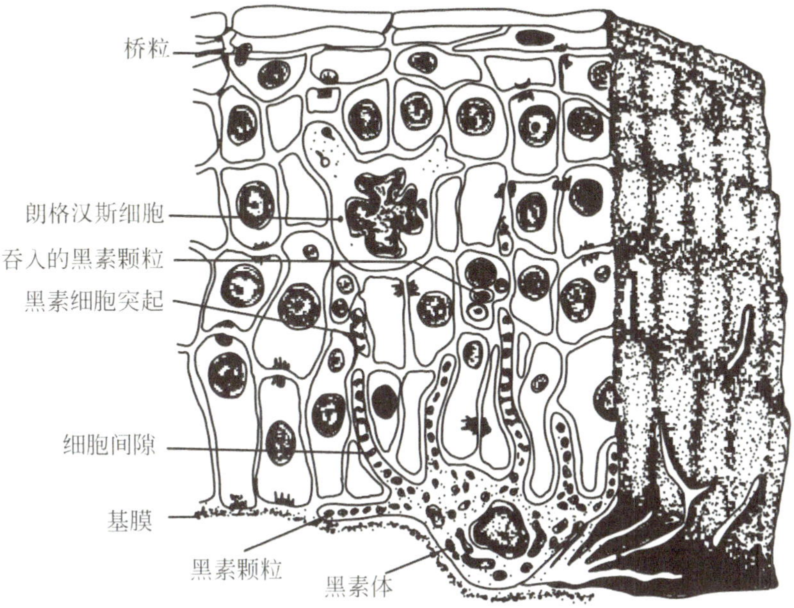

图14-4　黑素细胞和朗格汉斯细胞结构模式图

黑色素能吸收紫外线，保护皮肤及深部组织免受损害。黑素细胞若不能合成黑色素，皮肤因缺乏色素而形成白化病。身体的不同部位，黑素细胞数量不等，脸部、颈部的比四肢的多。不同种族的人，黑素细胞密度基本相等，但合成黑色素的能力有强弱，以致黑素颗粒的数量和大小不同，形成肤色差异。角质形成细胞吞入的黑素颗粒可被溶酶体分解而消失。黑色皮肤人种的黑素颗粒大而多，不易消失，故分布于表皮各层细胞内；黄色人种的黑素颗粒小，易被分解，仅存在于表皮深层的细胞内。紫外线可使酪氨酸酶活性增强，黑色素合成增加（图14-5）。

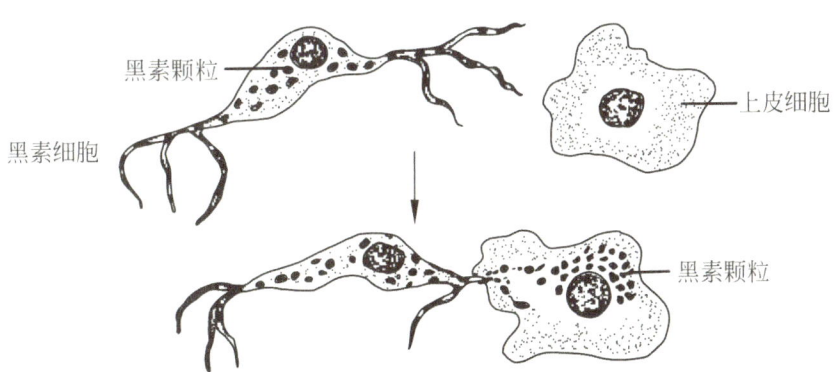

图14-5　黑素颗粒进入上皮细胞示意图

(二) 朗格汉斯细胞

朗格汉斯细胞 (Langerhans cell) 由胚胎期骨髓发生，以后迁移到皮肤内，分散存在于表皮的棘层细胞之间，在HE染色切片上不易辨认（图14-4）。用三磷酸腺苷酶等特殊染色法可见细胞向周围伸出多个较粗的突起，每个突起又分出多个树枝状细小突起，穿插在棘细胞之间。目前认为朗格汉斯细胞来源于血液中的单核细胞，它能识别、结合和处理侵入皮肤的抗原并把抗原传递给T细胞，是皮肤免疫功能的重要细胞，在对抗侵入皮肤的病毒和监视表皮癌变细胞方面起重要作用。

(三) 梅克尔细胞

梅克尔细胞 (Merkel cell) 是具有短指状突起的细胞，散布于厚皮肤如手掌、足底基底层细胞之间，数量很少，HE染色标本上不易辨认。电镜下，可见胞质内有许多有膜的分泌颗粒，其内容物电子密度高（图14-6）。有些细胞的基底面与感觉神经末梢紧贴，分泌颗粒也聚集在该处，形成类似突触的结构。目前认为梅克尔细胞是感觉细胞，能感受触觉刺激。

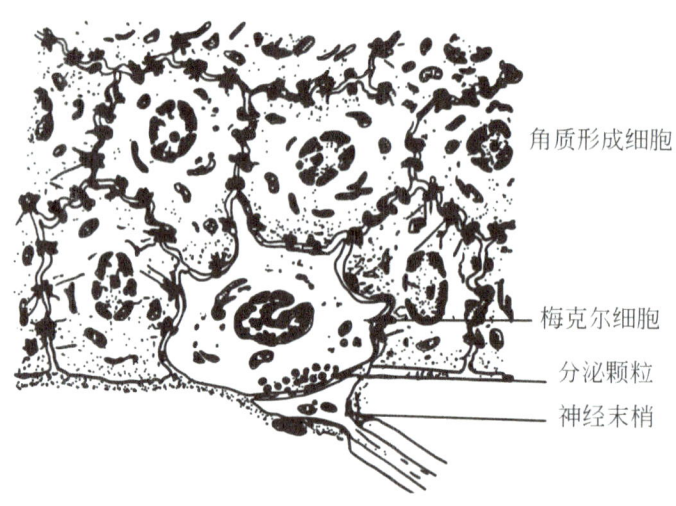

图14-6 梅克尔细胞结构模式图

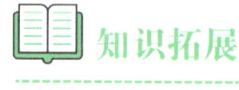

吃什么能增厚皮肤角质层

皮肤的角质层，是我们身体的最外层，保护我们身体免受外部伤害，具有类似"屏障"功能。它能防止有害微生物及刺激性、过敏性物质渗透进皮肤，对皮肤及人体产生危害；还可以防止通过皮肤损失过多的水分。但是每个人的皮肤角质层厚度是不一样的，有的人的角质层会比较薄，那么增厚皮肤角质层是很有必要的。通过吃来增厚，往往更方便也更实际有效。

对于缺乏维生素者，可以多吃水果和薯类食物，如苹果、橘子、红薯等，或摄入维生素片，特别是维生素C。含维生素C较高的食物有花菜、青辣椒、橙子、葡萄、西红柿等。每人每天维生素C的最佳摄入量为100～200 mg，最低不少于60 mg。

多吃富含胶原蛋白的食物，如猪蹄、动物的皮等，其中猪蹄含有丰富的胶原蛋白质，但是脂肪含量却比肥肉低。中医认为猪蹄性平，味甘咸，营养堪比熊掌；猪蹄所含的胶原蛋白还可促进毛发、指甲生长，保持皮肤柔软、细腻，改善全身的微循环。

注意事项：

增厚皮肤角质层，除了注意饮食中营养物质的摄入，还要注意平时的洗护，尽量使用温和的洗护用品，避免使用对皮肤产生刺激性作用的产品，同时要做好皮肤的保湿工作，这是护肤最基础也是最重要的环节。

（何东全）

学习任务二　真　皮

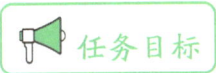
任务目标

（1）掌握真皮的分层及结构特点。

（2）了解皮下组织的结构。

真皮（dermis）位于表皮与皮下组织之间，由致密结缔组织组成，含有丰富的胶原纤维、网状纤维和弹性纤维，以及各种结缔组织细胞（图14-7）。真皮的厚度一般为1～

2 mm。真皮可分为乳头层及网状层，两层互相移行而无明显的分界。

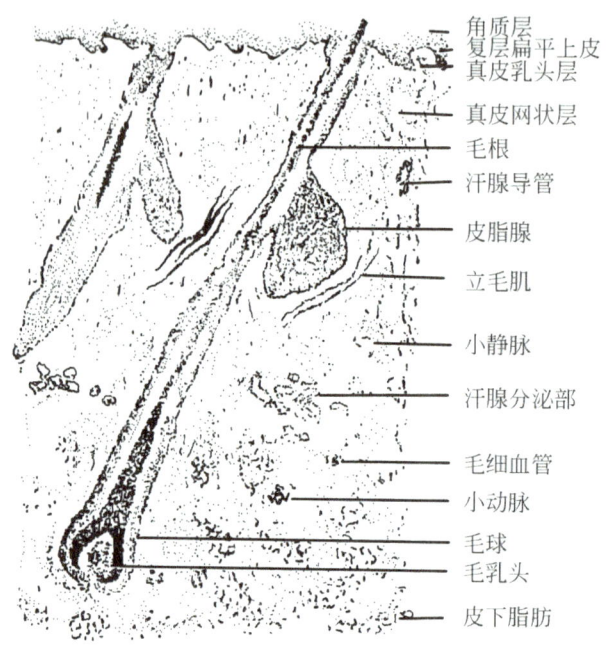

图14-7　头皮结构模式图

一、真皮结构

（一）乳头层

乳头层（papillary layer）为表皮下方的一薄层疏松结缔组织，形成大量乳头状突起突向表皮，称为真皮乳头（dermal papilla），乳头层内纤维较少而微细，含有较多的细胞成分，有的乳头内含有毛细血管袢，有的乳头内含有触觉小体。虽然此层很薄，但它是真皮中最富有生命活力的一层，在受到细菌侵入时可在此引起炎症反应或过敏性反应。皮内注射的药液即注入此层的细胞间隙之中。

（二）网状层

网状层（reticular layer）位于乳头层的深部，由致密结缔组织构成。网状层内有许多粗大的胶原纤维束相互交织成网。一些弹性纤维夹杂于其间，也交织成网，使皮肤具有很强的韧性和一定的弹性，能够承受从各方面而来的张力或拉力。此层内还常见较大的血管、淋巴管、汗腺、毛囊及皮脂腺等。神经纤维也很丰富。在皮肤的深层，偶见环层小体,能感受压觉和振动觉的刺激(图14-8)。

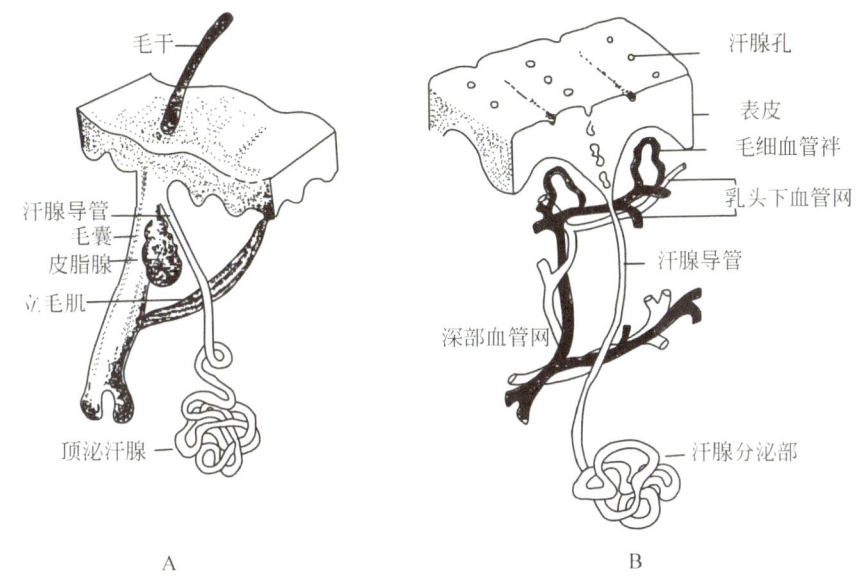

图14-8 皮肤的血管、汗腺、皮脂腺及毛的模式图

A. 毛、皮脂腺、顶泌汗腺模式图;B. 皮肤血管、局泌汗腺模式图

(三)皮下组织

皮下组织(hypodermis)即浅筋膜,由连接于皮肤和肌肉之间的疏松结缔组织和脂肪组织所组成。凡皮肤移动性较大处,纤维成分较少;与深部组织连接紧密处,纤维成分则较多。皮下组织的厚度,随年龄、性别及身体部位而不同。如腹部皮下组织可厚达3 cm,而阴茎、阴囊等处的皮下组织薄,不含脂肪。

二、真皮纤维及基质

纤维有胶原纤维、弹力纤维、网状纤维三种。

(一)胶原纤维

胶原纤维为真皮的主要成分,约占95%,集合组成束状;在乳头层纤维束较细,排列紧密,走行方向不一,也不互相交织。

(二)弹力纤维

弹力纤维在网状层下部较多,多盘绕在胶原纤维束下及皮肤附属器官周围;除赋予皮肤弹性外，也构成皮肤及其附属器的支架。

（三）网状纤维

网状纤维被认为是未成熟的胶原纤维，环绕于皮肤附属器及血管周围；在网状层，纤维束较粗，排列较疏松，交织成网状，与皮肤表面平行者较多。由于其纤维束呈螺旋状，故有一定伸缩性。

（四）基质

基质是一种无定形的、均匀的胶样物质，充塞于纤维束间及细胞间，为皮肤各种成分提供物质支持，并为物质代谢提供场所。

三、真皮中的细胞

细胞主要有以下几种。

1. 成纤维细胞

成纤维细胞能产生胶原纤维、弹力纤维和基质。

2. 组织细胞

组织细胞是网状内皮系统的一个组成部分，具有吞噬微生物、代谢产物、色素颗粒和异物的能力，起着有效的清除作用。

3. 肥大细胞

肥大细胞存在于真皮和皮下组织中，以真皮乳头层为最多。其胞质内的颗粒，能贮存和释放组胺及肝素等。

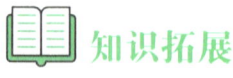
知识拓展

  表皮和真皮区分的意义举例：痤疮之类的如果用手去抓，就容易继发感染。一般来讲，咱们的皮肤感染，感染到表皮层，不会产生瘢痕；如果感染到真皮了，就会产生瘢痕。皮肤是一个屏障，你不要破坏它。

（段宝学）

学习任务三　皮肤附属器

任务目标

（1）熟悉毛发、皮脂腺、汗腺的分布。

（2）了解毛发、皮脂腺、汗腺的结构和功能。

一、毛

全身皮肤，除手掌及足底等个别部位以外，均有毛发（hair）分布。人体毛发的长短与寿命，因所在部位、年龄、性别及生理情况而有差异。头发粗长，四肢躯干的毛细小。每根毛发可分为毛干与毛根两部分（图14-9）。

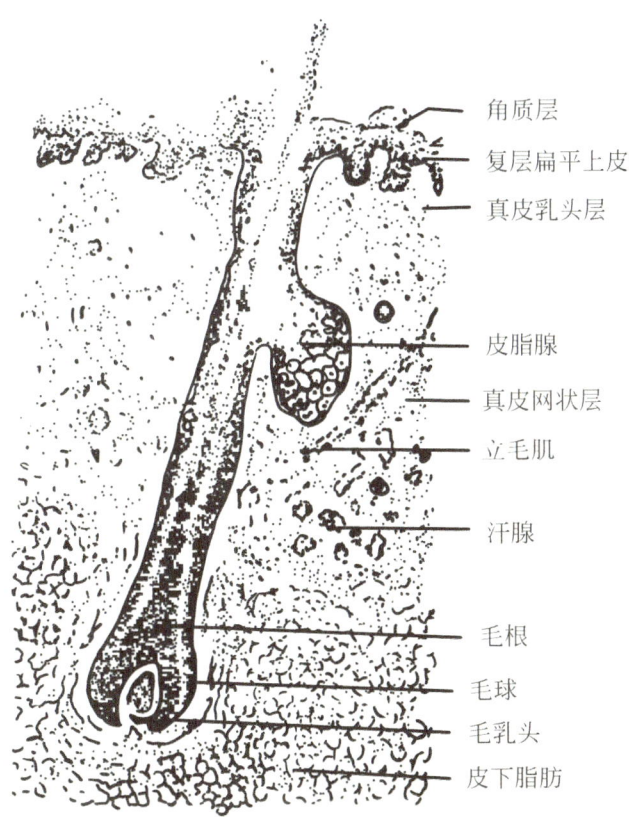

图14-9　毛的结构模式图

（一）毛干

毛干（hair shaft）是露出皮肤以外的部分，呈圆柱状或扁圆柱状，由同心圆排列的角化上皮细胞组成。细胞内含有黑素颗粒，黑色素的多少与毛发的颜色有直接关系。

（二）毛根

毛根（hair root）是埋于皮肤以内的部分，外包以毛囊。毛根末端膨大称为毛球（hair bulb），此处细胞分裂活跃，是毛发的生长点。由于毛根的不断生长，毛干即不断地增长。毛球的底端凹陷，有结缔组织突入其中，称为毛乳头（hair papilla），内含毛细血管及神经。毛乳头对毛球有营养作用，如毛乳头破坏或退化，毛发即停止生长并逐渐脱落。包于毛根外面的毛囊（hair follicle），是由与皮肤相连续的上皮性毛囊和周围的真皮结缔组织毛囊所组成的鞘状结构。毛囊上有丰富的神经末梢分布。

毛发与皮肤表面成一定的角度，在钝角侧有一束斜行的平滑肌，起于毛囊的中下部，斜向上行，止于真皮的浅部，此平滑肌束收缩时，可使毛发直立，故称立毛肌（arrector pili muscle）。立毛肌受交感神经支配，当寒冷或惊恐时，立毛肌的收缩，可使毛发竖立，皮肤呈现鸡皮样。同时有助于皮脂的排出。

二、皮脂腺

皮脂腺（sebaceous gland）是一种分支泡状腺，常位于立毛肌与毛囊之间，有短的导管开口于毛囊（图14-10）。导管上皮与毛囊上皮相连续。分泌部膨大呈泡状，其外层细胞较小而幼稚，呈低立方形，相当于下表皮的基底层细胞，有不断分裂的能力。分裂产生的细胞渐长大并向腺泡中央移动，细胞质内聚集许多大小不等的皮脂颗粒，细胞进一步增大呈多边形泡沫状，细胞核则渐退化溶解。最后，整个细胞解体，皮脂排出，这种分泌方式称为全浆分泌。

皮脂（sebum）是一种脂性分泌物，含有多种脂肪酸，涂布于体表可使皮肤柔润，毛发光洁，并具有重要的杀菌功能。皮脂腺的分泌活动受雄性激素和肾上腺皮质激素的控制，故皮脂的分泌在青春期后大量增多。如分泌过多而腺导管被阻塞时，易形成粉刺。中老年因性激素减少，皮脂腺萎缩，皮脂分泌量少，故皮肤及毛发变得干燥，失去光泽且皮肤易裂。

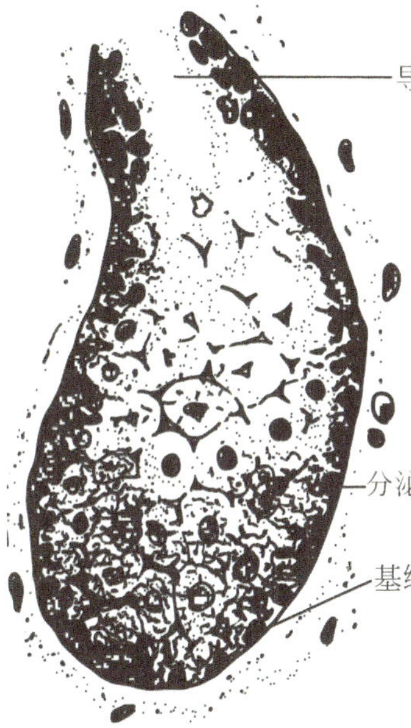

图14-10 皮脂腺的结构模式图

（一）皮脂腺的分布

皮脂腺是附属于皮肤的一个重要腺体，它的分布很广，除手、脚掌外遍布全身，以头面、胸骨附近及肩胛间皮肤最多。皮脂腺的分泌受雄性激素和肾上腺皮质激素的控制，在幼儿时皮脂分泌量较少；青春发育期分泌活动旺盛；35岁以后分泌量逐渐减少，皮肤会变得比较干燥、粗糙并出现皱纹。皮脂腺可分泌皮脂，经导管进入毛囊，再经毛孔排到皮肤表面。皮脂为油状半流态混合物，含有多种脂类，主要成分为甘油三酯、脂肪酸、磷脂、脂化胆固醇等。

（二）皮脂腺的类型

1. 附属于毛囊

此种皮脂腺开口于毛囊，与毛发共同构成毛-皮脂系统。在真皮乳头层，毛根被内、外毛鞘包围，外毛鞘又被结缔组织细胞包围，形成口袋状，称毛囊。毛囊是包围在毛发根部的囊状组织，内层是上皮组织性毛囊，外层是结缔组织性毛囊；内层与表皮相连，外层则与真皮相连。一般来说，人不能生长出新毛囊，毛囊是令毛发生长的皮肤细胞。所有的毛囊与人一起出生，并伴随人的一生，毛囊死亡后是不能再生的。

毛囊由毛杆、毛凸、毛球、毛乳头、毛基质等部分组成（图14-11）。神经纤维末梢使毛囊具有感觉的功能，动脉和静脉毛细血管丛给毛囊提供血液。毛囊的最深处是位于角质层3~7 mm的毛乳头，它含有神经和血管，向毛杆提供养分。毛囊的发育经过表皮和真皮之间一系列复杂的相互作用，并具有周期性。

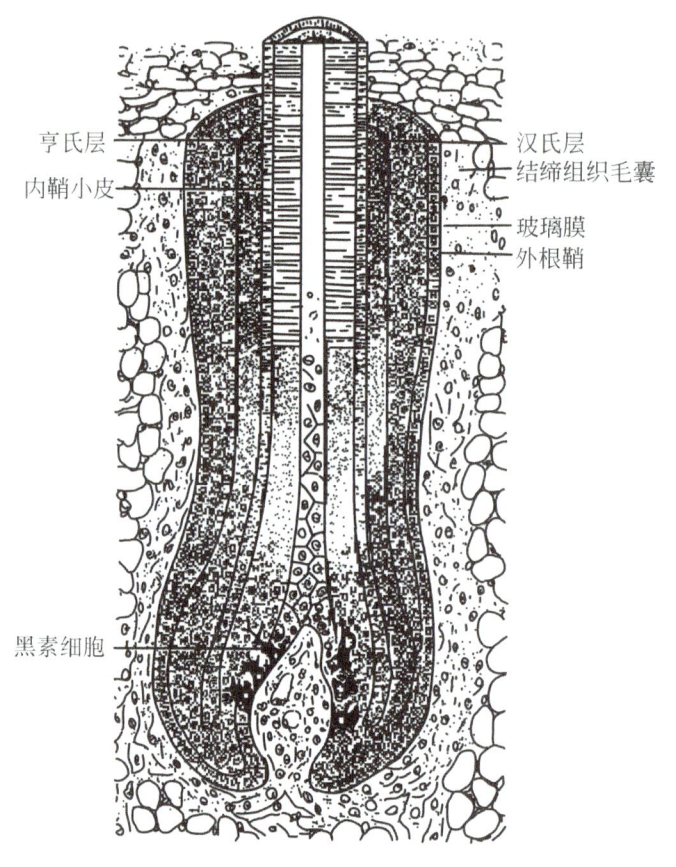

图14-11　毛囊结构模式图

毛囊：毛发之处。我们看到的是每一根头发在皮肤上所产生的一个表皮凹陷，称毛孔。通常在每个毛孔或毛囊内长一根头发（但也有生长2~3根的）。毛囊向下伸入真皮约1 cm深度，它是由包绕毛发与表皮相连的上皮鞘，以及皮脂腺和立毛肌所组成的一个结构比较复杂的器官附件组织。毛囊实际上是由结缔组织和上皮两部分所组成的，除了具有结缔组织和血管的真皮乳头（毛乳头）外，毛囊其余部分都是由表皮细胞分化而来。毛囊开口起始于皮肤表面，而每个毛囊又和一个或多个腺泡相连。每个腺泡解离成富含脂质的物质，却又通过一个共同的和毛囊相通连的皮脂腺导管将分泌物运送到皮肤表面排出。

2. 与毳毛有关

其导管直接开口于体表。时常在真皮中部见一囊性结构，囊壁为鳞状上皮，囊内含有板层状角蛋白，以及多少不等的毳毛横断面或斜切面。有些囊壁凹陷而形成毛囊样结构，有些囊肿可见静止期毛囊。如囊壁破裂，可引起异物反应。结痂和脐凹下方的囊肿见与表皮相通，由此排出其内容物，或因肉芽肿性浸润而部分被破坏。

3. 与毛发无关

直接开口于皮肤表面，又称自由皮脂腺。

三、汗腺

汗腺（sweat gland）遍布全身皮肤，而以手掌、足底部最多。汗腺分泌汗液，经导管部排泄到皮肤表面，能湿润皮肤，排出部分水和离子，有助于调节体温和水盐平衡。此外，也排泄少量含氮代谢产物。汗腺属于单管状腺，分为分泌部和导管部。分泌部位于真皮深层或皮下组织内，是盘曲成团的小管。管壁由一层单层矮柱状细胞围成，细胞质较明亮，核较圆。导管部经真皮向表皮蜿蜒上行，穿越表皮，开口于皮肤表面的汗孔。其可分为分泌部和导管部两部分（图14-12、图14-13）。

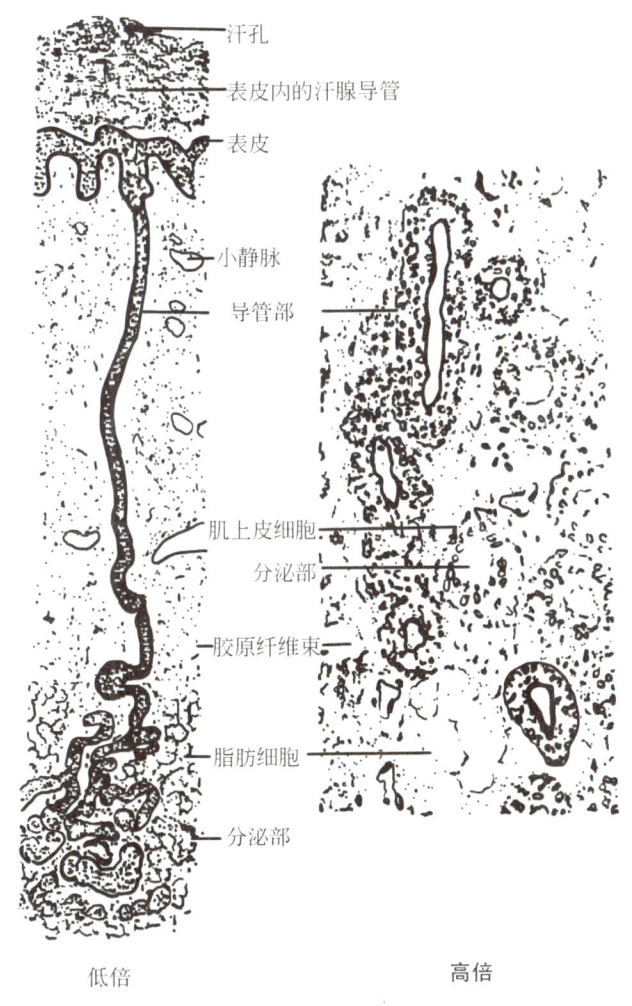

图14-12 汗腺结构模式图

（一）组织结构

1. 分泌部

分泌部位于真皮深层或皮下组织内，为一条盘曲成团的管状腺。管壁由单层立方细胞组成。在腺细胞与基膜之间，有梭形的肌上皮细胞，有收缩功能，细胞收缩时能帮助汗液的排出（图14-13）。

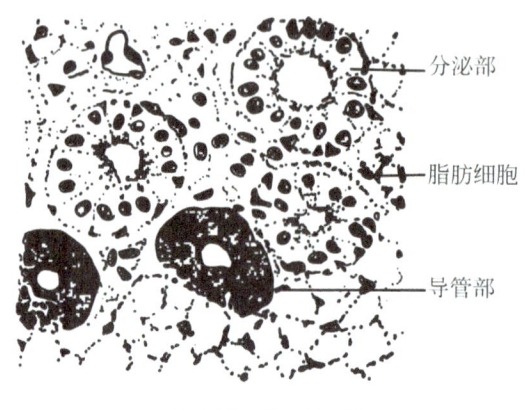

图14-13　汗腺

2. 导管部

导管部为一条细长而略有扭曲的上皮管道。它在穿越表皮的部分呈螺旋形，开口于表皮。管壁由两层较小的立方上皮组成，切面上汗腺导管的管径较小而管腔明显，无肌上皮细胞。

（二）汗腺分类

1. 外泌汗腺（eccrine sweat gland）

外泌汗腺又称局泌汗腺，即通常所称的汗腺。它们遍布于全身的皮肤中，但不同部位皮肤内的汗腺数目有明显差别。汗腺是单曲管状腺，分泌部为较粗的管，位于真皮深层和皮下组织中，盘曲成团，管腔小。导管较细而直，开口于皮肤表面。

分泌部由单层锥体形细胞组成，胞核呈圆形，位于细胞近基底部；胞质着色较浅；基膜明显。在腺细胞与基膜之间有肌上皮细胞（myoepithelial cell），它们收缩时能帮助排出分泌物。导管由两层染色较深的立方形细胞组成，由真皮深部上行，穿过表皮，开口于皮肤表面的汗孔。

腺细胞分泌的汗液除含大量水分外，还含钠、钾、氯、乳酸盐和尿素。导管能吸收分泌物中的一部分钠和氯。汗液分泌（出汗）是身体散热的主要方式，对调节体温起重要作用。外界温度高时汗腺分泌旺盛，可散发身体大量的热。

2. 顶泌汗腺（apocrine sweat gland）

顶泌汗腺主要分布在腋窝、乳晕和阴部等处。这种腺与上述的外泌汗腺不同，是皮肤中的另一种腺。分泌部为粗管，管腔大，也盘曲成团。

腺细胞呈立方形或矮柱状，胞核圆形，胞质易被伊红染色，胞质内含许多分泌颗粒和溶酶体。腺细胞与基膜之间也有肌上皮细胞。导管较细而直，也由两层上皮细胞组成，开口于毛囊上段。

分泌物为较黏稠的乳状液，含蛋白质、碳水化合物和脂类等，分泌物被细菌分解后产生特别的气味。分泌过盛而致气味过浓时，则发生狐臭。这种腺在性成熟前呈静止状态，青春期后由于受性激素的刺激，分泌活跃，分泌物的作用尚未可知。

四、指（趾）甲

指（趾）甲位于手指、足趾远端的背侧面，是表皮角质层细胞增厚而形成的板状结构。露在外面的部分，称为甲体；甲体深面部分，称为甲床；藏在皮肤深面部分，称为甲根。甲根的深部为甲母基。甲母基是甲的生长点，需拔甲时不可破坏甲母基。甲根浅面和甲体两侧的皮肤隆起，称为甲皱襞。甲皱襞与甲床之间的沟，称为甲沟。甲沟损伤感染，局部肿痛，称为甲沟炎（图14-14、图14-15）。

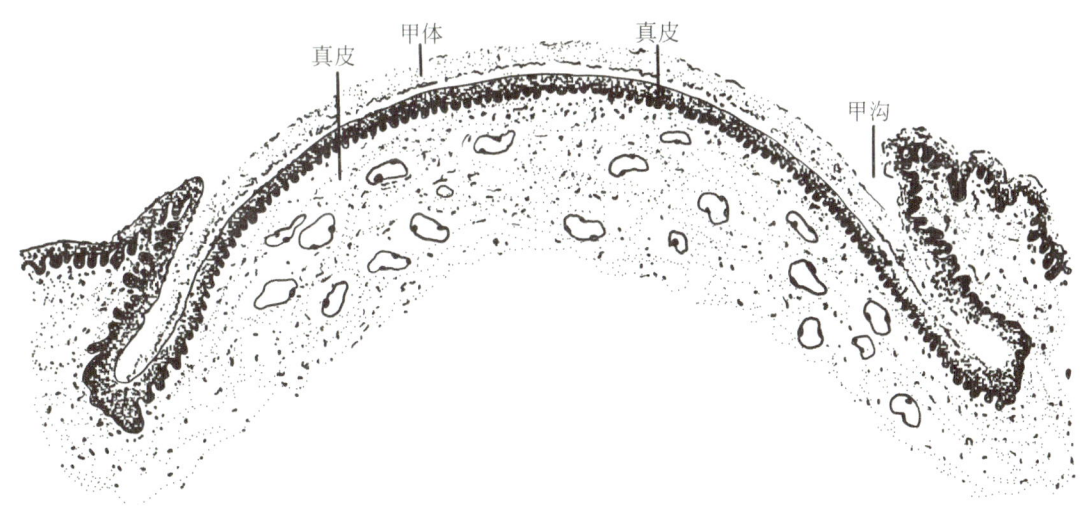

图14-14 趾(指)甲横切

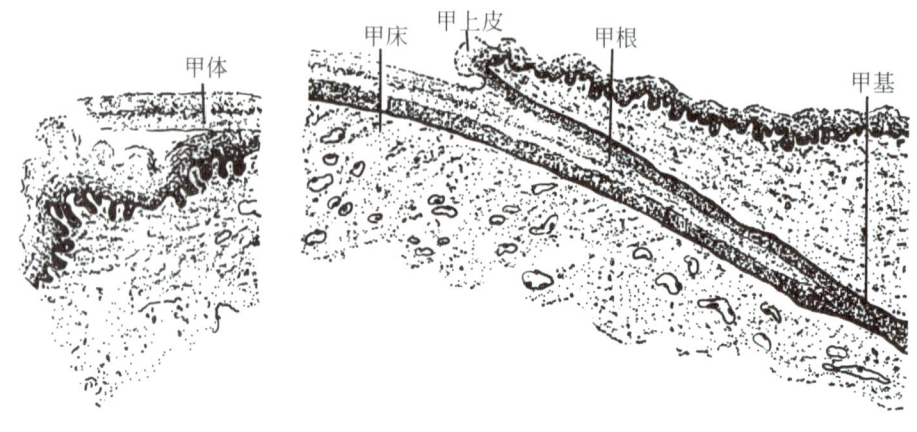

图14-15 趾（指）甲纵切

指甲的正常结构：指甲是手指第一节背侧上的一片角质结构，和毛发、汗腺、乳腺、牙齿一样，在解剖学上称作皮肤衍生物。

指甲由甲根部的甲母组织产生，营养由下面的甲床中的血管供应，每周平均长0.5~1.2 mm。指甲在夏天长得快，白天比夜间长得快，男子比女子长得快。

指甲的大小约占手指末节的1/2，其结构共包括：①甲板（甲身、甲体）：透明无色的角质板；②甲床（甲托）：甲板底下结构；③甲沟（甲襞）：指甲与指上皮肤相邻部分；④甲游离缘（甲前板）：指甲的末端、前端；⑤甲根（甲后板）；⑥甲半月弧（月痕，"健康圈"）。

正常的指甲外观光泽红润，坚韧呈弧形，压其末端，甲板呈白色，放开后立刻恢复红润色，表明气血充足，气血运行通畅，身体健康。

五、皮肤的再生

皮肤的再生能力很强，可分为生理性再生与补偿性再生两种。

（一）生理性再生

生理性再生是在正常情况下，表皮细胞的增殖分化直至死亡脱落，皮肤附属器的周期性生长，以及真皮组织成分的更新等。生理性再生过程一般比较缓慢，表皮细胞更新一次一般需3~4周，基底细胞分裂形成新生的细胞与脱落的角化细胞保持动态平衡，若过度增生则形成胼胝，过度脱落则形成鳞屑。

（二）补偿性再生

补偿性再生是指皮肤受损伤后的修复，修复过程和修复时间的长短受到许多因素的影响。其中受损面积的大小和损伤的深度均很重要。一般小面积轻微的损伤，数天即能修复，伤口边缘表皮基底层的细胞可迅速分裂，产生许多新细胞迁移到伤口表面，一般不留瘢痕。

补偿性再生当伤口略大时，伤口出血，不久血液凝固形成血痂。在血痂下面结缔组织的成纤维细胞增生，毛细血管也随之增多，形成肉芽组织。与此同时，在损伤组织周围的表皮基底层细胞，以及伤口残存的毛囊上皮和汗腺导管上皮细胞，均可迅速分裂，新形成的细胞迁移至伤口表面形成一层，然后再分裂生长形成多层，最后形成完整的角化表皮，创面得以愈合。

当损伤面积大而深时，如大面积烧伤，伤口内已无汗腺或毛囊的残留，伤口边缘又相距太远，新生的表皮细胞难以到达，修复就十分困难。这时临床上常采用植皮的方法。最好用大张的异体皮和小片的自体皮间插混合移植的方法。由于异体皮会引起免疫排斥反应，只能短期存活，但大张的异体皮有临时保护创面防止体液大量丢失的功能。等到数周后异体皮（首先是异体的表皮）受到排斥时，小片的自体皮的表皮细胞已从多处分裂增殖，从一小点一小点逐步长大铺开，扩散到整个创面，使创面能较快地愈合。此时上皮下结缔组织内的成纤维细胞也大量增殖并大量形成纤维，最后形成瘢痕。瘢痕的表面虽有新生的角化表皮覆盖，但缺乏色素、汗腺、毛及真皮乳头。我国曾经利用植皮法治愈了烧伤面积达到90%以上的患者，在烧伤治疗方面已达先进水平。

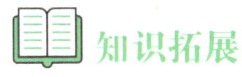

你知道什么是味觉性出汗吗？

从中医学角度来看，主要是因为蜀地冬季寒冷潮湿，易致人体阳气受遏，寒湿痹阻经络气血而生痹证，通过进食辛辣热烫食物，起到发汗散寒除湿的作用，是很好的保健性膳食。

小汗腺的分泌活动主要受交感神经支配，主要是乙酰胆碱能纤维。实验证明，局部注射乙酰胆碱可引起小汗腺大量分泌和排泄汗液。此外，小汗腺分泌汗液还受许多其他因素的影响，饮食因素就是其一。在口腔黏膜、舌背等处分布有丰富的神经末梢及特殊的味觉感受器，通过咀嚼时食物的刺激，使交感神经兴奋，引起口周、鼻、面、颈、上胸，甚至全身的反射性出汗，尤其是在吃了诸如"麻辣烫"这类的辛辣热烫刺激食物后更为明显，这种出汗称为味觉性出汗。

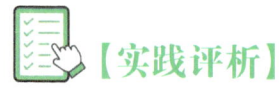【实践评析】

实践内容：

浓浓的春意唤起了人们出游的兴致，不少市民趁着节假日的好天气外出游玩，到处都是踏青赏花的人，美丽的风景，让大家流连忘返。但充满生机的春天也给人带来了不少麻烦，有些外出游玩回来的市民发现，身上、脸上长起了小红疙瘩，又痒又痛，非常难受，只好去医院就诊。甚至有人在享受阳光后，被太阳晒过的脸上出现了弥漫性的红斑，并伴有刺痛。到医院皮肤科就诊，被诊断为日光性皮炎。

评析：

春天不少花草都会散发"天然活性物质"——花粉，人体接触后，可引发变态反应性接触性皮炎（即过敏性皮炎）。它表现为局部皮肤出现红斑，稍有水肿或有密集针尖大丘疹，伴脱屑瘙痒。

另外，日光性皮炎是正常皮肤过度照射日光中的中波紫外线（UVB）后，使人体局部皮肤发生的急性光毒性反应。儿童和妇女易发病。一年四季中，冬季阳光中的紫外线含量最低，到春天来临时紫外线含量骤然升高，人们难以适应，一旦受到强紫外线照射，即可引起皮肤损伤而发生皮炎。

在临床上很多皮肤病的发生与发展都与接触了变应原有关。变应原检测运用非常广泛，陕西省皮肤性病防治所专家建议，像湿疹、荨麻疹、过敏性鼻炎、哮喘、银屑病等皮肤病患者做一下变应原检测，这样对预防和治疗疾病都有很大的帮助。

实践模拟：

(1) 人体抵御外来病原入侵的第一道防线是什么？

(2) 如何预防过敏性皮炎的产生？如果发生了皮炎怎样进行护理？

（段宝学）

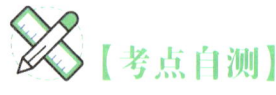【考点自测】

一、选择题

(1) 厚表皮除基底层和角质层外，中间三层由深至浅依次为（　　　）。

  A．颗粒层，透明层，棘层　　　　　　　　B．棘层，颗粒层，透明层

C．透明层，棘层，颗粒层　　　　　　D．棘层，透明层，颗粒层

E．透明层，颗粒层，棘层

(2) 有关表皮基底层细胞以下（　　）是错误的。

A．为一层矮柱状细胞　　　　　　　　B．胞质内有黑素颗粒

C．胞质内有张力丝　　　　　　　　　D．胞质内有板层颗粒

E．分裂能力强

(3) 有关表皮透明层以下（　　）是正确的。

A．有毛皮和无毛皮内均可见　　　　　B．细胞立方形，轮廓分明

C．仍可见细胞核和细胞器　　　　　　D．胞质内有板层颗粒

E．以上均不对

(4) 有关黑素细胞以下（　　）是错误的。

A．有多个突起　　　　　　　　　　　B．胞体大多位于棘层内

C．胞质内的黑素体转化为黑素颗粒　　D．黑素颗粒移入细胞突起内

E．将黑素颗粒输给角蛋白形成细胞

(5) 朗格汉斯细胞的特性是（　　）。

A．由单核细胞演变而来

B．细胞可携带抗原进入淋巴管内

C．可转化为交错突细胞

D．在排斥移植的异体组织中起重要作用

E．以上均对

(6) 梅克尔细胞的特征之一是（　　）。

A．常与感觉神经末梢接触　　　　　　B．胞质内无颗粒和小泡

C．无突起　　　　　　　　　　　　　D．数量较黑素细胞多

E．具免疫功能

(7) 触觉小体位于（　　）。

A．表皮内　　　　　　　　　　　　　B．真皮网状层内

C．真皮乳头层内　　　　　　　　　　D．皮下组织内

E．以上均对

(8) 环层小体的分布和功能是（　　）。

A．位于表皮内，触觉　　　　　　　　B．位于乳头层内，温觉

C．位于网状层内，温觉　　　　　　　D．位于网状层内，压觉

E．位于乳头层内，触觉

(9) 婴儿骶部的灰蓝色胎斑是由于（　　）。

A．真皮网状层内黑素细胞聚集　　　　B．真皮乳头层内血管充血

C．表皮内黑素细胞聚集　　　　　　　D．真皮网状层内静脉充血

E．以上均不对

(10) 真皮乳头层的特点之一是（　　）。

A．纤维粗大，毛细血管少　　　　　　B．纤维粗大，毛细血管丰富

C．纤维细密，毛细血管丰富　　　　　D．纤维细密，毛细血管少

E．纤维细密，富于静脉丛

(11) 毛囊的上皮根鞘（　　）。

A．与表皮相连续，与毛球不连续　　　B．与表皮和毛球均相连续

C．与表皮不连续，与毛球相连续　　　D．与表皮和毛球均不连续

E．在结缔组织鞘的外面

(12) 有关毛乳头以下（　　）是错误的。

A．毛球底面向内凹陷而成　　　　　　B．是结缔组织

C．富有血管和神经　　　　　　　　　D．含黑素细胞

E．对毛的生长起诱导和维持作用

(13) 表皮细胞内的黑素颗粒主要见于下列（　　）细胞内。

A．黑素细胞和深层的角蛋白形成细胞

B．黑素细胞和浅层的角蛋白形成细胞

C．黑素细胞和梅克尔细胞

D．黑素细胞和朗格汉斯细胞

E．仅见于黑素细胞

(14) 皮内注射是将药剂注射在（　　）。

A．表皮内　　　　　　　　　　　　　B．真皮内

C．皮下组织内　　　　　　　　　　　D．真皮和皮下组织内

E．以上都对

(15) 皮下注射是将药剂注射在（　　）。

A．真皮乳头层内　　　　　　　　　　B．真皮网状层内

C．真皮和皮下组织内　　　　　　　　D．皮下组织内

E．肌组织内

(16) 汗腺是（　　）。

A．单泡状腺　　　B．单管泡状腺　　　C．单曲管状腺　　　D．复泡状腺

E．复管泡状腺

(17) 汗腺的肌上皮细胞分布于（　　）。

A．导管上皮细胞间　　　　　　　　　B．导管上皮细胞与基膜间

C．分泌部上皮细胞间　　　　　　　　D．分泌部上皮细胞与基膜间

E．导管和分泌部的上皮细胞与基膜间

(18) 皮脂腺是（　　）。

　　A．管状腺，腺细胞无分泌颗粒

　　B．管状腺，腺细胞分泌颗粒释放分泌物

　　C．管状腺，腺细胞解体排出

　　D．泡状腺，腺细胞排出分泌颗粒

　　E．泡状腺，腺细胞解体排出

二、名词解释

（1）板层颗粒

（2）黑素颗粒

（3）毛母质细胞

（4）角化细胞

（5）肌上皮细胞

（6）真皮乳头

三、论述题

试联系皮肤角质化过程，概述角质形成和细胞形态结构的变化。

学习单元十五 眼和耳

【导入案例】

一次,王某某和女朋友看完电影,两人走在回家的路上悠闲地散步聊天。聊着聊着,王某某和女友随即热吻起来。当女友吻到王某某左耳时,没想到这时却发生了意外。只见王某某捂着耳朵神情痛苦地看着女友,大惊失色的女友连问王某某怎么了,他才支吾地说耳朵好痛。原来,就在女友亲他耳朵的一刹那,王某某感觉左耳"轰"的一下,疼痛随即袭来,接着他就什么也听不到了。

在广州某医院,徐主任给王某某检查后发现,他的左耳朵鼓膜竟然穿孔了,破了个米粒大小的洞。徐主任告诉王某某,他的情况不算太严重,可以选择鼓膜修补术,也可以回去静等鼓膜自动修复,不过需要一个月时间。根据王某某的需要,徐主任给他做了鼓室成形术,现在,王某某已经完全康复。

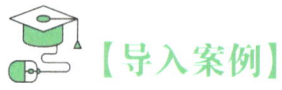思考与讨论:

(1) 是什么原因导致王某某的耳膜穿孔?

(2) 耳膜穿孔后应该注意哪些事项以保护伤耳免受二次伤害?

(3) 在平时应该如何保护耳朵,或者说应该如何合理地使用耳朵?

感觉器官的功能是感受体内外传来的信息,并把信息传送到中枢神经系统。眼和耳是人体最重要、最复杂且最为高度精密的感觉器官,本单元仅介绍这两种器官。

学习任务一　眼

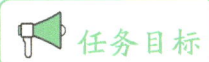

（1）掌握眼球壁的三层结构。

（2）熟悉眼内屈光装置。

（3）了解眼的附属器官。

眼（eye）是视觉的感觉器官，包括眼球及其附属器。眼所占的体表面积和容积虽小，但其功能对生活和劳动至关重要。眼是机体的一个组成部分，许多全身系统性疾病可在眼部有所表现。为"捕捉"光的讯息，眼必须暴露于体表，这增加了它受外伤和外界病原体侵袭的机会。眼的疾病最终都会影响视觉功能。视力丧失不但使患者遭受痛苦，也会给其家庭和社会带来不幸，因此眼科学的研究有重大意义。

眼球是一个球形器官，分成眼球壁和眼内容物两部分（图15-1、图15-2）。

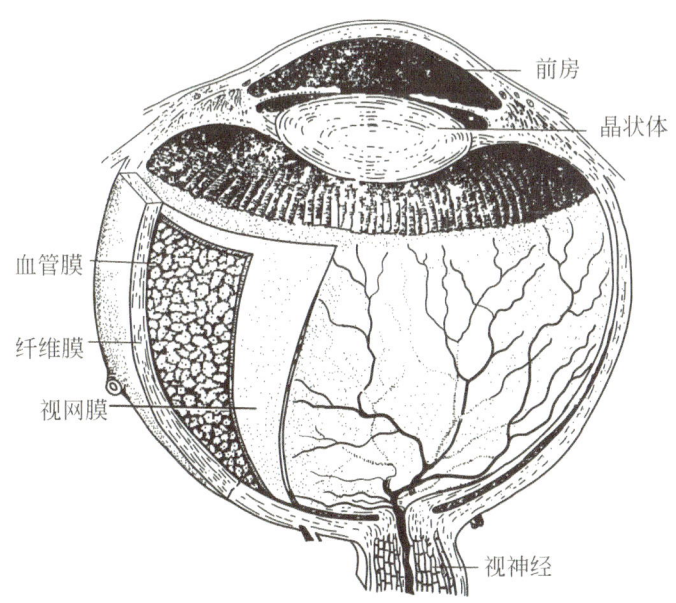

图15-1　眼球结构模式图

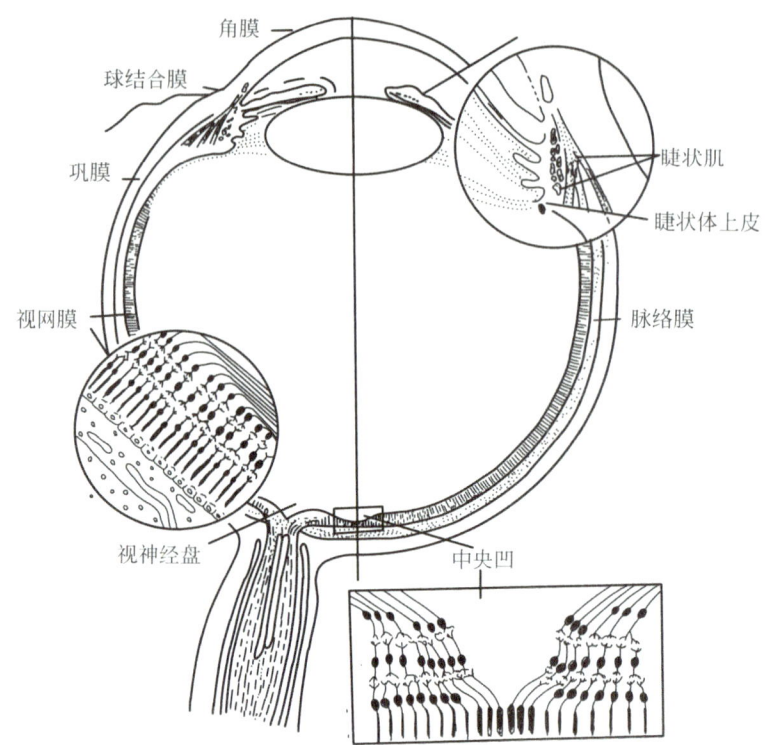

图 15-2　眼球矢状切面模式图的分布

一、眼球壁

眼球壁分外层、中层、内层（图 15-3）。

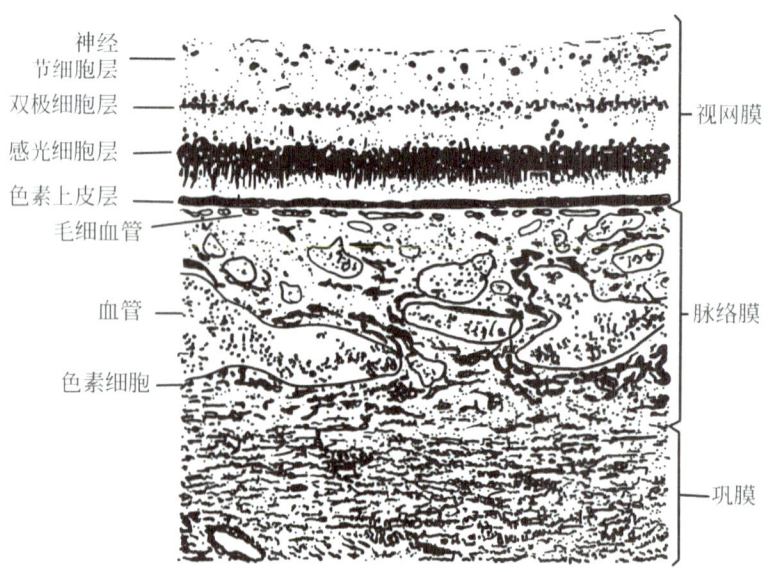

图 15-3　眼球壁结构模式图

（一）外层

外层称为纤维膜，包括角膜和巩膜，由致密的胶原纤维、弹力纤维交织而成的结缔组织，眼球的外形由此层决定。

1. 巩膜（sclera）

巩膜为一层厚度为 0.3~1.0 mm、直径为 24 mm 的白色球形膜，前面有一直径为 11 mm 的孔，供角膜镶嵌于其中，近孔缘的巩膜内埋有一环形的施莱姆氏管，是房水流出的管道，后极部偏鼻侧的巩膜有一直径为 1.5 mm 的筛板状孔，视网膜神经节细胞的轴索由此孔穿出眼球形成视神经。巩膜的赤道部后有 4 根斜穿巩膜壁的涡静脉。后睫状动脉和神经在巩膜后极部穿入眼内。6 根眼外肌的肌腱附着于巩膜壁上。巩膜壁外还包裹着眼球筋膜囊，起滑囊样作用，利于眼球转动。

由致密结缔组织构成，由大量粗大的胶原纤维交织而成，内含少量血管、神经、成纤维细胞及色素细胞，坚韧而不透明，呈乳白色，有保护和支持眼球的作用。眼球前部的巩膜表面有球结膜遮盖。巩膜内侧向前内方突出形成巩膜距，为小梁网和睫状肌附着处。巩膜与角膜交界的移行处称角膜缘（corneal limbus），角膜缘为环绕角膜的带状区域，近年发现，角膜缘基底层细胞具有干细胞特征，称角膜缘干细胞（limbal stem cell），它可不断地增殖并向角膜中央方向迁移，补充角膜基底层细胞。因而临床上现已开展角膜缘移植，治疗某些严重的眼表疾病，如因损伤造成的眼表面鳞状上皮化生及各种炎症引起的角膜缘干细胞缺乏。角膜缘内侧部的巩膜静脉窦和小梁网是房水循环的重要结构。巩膜静脉窦（sinus venosus sclerae）是一环形管道，管壁由内皮、不连续的基膜和薄层结缔组织构成。腔内充满房水。小梁网（trabecular meshwork）由小梁和小梁间隙组成。前方起于角膜后界膜，后方止于巩膜距。小梁由细索状胶原纤维互相交织成网，表面覆盖内皮细胞，网孔即小梁间隙（trabecular space），小梁间隙内含房水，与巩膜静脉窦相通。巩膜静脉窦及小梁网可调节房水的排出量。在巩膜静脉窦内侧，巩膜组织略向前凸，即为巩膜距（scleral spur）。巩膜在眼球后极被视神经穿过处，形成多孔的筛板。

2. 角膜（cornea）

角膜呈透明的圆盘状，略向前方突出，无色透明，无血管，感觉神经末梢丰富，因而感觉灵敏，是屈光的重要结构，边缘与巩膜相连。角膜层次分明，由前向后分为五层（图 15-4）。

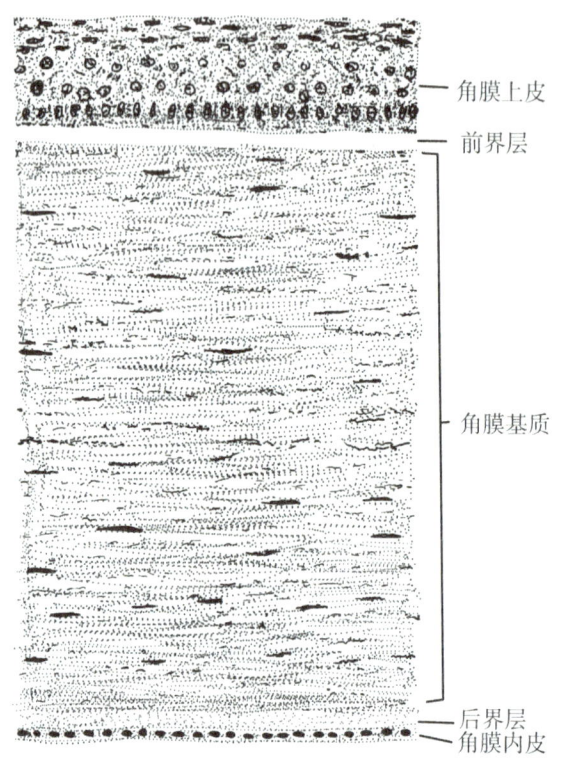

图15-4 角膜光镜结构

(1) 角膜上皮 (corneal epithelium): 为未角化的复层扁平上皮, 细胞排列整齐, 有5~6层。上皮基部平坦, 细胞内无色素, 无血管, 营养由房水和角膜缘的血管供应。角膜上皮约7d更新一次, 损伤后易修复。角膜边缘的上皮渐增厚, 基部凹凸不平, 与球结膜的复层扁平上皮相延续。

(2) 前界层 (anterior limiting lamina): 为一层透明的均质层, 含胶原原纤维和基质, 无再生能力。

(3) 角膜基质 (corneal stroma): 占角膜厚度的90%, 主要由胶原原纤维构成。粗细一致的胶原原纤维排列成层, 平行有序, 相邻各层的胶原原纤维排列方向互相垂直, 层间有扁平并具有细长分支突起的成纤维细胞。角膜基质不含血管, 基质内含适量的硫酸软骨素和硫酸角质素及水分。上述角膜基质结构特点是角膜透明的重要因素。角膜损伤后形成不透明的瘢痕而影响视力。

(4) 后界层 (posterior limiting lamina): 比前界层稍薄, 为透明的均质膜, 也由胶原原纤维和基质组成。它由角膜内皮的分泌物形成, 损伤后可由后上皮再生, 随年龄增长可逐渐增厚。

(5) 角膜内皮 (corneal endothelium): 为单层扁平上皮。细胞能分泌蛋白质, 参与后界层的形成与更新。角膜内皮细胞不能再生, 细胞密度随年龄增长可逐渐降低。角膜内皮损伤可引起角膜基质内水分增加，纤维失去规则排列，使角膜肿胀而混浊。

（二）中层

眼球壁的中层为葡萄膜，因其有丰富的血管和深浓的色素，如一个剥去外皮的紫葡萄，故名葡萄膜，又称色素膜。葡萄膜分为虹膜、睫状体和脉络膜三部分。

1. 虹膜（iris）

虹膜呈古钱状的膜组织，周边附着在睫状体上，中央有一圆孔即为瞳孔（pupil）。虹膜自前向后分为三层（图15-5）。

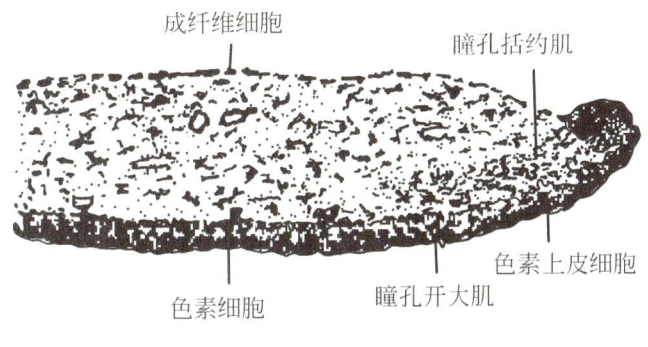

图15-5 虹膜结构模式图

（1）前缘层（anterior border layer）：由一层不连续的成纤维细胞和色素细胞组成，与角膜内皮相连续。

（2）虹膜基质（iris stroma）：为富含血管和色素细胞的疏松结缔组织，基质内色素细胞的多少决定了人的虹膜的颜色。

（3）虹膜上皮（iris epithelium）：又称视网膜虹膜部（pars iridica retinae），虹膜上皮属视网膜盲部，包括两层细胞，前层细胞为立方形，含有肌丝，特化成为肌上皮细胞。其中近瞳孔缘的肌上皮细胞束呈环形排列，称瞳孔括约肌，受副交感神经支配，收缩时使瞳孔缩小；在括约肌外侧呈放射状排列的肌上皮细胞束为瞳孔开大肌，受交感神经支配，收缩时使瞳孔开大。虹膜后层细胞呈大立方形，胞质内充满色素颗粒，称色素上皮，此层上皮在睫状体根部与睫状体非色素上皮相连续。

2. 睫状体（ciliary body）

睫状体位于虹膜根部后，宽6~7 mm的环形组织，贴于角膜缘后巩膜的内表面。前部有70~80个辐射状排列的睫状突，晶状体小带附着在睫状突之间的睫状体上皮上。后部为宽4 mm的睫状体平坦部，与脉络膜以锯齿缘为界。睫状体由外向内分为睫状肌、基质与上皮三层（图15-6）。

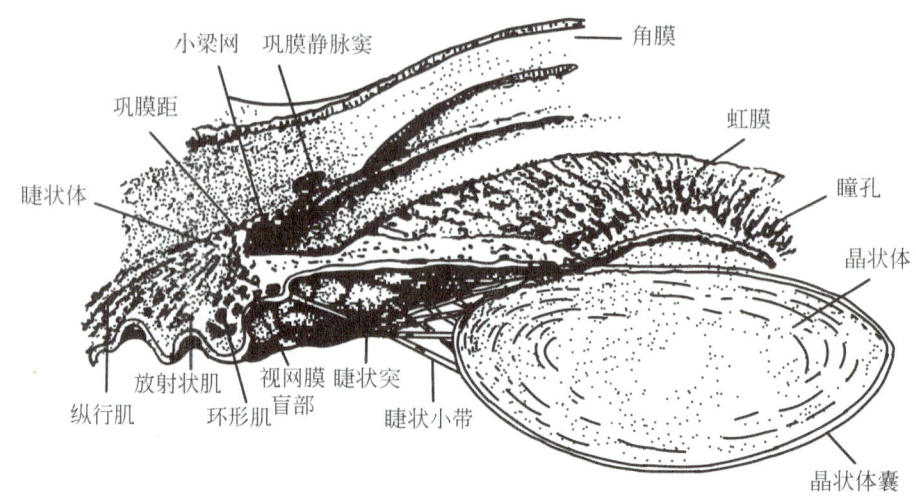

图15-6 眼球前半部结构

(1) 睫状肌层：由平滑肌组成，密集分布于睫状体的外2/3区域。肌纤维的排列有三种方向：外侧的纵行纤维紧靠巩膜走行，前端附于巩膜距，后端附于脉络膜；中间的放射状纤维前端也附于巩膜距，后端则呈放射状伸入睫状体内；内侧为环形纤维，附于巩膜距，另一端终止于睫状突最前端的结缔组织。睫状肌受副交感神经支配。

(2) 睫状基质层：又称血管层，为富含血管的结缔组织，也有色素细胞。

(3) 睫状体上皮层：又称视网膜睫状体部（pars ciliaris retina），也属视网膜盲部，由两层细胞组成。外层为立方形的色素细胞，内有粗大的色素颗粒；内层为立方形或矮柱状的非色素细胞，能分泌酸性黏多糖参与玻璃体的形成，并能分泌房水及产生睫状小带（图15-6）。

从睫状体发出许多辐射状纤维，由微原纤维和蛋白多糖黏合构成，是睫状体非色素细胞产生的，终止于晶状体囊，称为睫状小带（ciliary zonule）。睫状肌的收缩和松弛可使睫状小带放松或拉紧，由此使晶状体曲度和位置发生变化，借以调节视力。当看近物时，睫状肌收缩，睫状体被拉向前内侧，睫状小带松弛，晶状体变厚；当看远物时，睫状肌舒张，睫状体后移，睫状小带被拉紧，晶状体变薄。

3. 脉络膜（choroid）

脉络膜贴合在大部分巩膜的内面，厚度平均为0.25 mm。最外层为大血管层，主要由睫状后动脉供血，静脉血经涡静脉引流，中层为中血管层，内层为毛细血管层，这些血管呈小叶状分布。脉络膜的主要功能是营养视网膜的外层，血流丰富，其静脉血中的含氧量仅低于动脉血的2%～3%。脉络膜的血管周围间质内有大量树枝状的黑素细胞，使眼球的后段成为一暗房，以发挥视网膜的视觉功能。脉络膜与视网膜色素上皮之间有玻璃膜（布鲁赫氏膜），由脉络膜毛细血管的基底膜、胶原、弹力纤维和视网膜色素上皮的基底膜组成。

（三）内层

视网膜（retina）位于血管膜的内侧，具有感光作用的部分，称视网膜视部；位于睫状体与虹膜内部分称视网膜盲部；两部分交界处呈锯齿状，称锯齿缘。眼球后极视网膜有血管和神经穿出处，称视神经盘或视神经乳头，无感光作用，在视野中称生理盲点。视网膜主要由四层细胞组成，其中三层为神经元，一层为色素上皮（图15-7）。

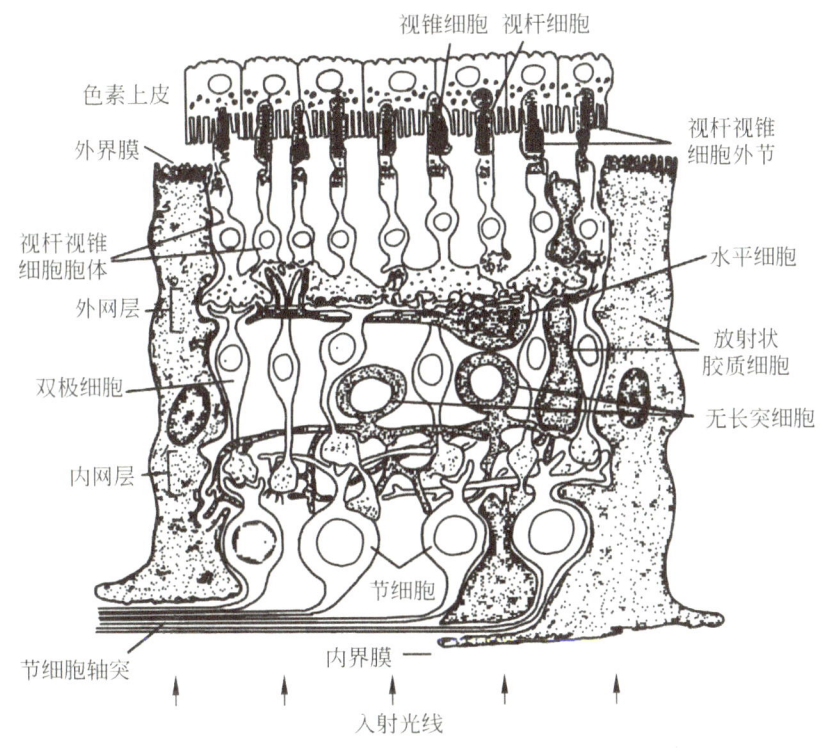

图15-7　视网膜超微结构模式图

1. 色素上皮（pigment epithelium）

色素上皮紧贴于脉络膜内面，细胞排列紧密，呈立方形，细胞顶部有细长突出，伸入视杆、视锥细胞之间；基部附着于玻璃膜，核呈圆形或卵圆形，位于基部，在胞质内及突起中有许多色素颗粒。当受到强光照射时，黑素颗粒迁移入细胞突起，吸收光线，保护视细胞；在黑暗中，色素颗粒从细胞的突起移入胞体，使视杆细胞能充分吸收光的刺激以适应暗视。

2. 感光细胞

感光细胞是一种接受光刺激的感觉细胞，能够将光的刺激转换成神经冲动。根据其形态与功能的不同，可以分为视杆细胞和视锥细胞。这两种细胞与色素上皮细胞之间仅填充一些基质，这些基质部位正是视网膜剥离时所分离的部位。

（1）视杆细胞（rod cell）：人视网膜含1.2亿个视杆细胞。视杆细胞由胞体及内、外突起构成，核小，呈椭圆形，染色深，位于球形的胞体内。胞体向外伸出细长的突起，称视杆。外节是其伸出的感光部分，细长。视杆细胞外节含有视色素，称视紫红质，为感光材料，能感受暗光或弱光（图15-8）。视紫红质的合成需要维生素A参与，如维生素A缺乏，则可对弱光的敏感度降低，产生夜盲症。内节较粗，以粗茎与外节相连，有丰富的线粒体、粗面内质网和糖原，可合成蛋白质，不断形成新的膜盘和供能的部位。胞体向内也伸出一突起，突起末端膨大，即轴突，与双极细胞的树突形成突触。猫头鹰等夜间活动的动物的视网膜上只有视杆细胞，鸡等夜盲的动物则缺乏视杆细胞。

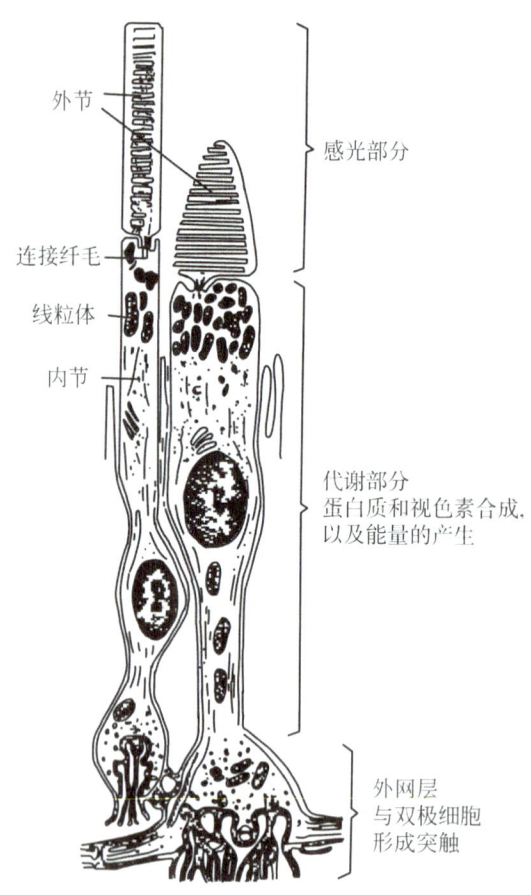

图15-8 视杆、视锥细胞超微结构模式图

（2）视锥细胞（cone cell）：也分为胞体和内、外突起，核大，染色浅。外突为圆锥状，也分内、外两节。视锥细胞外节含有视色素，能感受强光和色觉。根据所含视色素的不同，可分出感受红、绿、蓝三种颜色的视锥细胞。如果缺乏感受色觉的能力，称为色盲。视锥细胞的内突末端膨大，可与数个双极细胞的树突形成突触联系。人有650万～

750万个视锥细胞,分布不均,中央凹处最多,向周围逐渐减少。

3. 双极细胞(bipolar cell)

双极细胞是连接感光细胞和节细胞的中间神经元,树突向外与许多视杆细胞及视锥细胞轴突相突触,有的仅与一个视锥细胞的轴突相突触。

4. 节细胞(ganglion cell)

节细胞为多极神经元,胞体大,核大,着色淡,树突与双极细胞的轴突形成突触。它们的轴突向视神经盘集中,穿出巩膜,形成视神经。

5. 放射状胶质细胞(radial neuroglia cell)

放射状胶质细胞又称米勒细胞(Müller cell),是一种长柱状多突起的神经胶质细胞,其胞体向侧面发出许多放射状的突起,形成网架,对神经元起支持、营养、保护和绝缘作用。

6. 视网膜中央凹

在眼球后极的视网膜上,有直径3~4 mm的淡黄色区域,称黄斑。黄斑的中央凹陷,直径约为1.5 mm,称为视网膜中央凹(图15-9)。此处视网膜最薄,厚0.1 mm,只有视锥细胞与色素上皮层。与视锥细胞相连的双极细胞及节细胞均斜向两侧排列,通过一对一的通路把视觉冲动传到中枢,所以中央凹的视力最敏锐而精确,称中心视力。

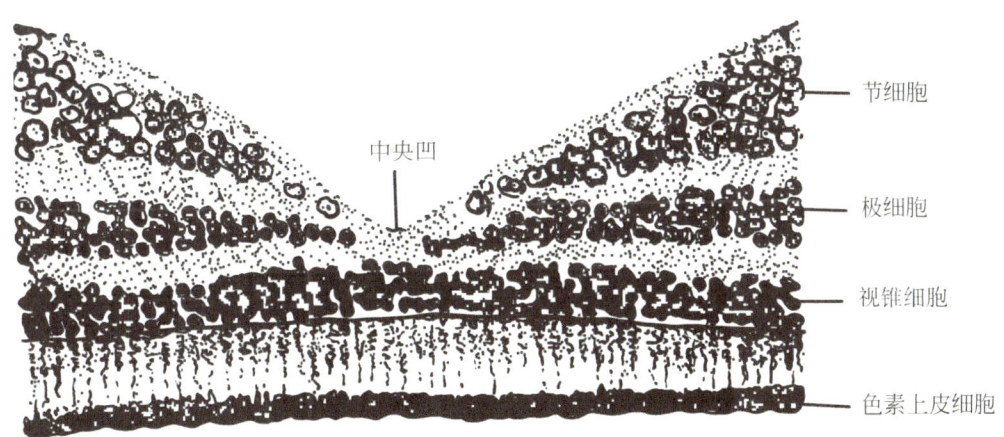

图15-9 视网膜中央凹

二、眼内容物

眼内容物包括晶状体、房水和玻璃体。

（一）晶状体

晶状体是眼睛屈光系统极为重要的组成部分，它是一个形似双凸透镜的透明组织，厚度4~5 mm，直径9~10 mm。有一层囊膜将其包囊，在前囊下有一层上皮细胞，从胚胎期开始，就不断地向周边部增生，移位至晶状体赤道部的上皮不断增生并拉长，形成晶状体纤维而加叠于原有纤维的表面，这种生长维持终身，因此中央部的晶状体纤维最原始，密度较高，称为晶状体核，而周围部称为晶状体皮质（图15-10）。晶状体由小带悬挂于瞳孔后面，睫状肌收缩时小带松弛，晶状体依靠其本身的弹性而变厚，前后表面的曲度增加，整体屈光度增加，利于看清近处物体，称为调节。

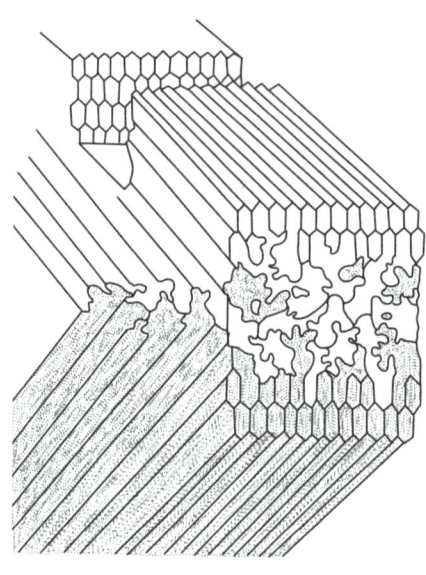

图15-10　晶状体纤维超微结构

（二）房水

房水为透明如水的体液，由睫状上皮产生，先进入后房。后房为位于虹膜后面、睫状体、晶状体周边部之间的空隙，充满着房水。后房内的房水通过瞳孔间隙流入前房。前房为角膜后面、虹膜和晶状体前面之间的空隙，也充满着房水。在角膜后面和虹膜前面相交处称为前房角。前房角内充填有环形的小梁网组织，是以胶原纤维构成的有孔薄板为支架，覆盖有内皮细胞而组成的。前房水穿过网架间隙，通过内皮细胞的胞饮作用，流入施莱姆氏管，再经过集合管流出眼球，注入巩膜静脉丛。房水产生时的动力（主要为睫状上皮的酶系统产生）和流出通道中存在的阻力，使眼球内具有一定的压力，称为眼内压。它对眼球的发育和维持外形极为重要，正常眼压为2~2.8 kPa。房水对维持无血管的晶状体的代谢极为重要（图15-11）。

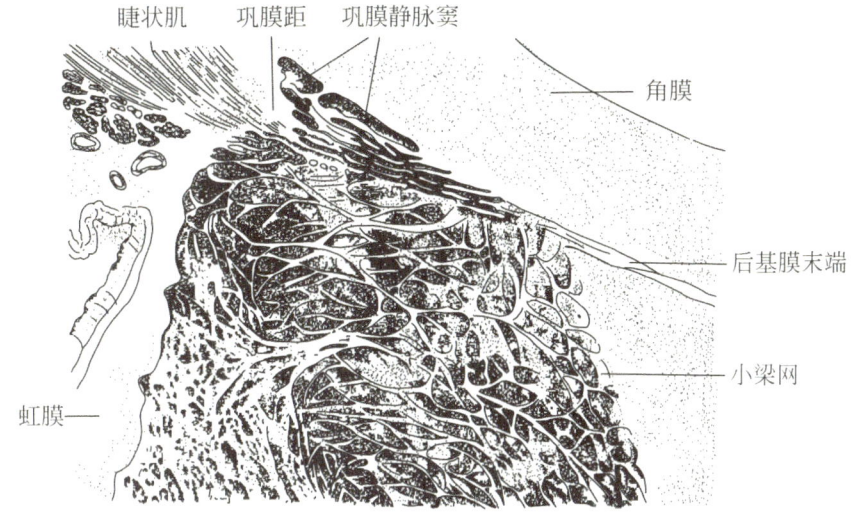

图 15-11 房水外流系统示意图

(三)玻璃体

玻璃体为一透明胶样组织,充填于视网膜内的空间,占眼球 4/5 的容积,约为 4.0 mL。玻璃体内水与黏多糖、透明质酸分子交联而成为黏稠、有弹性的胶体,有保护视网膜、缓冲震动的功能。玻璃体在锯齿缘前后与视网膜、睫状体平坦部黏着较紧,称为玻璃体基底部。玻璃体中央有一个 S 形管,称为克洛凯氏管,为初发玻璃体和玻璃样血管的遗迹。

三、眼附属器官

眼的附属器包括眼眶、眼睑、结膜、泪器和眼外肌。

(一)眼眶

向前外方开口的骨性圆锥形空腔,其开口缘骨质较厚且坚实,称为眶缘。眼眶上壁与颅前窝相隔,内侧壁和下眶与鼻旁窦相邻,外侧壁有坚实的颞肌和颧弓保护。眶的前面开口处有一层致密的纤维膜构成眶隔,是眼睑的基础。眶的后内部称为眶尖,有视神经孔、眶上裂等与颅腔相通;眶下裂与蝶腭窝相通。眶内的神经、血管都经由这些孔和缝进入。

(二)眼睑

眼睑覆盖于眼眶开口处的软组织,被水平向的睑裂分为上、下两份。睑裂的内眦角较钝,外眦角较锐。从表面到深部,眼睑可分为五个层次(图 15-12)。

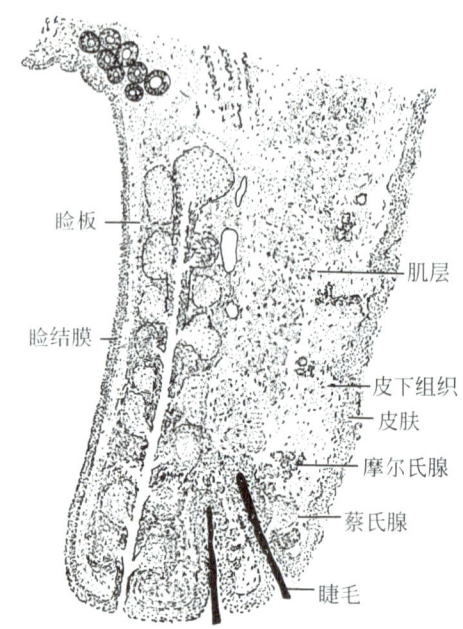

图 15-12　眼睑结构模式图

1. 皮肤

与面、额皮肤延续，是全身最菲薄的皮肤。在睑缘有一灰线，其前部有睫毛生长，其后缘有睑板腺开口，是皮肤与睑结膜的交界线。

2. 皮下结缔组织

皮下结缔组织十分疏松，易于积聚水肿液或皮下出血，不含脂肪。

3. 肌肉

包括三组肌肉：①眼轮匝肌，可分为眶部及睑部，纤维围绕睑裂，受面神经支配，收缩时使睑裂闭合。②上睑提肌，肌束自眶尖发出，水平向前行进于眶顶骨膜与上直肌之间，呈扇状，至近眼睑处，肌纤维垂直向下移行为腱膜。腱膜向前附着于睑板前面，在两侧附着于内眦、外眦腱。腱膜与结膜囊上穹、眶隔、滑车、眶上切迹处也有附着，并有纤维穿过眼轮匝肌附着于近睑缘的皮下，形成双眼皮皱褶。该肌属骨骼肌，受动眼神经支配。③米勒氏肌，为受交感神经支配的平滑肌。上睑的米勒氏肌起自上睑提肌的内表面，附着于上睑板的上缘；下睑的米勒氏肌起自下直肌的囊睑头，附着于下睑板的下缘。在低等动物中，遇敌时这一肌肉可协助睁大睑裂、扩大视野，并起威吓敌人的作用；在人类，这些功能已退化，该肌仅起辅助上睑提肌维持睑裂睁开的作用。

4. 睑板

睑板为一致密的结缔组织，上下与眶隔连续附着于眶缘，内外侧借内、外眦腱固定于骨壁，厚 1 mm，宽 29 mm，上睑板高 11 mm，下睑板高 4 mm。睑板腺也称迈博姆氏腺，为一全泌性变异皮脂腺，垂直排列于睑板内，腺管开口于睑缘，其油状分泌物在睑缘部可防止泪液外溢浸渍皮肤，并构成泪膜的表层。

5. 睑结膜

睑结膜为眼睑的衬里，也是结膜囊的前份，是一层透明的黏膜，可透见排列整齐、犹如树枝的血管，一组由上睑动脉弓分支而来（占3/4的面积），另一组由下睑动脉弓分支而来（占1/4的面积），两组在睑板下沟处吻合。

（三）结膜

结膜是一层薄而透明的黏膜，将眼睑与眼球相结合，由非角化性上皮和其下方的固有层组成。覆盖于前部巩膜表面的部分称为球结膜，以角膜缘为其起点；覆盖于眼睑后面者称睑结膜，以睑缘为止点。两者有疏松的移行部，称为穹部。整个结膜加上角膜构成一开口于睑裂的"袋"，称为结膜囊。在内眦部结膜有一半月状皱褶，称为半月皱襞，为低等动物瞬膜（第三眼睑）的遗迹。在其内下方有一卵圆形的隆起，称为泪阜，表面覆有无角质层的复层鳞状上皮，并有皮脂腺及细毫毛。

（四）泪器

泪器分为泪腺（图15-13）及泪道两部分。泪腺位于眶内颞上方骨性窝内，被上睑提肌腱膜分隔为眶部及较小的睑部，是一外分泌腺，受神经反射控制，分泌浆液性泪液，分泌管开口于颞上方结膜穹隆部。眼睑内尚有副泪腺，受交感神经控制，提供基础的泪液分泌。泪液都分泌在结膜囊内，起润湿和润滑作用。泪道由泪小点、泪小管、泪囊和鼻泪管组成。泪小点位于上下睑缘的内眦端，由于泪液受泪小管的虹吸作用和泪囊受挤压时产生的负压，从泪小点进入滑行于内眦睑缘内的泪小管，再经总泪小管进入泪囊；泪囊位于内眦腱前后两附着缘之间，向下经过位于骨性鼻泪管内之膜性鼻泪道，与下鼻道相通。正常时，泪液在结膜囊内蒸发一部分，所余部分由泪道排入下鼻道。泪液反射性分泌增多或泪道阻塞时，泪液才从睑裂间溢出。

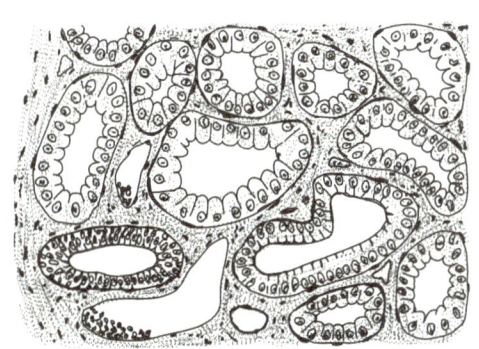

图15-13　泪腺结构模式图

（五）眼外肌

骨骼肌，每眼有6条。其中内侧直肌、下直肌、外侧直肌、上直肌和上斜肌起自眶尖的肌环，4条直肌的腱止端在巩膜附着，其附着缘与角膜缘的距离分别为5 mm、6 mm、7 mm、8 mm。上斜肌从眶尖发出，在眶的鼻上方向前，借一韧带悬挂于眶壁的滑车后，再反折向后、外方，在上直肌肌腹下越过眼球赤道部，附着在巩膜壁上。下斜肌起自鼻侧眶底近眶缘处的骨壁上，肌腹斜向后外方，终止于眼球赤道后颞下侧相当于黄斑区的巩膜上。内侧、下、上直肌和下斜肌受动眼神经支配，外侧直肌受外展神经支配，上斜肌则受滑车神经支配，它们的协调收缩使眼球能随意转动。

四、视觉的形成

眼是接受外界光线刺激的视觉器官。正常人从外界接收的信息90%~95%来自视觉。外界光线经角膜、瞳孔、房水、晶状体、玻璃体到达视网膜，光线在色素上皮细胞的调节下，作用于视杆、视锥细胞，分解视色素，把化学能转化成神经冲动，经双极细胞传到节细胞，再经视神经传至大脑皮质的视觉中枢，产生视觉。

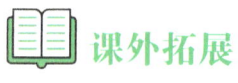

眼的冷知识

（1）人角膜与鲨鱼角膜结构极为相似，所以后者可用于角膜移植。

（2）人和狗是唯一能从对方眼神中做出判断的物种，而狗仅在对着人时才会这么做。

（3）除非特殊训练，否则打喷嚏时一定伴随着闭眼。

（4）海盗戴金耳环是因为他们相信这样能增加视力（已经证实不能）。

（5）一个越战美军战俘曾在电视录像中用眨眼拼出莫尔斯密码TORTRUE，暗示他们在战俘营中遭受了拷打。

（6）当喜欢的人从面前经过时，瞳孔会扩大45%（以便能看得更清楚）。

（7）所有婴儿在刚诞生时都是色盲，因为视觉细胞发育未完善。

（8）10 000多年前，所有西方人的眼睛都是灰色的，欧洲人的蓝眼睛，来自同一个人的基因变异。

（9）人眼可以辨别500种灰度。

（10）每只眼睛包含1.07亿个感光细胞。

（11）平均每12个男性中就有1个色盲。

（12）棕色眼睛的人，实际上是棕色素掩盖了蓝色，因此有一种激光疗法可以把眼睛变蓝。

（13）有一些真实存在的颜色是人类看不到的。

（14）有2%的女性具有某种基因变异，其视网膜上有更多的视锥细胞，可以分辨1亿种不同颜色。

（15）有些人双眼颜色不一样，被称为"虹膜异色症"。

（段宝学）

学习任务二　耳

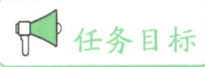任务目标

（1）熟悉膜迷路的特殊感觉区的组织结构。

（2）掌握螺旋器的结构。

耳（ear）由外耳、中耳和内耳三部分组成，外耳收集声波，中耳传递声波，内耳是位觉和听觉器官。

一、外耳

外耳包括耳郭、外耳道和鼓膜。耳郭由弹性软骨和覆盖其表面的皮肤组成。耳郭侧面的皮肤与软骨膜紧密相贴，因此在耳郭软骨炎时，可造成耳郭变形。外耳道为腔面覆盖皮肤的管道，其底部借鼓膜与中耳相隔。鼓膜呈卵圆形，外侧面被覆复层扁平上皮，内侧面衬有单层立方上皮，两层上皮间为薄层结缔组织。

二、中耳

中耳包括鼓室和咽鼓管。鼓室内充满空气，内有3块听小骨。鼓室和听小骨表面均被覆薄层黏膜，由单层立方上皮和薄层结缔组织构成。咽鼓管为连接鼻咽部和鼓室的管道，腔面被覆有黏膜，咽鼓管软骨部的黏膜上皮为假复层纤毛柱状上皮，鼓室的黏膜表面为单层柱状纤毛上皮。咽鼓管能平衡鼓膜内外的气压，鼻咽部炎症也可通过咽鼓管进入鼓室，引起中耳炎。

三、内耳

内耳又称迷路，位于颞骨岩部，为一系列弯曲穿行于颞骨中的管道。迷路又分骨迷路和膜迷路两部分。骨迷路（osseous labyrinth）包括前内侧的耳蜗（cochlea）、中间膨大的前庭（vestibulum）和后外侧相互垂直的3个半规管（semicircular canal）。膜迷路（membranous labyrinth）悬系在骨迷路内，其形态与骨迷路相近似，由相互连接的膜蜗管、球囊、椭圆囊和膜半规管构成（图15-14）。骨迷路与膜迷路之间的腔隙含外淋巴，膜迷路内充满内淋巴（图15-15）。膜迷路一些部位黏膜增厚形成特殊分化的位觉或听觉感受器。内、外淋巴互不相通，内淋巴通过内淋巴管及其末端膨大的内淋巴囊达硬膜下腔，外淋巴则通过蜗小管进入蛛网膜下腔。

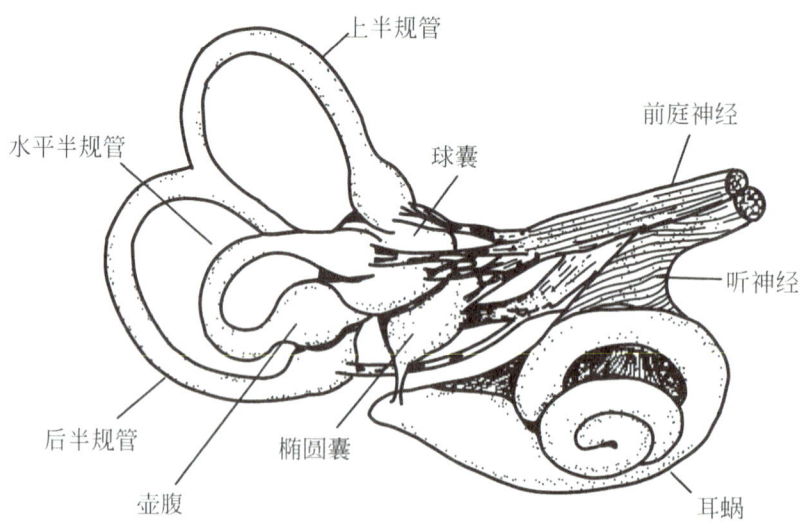

图15-14　膜迷路结构模式图

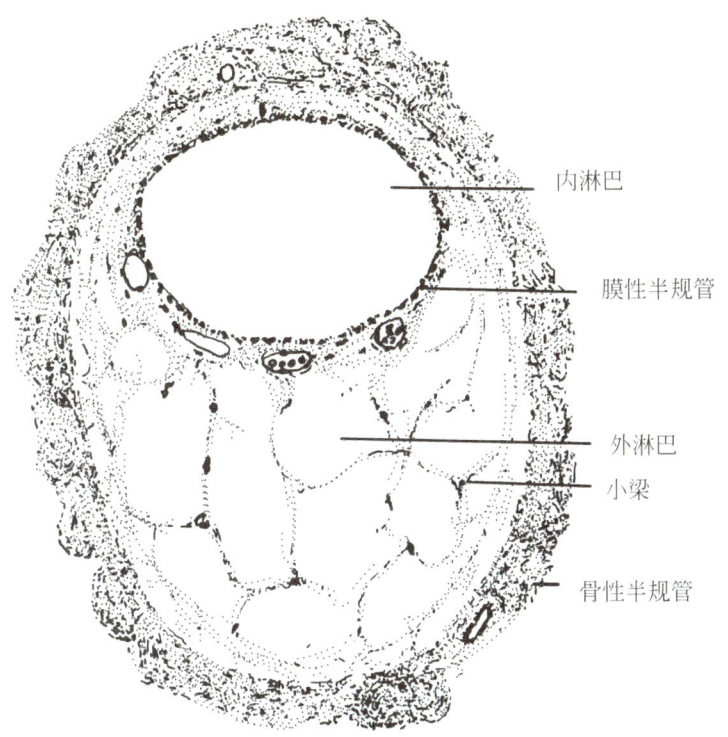

图15-15 半规管横切图

（一）膜半规管和壶腹嵴

有3个半规管，它们互相垂直，膜半规管悬于骨半规管中，每个半规管的一端稍膨大为壶腹（ampulla）。壶腹管壁的黏膜由单层扁平或单层立方上皮和其下方薄层结缔组织构成，一侧增厚向腔内突起，形成壶腹嵴（crista ampullaris）。壶腹嵴的上皮由支持细胞和毛细胞组成。支持细胞为高柱状，它的分泌物形成胶质状的壶腹帽，覆盖在壶腹嵴顶部。支持细胞对毛细胞起支持和营养的作用。毛细胞呈长颈烧瓶状和长圆柱状，位于支持细胞之间。毛细胞的游离面有50～100根静纤毛和1根较长的动纤毛。纤毛插入壶腹帽内，前庭神经末梢与毛细胞基部构成突触。壶腹嵴能感受头部旋转运动开始和终止时的刺激，当头部旋转时，内淋巴流动，使壶腹帽倾斜，毛细胞纤毛弯曲，刺激毛细胞，从而产生神经冲动，由前庭神经传入中枢，产生位觉（图15-16）。

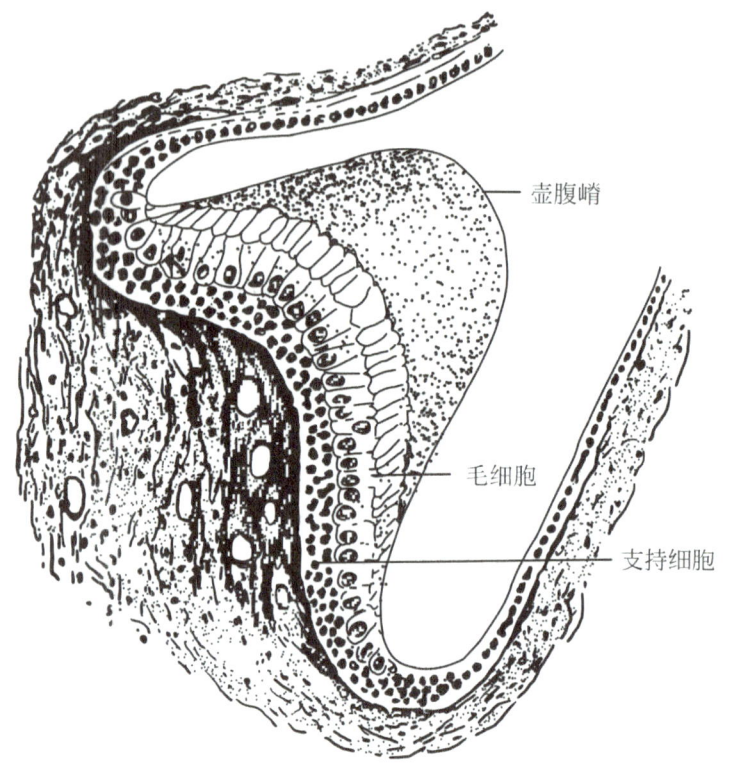

图 15-16 壶腹嵴光镜结构

（二）椭圆囊斑和球囊斑

椭圆囊斑（macula utriculi）和球囊斑（macula sacculi）能感受位觉，故称位觉斑（图 15-17）。它们的黏膜结构基本同壶腹嵴，只是斑的黏膜较平坦，毛细胞的毛较短，斑的顶部覆盖着耳石膜（otolithic membrane）。耳石膜是支持细胞分泌的胶质膜，膜表面有碳酸钙和蛋白质组成的结晶体，称为耳石（otolith）。人耳石的典型结构形状为中间呈圆柱状，两端呈三棱锥体形，长颈烧瓶状或长圆柱状的毛细胞顶部的毛伸入耳石膜内，前庭神经末梢与毛细胞基部构成突触。椭圆囊斑与球囊斑能感受直线等速运动的开始与终止、直线加速和减速运动，还有头部在静止状态时的位置。由于位觉斑相互垂直，耳石膜受地心引力的作用，经前庭神经传入中枢，以调节和维持身体的平衡。位觉斑如受药物等影响而受损，可引起眩晕。

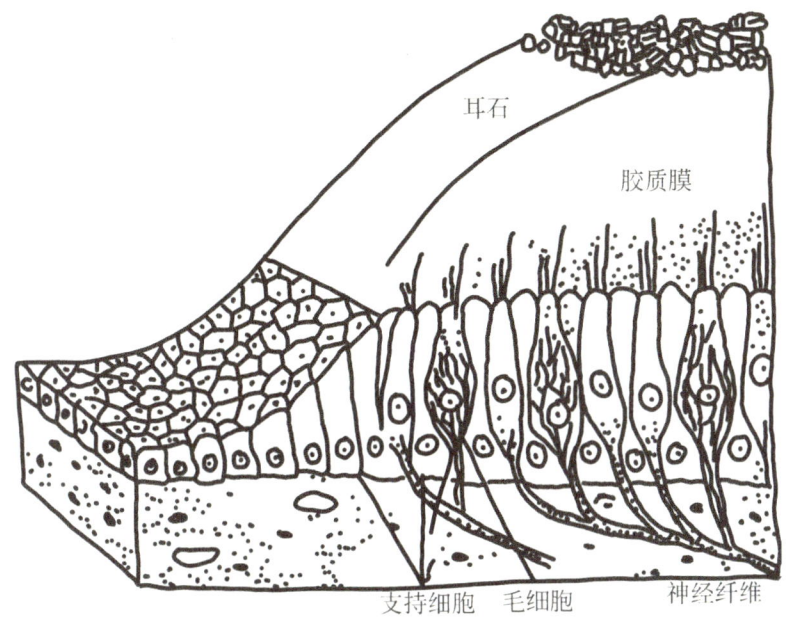

图15-17 位觉斑模式结构

（三）膜蜗管和螺旋器

1. 膜蜗管（membranous cochlea）

膜蜗管又称中间阶，位于骨性蜗管内，横切面呈三角形，可分上壁、外壁和下壁（图15-18）。膜蜗管上壁为前庭膜（vestibular membrane），与前庭阶相隔，膜的两面均附有单层扁平上皮，中间为薄层的结缔组织；外壁是骨膜增厚而形成的螺旋韧带，其表面被覆有2~3层上皮细胞，内有血管，故又称血管纹（stria vascularis），与分泌内淋巴有关；下壁由骨性螺旋板的外侧部和基底膜及螺旋器组成，与下方的鼓阶相隔。骨性螺旋板的上唇为螺旋缘，是骨膜增厚而形成的。其表面的细胞分泌糖蛋白，形成盖膜，覆盖在螺旋器的上方，与毛细胞的听毛接触。基底膜中有自蜗轴向外呈放射状排列的胶原样细丝束，称听弦。人约有2 400根听弦。蜗底部的听弦能与高频率的声波发生共振，听弦较短；蜗顶部的听弦能与低频率的声波发生共振，听弦较长。

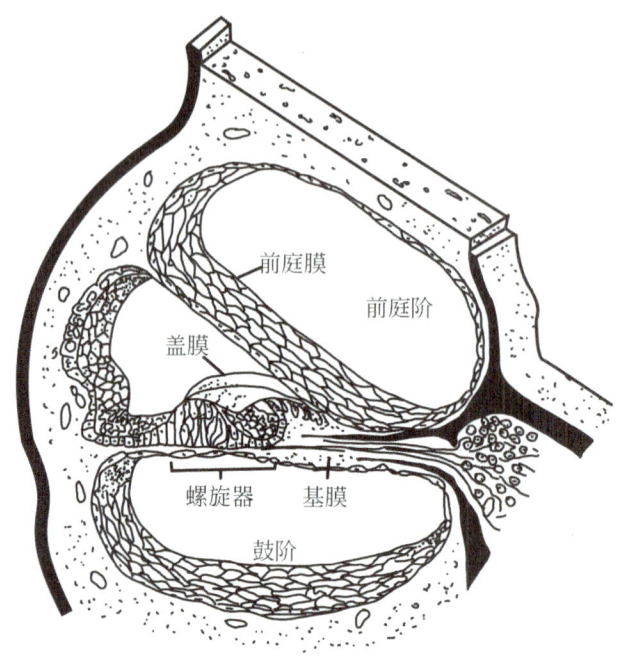

图15-18 膜蜗管与螺旋器结构

2. 螺旋器

螺旋器（spiral organ）又称柯蒂氏器（organ of Corti），是听觉感受器，结构复杂，位于基底膜上，主要由支持细胞和毛细胞组成（图15-19、图15-20）。

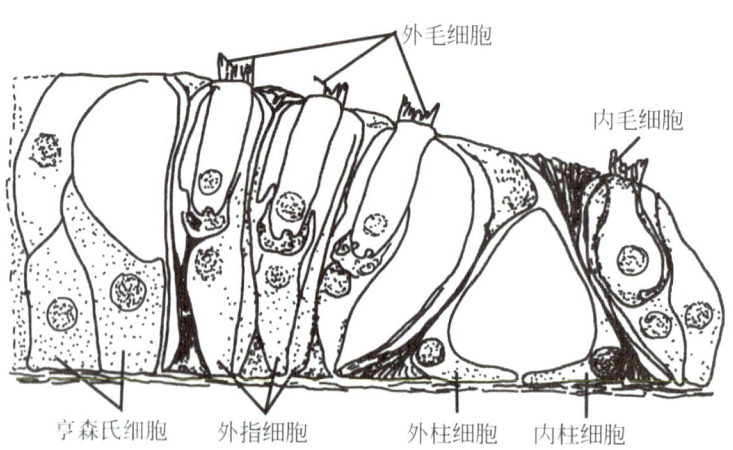

图15-19 螺旋器结构模式图

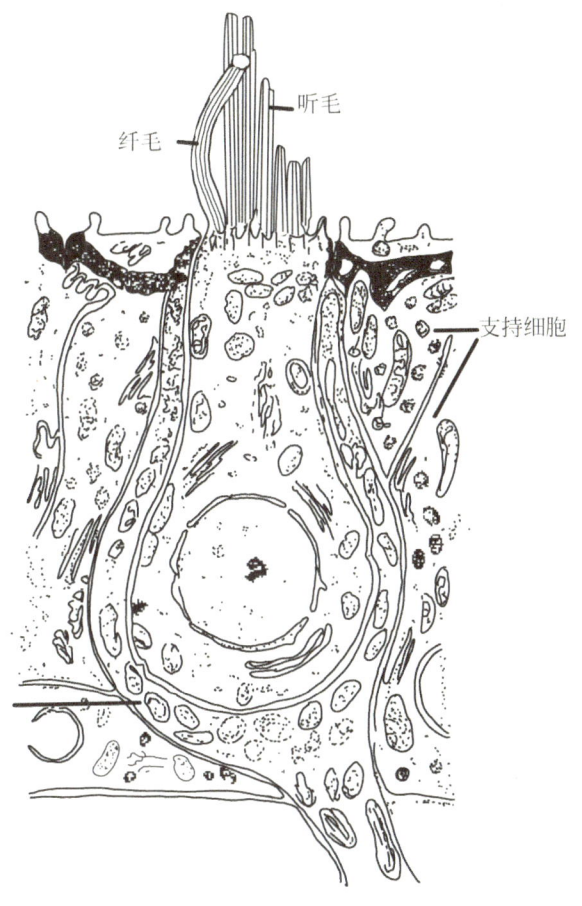

图 15-20 螺旋器毛细胞

（1）支持细胞：种类很多，主要为柱细胞和指细胞。①柱细胞（pillar cell）：排成内外两行，因柱细胞基部宽，中部细长，两行细胞和顶部又嵌合在一起，因而在两行细胞间形成一个三角形隧道。柱细胞的核位于基部，胞质中含许多具有支撑作用的张力原纤维。②指细胞（phalangeal cell）：邻近蜗轴的一行细胞称内指细胞，位于内柱细胞内侧，在外柱细胞外有3～4列外指细胞。外指细胞呈长柱状，位于基底膜上，核圆形，位于细胞中部，胞体上部支托毛细胞，并伸出指状突起，末端膨大，在上皮表面互相连接成网板（图15-21）。

（2）毛细胞（hair cell）：镶嵌在指细胞的突起之间，可分为一列内毛细胞，约3 500个，呈烧瓶状，细胞移位于中部。外毛细胞有3～4列，约2 000个，细胞呈柱状，毛细胞的游离面上有静纤毛。毛细胞的基底部与螺旋神经节内神经元的树突形成突触。毛细胞是感受声波的细胞，能把声波转换为神经冲动。

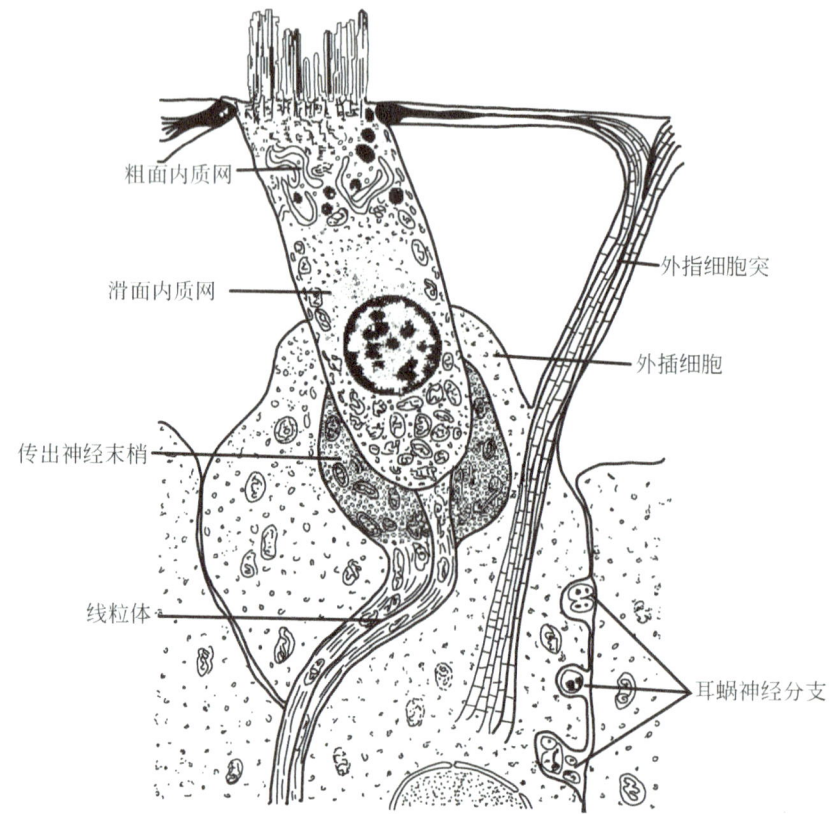

图 15-21 螺旋器外毛细胞与外指细胞结构模式图

四、耳朵听觉的形成

听觉是由耳、听神经和听觉中枢的共同活动来完成的。耳是听觉和位觉（平衡觉）的外周感觉器官。耳由外耳、中耳构成的传音器和内耳感音、平衡器所组成。外耳露于体表，中耳和内耳埋藏在颞骨岩部内，外耳和中耳是声波的传导器官，内耳有感受声音和位觉的感受器，是听、位觉器官的主要部分。声波通过外耳道、鼓膜和听小骨传到内耳，使内耳的感音器官（柯蒂氏器）发生兴奋，将声能转变为神经冲动，再经过听神经传入中枢，产生听觉。

鼓膜的振动再引起3块听小骨同样频率的振动。振动传导到听小骨以后，由于听骨链的作用，大大加强了振动力量，起到了扩音的作用。听骨链的振动引起耳蜗内淋巴的振动，刺激内耳的听觉感受器，听觉感受器兴奋后所产生的神经冲动沿位听神经中的耳蜗神经传到大脑皮层的听觉中枢，产生听觉。位听神经由内耳中的前庭神经和耳蜗神经组成。

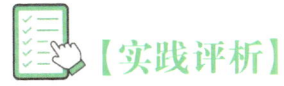 **【实践评析】**

实践内容：

通过耳，动物可感知外界声音信息和本身躯体位置，借以交往、寻偶、避敌、捕猎和保持身体平衡。耳的形成和逐步完善是动物进化的一种表现。不同动物耳的结构有很大差异。脊椎动物中原始类群只有内耳，主要起平衡身体的作用。软骨鱼内耳中有椭圆囊、球状囊和半规管，兼有一定听觉功能；大多数硬骨鱼内耳中有听壶，由于没有鼓膜，经借助侧线器官可感受水中 1 000 Hz 以下的声波。两栖类动物中的蛙和蟾蜍已产生中耳，具有鼓膜和耳柱骨。声波对鼓膜的振动通过耳柱骨传入内耳，引起椭圆囊及听壶中感受器的兴奋。还有耳咽管通过咽腔平衡鼓膜内外的压力。爬行类动物的耳有了进一步发展，听壶内有独立的声感受器，内耳瓶状囊显著加长，鳄类有卷曲，蜥蜴听觉发达、鼓膜内陷，出现了外耳道的雏形；蛇类鼓膜、中耳和耳咽管均退化，声波沿地面通过头骨的方骨传到耳柱骨，从而使内耳感觉。鸟类的耳基本上与爬行类相似，有单一的听骨（耳柱骨）和外耳道雏形。鸮形目耳较发达，并有特殊耳羽帮助收集声波及确定声波的方向。哺乳类耳达到高度完善，由外耳、中耳和内耳组成。外耳由可转动的耳郭和外耳道组成，起收集声波的作用。中耳又称鼓室，为外耳与内耳间的腔隙，其外侧为鼓膜，借鼓室中的 3 块听骨（锤骨、砧骨、镫骨）组成的杠杆系统将声波引起的鼓膜振动传至内耳。鼓室前壁有咽鼓管（耳咽管）通向咽部，平时关闭，吞咽及某些口部运动时开放，可调节鼓室内空气的压力。内耳由耳蜗和前庭器官组成，耳蜗为瓶状囊卷曲形成，状似蜗牛，为感受声音刺激的器官；前庭器官司平衡，属位觉感受器。穴居哺乳类和水栖哺乳类耳郭常退化，但有些哺乳类耳郭非常发达，可捕捉非常细小的声波。有些水栖哺乳类可通过下颌骨将水中声波传至中耳和内耳。

评析：

外耳包括耳郭和外耳道。耳郭的形状有利于声波能量的聚集，收集声音，还可以判断声源的位置。外耳道是声波传导的通道，一端开口于耳郭中心，一端终止于鼓膜，长约 25 mm；同时它也是一个有效的共鸣腔，能使较弱的声波振动得到加强，并引起鼓膜振动。

内耳由于结构复杂，又称为迷路，全部埋藏于颞骨岩部骨质内，介于鼓室与内耳道底之间，由骨迷路和膜迷路构成。骨迷路由致密骨质围成，是位于颞骨岩部内曲折而不规则的骨性隧道。膜迷路是套在骨迷路内的一封闭的膜性囊。膜迷路内充满内淋巴液，骨迷路和膜迷路之间的腔隙内被外淋巴液填充，且内、外淋巴液互不相通。内耳的功能主要是维持机体平衡。另外，可以在接收声音后进行分析加工，将声音转变为神经冲动，传递声音信息，而后将信息从蜗后传入大脑皮层（听神经）的听觉中枢。

实践模拟：

内耳的听觉感受器是什么？位于哪里？声音传入的途径是什么？

（段宝学）

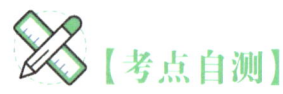

【考点自测】

一、选择题

(1) 视泡的发生是（　　）。

　　A．头部外胚层内陷形成　　　　　　B．前脑泡侧壁突出形成

　　C．中脑泡侧壁突出形成　　　　　　D．菱脑泡侧壁突出形成

　　E．后脑侧壁突出形成

(2) 视杯和视柄形成后是（　　）。

　　A．与端脑相连　　B．与间脑相连　　D．与后脑相连　　C．与中脑相连

　　E．与末脑相连

(3) 晶状体泡来自（　　）。

　　A．前脑泡　　　　B．中脑泡　　　　C．菱脑泡　　　　D．体表外胚层

　　E．中胚层

(4) 视网膜色素上皮层来自（　　）。

　　A．间充质　　　　B．视杯内层　　　C．视杯外层　　　D．脉络膜

　　E．以上都不对

(5) 脉络膜裂是（　　）。

　　A．视杯和视柄周围的间充质形成

　　B．视杯和视柄的上方向内凹陷形成

　　C．视杯和视柄的部分组织退化所形成

　　D．视杯和视柄的下方向内凹陷形成

　　E．以上都不对

(6) 角膜源自（　　）。

　　A．体表外胚层

　　B．间充质

　　C．神经外胚层

　　D．上皮来自神经外胚层，其他几层来自间充质

E．以上均不对

(7) 有关晶状体和角膜的发生以下（　　）是正确的。

　　A．晶状体泡诱导角膜的发生

　　B．角膜诱导晶状体泡的发生

　　C．两者的发生皆受间充质的诱导

　　D．两者的发生皆受视杯的直接诱导作用

　　E．两者的发生诱导视杯的发生

(8) 晶状体泡的壁是（　　）。

　　A．单层上皮　　　　　　　　B．复层上皮

　　C．假复层上皮　　　　　　　D．晶状体纤维

　　E．以上都不对

(9) 瞳孔膜源自（　　）。

　　A．体表外胚层　　　　　　　B．晶状体泡上皮

　　C．间充质　　　　　　　　　D．视杯内层

　　E．视杯外层

(10) 睫状体内的肌纤维和虹膜内的肌纤维的发生（　　）。

　　A．均来自神经外胚层

　　B．均来自间充质

　　C．前者来自神经外胚层，后者来自间充质

　　D．前者来自神经外胚层，后者来自体表外胚层

　　E．前者来自间充质，后者来神经外胚层

(11) 虹膜缺损是由于（　　）。

　　A．脉络膜裂内的血管未退化

　　B．脉络膜裂未完全闭合

　　C．血管长入虹膜

　　D．虹膜内的肌纤维未分化形成

　　E．以上都不对

(12) 先天性青光眼多因（　　）。

　　A．视网膜中央动脉高压　　　B．视网膜中央静脉淤塞

　　C．瞳孔发育太小　　　　　　D．巩膜静脉窦缺失

　　E．房水分泌过多

(13) 下列（　　）是来自内胚层。

　　A．中耳鼓室上皮和咽鼓管上皮　　B．外耳道上皮和咽鼓管上皮

　　C．中耳鼓室上皮和外耳道上皮　　D．中耳鼓室上皮和膜迷路上皮

　　E．咽鼓管上皮和膜迷路上皮

(14) 耳郭是由何处的组织增生隆起而形成的（　　）。

　　A. 额鼻隆起与上颌隆起之间　　B. 上颌隆起与下颌隆起之间

　　C. 第1鳃沟周围　　D. 第2鳃沟周围

　　E. 第3鳃沟周围

二、简答题

（1）概述角膜的结构及其生理学特点。

（2）概述视细胞的结构及功能。

（3）试述声波的传导途径及产生听觉的过程。

三、论述题

（1）试述视网膜的感光细胞的分类，光电镜形态结构和功能差异。

（2）论述螺旋器的结构与功能。

学习单元十六 人体胚胎学

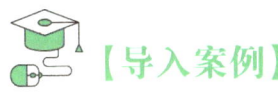
【导入案例】

性别选择？

应用非自然技术方法会产生下列一些普遍道德问题，而这些道德问题也正是人们进行性别选择的主要原因：①性别歧视。如某一家长对男孩或女孩有特别喜爱倾向，会对生出来性别不合适的子女有所不利。例如，中国古有重男轻女倾向和"一胎化政策"已经造成社会性别不平衡，中国曾有调查显示，每出生1 000个男孩，只有833个女孩诞生。印度2 000年人口普查显示，在印度全国女性与男性出生比率为每出生1 000个男孩只有927个女孩诞生；旁遮普邦（Punjab）和哈里亚纳邦（Haryana）的比率为每出生1 000个男孩只有766个女孩诞生。男女婚配对比率失调，并且不断加剧，将会导致买卖婚姻、换亲、拐卖妇女、性犯罪等增多。②优生学。科学家发现的4 000多种遗传性疾病中，有250种以上只发生在男性而较少在女性。胚胎植入前遗传学检测（PGD）在美国使用主要为减少先天缺陷和反常性孩子，但反对者担心使用PGD更多是基于优生学的目的。③心理含义。如果无法获得所预期的性别的孩子，父母和孩子心理可受影响。④违反康德主义原则。有些争议认为，由于父母能够选择他们的孩子的性别，使得父母利用孩子满足他们自己的欲望，而不是尊重孩子个人的意愿。

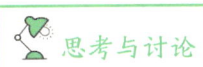
思考与讨论

（1）性别为什么可以选择？通过何种手段可以实现？

(2) 现在性别歧视现象已经比较少了，可是为什么还有性别歧视的存在？

(3) 从生理方面讨论一下男女的差异。

人体胚胎学是研究人体出生前发生、发育过程及其规律的一门科学，包括生殖细胞的发生、受精、整个胚胎发育过程、胚胎与母体的关系、先天性畸形的成因等。从受精卵形成到胎儿娩出约38周，分胚期和胎期两个阶段。

在公元前4世纪，古希腊医学家希波克拉底就曾对生殖过程有过认真的观察和正确的描述，标志着人类对生殖的认识开始从迷信和臆测转向实际的观察。先后经历了"先成论""渐成论""进化论"等理论，同时相应的一些胚胎学的主要分支学科出现，如描述胚胎学、比较胚胎学、实验胚胎学、化学胚胎学、分子胚胎学、畸形学和生殖工程学等。

胚胎学属形态学范畴，因而在学习时应特别注意观察，包括对胚胎标本、模型、切片、图谱的观察，更要做到结合教材上的描述启动形象思维进行观察。

学习任务一　生殖细胞与受精过程

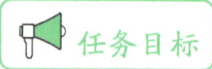

(1) 了解生殖细胞的结构及成熟过程。

(2) 了解受精的过程。

一、生殖细胞

生殖细胞（germ cell）又称配子（gamete），是多细胞生物体内能繁殖后代的细胞的总称，包括从原始生殖细胞直到最终已分化的生殖细胞（精子和卵细胞），均为单倍体细胞，其中包含一条性染色体。此术语由A.恩格勒和K.普兰特尔于1897年提出，以与体细胞相区别。体细胞最终都会死亡，只有生殖细胞有延存至下代的机会。物种主要依靠生殖细胞而延续和繁衍。长期的自然选择使每一种生物的结构都为其生殖细胞的存活提供最好的条件。

（一）精子

精子的结构可分为头、颈和尾三部分。

1. 头部

头部主要由细胞核和顶体组成，呈圆球形、长柱形、螺旋形、梨形和斧形等，这些形状都是由核和顶体的形状决定的。

成熟精子的细胞核含有高度致密的染色质，在光学显微镜和电子显微镜下都难以区分其结构。核的前端有顶体，是由双层膜组成的帽状结构，覆盖在核的前2/3部分，靠近质膜的一层称为顶体外膜，靠近核的一层称为顶体内膜。顶体内有水解酶性质的颗粒，它与精子通过卵外各种卵膜有关。在顶体和核之间的空腔称为顶体下腔，内含肌动蛋白。有些无脊椎动物的精子受精时产生顶体反应：肌动蛋白聚合形成顶体突起或顶体丝，使精子能附着于卵的质膜上，导致精卵融合-受精。

核膜虽为双层膜结构，但两层的间距很小，而且只有在核后端与颈部相连的转折处有核膜孔。

2. 颈部

此部最短，位于头部以后，呈圆柱状或漏斗状，又称为连接段。它前接核的后端，后接尾部，在前端有基板，由致密物质组成，刚好陷于核后端称为植入窝的凹陷之中。基板之后有一稍厚的头板，两者之间有透明区，其中的细纤维通过基板接连于核后端的核膜。在头板之后为近端中心粒，它虽然稍有倾斜，但与其后的远端中心粒所形成的轴丝几乎垂直。围着这些结构有9条由纵行纤维组成的显示深浅间隔的分节柱，线粒体分布在分节柱的外围。这9条分节柱与其后的9条粗纤维的头端紧密相连。

3. 尾部

尾部分为三部分：中段、主段和末段，主要结构是贯穿于中央的轴丝。

（1）中段：从远端中心粒到环之间称为中段，其长度在哺乳类中差异颇大，但结构大体相似，主要结构是轴丝和外围的线粒体鞘。

轴丝：精子的运动器官，由远端中心粒形成，一直伸向精子的末段。精子轴丝的结构与动物的鞭毛（或纤毛）相似，基本组成上都是9+2型，即位于中央的2条是单根的微管，四周是9条成双的微管（二联体）。轴丝外的纤维鞘由9条粗纤维组成，它们与颈部9条分节柱相连。这是哺乳类精子特有的，因此人们把哺乳类精子列为9+9+2型，尽管其大小形状在各种动物有所不同。鸟类和有些无脊椎动物的精子中也有类似的结构。线粒体鞘或称线粒体螺线：线粒体相互连接，螺旋地包在粗纤维之外，故称线粒体鞘。它是在精子形成时线粒体汇集到一起彼此相互合并而成的连续结构。各哺乳类螺线的圈数差别很大，少的十几圈，多的达几百圈。

环：位于中段的后端，在线粒体鞘最后一圈之后，是该处质膜向内转折而成；为哺乳类精子所特有,可能与防止精子运动时线粒体后移有关。

(2) 主段:尾部最长的部分,由轴丝和其外的筒状纤维鞘组成。纤维鞘中有2条纤维突起成纵行嵴,由于纵形嵴刚好分别位于背腹两侧,以致使精子尾部截面呈卵圆形。

(3) 末段:随主段进入末段,纤维鞘逐渐变细而消失。

(二) 精子的成熟

睾丸是精子"诞生地"。人的睾丸内主要有三种细胞:支持细胞、间质细胞和生殖细胞。支持细胞和生殖细胞组成了曲细精管的生精上皮,而间质细胞存在于曲细精管之间。从支持细胞的底部到顶部,精子细胞成熟程度越来越高。分布在底部的是精原细胞,往上依次是初级、次级精母细胞和精子细胞。

一个精原细胞经过多次有丝分裂和两次成熟分裂(减数分裂),可以形成256个仅有半数染色体的精子细胞,其中50%含X染色体,另50%含Y染色体(图16-1)。

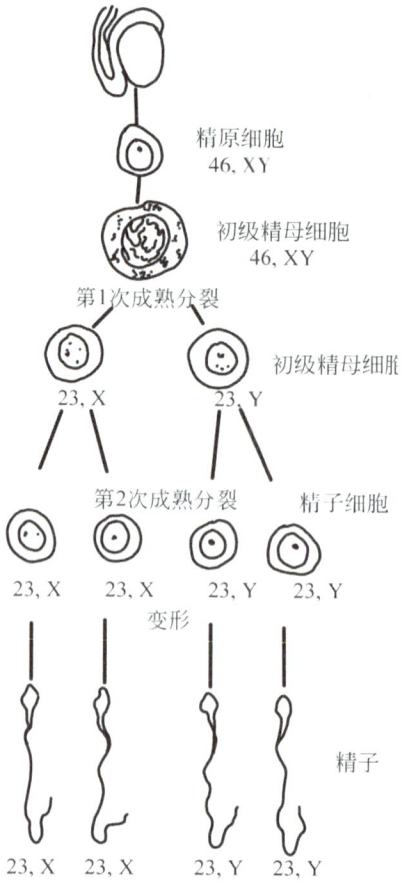

图16-1 精子的发育成熟过程

精原细胞和精母细胞外形是圆形的，没有尾巴，到了精子细胞才逐渐出现尾巴。精子细胞经过一系列变化，最后成熟，形成如蝌蚪样的精子，排放进曲细精管内。精子在曲细精管内成熟时间为64~72 d。另外，在附睾内还要停留19~25 d才能进一步成熟，这时精子才具有活动性和受精能力。所以，精子整个成熟过程大约需要90 d的时间。

（三）卵子

卵子是球形的，有一个核，由卵黄膜包被着。带有冠细胞的人类卵子坐落在一个柱状物上。它上面包裹一层透明带状物——糖蛋白，这种物质既具有保护卵细胞的作用，又能诱捕和限制精子。两个红色冠细胞粘贴在透明带状物上。

卵子运行的主要环节是输卵管伞端的作用。根据一些动物体内的直接观察，排卵后卵子并不在腹腔内游走很长的距离。由于输卵管肌肉、系膜及卵巢固有韧带的收缩活动相互配合，使输卵管伞端与卵巢排卵部位非常接近。在人类，手术时也经常见到双侧输卵管绕向子宫后方，估计人的输卵管捕获卵子的功能与哺乳动物可能相似。

（四）卵子的成熟

卵子进入输卵管主要是由于输卵管伞端的捡拾作用。人们在直视下观察，发现排卵的卵泡并非暴力破裂把卵子冲入腹腔，而是卵泡液带着卵丘细胞的次级卵母细胞经排卵点缓慢流出。排卵后由于孕激素的作用，输卵管伞端广泛分散、充血，输卵管收缩强度增加，加上伞端离排卵点很近，以及伞端大量纤毛的摆动，几分钟内卵子就被迅速送至壶腹部。输卵管液在输卵管的峡部流速比较快，而在壶腹部的流速则很慢，便于卵子在壶腹部停留，并在此处受精。卵子从卵巢排出后，15~18 h受精效果最好，若24 h内未受精，则开始变性（图16-2）。

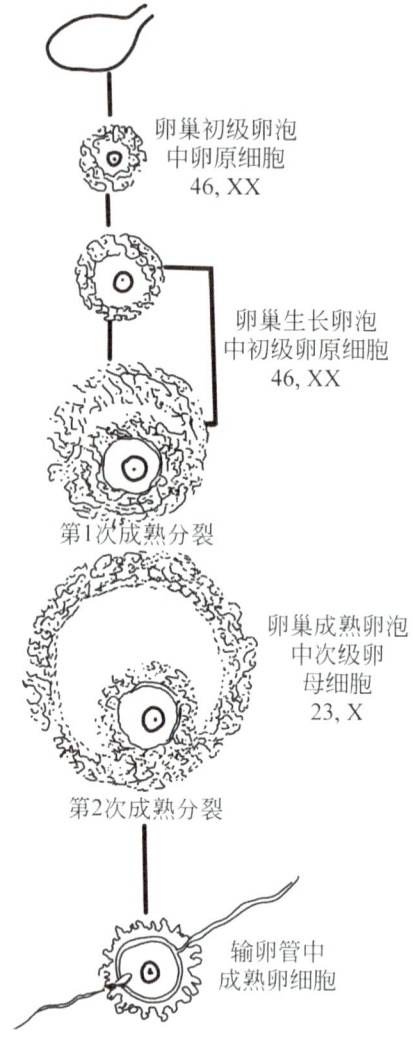

图16-2 卵子的发育成熟过程

二、受精过程

受精是卵子和精子融合为一个合子的过程。它是有性生殖的基本特征，普遍存在于动植物界，但人们通常提到最多的是指的动物。动物受精在细胞水平上，受精过程包括卵子激活、调整和两性原核融合三个主要阶段。激活可视为个体发育的起点，主要表现为卵质膜通透性的改变，皮质颗粒外排，受精膜形成等；调整发生在激活之后，是确保受精卵正常分裂所必需的卵内的先行变化；两性原核融合起保证双亲遗传的作用，并恢复双倍体。受精不仅启动DNA的复制，而且激活卵内的mRNA、rRNA等遗传信息，合成出胚胎发育所需要的蛋白质。

受精后6~7d晚期胚泡透明带消失后逐渐埋入并被子宫内膜覆盖的过程，称受精卵着床。它需要经历三个过程：①定位；②黏附；③穿透。着床后迅速发生蜕变。

动物的精子不像低等植物如苔藓植物的精子有明显的趋化性，而是靠自身主动运动或依靠生殖道上皮细胞的纤毛运动抵达卵子附近。人类受精时间，排卵后24 h内；受精地点，输卵管壶腹部（图16-3）。

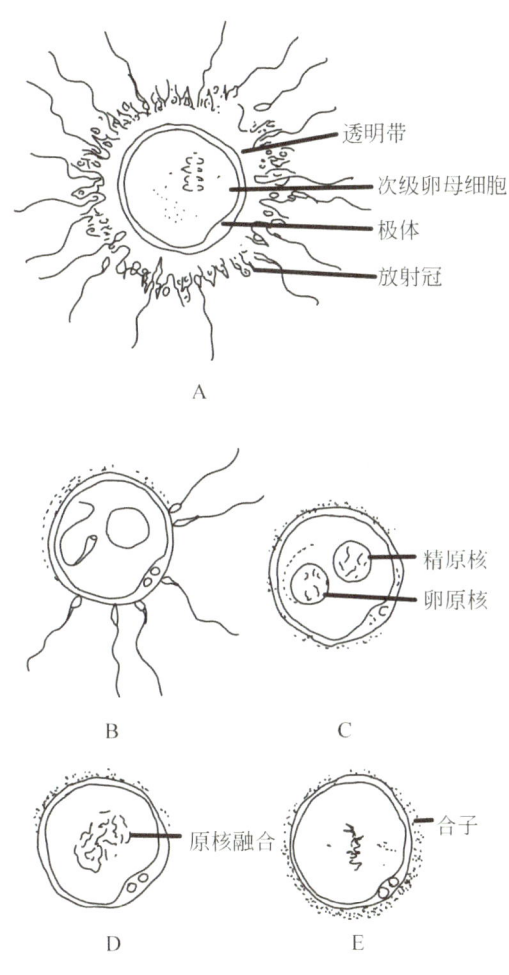

图16-3　受精过程示意图

A. 受精伊始，精子聚集在放射冠周围；B. 精子穿过放射冠、透明带及卵细胞膜入卵；C. 精子入卵后，头部胀大或为精原核；D. 卵原核与精原核融合；E. 成为合子

（一）精子获能

已知许多哺乳动物精子经过雌性生殖道或穿越卵丘时，包裹精子的外源蛋白质被清除，精子质膜的理化和生物学特性发生变化，使精子获能而参与受精过程。

哺乳动物的获能精子接触卵周的卵膜或透明带时，特异地与卵膜上的某种糖蛋白结合，激发精子产生顶体反应：顶体外围的部分质膜消失，顶体外膜内陷、囊泡化，顶体内含物包括一些水解酶外溢。顶体反应有助于精子进一步穿越卵膜。在海胆卵上，激起精子顶体反应的是卵周胶膜中的某种多糖物质。绝大部分卵的外周都有卵膜，各种卵膜厚度不一，主要组分是黏蛋白或黏多糖；只有少数是裸卵，如腔肠动物的卵。

（二）顶体反应

精子穿越卵膜时，出现先黏着后结合的过程（图16-4）。前者为疏松附着，不受外界温度干扰，无种的专一性，黏着期间，顶体内膜上的原顶体蛋白转化为顶体蛋白，顶体蛋白有加速精子穿越卵膜的作用；后者是牢固地结合，能被低温干扰，具有种的专一性。在海胆精子质膜上已分离到一种能与卵膜糖蛋白专一结合的蛋白质，称作结合蛋白，分子量约30 kPa。

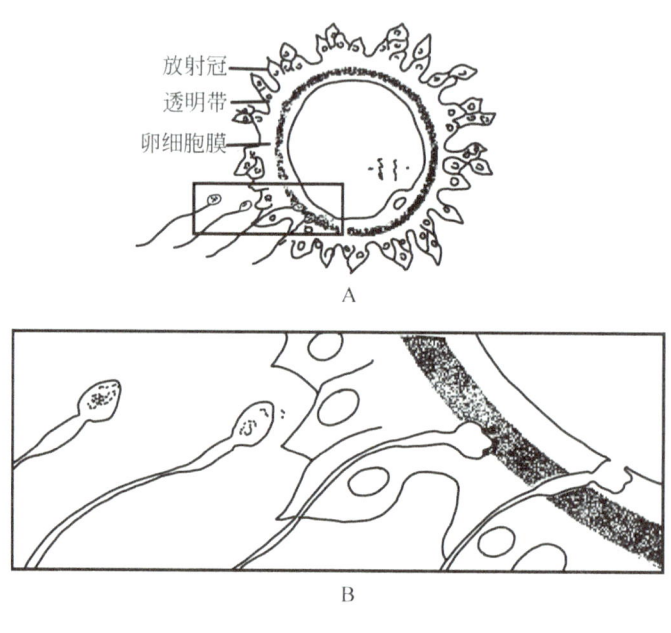

图16-4　精子入卵的过程

A. 精子与卵细胞结合；B. 放大细节图

（三）卵子的运行

在排卵时处于第二次成熟分裂中期的次级卵母细胞连同周围的透明带和放射冠，由于输卵管上皮细胞纤毛的摆动和肌层的收缩，迅速通过腹腔进入输卵管壶腹部。如果卵细胞未能与精子相遇，一般在12～24 h开始变性死亡。

（四）卵子的激活

精子一旦与卵子接触，卵子本身也发生一系列的激活变化。在哺乳动物卵上，则表现为皮层反应、卵质膜反应和透明带反应，从而起到阻断多精受精和激发卵进一步发育的作用。皮层反应发生在精卵细胞融合之际，自融合点开始，皮质颗粒破裂，其内含物外排，由此波及整个卵子的皮层。卵质膜反应是卵质与皮质颗粒包膜的重组过程。透明带反应为皮质颗粒外排物与透明带一起形成受精膜的过程，卵膜与质膜分离，透明带中精子受体消失，透明带硬化（图16-3）。

（五）受精作用

只有发生顶体反应的精子才能与卵融合。在顶体酶的作用下，精子穿过放射冠，并与透明带上精子受体糖蛋白分子ZP3相作用，使精子释放顶体酶，穿过透明带进入卵周隙。受精开始时，人精子头侧面赤道部的包膜与卵细胞膜接触，随即精子的细胞核和细胞质进入卵内。精子进入卵子后，卵子浅层细胞质内的皮质颗粒立即释放其内容物到膜周围间隙中，引起透明带中ZP3糖蛋白分子变化，使透明带失去接受精子穿越的功能。与此同时，随着皮质颗粒的膜与卵细胞融合，使细胞表面负电荷随之增多，从而制止精子质膜与卵膜的融合，称之为皮质反应（cortical reaction）。透明带结构发生变化，称为透明带反应（zona reaction）。此时，透明带对精子的结合能力降低，防止了多精受精（polyspermy）的发生，保证了人类单精受精（monospermy）的生物学特性。

皮质颗粒的内容物（一种胰酶样蛋白酶）除能破坏或灭活透明带上与精子结合的受体，还能使透明带中肽链间的交联增加，对顶体蛋白酶的敏感性减弱，制止精子穿透。通常情况下，虽然有数个精子穿越透明带，但只有一个精子进入卵细胞内，使之受精。在异常情况下，可以有两个精子参与受精，即双精受精。两个精子同时进入卵子形成三倍体细胞的胚胎，此种胚胎均流产或出生后很快死亡。精子入卵后，卵子迅速完成第二次成熟分裂，此时的精子和卵的细胞核分别称为雄原核和雌原核。两个原核逐渐靠拢，核膜消失，染色体融合，形成二倍体的受精卵。

（六）精卵融合

精卵细胞融合时首先可以看到卵子表面的微绒毛包围精子，可能起定向作用；随即卵质膜与精子顶体后区的质膜融合。许多动物的精子头部进入卵子细胞质后即旋转180°，精子的中段与头部一起转动，以致中心粒朝向卵中央。接着雄原核逐渐形成，与此同时中心粒四周产生星光，雄原核连同星光一起迁向雌原核。精子中段和尾部不久退化和被吸收。卵子细胞核在完成两次成熟分裂之后，形成雌原核。雌、雄两原核相遇，或融合，即两核膜融合成一个；或联合，两核并列，核膜消失，仅染色体组合在一起，以建立合子染色体组，受精至此完成。

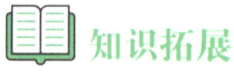

卵子与卵细胞的区别

在女性胎儿时期，卵原细胞就开始进行有丝分裂形成多个卵原细胞；并且在性别分化以后就已经开始了减数第一次分裂，到减数第一次分裂中期时卵母细胞周围形成卵泡。青春期后卵母细胞继续进行减数分裂，至减数第二次分裂前期时卵泡破裂，女性进入排卵期。当卵母细胞分裂至减数第二次分裂时卵子成熟。也就是说，卵子中间较大的细胞称为卵母细胞，周围的细胞群构成放射冠。当卵子受精时，卵母细胞完成减数第二次分裂，形成卵细胞。

（王爱玉）

学习任务二　胚泡形成与植入

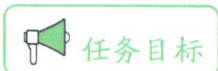

了解胚泡形成与植入的过程。

一、胚泡形成

受精卵早期进行的细胞分裂，称为卵裂（cleavage），卵裂产生的子细胞称为卵裂球（blastomere），卵裂球数目不断增加，细胞体积逐渐变小，在受精后大约72 h形成一个由12～16个卵裂球组成的实心细胞团，称之为桑葚胚（morula）。桑葚胚细胞迅速分裂增生，细胞数量不断增多，56个细胞时细胞之间出现许多小腔隙以后又逐渐融合成一个大腔，此时的胚称胚泡（blastocyst），或称囊胚（图16-5）。

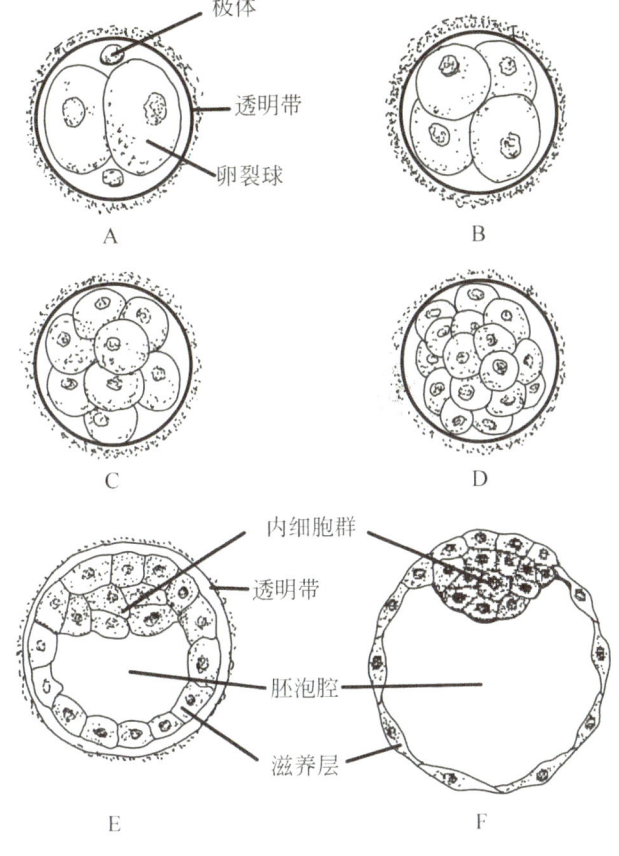

图16-5 卵裂和胚泡形成

A. 二细胞期；B. 四细胞期；C. 八细胞期；D. 桑葚胚；E. 早期胚泡；F. 胚泡

构成泡壁的细胞层叫滋养层，细胞团块称为内细胞群（inner cell mass）或胚结（embryoblast embryonalknoten）。后者相当于其他羊膜类的胚盘部位，以后在此形成胚体。又其内腔称为胚泡腔，相当于其他羊膜类卵黄块的部位，充满含有大量蛋白质的液体。胚泡迅速膨大，滋养层变得极薄。与此同时，胚泡的形状有的保持着接近原来的球形，有的变得非常细长。内细胞群不久就分成胚盘上层和胚盘下层（内胚层），前者与滋养层共同形成外胚层，而胚盘下层则沿滋养层的内面进行扩展。进一步胚盘上层形成原条，在外、内二胚层之间产生中胚层，而内胚层与所贴附的中胚层（胚外中胚层的内侧板）共同形成卵黄囊，也称脐囊。在灵长类内胚层不伴有滋养层的扩大，故卵黄囊为小型。受精卵在从输卵管下降中形成胚泡，继续进入子宫植入子宫内膜。

二、胚泡植入

此阶段的主要变化是，胚泡植入子宫内膜，获得进一步发育的适宜环境和充足的营养供应；内细胞群分化为由内、中、外三个胚层构成的胚盘，它是人体各器官和组织的原基；胎膜与胎盘逐渐形成和发育。

胚泡逐渐埋入子宫内膜的过程称植入（implantation），又称着床（imbed）。植入于受精后第5～6天起始，第11～12天完成（图16-6）。植入时，内细胞群侧的滋养层先与子宫内膜接触，并分泌蛋白酶消化与其接触的内膜组织，胚泡则沿着被消化组织的缺口逐渐埋入内膜功能层。在植入过程中，与内膜接触的滋养层细胞迅速增殖，滋养层增厚，并分化为内、外两层。外层细胞间的细胞界线消失，称合体滋养层（syncytiotrophoblast）。内层由单层立方细胞组成，称细胞滋养层（cytotrophoblast）。后者的细胞通过细胞分裂使细胞数目不断增多，并补充合体滋养层。胚泡全部植入子宫内膜后，缺口修复，植入完成。这时整个滋养层均分化为两层，合体滋养层内出现腔隙，其内含有母体血液。

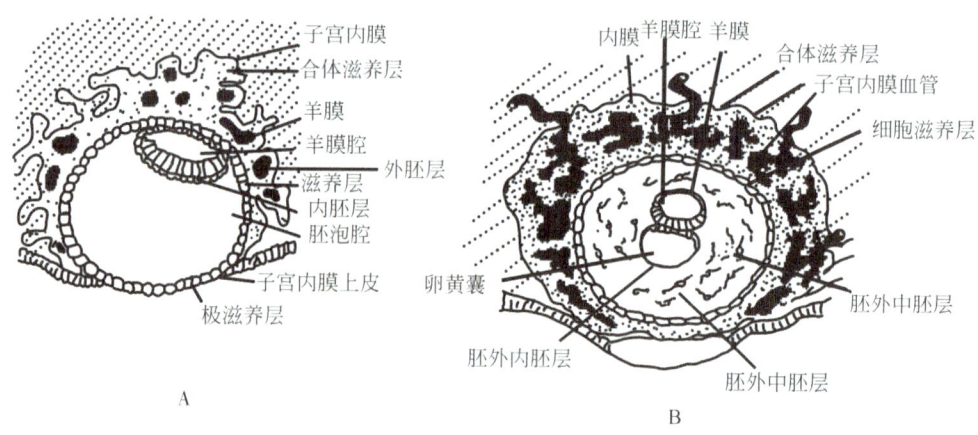

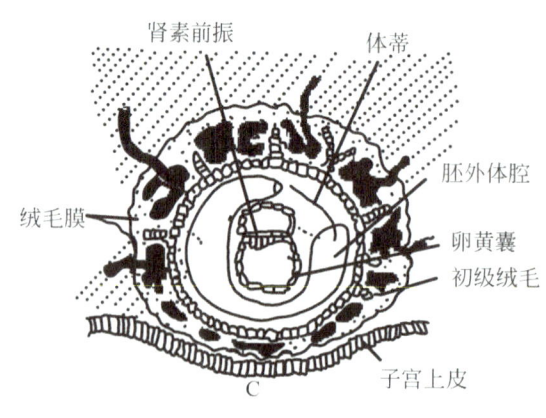

图16-6　植入过程

A. 胚泡开始植入；B. 植入接近完成；C. 植入完成

植入时的子宫内膜处于分泌期，植入后血液供应更丰富，腺体分泌更旺盛，基质细胞变肥大，富含糖原和脂滴，内膜进一步增厚。子宫内膜的这些变化称蜕膜反应，此时的子宫内膜称蜕膜（decidua）。

根据蜕膜与胚的位置关系，将其分为三部分：①基蜕膜（decidua basalis），是位居胚深部的蜕膜；②包蜕膜（decidua capsularis），是覆盖在胚宫腔侧的蜕膜；③壁蜕膜（decidua parietalis），是子宫其余部分的蜕膜。

胚泡的植入部位通常在子宫体和底部，最多见于后壁。若植入位于近子宫颈处，在此形成胎盘，称前置胎盘（placenta previa），分娩时胎盘可堵塞产道，导致胎儿娩出困难。若植入在子宫以外部位，称宫外孕（ectopic pregnancy），常发生在输卵管，偶见于子宫阔韧带、肠系膜，甚至卵巢表面等处。宫外孕胚胎多早期死亡（图16-7）。

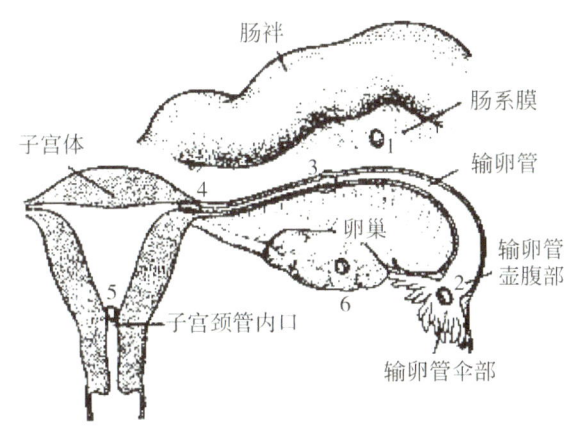

图16-7 异常植入示意图

胚泡的植入是以母体性激素的正常分泌使子宫内膜保持在分泌期为基础的，透明带消失和胚泡适时进入宫腔是植入的条件。若母体内分泌紊乱或内分泌受药物干扰，子宫内膜周期性变化则与胚泡的发育不同步，子宫内膜有炎症或有避孕环等异物，均可阻碍胚泡的植入。人卵体外受精（fertilization in vitro，IVF）技术建立于1969年。用IVF技术获得的受精卵在体外发育到桑葚胚或早期胚泡，再移植到子宫内的技术称胚胎移植（embryo transfer，ET）。应用IVF和ET技术于1978年诞生了第一例"试管婴儿（test tube baby）"，我国于1988年春天诞生了首例"试管婴儿"。IVF和ET技术的发展，可以解决因输卵管堵塞而不能受孕妇女的生育问题。目前，体外受精获得的早期人胚，经冷冻保存后再移植入子宫的胚胎也已获得成活。

（王爱玉）

学习任务三　胚层形成与分化

任务目标

了解胚层的形成与分化。

一、胚层形成

在第2周胚泡植入时，内细胞群的细胞也增殖分化，逐渐形成一个圆盘状的胚盘（germ disc），此时的胚盘由内、外两个胚层组成。外胚层（ectoderm）为邻近滋养层的一层柱状细胞，内胚层（endoderm）是位居胚泡腔侧的一层立方细胞，两层紧贴在一起（图16-8）。继之，在外胚层的近滋养层侧出现一个腔，为羊膜腔，腔壁为羊膜。羊膜与外胚层的周缘接连，故外胚层构成羊膜腔的底。内胚层的周缘向下延伸形成另一个囊，即卵黄囊，故内胚层构成卵黄囊的顶。羊膜腔的底（外胚层）和卵黄囊的顶（内胚层）紧相贴连构成的胚盘是人体的原基。滋养层、羊膜腔和卵黄囊则是提供营养和起保护作用的附属结构。此时期的胚泡腔内出现松散分布的胚外中胚层细胞。它们先充填于整个胚泡腔，继而细胞间出现腔隙，腔隙逐渐汇合增大，在胚外中胚层内形成一个大腔，称胚外体腔。胚外中胚层则分别附着于滋养层内面及卵黄囊和羊膜的外面，羊膜腔顶壁尾侧与滋养层之间的胚外中胚层将两者连接起来，称体蒂（body stalk）（图16-9）。

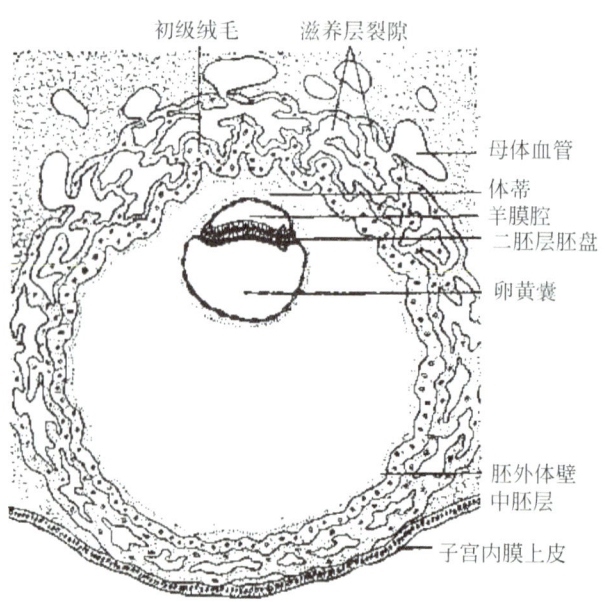

图16-8　人胚二胚层时期

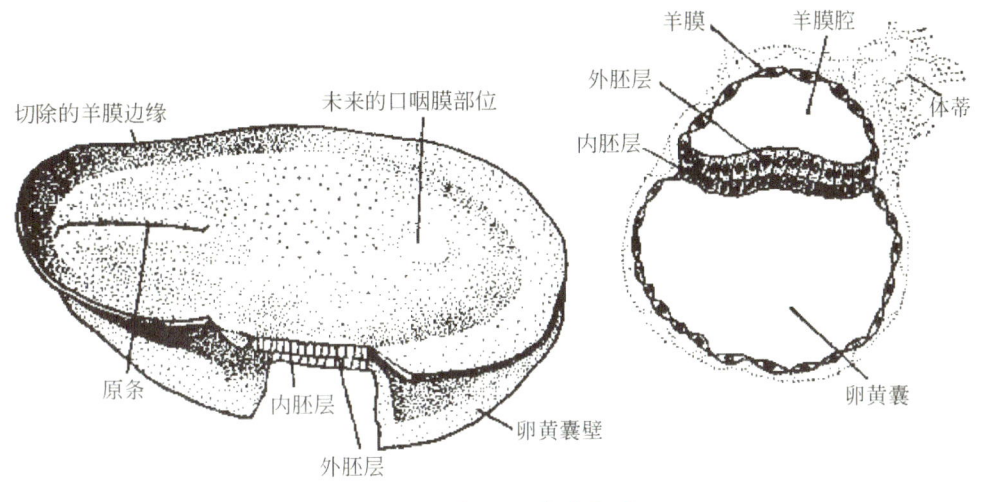

图16-9 第2周末人胚盘

至第3周初，胚盘外胚层细胞增殖，在胚盘外胚层尾侧正中线上形成一条增厚区，称原条。原条（primitive streak）的头端略膨大，为原结（primitive node）。原条的出现，胚盘即可区分出头尾端和左右侧。继而在原条的中线出现浅沟，原结的中心出现浅凹，分别称原沟和原凹。原条深面的细胞则逐渐迁移到内外胚层之间，形成松散的间充质。原条两侧的间充质细胞继续向侧方扩展，形成胚内中胚层（intraembryonic mesoderm）（图16-10），它在胚盘边缘与胚外中胚层接连。从原结向头侧迁移的间充质细胞，形成一条单独的细胞索，称脊索（notochord），它在早期胚胎起一定支架作用。脊索向头端生长，原条则相对缩短，最终消失，若原条细胞残留，在人体骶尾部可分化形成由多种组织构成的畸胎瘤。

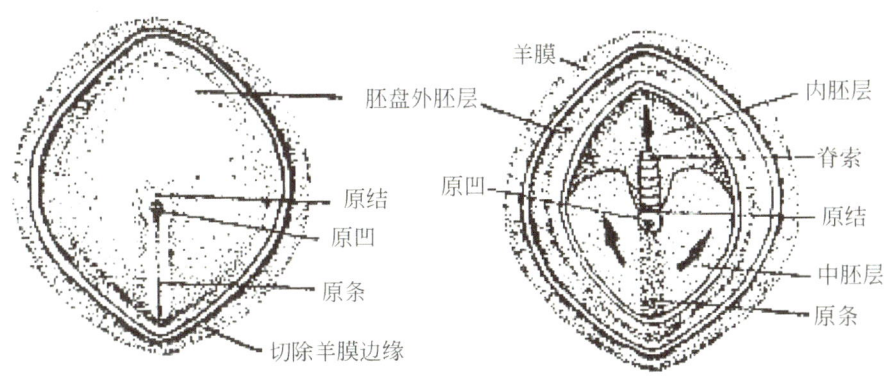

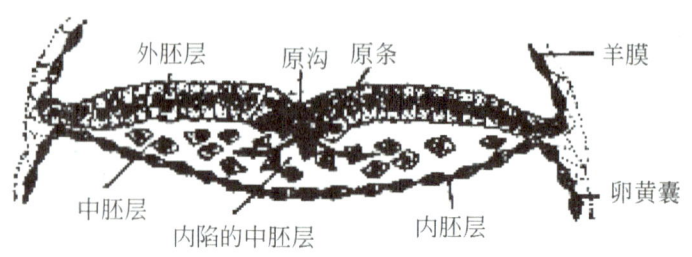

图16-10 中胚层形成(第3周初)

至第3周末,胚盘由内、中、外三个胚层组成,它们将分别分化形成人体的各种组织和器官。此时的胚盘呈梨形,头端大,尾端小。在脊索的头侧和原条的尾侧,各有一个无中胚层的小区,此处的内、外胚层直接相贴呈薄膜状,分别称口咽膜和泄殖腔膜。

从第4周初至第8周末的发育过程,胚胎不仅初具人形,而且胚盘的三胚层分化发育,形成各器官系统的雏形;胎膜和胎盘也于此时期发育形成。此时期的胚胎发育对环境因素的作用十分敏感,某些有害因素(病毒)药物等易通过母体影响胚胎发育,导致发生某些严重的先天性畸形。

二、胚体形成

随着胚层的分化,扁平形胚盘逐渐变为圆柱形的胚体。这是通过胚盘边缘向腹侧卷折形成头褶、尾褶和左右侧褶而实现的,也与羊膜腔和卵黄囊的演变有关。胚盘卷折主要是由于各部分生长速度的差异所引起的。如胚盘中部的生长速度快于边缘部,外胚层的生长速度又快于内胚层,致使外胚层包于胚体外表,内胚层卷到胚体内,胚体凸到羊膜腔内。胚盘头尾方向的生长速度快于左右方向的生长,头侧的生长速度又快于尾侧,因而胚盘卷折为头大尾小的圆柱形胚体,胚盘边缘则卷折到胚体腹侧。随着胚的进一步发育,胚体腹侧的边缘逐渐靠近,最终在胚体腹侧形成圆索状的原始脐带,与绒毛膜相连。

圆柱形胚体形成的结果:胚体凸入羊膜腔的羊水内;体蒂和卵黄囊连于胚体腹侧脐处,外包羊膜,形成原始脐带;口咽膜和泄殖腔膜分别转到胚体头和尾的腹侧;外胚层包于胚体外表;内胚层卷折到胚体内,形成头尾方向的原始消化管,管中份的腹侧借缩窄的卵黄蒂与卵黄囊通连,管头端由口咽膜封闭,尾端由泄殖腔膜封闭。至第8周末,胚体外表已可见眼、耳和鼻的原基及发育中的四肢,初具人形。

三、胚层分化

胚体形成的同时，三个胚层也逐渐分化形成各器官的原基。

（1）外胚层的分化：脊索形成后，诱导其背侧中线的外胚层增厚呈板状，称神经板（neural plate）。神经板随脊索的生长而增长且头侧宽于尾侧。继而神经板中央沿长轴下陷形成神经沟（neural groove），沟两侧边缘隆起称神经褶（neural fold），两侧神经褶在神经沟中段靠拢并愈合，愈合向两端延伸，使神经沟封闭为神经管（neural tube）。神经管两侧的表面外胚层在管的背侧靠拢并愈合，使神经管位居于表面外胚层的深面。神经管将分化为中枢神经系统，以及松果体、神经垂体和视网膜等。在神经褶愈合过程中，它的一些细胞迁移到神经管背侧成一条纵行细胞索，继而分裂为两条分别位于神经管的背外侧，称神经嵴（neural crest），它将分化为周围神经系统及肾上腺髓质等结构。位于体表的表面外胚层，将分化为皮肤的表皮及其附属器，以及牙釉质、角膜上皮、晶状体、内耳膜迷路、腺垂体、口腔和鼻腔与肛门的上皮等（图16-11）。

（2）中胚层的分化：中胚层在脊索两旁从内侧向外侧依次分化为轴旁中胚层、间介中胚层和侧中胚层。分散存在的中胚层细胞，称间充质，分化为结缔组织，以及血管、肌组织等。脊索则大部分退化消失，仅在椎间盘内残留为髓核。

1）轴旁中胚层（paraxial mesoderm）：紧邻脊索两侧的中胚层细胞迅速增殖，形成一对纵行的细胞索，即轴旁中胚层。它随即裂为块状细胞团，称体节（somite）。体节左右成对，从颈部向尾部依次形成，随胚龄的增长而增多，故可根据体节的数量推算早期胚龄。第5周时，体节全部形成，共42～44对。体节将分化为皮肤的真皮、大部分中轴骨骼（如脊柱、肋骨）及骨骼肌。

2）间介中胚层（intermediate mesoderm）：位于轴旁中胚层与侧中胚层之间，分化为泌尿生殖系统的主要器官。

3）侧中胚层（lateral mesoderm）：是中胚层最外侧的部分，两侧的侧中胚层在口咽膜的头侧汇合为生心区。随着胚体的形成，生心区移到胚体原始消化管的腹侧，口咽膜的尾侧，分化形成心脏。侧中胚层迅即裂为两层。与外胚层邻近的一层，称体壁中胚层（somatic mesoderm），将分化为体壁（包括肢体）的骨骼、肌肉、血管和结缔组织；与内胚层邻近的一层，称脏壁中胚层（visceral mesoderm），覆盖于原始消化管外面，将分化为消化和呼吸系统的肌组织、血管和结缔组织等。两层之间的腔为原始体腔，最初呈马蹄铁形，继而从头端到尾端分化为心包腔、胸膜腔和腹膜腔。

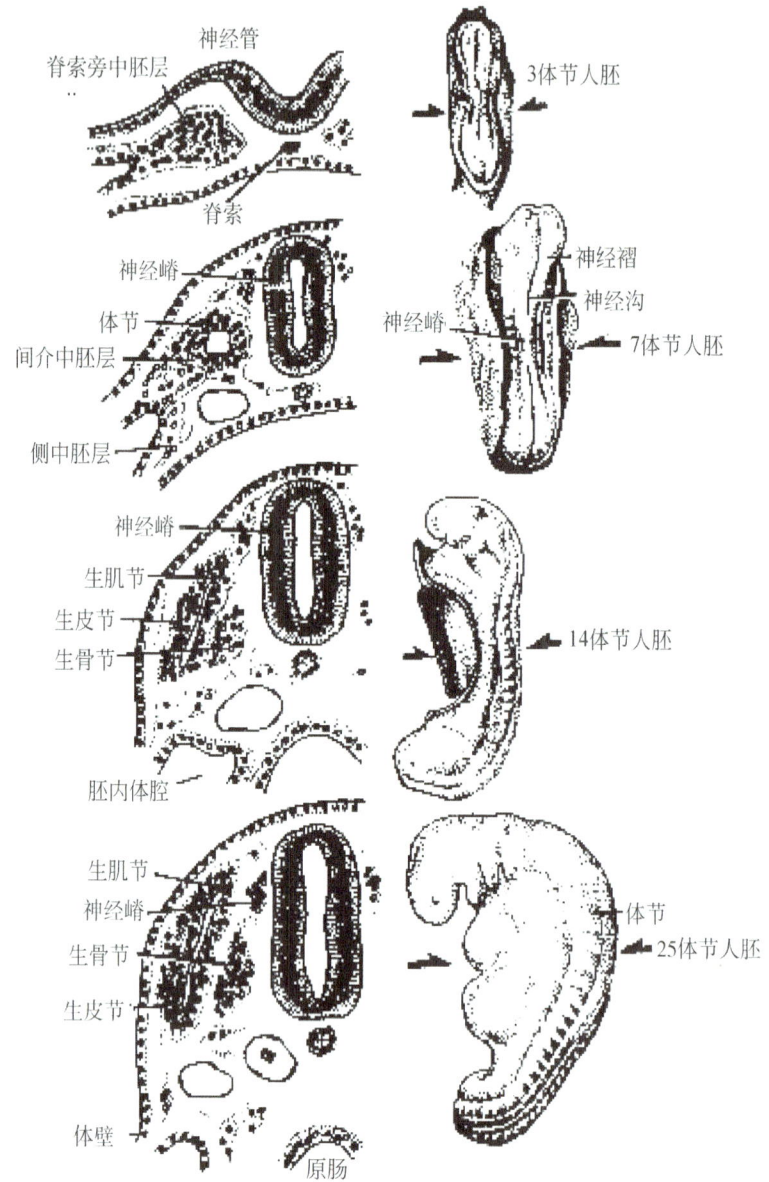

图16-11　外胚层与中胚层的分化

（3）内胚层的分化：在胚体形成的同时，内胚层卷折形成原始消化管。原始消化管将分化为消化管、消化腺、呼吸道和肺的上皮组织，以及中耳、甲状腺、甲状旁腺、胸腺、膀胱和阴道等的上皮组织（图16-12）。

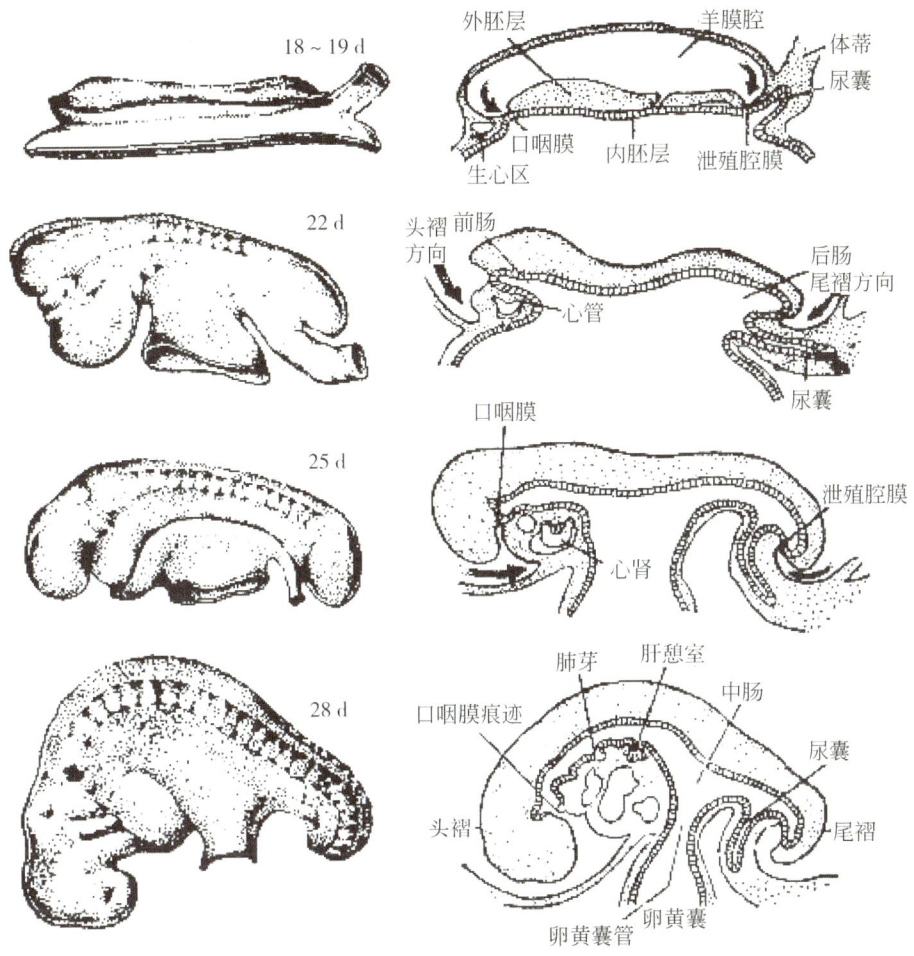

图16-12 内胚层分化及体形建立

（王爱玉）

学习任务四　胎膜和胎盘

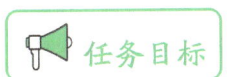

了解胎膜和胎盘。

胎膜和胎盘是对胚胎起保护、营养、呼吸和排泄等作用的附属结构，有的还有一定的内分泌功能。胎儿娩出后,胎膜、胎盘与子宫蜕膜一并排出,总称衣胞。

一、胎膜

胎膜(fetal membrane)包括绒毛膜、羊膜、卵黄囊、尿囊和脐带(图16-13)。

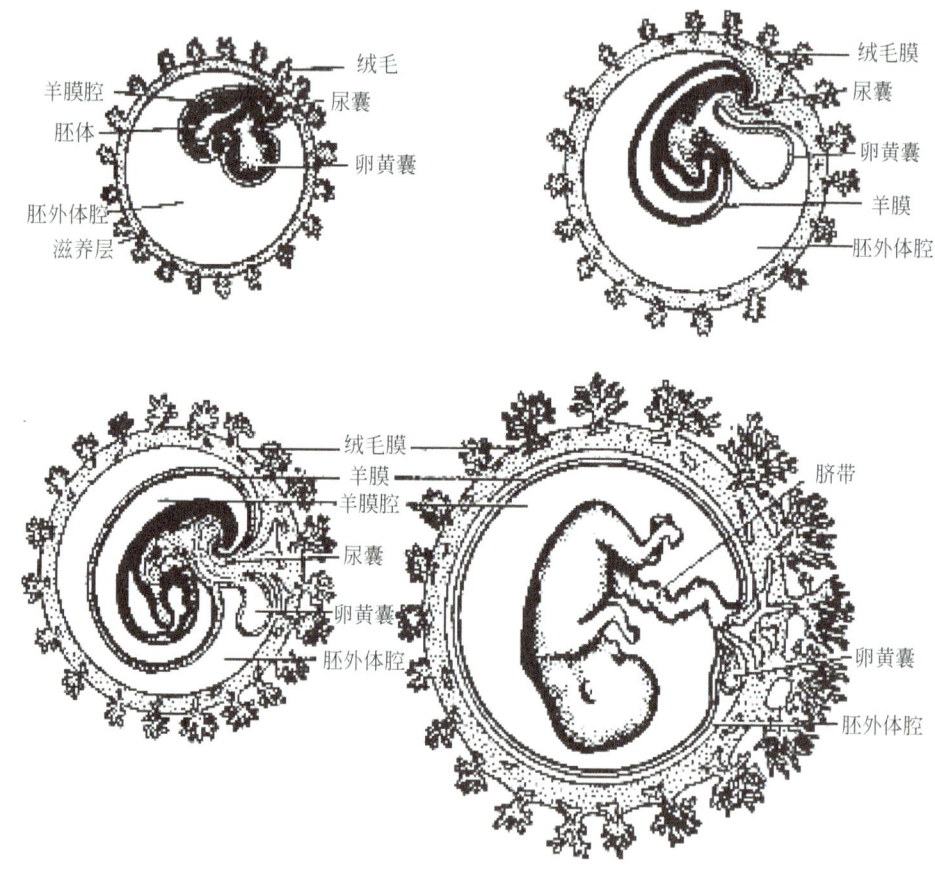

图16-13　胎膜形成模式图

(一)绒毛膜

绒毛膜(chorion)由滋养层和衬于其内面的胚外中胚层组成。植入完成后,滋养层已分化为合体滋养层和细胞滋养层两层,继之细胞滋养层的细胞局部增殖,形成许多伸入合体滋养层内的隆起。这时,表面有许多突起的滋养层和内面的胚外中胚层合称为绒毛膜。绒毛膜包在胚胎及其他附属结构的最外面,直接与子宫蜕膜接触,膜的外表有大量绒毛(villus)。绒毛的发育使绒毛膜与子宫蜕膜的接触面增大,利于胚胎与母体间的物质交换。第2周末的绒毛仅由外表的合体滋养层和内部的细胞滋养层构成,称初级绒毛干。第3周时，胚外中胚层逐渐伸入绒毛干内，改称次级绒毛干。此后，绒毛干内的间充质分化为结缔组织和血管，形成三级绒毛干（图16-14）。绒毛干进而发出分支，形成许多细小的绒毛。同时，绒毛干末端的细胞滋养层细胞增殖，穿出合体滋养层，伸抵蜕膜组织，将绒毛干固着于蜕膜上。这些穿出的细胞滋养层细胞还沿蜕膜扩展，彼此连接，形成一层细胞滋养层壳，使绒毛膜与子宫蜕膜牢固连接。绒毛干之间的间隙，称绒毛间隙（intervillous space）。绒毛间隙内充以从子宫螺旋动脉来的母体血。胚胎借绒毛汲取母血中的营养物质并排出代谢产物。

胚胎早期，整个绒毛膜表面的绒毛均匀分布。之后，由于包蜕膜侧的血供匮乏，绒毛逐渐退化、消失，形成表面无绒毛的平滑绒毛膜（smooth chorion）。基蜕膜侧血供充足，该处绒毛反复分支，生长茂密，称丛密绒毛膜（villous chorion），它与基蜕膜组成胎盘。丛密绒毛膜内的血管通过脐带与胚体内的血管连通。此后，随着胚胎的发育增长及羊膜腔的不断扩大，羊膜、平滑绒毛膜和包蜕膜进一步凸向子宫腔，最终与壁蜕膜愈合，子宫腔逐渐消失。

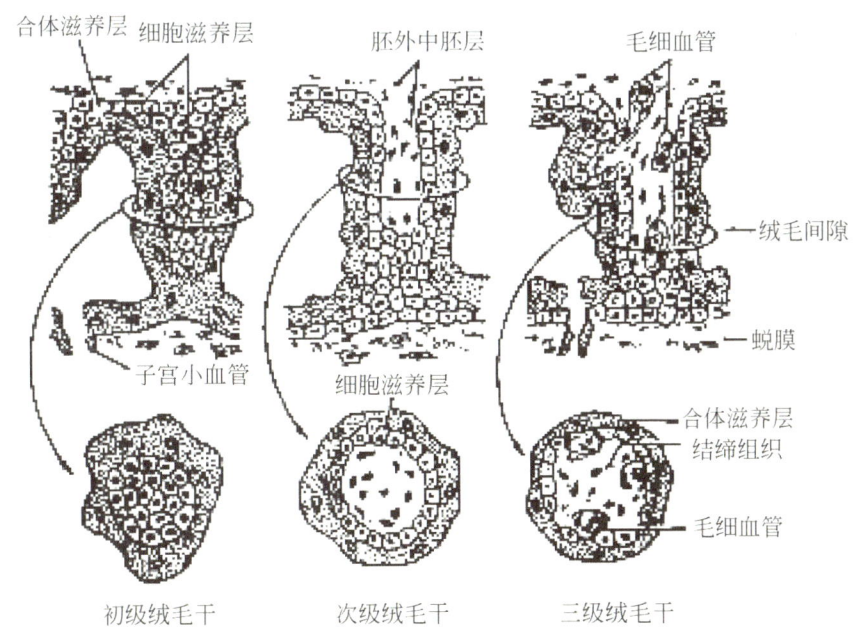

图16-14 绒毛干的分化发育

绒毛膜为早期胚胎发育提供营养和氧气，丛密绒毛膜参与组成胎盘。在绒毛膜发育过程中，若血管未通联，胚胎可因缺乏营养而发育迟缓或死亡。若绒毛膜发生病变，如滋养层细胞过度增生、绒毛内结缔组织变性水肿（水泡状胎块）、滋养层细胞癌变（绒毛膜上皮癌）等，不仅严重影响胚胎的发育，还危及母体健康。

（二）羊膜

羊膜（amnion）为半透明薄膜，羊膜腔内充满羊水（amniotic fluid），胚胎在羊水中生长发育。羊膜最初附着于胚盘的边缘，随着胚体形成、羊膜腔扩大和胚体凸入羊膜腔内，羊膜遂在胚胎的腹侧包裹在体蒂表面，形成原始脐带（图16-13）。羊膜腔的扩大逐渐使羊膜与绒毛膜相贴，胚外体腔消失。羊水呈弱碱性，含有脱落的上皮细胞和一些胎儿的代谢产物。羊水主要由羊膜不断分泌产生，又不断地被羊膜吸收和被胎儿吞饮，故羊水是不断更新的。羊膜和羊水在胚胎发育中起重要的保护作用，如胚胎在羊水中可较自由地活动，有利于骨骼及骨骼肌的正常发育，并防止胚胎局部粘连或受外力的压迫与震荡。临产时，羊水还具扩张子宫颈与冲洗产道的作用。随着胚胎的长大，羊水也相应增多，分娩时有1 000～1 500 mL。羊水过少（500 mL以下），易发生羊膜与胎儿粘连，影响正常发育；羊水过多（2 000 mL以上），也可影响胎儿正常发育。羊水含量不正常，还与某些先天性畸形有关，如胎儿无肾或尿道闭锁可致羊水过少，胎儿消化道闭锁或神经管封闭不全可致羊水过多。穿刺抽取羊水，进行细胞染色体检查或测定羊水中某些物质的含量，可以早期诊断某些先天性异常。

（三）卵黄囊

卵黄囊（yolk sac）位于原始消化管腹侧。鸟类胚胎的卵黄囊很发达，囊内贮有大量卵黄，为胚胎发育提供营养。人胚胎的卵黄囊内没有卵黄，卵黄囊不发达，它的出现也是种系发生和进化的反应。人胚胎卵黄囊被包入脐带后，与原始消化管相连的卵黄蒂于第6周闭锁，卵黄囊也逐渐退化。但人类的造血干细胞和原始生殖细胞却分别来自卵黄囊的胚外中胚层和内胚层。

（四）尿囊

尿囊（allantois）是从卵黄囊尾侧向体蒂内伸出的一个盲管，随着胚体的形成而开口于原始消化管尾段的腹侧，即与后来的膀胱通连。尿囊闭锁后形成膀胱至脐的脐正中韧带。鸟类胚胎的尿囊发达，具气体交换和储存代谢废物的功能。人胚胎的气体交换和废物排泄由胎盘完成，尿囊仅为遗迹性器官，但其壁的胚外中胚层形成脐血管。

（五）脐带

脐带（umbilical cord）是连于胚胎脐部与胎盘间的索状结构。脐带外被羊膜，内含体蒂分化的黏液性结缔组织（图16-15、图16-16）。结缔组织内除有闭锁的卵黄蒂和尿囊外，还有脐动脉和脐静脉。脐血管的一端与胚胎血管相连，另一端与胎盘绒毛血管续连。

脐动脉有两条，将胚胎血液运送至胎盘绒毛内，在此，绒毛毛细血管内的胚胎血与绒毛间隙内的母血进行物质交换。脐静脉仅有一条，将胎盘绒毛汇集的血液送回胚胎。胎儿出生时，脐带长40~60 cm，粗1.5~2 cm，透过脐带表面的羊膜，可见内部盘曲缠绕的脐血管。脐带过短，胎儿娩出时易引起胎盘过早剥离，造成出血过多；脐带过长，易缠绕胎儿肢体或颈部，可致局部发育不良，甚至胎儿窒息死亡。

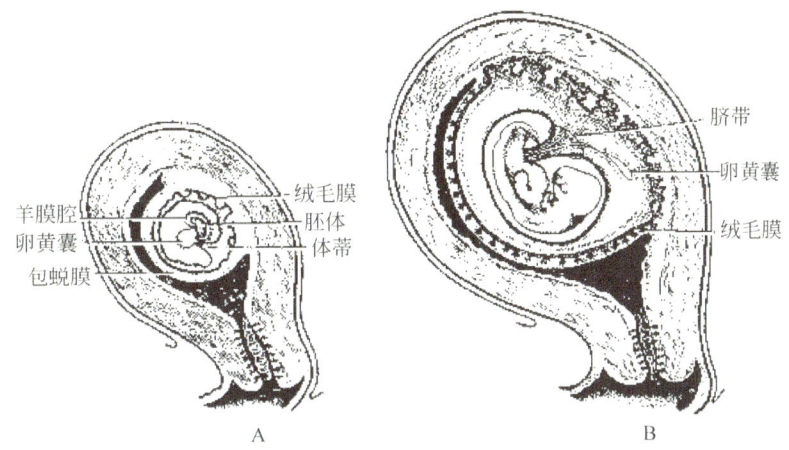

图16-15　脐带发育示意图(1)

A. 第4周，羊膜腔居胚体背侧，卵黄囊居腹侧，体蒂在胚体尾端；B. 第5周，羊膜腔已扩大至胚体腹面，体蒂及卵黄囊大部分被包入脐带。

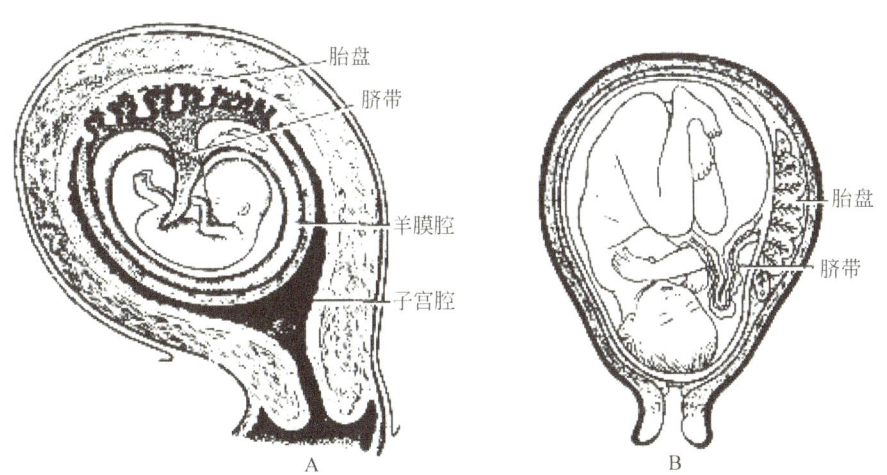

图16-16　脐带发育示意图(2)

A. 第8周，卵黄囊进一步缩小，脐带相对变细。本图可以清晰地看出，脐带形成后，胎儿处于三层膜所围成的腔中，由外向内依次为蜕膜、绒毛膜及羊膜，羊膜腔中有羊水。B. 足月胎儿，脐带呈圆条状，一端连于胎盘，另一端连胎儿脐部，内含2条脐动脉、1条脐静脉及胎性结缔组织。原有之卵黄囊及尿囊均消失。

二、胎盘

（一）胎盘的结构

胎盘（placenta）是由胎儿的丛密绒毛膜与母体的基蜕膜共同组成的圆盘形结构。足月胎儿的胎盘重约500 g，直径15～20 cm，中央厚，周边薄，平均厚约2.5 cm。胎盘的胎儿面光滑，表面覆有羊膜，脐带附于中央或稍偏，透过羊膜可见呈放射状走行的脐血管分支。胎盘的母体面粗糙，为剥离后的基蜕膜，可见15～30个由浅沟分隔的胎盘小叶（cotyledon）（图16-17）。

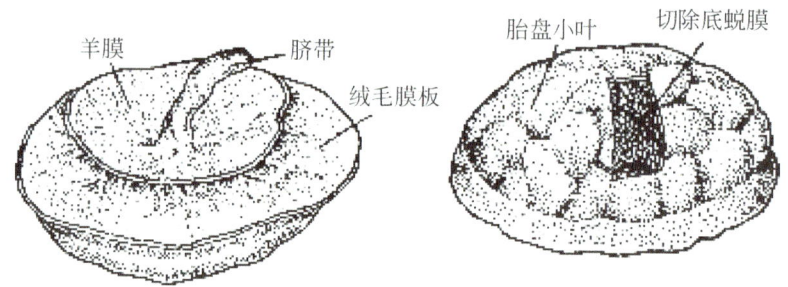

图16-17　胎盘外形结构模式图

在胎盘垂直切面上，可见羊膜下方为绒毛膜的结缔组织，脐血管的分支行于其中。绒毛膜发出40～60根绒毛干。绒毛干又发出许多细小绒毛，干的末端以细胞滋养层壳固着于基蜕膜上。脐血管的分支沿绒毛干进入绒毛内，形成毛细血管。绒毛干之间为绒毛间隙，由基蜕膜构成的短隔伸入间隙内，称胎盘隔（placental septum）。胎盘隔将绒毛干分隔到胎盘小叶内，每个小叶含1～4根绒毛干。子宫螺旋动脉与子宫静脉开口于绒毛间隙，故绒毛间隙内充以母体血液，绒毛浸在母血中。

（二）胎盘的血液循环和胎盘膜

胎盘内有母体和胎儿两套血液循环，两者的血液在各自的封闭管道内循环，互不相混，但可进行物质交换。母体动脉血从子宫螺旋动脉流入绒毛间隙，在此与绒毛内毛细血管的胎儿血进行物质交换后，由子宫静脉回流入母体。胎儿的静脉血经脐动脉及其分支流入绒毛毛细血管，与绒毛间隙内的母体血进行物质交换后，成为动脉血，又经脐静脉回流到胎儿。

胎儿血与母体血在胎盘内进行物质交换所通过的结构，称胎盘膜（placental membrane）或胎盘屏障（placental barrier）。早期胎盘膜由合体滋养层、细胞滋养层和基膜、薄层绒毛结缔组织及毛细血管内皮和基膜组成。发育后期，由于细胞滋养层在许多部位消失，以及合体滋养层在一些部位仅为一薄层胞质，故胎盘膜变薄，胎血与母血间仅隔以绒毛毛细血管内皮和薄层合体滋养层及两者的基膜，更有利于胎血与母血间的物质交换（图16-18）。

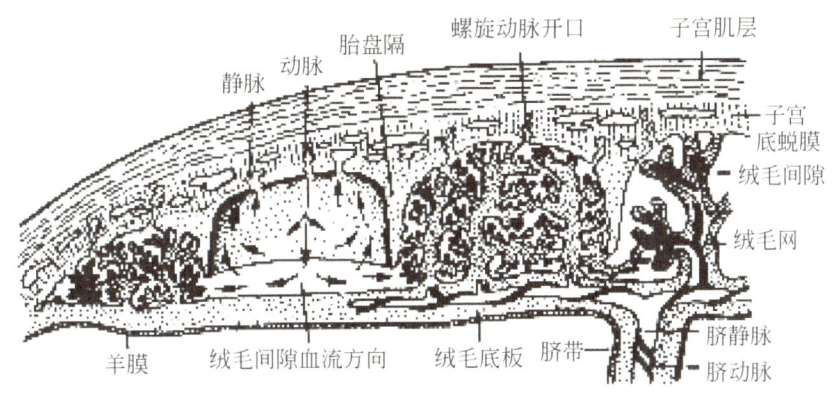

图16-18 胎盘结构模式图

（三）胎盘的功能

1. 物质交换

进行物质交换是胎盘的主要功能，胎儿通过胎盘从母血中获得营养和O_2，排出代谢产物和CO_2。因此，胎盘具有相当于出生后小肠、肺和肾的功能。由于某些药物、病毒和激素可以透过胎盘膜影响胎儿，故孕妇用药需慎重。

2. 内分泌功能

胎盘的合体滋养层能分泌数种激素，对维持妊娠起重要作用，主要为：①人绒毛膜促性腺激素（human chorionic gonadotropin，HCG），其作用与黄体生成素类似，能促进母体黄体的生长发育，以维持妊娠，HCG在妊娠第2周开始分泌，第8周达高峰，以后逐渐下降；②人胎盘催乳素（Human Chorionic Somatomammotropin，HCS），能促使母体乳腺生长发育，HCS于妊娠第2个月开始分泌，第8个月达高峰，直到分娩；③孕激素和雌激素，于妊娠第4个月开始分泌，以后逐渐增多，母体的黄体退化后，胎盘的这两种激素起着继续维持妊娠的作用。

（王爱玉）

学习任务五　胚体外形的建立和胚胎的外形特征

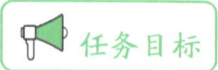

了解胚体外形的建立和胚胎的外形特征。

一、胚胎数目

（一）双胎

双胎（twins）又称孪生，双胎的发生率约占新生儿的1%。双胎有以下两种。

（1）双卵孪生：一次排出两个卵子分别受精后发育为双卵孪生（dizygotic twins），占双胎的大多数。它们有各自的胎膜与胎盘，性别相同或不同，相貌和生理特性的差异如同一般兄弟姐妹，仅是同龄而已。

（2）单卵孪生：又称一卵双胎（图16-19），由一个受精卵发育为两个胚胎，故此种双胎儿的遗传基因完全一样。它们的性别一致，而且相貌和生理特征也极相似。单卵孪生（monozygotic twins）可以是以下几种。

1）一个胚泡内出现两个内细胞群，各发育为一个胚胎，这类孪生儿有各自的羊膜，但共有一个绒毛膜与胎盘。

2）胚盘上出现两个原条与脊索，诱导形成两个神经管，发育为两个胚胎，这类孪生儿同位于一个羊膜腔内，也共有一个绒毛膜与胎盘。

3）卵裂球分离为两团，它们各自发育为一个完整的胚，但人的卵裂球围以透明带，卵裂球分离的可能性较小。

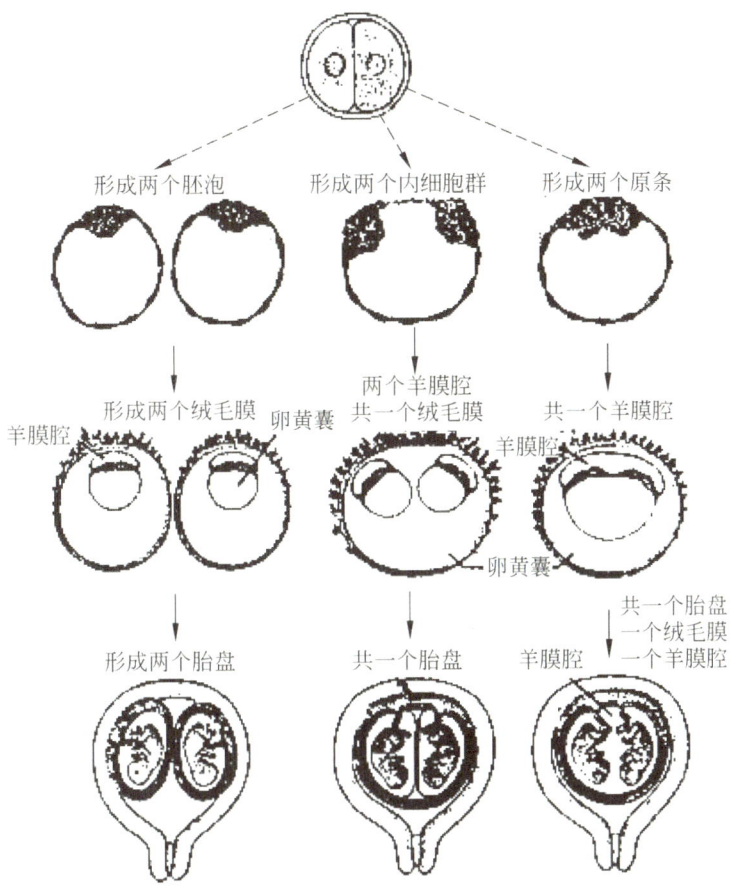

图16-19 一卵双胎形成类型示意图

（二）多胎

一次娩出两个以上新生儿为多胎（multiple birth）。多胎的原因可以是单卵性、多卵性或混合性，常为混合性多胎。多胎发生率低，三胎约万分之一，四胎约百万分之一；四胎以上更为罕见，多不易存活。

（三）联体双胎

在单卵孪生中，当一个胚盘出现两个原条并分别发育为两个胚胎时，若两原条靠得较近，胚体形成时发生局部联接，称联体双胎（conjoined twins）。联体双胎有对称型和不对称型两类。对称型指两个胚胎一大一小，小者常发育不全，形成寄生胎或胎中胎（图16-20）。

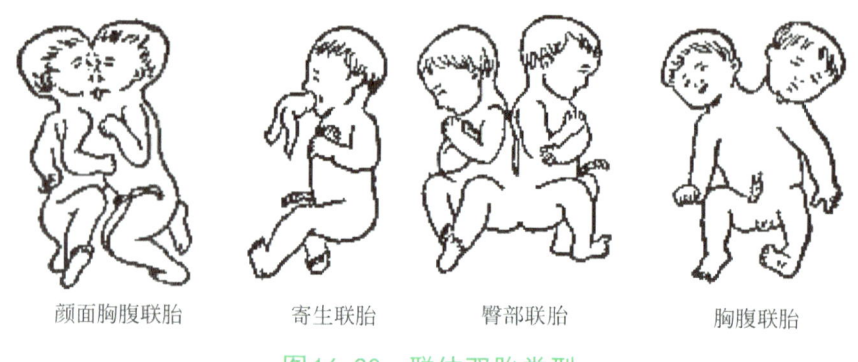

| 颜面胸腹联胎 | 寄生联胎 | 臀部联胎 | 胸腹联胎 |

图16-20 联体双胎类型

二、胚胎各期外形特征

临床常以月经龄推算胚胎龄，即从孕妇末次月经的第1天算起，至胎儿娩出共约40周。胚胎学者则常用受精龄，即以受精之日为起点推算胚胎龄，受精一般发生在末次月经第1天之后的2周左右，故从受精到胎儿娩出约经38周。但由于妇女的月经周期常受环境变化的影响，故胚胎龄的推算难免有误差。

胚胎学研究工作者所获得的人胚胎标本，大多缺乏产妇月经时间的准确记录。胚胎学家根据大量胚胎标本的观察研究，总结归纳出各期胚胎的外形特征和长度，以作为推算胎龄的依据。如第1～3周，主要根据胚的发育状况和胚盘的结构；第4～5周，常利用体节数及鳃弓与眼耳鼻等始基的出现情况；第6～8周，则依据四肢与颜面的发育特征。胎龄的推算，主要根据颜面、皮肤、毛发、四肢、外生殖器等的发育状况，并参照身长、足长和体重等。

胚胎长度的测量标准有三种：

（1）最大长度（greatest length，GL），多用于测量第1～3周的胚。

（2）顶臀长（crown rump length，CRL），又称坐高，用于测量第4周及以后的胚胎。

（3）顶跟长（crown heal length，CHL），又称立高，常用于测量胎儿。

用B超测定孕妇体内胚胎的顶臀长等与直接测量胚胎标本的数据很接近，故应用B超测量是一个值得开展的工作。

三、胚胎发育中的部分机理

从受精卵发育为一个新个体历经复杂的演变过程，包括细胞增殖、死亡、分化、识别、迁移和功能表达，以及组织和器官的形成等。这些变化具严密规律，具有精细的时间顺序和空间关系。来自同一受精卵的细胞，它们的基因结构是相同的，胚胎发育变化中，细胞基因的表达起决定作用，并受内外环境因素的影响。胚胎发育机理是现代发育生物学中重大的研究课题。

（一）细胞分化

细胞分化（cell differentiation）是指幼稚细胞发育为具有某些特殊结构和功能的过程。如桑葚胚分化为内细胞群和滋养层两类不同的细胞。内细胞群又分化为三个胚层，三个胚层再分化形成各种组织。又如，造血干细胞先分化为各种造血祖细胞，后者再分化为不同的血细胞；骨原细胞分化为成骨细胞或软骨细胞；精原细胞分化为精子等。这是广义的分化概念，它包括形态结构和功能的成熟过程。狭义的或更严格的分化概念，是指原始的或尚未定向的细胞不可逆地转变为某种定向细胞的时刻，称之为决定（determination）。细胞的决定发生在它的形态结构变化之前，它的主要标志是能合成某种特殊蛋白质（如酶、受体等），故可以用测定蛋白质、受体或酶等技术研究细胞的分化。

不同种属动物，其早期胚胎细胞出现决定的时间不同。如无脊椎动物的卵裂球已经决定，故一部分卵裂球不能发育为完整的个体；而哺乳类的卵裂球尚未决定，其一部分卵裂球也可发育为一个完整的胚胎。如人桑葚胚若被分隔成两团细胞，它们各自可发育为一个胎儿（单卵孪生）。

（二）形态发生

组织和器官的形态发生（morphogenesis）是通过细胞形态变化和运动、细胞识别和黏着、细胞增殖和死亡等过程而实现的。

1. 细胞形态变化和运动

胚胎的形态发生多与细胞层的铺展、卷折、陷入、隆起和细胞迁移有关，而这又与细胞内微丝、微管配布引起的细胞形态变化和细胞外基质大分子物质的浓度有关。如外胚层在形成神经板、神经沟和神经管的过程中，细胞内微管先沿其两极平行纵向排列，细胞则沿纵轴伸长形成神经板，继而微丝平行排列于细胞顶端，细胞该端变窄，神经板逐渐下陷形成神经沟与神经管。体外培养的细胞向一个方向运动时，细胞则伸长，胞质内的微管也沿伸长和运动的方向纵行排列，细胞前缘的细胞膜呈波浪状前行运动，也是与膜下大量微丝的参与相关的。基质大分子物质如纤维粘连蛋白（fibronectin）、层粘连蛋白（laminin）、胶原、糖胺多糖等也参与细胞的运动，它们可能通过细胞膜的蛋白受体与胞质内微丝连接，从而调节微丝、微管的排列方向而引起运动。细胞通过这种方式识别这些物质的浓度梯度，从而调整运动的方向。

（1）外胚层细胞呈立方形，微丝和微管任意分布。

（2）细胞变长，微管平行于长轴排列，形成神经板。

（3）细胞顶部缩窄，微丝与表面平行分布，形成神经管。

2. 细胞识别和黏着

胚胎发育中，同类或相关细胞能彼此识别，经过迁移能按一定的模式类聚和黏着在一起，构成组织。近年认为，这是细胞膜上的糖蛋白受体与相关细胞的细胞衣内的糖链结合的结果。

3. 细胞增殖和死亡

胚胎时期的细胞增殖十分旺盛，其调控机制尚不完全清楚。已知与多种刺激相应细胞增殖的化学因子有关，如生长激素、性激素、神经生长因子、表皮生长因子、血细胞生长因子、成纤维细胞生长因子、血细胞发生的多种集落刺激因子等。许多组织的细胞还产生抑素，可抑制自身的增殖。细胞内cAMP浓度下降时，细胞分裂加快，反之减慢。

胚胎发展中广泛存在细胞定时死亡现象，称程序性细胞死亡（apoptosis）。它是器官正常发生的重要因素，唯其机制不明。如人胚的尾芽和鳃的定期消失；早期手和足都形似桨板，在预定指或趾之间的细胞死亡后，才能形成指或趾。又如循环系统发生过程中的某段动脉或静脉的定时退化、女性中肾管的定期退化、男性中肾旁管的定期消失等都属此例。

（三）胚胎组织的相互影响

在胚胎的细胞分化和形态发生中，组织或细胞之间常是互以对方为条件而相互影响的。当相互作用的一方导致另一方的发育发生变化时，称此现象为诱导（induction）。诱导的实例甚多，如脊索诱导其背侧的外胚层发生神经管；眼发生中的视泡诱导表面外胚层发生晶状体；肢芽中胚层诱导表面外胚层形成顶嵴，后者决定肢体的形态发育。还有多层次诱导现象，如视泡诱导形成晶状体，后者再诱导表面外胚层和邻近的间充质形成角膜。相互诱导作用的事例如在肾的发展中，输尿管芽诱导生后肾组织形成肾小管，生后肾组织又诱导输尿管芽分支形成集合小管。诱导作用具有严格的组织特异性和发育时期的限制，若过程受到干扰，改变原有的时空关系，就可能发生先天性畸形。关于诱导作用的机理，虽有不少实验研究，但迄今仍无明确结论。

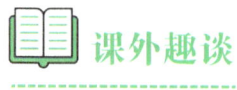

多胞胎奇迹

如今生个双胞胎已经不是什么新鲜事了，但是你知道世界上最多保胎纪录是多少吗？近日，在印度苏拉特市一名孕妇竟然产下十一胞胎，有人质疑其真实性，但是最后吉尼斯世界纪录还是将这个纪录载入了史册。

医学杂志上对多胞胎的解释是，当女性每个月产卵数多于一个并且都能成功受精，或是一个受精卵分裂为多个，这两种情况下都有可能产生多胞胎。随着体外受精技术的发展，多胞胎在现代社会越来越常见。所谓的体外受精也就是向受孕者的子宫里输入多个受精卵，只要有一个存活下来，便能生出健康的婴儿。如果多个受精卵都成功存活，那就能产生多胞胎。

你觉得十一胞胎是世界纪录吗？答案是否定的。据记载，早在1997年美国就曾发现过七胞胎的案例，然后相继也有八胞胎、九胞胎的出现。目前世界纪录的保持者是来自阿根廷的十二胞胎，据悉最早还有人一次性产下十五胞胎，不过最后都不幸夭折。

面对这些让人震撼的世界纪录，只能说是世界之大，无奇不有。

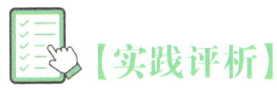【实践评析】

实践内容：

婴儿大脑发育情况：大脑的大多数回路都是在人生的头几年建立起来的。宝宝刚出生时的大脑只有最终成人大小的1/4，但到了2岁，就已经长到成人大小的3/4了！等到了5岁，孩子的大脑就会和成人大脑的大小及容量非常接近了。当然，这并不意味着你的孩子到上幼儿园的时候，就能知道所有大人都知道的事情，因为人生体验也很重要。大脑的这种发育意味着与学习、记忆、动作控制和其他各项大脑功能相关的脑部结构到孩子5岁时就已经建立起来了。这些彼此之间传递信息的结构和神经通路会在孩子的一生中都被不断地使用。这些连接，叫作突触，是一个人所拥有的所有动作、思想、记忆和感觉的基础。

评析：

大脑是人身体的控制中枢，也是人智慧的所在。大脑的发育是否正常，直接关系到婴幼儿的智力。因此作为父母的你，有必要了解大脑的发育过程。

婴儿刚出生时，大脑的重量仅有350～400 g，大约是成人大脑重量的1/4。虽然婴儿的大脑在外形上已具备了成人大脑的形状和基本结构，但在功能上还远远差于成人。因此，婴儿刚生下来时，不会说话、不会自主活动，这些能力需要在日后脑发育的基础上才能逐渐具备。1岁左右的幼儿，大脑的重量达到出生时的两倍，也就是说相当于成人大脑重量的1/2；2岁时为成人大脑重量的3/4；此后直到成年大脑的发育过程开始减慢。

从大脑重量增长的速度可以看出，显然在最初的1~2年内大脑发育是最快的，所以，也可以这么说，小儿出生后头1~2年是脑发育的关键期。所谓关键期，也就是说在这段时间内小儿最容易学习某种知识和经验，错过这个时期就不能获得或达到最好的水平。相反，在这段关键期内，大脑也最容易受到损伤，但代偿恢复能力也最强，如果损伤不能得到及时的修复，严重的损伤往往会造成不可逆的后果，影响终身。

大脑的发育受到许多因素的影响，如遗传、环境、教育、营养与疾病等，家长要避免一些不利因素对儿童大脑发育的影响。在优生的基础上，为孩子创造良好的生活环境，给予丰富的环境刺激，良好的教育、充足的营养，大脑就会健康地发育起来。

实践模拟：

（1）如何促进婴儿大脑发育？怎样及早发现婴儿脑发育异常？

（2）男孩与女孩的大脑发育有什么区别？

（王爱玉）

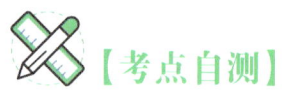

【考点自测】

一、选择题

（1）初级卵母细胞开始和完成第一次成熟分裂的时期是（　　）。

　　A．开始在出生前，完成在青春期后

　　B．开始在青春期后，完成在受精后

　　C．均在青春期后

　　D．均在出生前

　　E．均在出生后

（2）生精细胞完成两次成熟分裂的时间在（　　）。

　　A．精原细胞增殖期　　　　　　B．精母细胞成熟分裂期

　　C．精子形成期　　　　　　　　D．精子获能时

　　E．精子与卵细胞互相融合时

（3）排卵后，卵细胞保持有受精能力的时间约为（　　）。

　　A．8 h以内　　　　　　　　　　B．10 h以内

　　C．12 h以内　　　　　　　　　 D．24 h以内

　　E．36 h以内

(4) 在女性生殖管道内，精子的受精能力仅维持（　　）。
   A．6 h以内　　　　　　　　　　B．12 h以内
   C．24 h以内　　　　　　　　　 D．36 h以内
   E．48 h以内

(5) 形成受精卵后发育为正常女性胚胎的染色体组型，正确的是（　　）。
   A．23条常染色体加1条X性染色体　　B．22条常染色体加1条X性染色体
   C．23条常染色体加1条Y性染色体　　D．22条常染色体加1条Y性染色体
   E．23条常染色体

(6) 受精过程开始时，精子进入（　　）时期的卵细胞。
   A．卵原细胞　　　　　　　　　　B．初级卵母细胞
   C．次级卵母细胞　　　　　　　　D．成熟卵细胞
   E．卵泡细胞

(7) 人卵受精部位一般位于（　　）。
   A．子宫腔　　　　　　　　　　　B．输卵管子宫部
   C．输卵管峡部　　　　　　　　　D．输卵管壶腹部
   E．输卵管漏斗部

(8) 受精卵的早期分裂称（　　）。
   A．早期分裂　　　　　　　　　　B．无丝分裂
   C．第一次成熟分裂　　　　　　　D．第二次成熟分裂
   E．卵裂

(9) 透明带消失发生的时期是（　　）。
   A．卵裂开始时　　　　　　　　　B．4个细胞时期
   C．8个细胞时期　　　　　　　　 D．桑葚胚时期
   E．胚泡时期

(10) 胚泡植入最常见的部位是（　　）。
   A．子宫体部或底部的前壁　　　　B．子宫体部或底部的后壁
   C．子宫颈部　　　　　　　　　　D．子宫峡部
   E．以上都不是

(11) 胚泡植入后的子宫内膜称为（　　）。
   A．黏膜　　　　B．基膜　　　　C．胎膜　　　　D．蜕膜
   E．以上都不是

(12) 宫外孕常发生的部位是（　　）。
   A．卵巢　　　　B．肠系膜　　　C．腹腔　　　　D．输卵管
   E．阔韧带

(13) 前置胎盘是由于胚泡植入在（　　）。

  A．子宫前壁　　　　B．子宫后壁　　　　C．子宫底部　　　　D．子宫体部

  E．靠近子宫颈处

(14) 胚胎发育的第2周初，最先出现的胚层是（　　）。

  A．次级外胚层　　　B．中胚层　　　　　C．内胚层　　　　　D．胚外中胚层

  E．滋养层

(15) 卵黄囊由以下何种胚层扩展围成（　　）。

  A．次级外胚层　　　B．中胚层　　　　　C．初级内胚层　　　D．胚外中胚层

  E．滋养层

二、简答题

(1) 简述受精的定义、过程、部位和意义。

(2) 简述植入的定义、时间、部位、条件、过程和意义。

(3) 什么叫胎膜？包括哪些成分？对胚胎发育有何意义？

(4) 简述神经管的形成与分化。

三、论述题

(1) 二胚层和三胚层胚盘是如何形成的？

(2) 中胚层分化为哪几部分？它们演变为哪些组织和器官？

(3) 试述胎盘的组成、结构和功能。

学习单元十七 系统发生演变

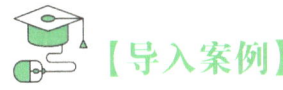

【导入案例】

孕妈们十月怀胎就盼着有个健康活泼的孩子，如果不幸是个畸形胎儿，这不仅是对大人的严重打击，同时也是孩子的无尽痛苦。

孕期产检的时候得到的信息是胎儿一切发育正常，但出生后却出现其他问题，很多宝妈面对这种情况不知所措。那么，到底为什么会出现这种情况？又该如何避免？

来自重庆的新妈妈代女士，在前不久生下了一个畸形的孩子，她感到非常伤心。在孕检时，有两次B超显示结果是胎儿手握拳和部分肢体不清，当时她问医生这是什么情况，医生只说孩子正常，让回家好好养着就行了。

受孕6个月之后，代女士还在这个医院接受了四维彩超检查和胎儿畸形筛查，每一次检查后，医生都说一切正常，没有发现胎儿的异常。然而令人震惊的是，孩子出生之后，医生却告诉她孩子手脚畸形。代女士始终不能理解，为什么产检时一切都正常，但是孩子出生之后却发现肢体畸形？

武汉奶爸冯先生，同样无法理解为什么产检正常，但是自己的孩子却患了先天性心脏病。冯先生表示自己的妻子产前做了一次心脏超声检查，当时报告显示，"胎儿心脏结果未见明显异常"，之后顺利产下了一名女婴，家人并没有发现孩子有任何异常。

但是孩子刚刚过完满月，冯先生就发现孩子出现了呼吸困难的症状。孩子频繁点头，脸色开始泛青，吓坏了冯先生夫妇。于是，他们赶紧将孩子送到医院检查，才发现孩子存在"先天性心脏病，主动脉弓离断（A型）"。这一个诊断，令冯先生瞬间从天堂跌入地狱。

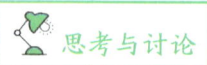思考与讨论

（1）究竟为什么产前检查结果正常，但是生下的婴儿却存在畸形呢？

（2）胎儿畸形的病因是什么？能够筛查胎儿是否畸形的检查有哪些？

学习任务一　颜面、颈和四肢的发生

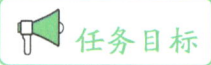任务目标

了解颜面、颈和四肢的发生。

一、鳃器的发生

人胚第4周时，胚盘已向腹侧卷折成为柱状胚体。前神经孔逐渐闭合，神经管头端迅速膨大形成脑泡（脑的原基）。脑泡腹侧的间充质局部增生，使胚体头部外观呈较大的圆形隆起，称额鼻隆起（frontonasal prominence）。同时，口咽膜尾侧的原始心脏发育长大并隆起，称心隆起（heart prominence）。

人胚第4周和第5周，伴随额鼻隆起与心隆起的出现，头部两侧的间充质增生，渐次形成左右对称、背腹方向的6对柱状隆起，称鳃弓（branchial arch）。相邻鳃弓之间的5对条形凹陷为鳃沟（bronchial groove）（图17-1）。人的前4对鳃弓明显，第5对出现不久即消失，第6对很小，不甚明显。在鳃弓发生的同时，原始消化管头段（原始咽）侧壁内胚层向外膨出，形成左右5对囊状结构，称咽囊（pharyngeal pouch），它们分别与5对鳃沟相对应，二者之间隔以薄层的鳃膜（branchial membrane）。

鳃弓、鳃沟、鳃膜与咽囊统称鳃器（branchial apparatus）。鱼类和两栖类幼体的鳃器演化为具有呼吸功能的鳃等器官。人胚的鳃器存在时间短暂，鳃弓将参与颜面与颈的形成，其间充质分化为肌组织、软骨与骨；咽囊内胚层则是多种重要器官的发生原基。人胚早期鳃器的出现是人个体发生重演种系发生的现象，也是生物进化与人类起源的佐证

之一。

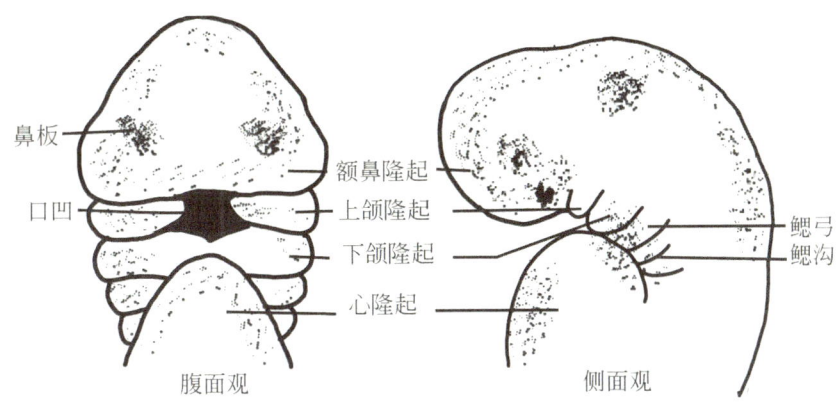

图 17-1　第 4 周人胚头部

二、颜面的发生

第一鳃弓出现后，其腹侧部分迅速分叉为两支，分别称为上颌隆起（maxillary prominence）与下颌隆起（mandibular prominence）。左、右下颌隆起很快在胚腹侧中线愈合，将口咽膜与心隆起分隔开。此时正面观察胚体头部，其颜面是由额鼻隆起，左、右上颌隆起，已合的左、右下颌隆起及这 5 个隆起包围的一个大凹陷——口凹（stomodeum）构成的。口凹即原始口腔，它的底是口咽膜，此膜将口凹与原始咽分隔开。口咽膜于第 4 周破裂，原始口腔便与原始咽相通。

颜面形成与鼻的发生密切相关。在额鼻隆起的下缘两侧，局部外胚层组织增生变厚，形成左、右一对鼻板（nasal placode）。继而鼻板中央向深部凹陷为鼻窝（nasal pit），其下缘一条细沟与口凹相通。鼻窝周缘部的间充质增生而隆起，鼻窝内侧的隆起称内侧鼻隆起（median nasal prominence），外侧的称外侧鼻隆起（lateral nasal prominence），早期的两个隆起是相互连续的（图 17-2）。

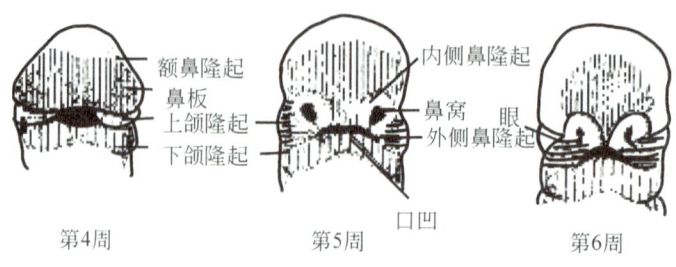

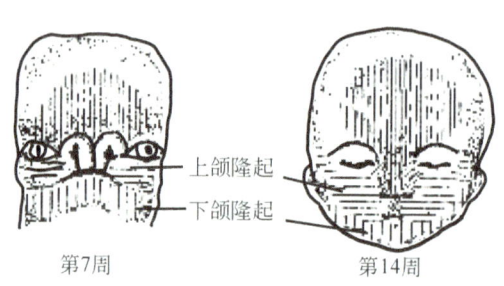

图17-2　颜面的形成

颜面的演化是从两侧向正中方向发展的。继左、右下颌隆起的愈合（将发育形成下颌与下唇），左、右上颌隆起也向中线生长；与此同时，两侧的鼻窝亦彼此靠拢，左、右内侧鼻隆起渐愈合，并向下方迁移而与上颌隆起愈合。这样，鼻窝与口凹被分隔开。内侧鼻隆起将发育形成包括人中在内的上唇正中部分；上颌隆起发育形成上唇的外侧部分，以及上颌。当内侧鼻隆起向下迁移时，额鼻隆起的下部正中组织呈嵴状增生，形成鼻梁和鼻尖，其上部则发育为前额。外侧鼻隆起参与组成鼻外侧壁与鼻翼。随着鼻梁、鼻尖等鼻外部结构的形成，原来向前方开口的鼻窝逐渐转向下方，即为外鼻孔。鼻窝向深部扩大形成原始鼻腔。起初，原始鼻腔与原始口腔之间隔以很薄的口鼻膜（oronasal membrane），该膜破裂后，原始鼻腔便与原始口腔相通。

原始口腔的开口（也称原口）起初很宽大。随着两侧上、下颌隆起向中线会拢和上、下唇的形成，同侧上、下颌隆起的分叉处向中线方向生长，形成颊，口裂因此变小。眼的发生最初是在额鼻隆起的腹外侧，两眼相距较远。以后随着颅脑的迅速增大，以及上颌与鼻的形成，两眼逐渐向中线靠近，并处于同一平面。外耳道由第一鳃沟演变而成，鳃沟周围的间充质增生形成耳郭。外耳的位置原本很低，后来随着下颌与颈的发育而被推向后上方。至第2个月末，胚胎颜面初具人貌。

三、腭的发生与口腔、鼻腔的分隔

腭起源于正中腭突与外侧腭突两部分，从第5周开始发生，至第12周完成。

（1）正中腭突：左、右内侧鼻隆起愈合后，向原始口腔内长出一个短小的突起，即为正中腭突（median palatine process）。它演化为腭前部的一小部分。

（2）外侧腭突：上颌隆起向原始口腔内长出的左、右一对扁平突起，即为外侧腭突（lateral palatine process）。外侧腭突起初是在舌的两侧斜向下方，以后随着口腔的扩大及舌变扁和位置下降，左、右外侧腭突逐渐在舌的上方呈水平方向生长，并在中线愈合，形成腭的大部。其前缘与正中腭突会拢愈合，两者正中交会处残留一小孔即切齿孔。以后，腭前部间充质骨化为硬腭，后部则为软腭。软腭后缘正中部组织增生并向后方突出，即为悬雍垂（图17-3）。

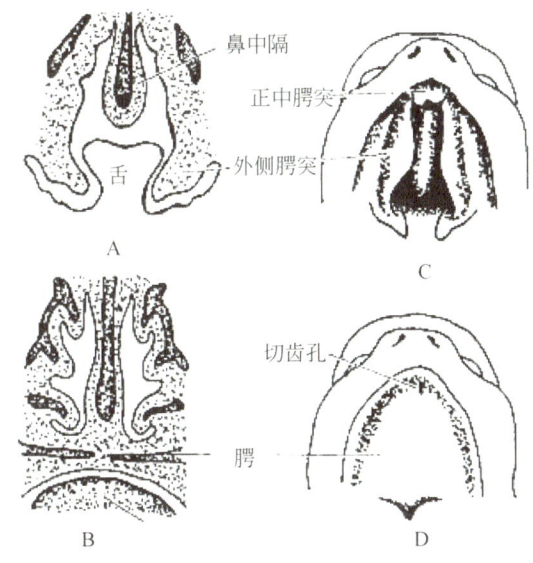

图17-3 腭的发生

A、B. 冠状切面；C、D. 口腔顶部观

腭的形成将原始口腔与原始鼻腔再次分隔，成为永久的口腔与鼻腔。鼻腔在腭的后缘与咽相通，该部位即为后鼻孔。伴随腭的形成，额鼻隆起的下部在形成鼻梁与鼻尖的同时，还向原始鼻腔内长出板状的鼻中隔。它向下垂直生长，最终与腭在中线愈合，鼻腔即被一分为二。鼻腔外侧壁还发生三个阶梯状皱襞，分别形成上、中、下三个鼻甲。

四、颈的形成

颈是由第二、三、四、六鳃弓与心上嵴发育而成的。左、右第二鳃弓生长迅速，它们向中线生长而愈合；向头端生长，将它与下颌隆起之间的第一鳃沟演化的外耳推向侧上方；向尾侧延伸而越过第三、四、六鳃弓，覆盖在它们表面。心上嵴（epicardial ridge）是心隆起上缘的间充质增生而向胚体头端长出的嵴状隆起。当第二鳃弓与心上嵴愈合后，在它们与下方3个较小鳃弓之间的间隙称颈窦（cervical sinus）。颈窦不久闭锁消失。由于鳃弓与心上嵴的生长、食管和气管的伸长，以及心脏位置下降，颈逐渐延长成形。

五、肢体发生

人胚第4周末，胚体左、右外侧体壁上先后出现两对小隆起，即上肢芽（anterior limb bud）与下肢芽（posterior limb bud），它们由深部增殖的中胚层组织和表面外胚层组成。肢芽逐渐增长变粗，先后出现近端和远端两个收缩环，将每一肢芽分为三段。上肢芽被分为臂、前臂和手，下肢芽被分为大腿、小腿和足。肢体中轴的间充质先形成软骨，继而以软骨内成骨方式形成骨，周围的间充质分化形成肢体的肌群，脊神经向肢体内长入。随着肢体的伸长和关节形成，肢体由最初的向前外侧伸直方位转向体壁弯曲。肢体的手和足起初为扁平的桨板状，而后其远端各出现4条纵行凹沟，手板与足板遂呈蹼状；至第7~8周，蹼膜消失，手指和足趾形成。

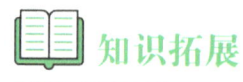 知识拓展

颜面的常见畸形

（1）唇裂。唇裂（cleft lip）是最常见的一种颜面畸形，多因上颌隆起与同侧的内侧鼻隆起未愈合所致，故裂沟位于人中外侧。唇裂多为单侧，也可见双侧者。如左、右内侧鼻隆起未愈合或两侧下颌隆起未愈合可分别导致上唇或下唇的正中唇裂，但均少见。如内侧鼻隆起发育不良导致人中缺损，则出现正中宽大唇裂。唇裂可伴有牙槽突裂和腭裂。

（2）腭裂。腭裂（cleft palate）也较常见，呈现多种类型，有因正中腭突与外侧腭突未愈合而致的前腭裂（单侧或双侧，常伴发唇裂），有因左、右外侧腭突未愈合而致的正中腭裂，还有两者复合的完全腭裂。

（3）面斜裂。面斜裂（oblique facial cleft）位于眼内眦与口角之间，是因上颌隆起与同侧外侧鼻隆起未愈合所致。

（4）颈囊和颈瘘。颈窦若未完全闭锁消失，出生后若干年其上皮分化为黏液性腺上皮，分泌物聚集并使窦腔扩大成为囊肿，即颈囊（cervical cyst）。颈囊多位于下颌角下方和胸锁乳突肌的前缘。如颈囊开放于体表或与咽相通，即为颈瘘（cervical fistula），黏液可从瘘管排出。

（林永建）

学习任务二 消化与呼吸系统的发生

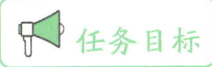

了解消化与呼吸系统的发生。

消化系统和呼吸系统有着相同的胚层来源，其大多数器官都由原始消化管分化而成。人胚发育至第3周末，三胚层胚盘的周边向腹侧卷折，头端形成头褶，尾端形成尾褶，两侧形成侧褶，致使胚体由盘状变成柱状。内胚层与脏壁中胚层位居胚体内，形成一条纵行的管道，称原始消化管（primitive gut）。原始消化管的中份腹侧与卵黄囊通连，称中肠（midgut）；原始消化管的头侧份和尾侧份分别称前肠（foregut）和后肠（hindgut）（图17-4）。

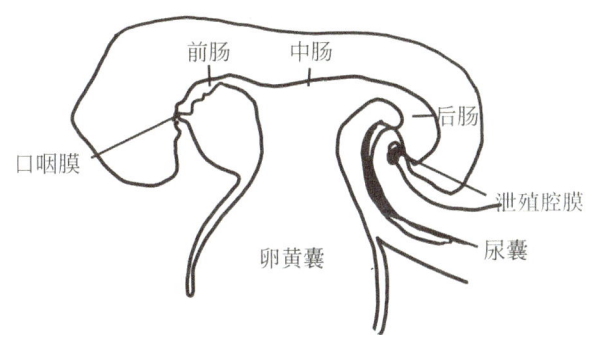

图17-4 原肠的分段

前肠的头端膨大成原始咽，与口相对处被口咽膜封闭；后肠的尾端膨大成泄殖腔，其腹侧与肛凹相对处有泄殖腔膜封闭。口咽膜和泄殖腔膜分别于第4周和第8周破裂消失，致使原始消化管的头尾两端与外界相通。随着胚体和原肠的增长，卵黄囊相对变小，卵黄囊与中肠的连接部逐渐变细，形成卵黄蒂（vitelline stalk）。随着胚胎的发育，前肠分化为咽、食管、胃和十二指肠的上段，还衍化出呼吸系统的原基。从十二指肠中段至横结肠的右2/3部，由中肠分化而成；从横结肠的左1/3至肛管上段，由后肠分化而来。

一、消化系统的发生

消化系统由消化管和消化腺组成，其上皮成分大部来自内胚层，其结缔组织和肌肉组织均由中胚层分化而成。甲状腺、甲状旁腺、胸腺等器官虽然不属于消化系统，但其原基也来自原始消化管内胚层。舌的上皮也来自原始消化管内胚层。

（一）咽囊的演变

原始咽为前肠头端的一个膨大部，呈左右宽、背腹窄、头端粗、尾端细的漏斗状。在其侧壁上有5对囊状突起，称咽囊，分别与其外侧的5对鳃沟相对。随着胚胎的发育，各对咽囊也先后发生重要的分化和演变（图17-5、图17-6）。

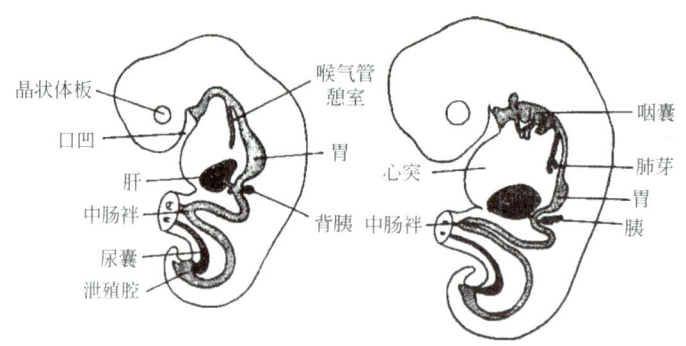

图17-5　咽囊的演变

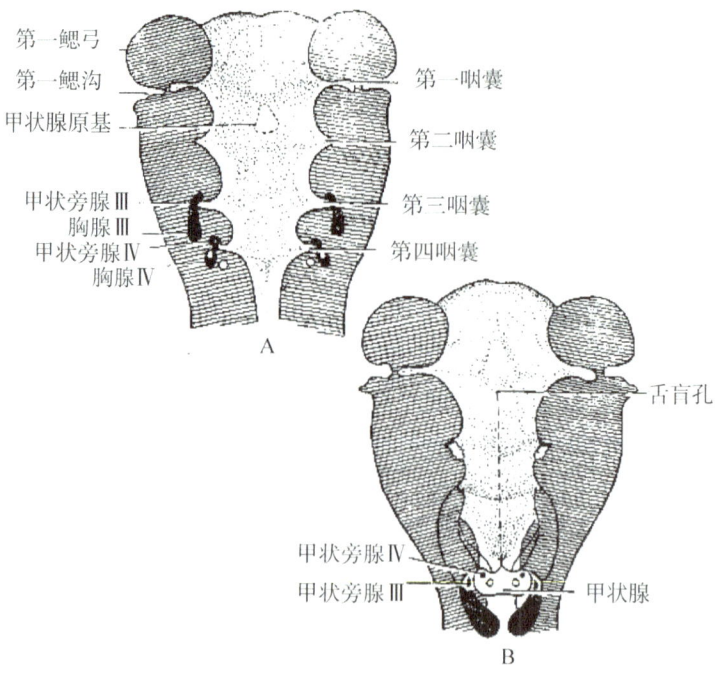

图17-6　甲状旁腺和胸腺、甲状腺的发生

A. 显示甲状旁腺分别起源于第三、四咽囊，分别称为甲状旁腺Ⅲ、Ⅳ；胸腺亦起源于第三、四咽囊，名胸腺Ⅲ、Ⅳ；甲状腺发自咽底，先为一盲管，名甲状舌管。B. 甲状旁腺Ⅳ、胸腺Ⅲ均下降至颈部，胸腺Ⅳ往往退化消失，但偶尔也有发育为胸腺的一部分；甲状腺此时也下降至颈部，在舌根部留有一盲孔。

第一咽囊的外侧份膨大，形成中耳鼓室，其顶部的鳃膜分化为鼓膜，鼓膜外侧为第一鳃沟形成的外耳道。该咽囊的内侧份伸长，演化为咽鼓管。

第二咽囊的外侧份退化，内侧份残留的浅窝演化为腭扁桃体窝，其内胚层上皮分化为扁桃体的表面上皮。

第三咽囊的腹侧份上皮及与其相对的鳃沟外胚层上皮增生，形成左右两条细胞索。细胞索向胚体尾端伸长，其末端抵达胚体胸腔并增生变大。左、右两个膨大的细胞团相互愈合，形成胸腺原基，细胞索的根部则退化消失。胸腺原基中来自内、外胚层的细胞分化为胸腺上皮性网状细胞，由造血器官迁来的淋巴干细胞分化为胸腺细胞，原基周围的间充质组织分化为胸腺的结缔组织被膜和小隔。如果细胞索的根部退化不全，残存的细胞可在颈部形成胸腺组织，称副胸腺。第三咽囊背侧份的上皮增生，并随胸腺原基下移至甲状腺原基的背侧，分化为下一对甲状旁腺。

第四咽囊的腹侧份退化，背侧份细胞增生并迁至甲状腺原基的背侧，分化为上一对甲状旁腺。

第五咽囊很小，形成一细胞团，称后鳃体（ultimobranchial body）。后鳃体的部分细胞迁入甲状腺原基，分化为甲状腺内的滤泡旁细胞。也有学者认为，滤泡旁细胞来自神经嵴的外胚层细胞，并非来自后鳃体的内胚层细胞。

（二）甲状腺的发生

胚胎第4周初，在原始咽底壁正中线相当于第二、三鳃弓的平面上，上皮细胞增生，形成一伸向尾侧的盲管，即甲状腺原基，称甲状舌管（thyroglossal duct）。此盲管沿颈部正中线下伸至未来气管前方，末端向两侧膨大，形成左、右两个甲状腺侧叶。甲状舌管的上段退化消失，其起始段的开口仍残留一小部分，称盲孔（foramen caecum）。如果甲状舌管的上段退化不全，残留部分可形成囊肿。胚胎第11周时甲状腺原基中出现滤泡，第13周初甲状腺开始出现分泌活动。

（三）舌的发生

胚胎第4周末，左、右两下颌隆起的内侧面细胞增生，形成3个隆起，头侧左右一对隆起较大，称侧舌隆起（lateral lingual swelling）；尾侧一个隆起较小位居中线，称奇结节（tuberculum impar）。左、右侧舌隆起迅速增大，并在中线愈合，形成舌体。奇结节生长缓慢，形成盲孔前方舌体的一小部分。第二、三、四对鳃弓腹侧端之间的间充质增生，形成一凸向咽腔的隆起，称联合突（copula）。联合突的前部发育为舌根，后部发育为会厌。舌根与舌体的愈合线为一条"V"形界沟。故舌的表面上皮来自咽壁内胚层，舌内的结缔组织来自原始咽周围的间充质，舌肌则主要由头端体节的生肌节细胞迁移分化而成。

（四）食管和胃的发生

食管由原始咽尾侧的一段原始消化管分化而来。胚胎第4周时，食管很短。随着颈的出现和心、肺的下降，食管也迅速增长，其表面上皮增生，由单层变为复层，致使管腔变窄，甚至管腔闭锁。随着胚胎的发育，过度增生的上皮退化吸收，管腔重现，上皮仍保持为复层。上皮周围的间充质分化为食管壁的结缔组织和肌组织。

胚胎发育至第4周，在前肠尾端出现一前后略凸、左右稍扁的梭形膨大，这就是胃的原基。起初，胃原基紧靠原始横隔下方，其背系膜短，腹系膜长。之后，随着咽和食管的伸长，胃也向尾侧移动，其背侧缘生长迅速，形成胃大弯；腹侧缘生长缓慢，形成胃小弯。胃大弯的头端膨出，形成胃底。由于胃背系膜发育为突向左侧的网膜囊，致使胃大弯由背侧转向左侧，胃小弯由腹侧转向右侧，使胃沿胚体纵轴向右旋转90°。由于肝的增大，胃的头端被推向左侧；由于十二指肠的固定，胃的尾端被固定于腹后壁上。结果，胃由原来的垂直方位变成了由左上至右下的斜行方位（图17-7）。

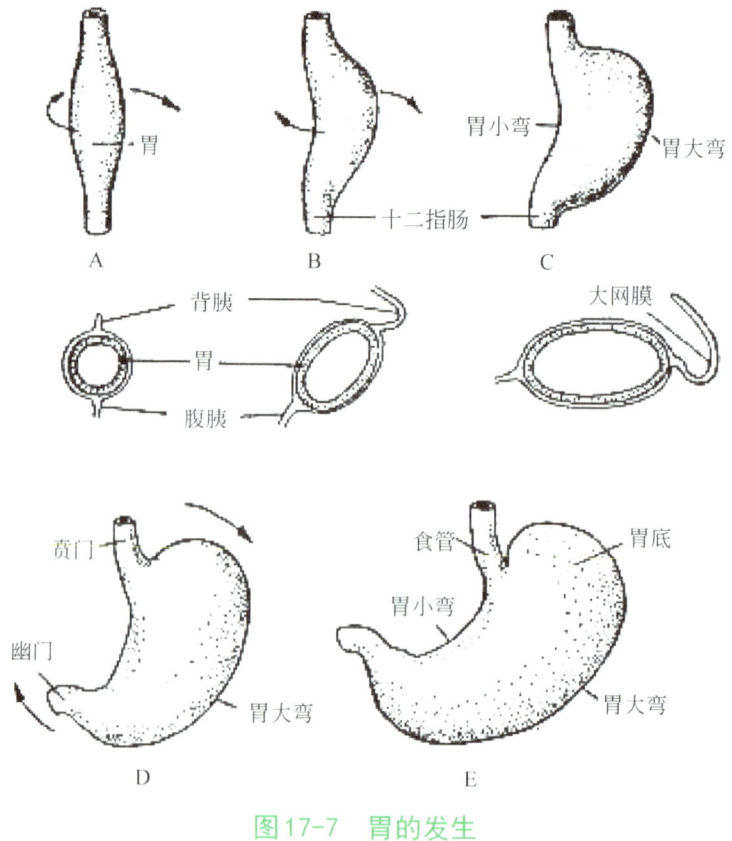

图17-7　胃的发生

A、B．胃沿胚体纵轴旋转；C．胃大弯、胃小弯形成；D、E．胃外形基本形成

（五）肠的发生

胚胎第4周时，随着胃原基的出现，肠管的头端被确定。肠起初为一条与胚体长轴平行的直管，肠的头侧部（即十二指肠），由于其背系膜与腹后壁融合而被固定，其他部分的背系膜则随着肠管的生长而增长。肠的腹系膜很早即全部退化消失。由于肠的增长速度远比胚体快，致使肠管形成一凸向腹侧的"U"形弯曲，称中肠袢（midgut loop）（图17-8）。肠袢顶部与卵黄蒂通连，肠系膜上动脉走行于肠袢系膜的中轴部位。肠袢与卵黄蒂相连的头侧段为肠袢的头支，尾侧段为肠袢尾支。

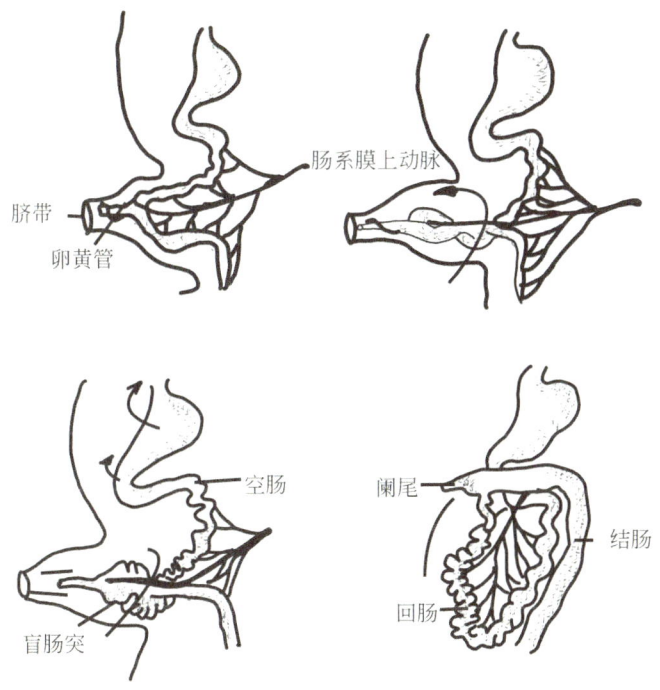

图17-8 中肠袢的旋转

胚胎第6周，肠袢生长迅速，腹腔容积相对变小，加之肝和中肾的增大，致使肠袢进入脐带内的胚外体腔，即脐腔（umbilical coelom），形成胚胎性的生理性脐疝。肠袢在脐腔中继续增长的同时，以肠系膜上动脉为轴心做逆时针方向旋转90°，致使肠袢由矢状方向转向水平方向，即头支从胚体头侧转至右侧，尾支从尾侧转至左侧，并出现一囊状突起，为盲肠始基。胚胎第10周时，由于中肾萎缩、肝生长减缓和腹腔的增大，肠袢开始从脐腔退回腹腔，脐腔随之闭锁。在肠袢退回腹腔时，头支在先，尾支在后，并且逆时针方向再旋转180°，使头支转至左侧，尾支转至右侧。肠袢通过增长、定向旋转和顺序退回腹腔，为建立正常的解剖方位和毗邻关系奠定了基础。在肠袢返回肠腔的初期，空肠和回肠位居腹腔中部；盲肠位置较高，在肝的下方；结肠前段横过十二指肠腹侧，后段被推向左侧，成为降结肠。之后，盲肠从肝下方下降至右髂窝，升结肠随之形成，盲肠始基的远侧份萎缩退化，形成阑尾。降结肠尾段移向中线，形成乙状结肠（图17-9）。

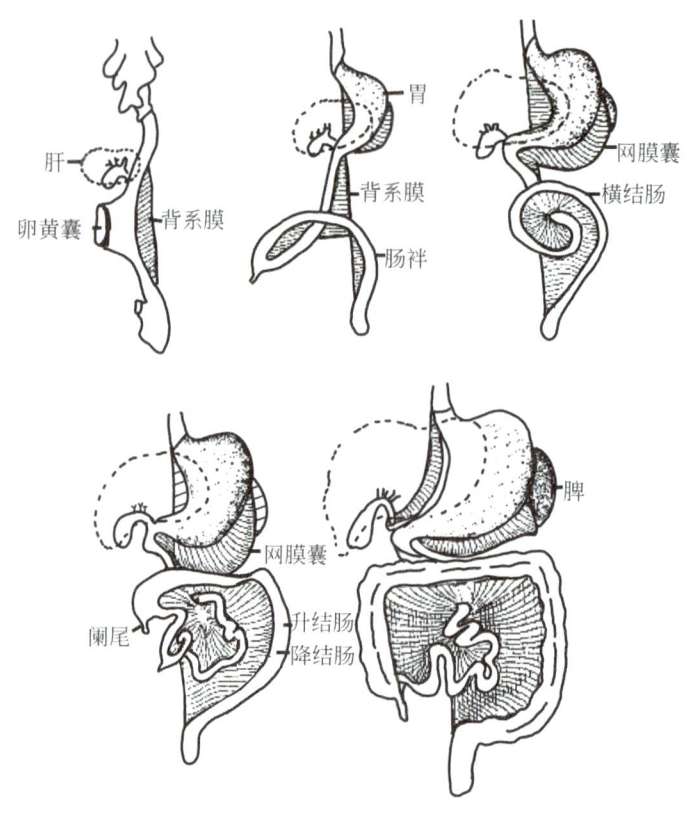

图17-9 消化道的发生

直肠和肛管是泄殖腔分隔、分化的产物。泄殖腔（cloaca）是后肠末端的膨大部分，腹侧与尿囊相连，尾端由泄殖腔膜封闭。胚胎第6~7周，尿囊起始部与后肠之间的间充质增生，形成一镰刀状隔膜突入泄殖腔内，称尿直肠隔（urorectal septum）。此隔迅速增长，并与泄殖腔膜相连，于是泄殖腔被分隔为背腹两份。腹侧份称尿生殖窦（urogenital sinus），主要分化为膀胱和尿道；背侧份为原始直肠，分化为直肠和肛管上段。泄殖腔膜也被分为背腹两份，腹侧份称尿生殖膜（urogenital membrane），背侧份称肛膜（anal membrane）。肛膜外周为一浅凹，称肛凹或原肛（nroctodaeum）。肛膜破裂吸收后，消化管尾端与外界相通，肛凹加深，并演变为肛管的下段。肛管上段的上皮来自内胚层，下段的上次来自外胚层，两者之间的分界线称齿状线（图17-10）。

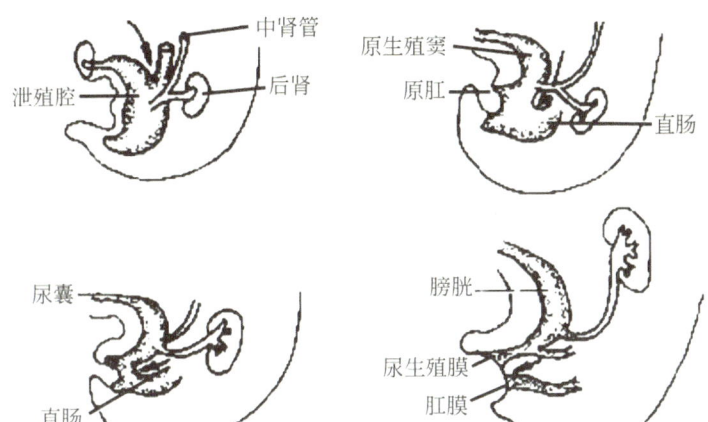

图 17-10 泄殖腔的分隔

（六）肝和胆的发生

胚胎发育至第4周初，前肠末端腹侧壁的上皮增生，形成一个向外突出的囊状突起，称肝憩室（hepatic diverticulum），是肝与胆的始基。肝憩室迅速增大，很快长入原始横隔，其末端膨大，并分为头支和尾支。头支较大且生长迅速，其上皮细胞增殖、形成许多细胞索并分支吻合，是为肝索。肝索上下叠加，形成肝板。肝板围绕中央静脉呈放射状排列，形成肝小叶。肝板最初由2～3层肝细胞组成，胎儿后期逐渐变为单层肝细胞。胚胎第2个月，肝细胞之间形成胆小管，内胚层上皮也相继形成肝内胆管。原始横隔中的间充质分化为肝内结缔组织和肝被膜。

胚胎肝的功能十分活跃。第3个月，肝细胞开始分泌胆汁，并开始生物转化等功能。第6周时，造血干细胞从卵黄囊壁迁入肝，并开始造血，主要产生红细胞，也可产生部分粒细胞和巨核细胞。第6个月后，肝内造血组织逐渐减少，出生前肝基本停止造血。应用分离的胎肝造血干细胞可治疗几种血液病。胎儿肝很早就开始合成和分泌白蛋白等多种血浆蛋白质，还合成大量甲胎蛋白（alpha-fetal protein，AFP）。第6个月前，几乎所有的胎肝细胞都能合成甲胎蛋白，此后逐渐减少。出生后很快停止合成甲胎蛋白。

肝憩室的尾支发育为胆囊和胆囊管，肝憩室的根部则发育为胆总管。由于上皮的过度增生，胆囊管和胆总管的管腔曾一度消失。随着腔内上皮细胞的退化吸收，管腔重新出现。最初，胆总管开口于十二指肠的腹侧壁，随着十二指肠的转位及右侧壁的发育快于左侧壁，致使胆总管的开口逐渐移至十二指肠的背内侧，并与胰腺导管合并共同开口于十二指肠（图17-11）。

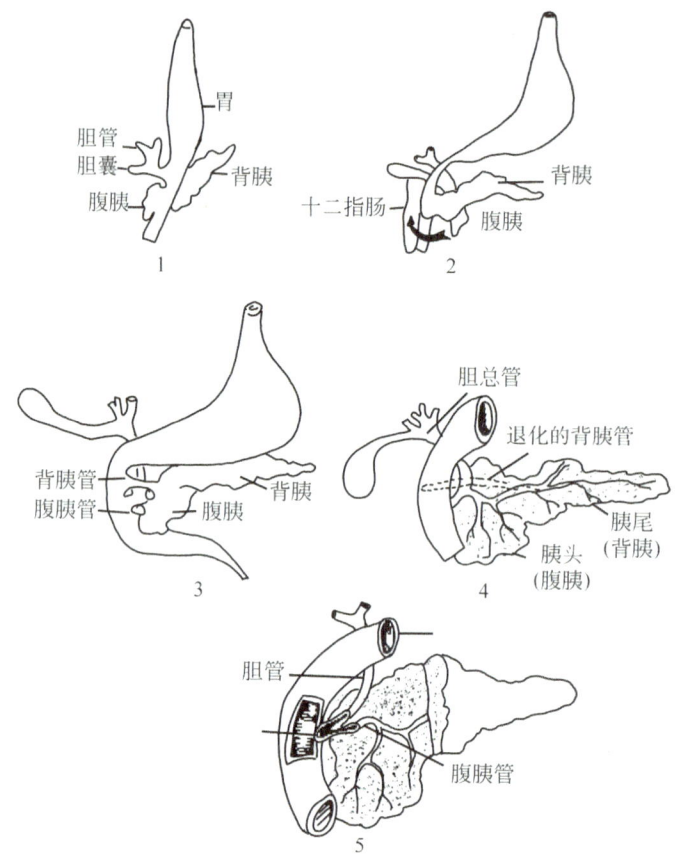

图17-11 肝、胆、胰的发生

（七）胰腺的发生

胰腺来源于两个原基，即背胰芽（dorsal pancreatic bud）和腹胰芽（ventral pancreatic bud）。胚胎第4周末，在前肠末端腹侧靠近肝憩室的尾缘，内胚层上皮增生，形成腹胰芽。背胰芽由腹胰芽对侧的上皮增生而成，位置稍高，体积略大。背、腹两个胰芽的上皮细胞不断增生并反复分支，其末端形成腺泡，与腺泡相连的各级分支形成各级导管，于是由背、腹两个胰芽分化成了背胰（dorsal pancreas）和腹胰（ventral pancreas），在背胰和腹胰的中轴线上均有一条贯穿腺体全长的总导管，分别称背胰管和腹胰管。由于胃和十二指肠方位的变化和肠壁的不均等生长，致使腹胰和腹胰管的开口转至背侧，并与背胰融合，形成一个单一的胰腺。腹胰构成胰头的下份，背胰构成胰头上份、胰体和胰尾。腹胰管与背胰管远侧段通连，形成胰腺的主胰导管，它与胆总管汇合后共同开口于十二指肠乳头。背胰管的近侧段或退化或形成副胰导管，开口于十二指肠副乳头（图17-11）。

在胰腺原基的分化过程中，上皮细胞索中的部分细胞脱离细胞索，形成孤立存在的细胞团，由此分化为胰岛，并于第5个月开始分泌胰岛素等。

二、呼吸系统的发生

（一）喉、气管和肺的发生

除鼻腔上皮来自表面外胚层外，呼吸系统其他部分的上皮均由原始消化管内胚层分化而来。胚胎第4周时，原始咽的尾端底壁正中出现一纵行浅沟，称喉气管沟（laryngotracheal groove）。此沟逐渐加深，并从其尾端开始愈合，愈合过程向头端推移，最后形成一个长形盲囊，称喉气管憩室（laryngotracheal diverticulum），是喉、气管、支气管和肺的原基。喉气管憩室位于食管的腹侧，两者之间的间充质隔称气管食管隔（tracheoesophageal septum）。喉气管憩室的上端开口于咽的部分发育为喉，其余部分发育为气管。憩室的末端膨大并分成左、右两支，称肺芽（lung bud），是支气管和肺的原基。肺芽迅速生长并呈树状分支。左肺芽分为两支，右肺芽分为三支，分别形成左肺和右肺的肺叶支气管。至第2个月末，肺叶支气管分支形成肺段支气管，左肺8~9支，右肺10支。第6个月时，分支达17级左右，最终出现了终末细支气管和有气体交换功能的呼吸细支气管、肺泡管和肺泡囊。至第7个月，肺泡数量增多，肺泡上皮除Ⅰ型肺泡细胞外，还出现了有分泌功能的Ⅱ型肺泡细胞，并开始分泌表面活性物质。此时，肺内血液循环完善，肺泡壁上有密集的毛细血管，故在此时早产的胎儿可进行正常的呼吸功能。喉气管憩室和肺芽周围的间充质分化为喉、气管和各级支气管壁的结缔组织、软骨和平滑肌，并分化为肺内间质中的结缔组织。早期的肺内间质较多，肺泡较少；至胎儿后期，间质逐渐减少，肺泡逐渐增多。出生后，随着呼吸的开始，空气进入肺泡，开始气体交换过程，Ⅱ型肺泡细胞分泌的表面活性物质增多，降低了肺泡表面的张力，使肺泡得以适度地扩张和回缩。从新生儿至幼儿期，肺仍继续发育，肺泡的数量仍在不断增多（图17-12）。

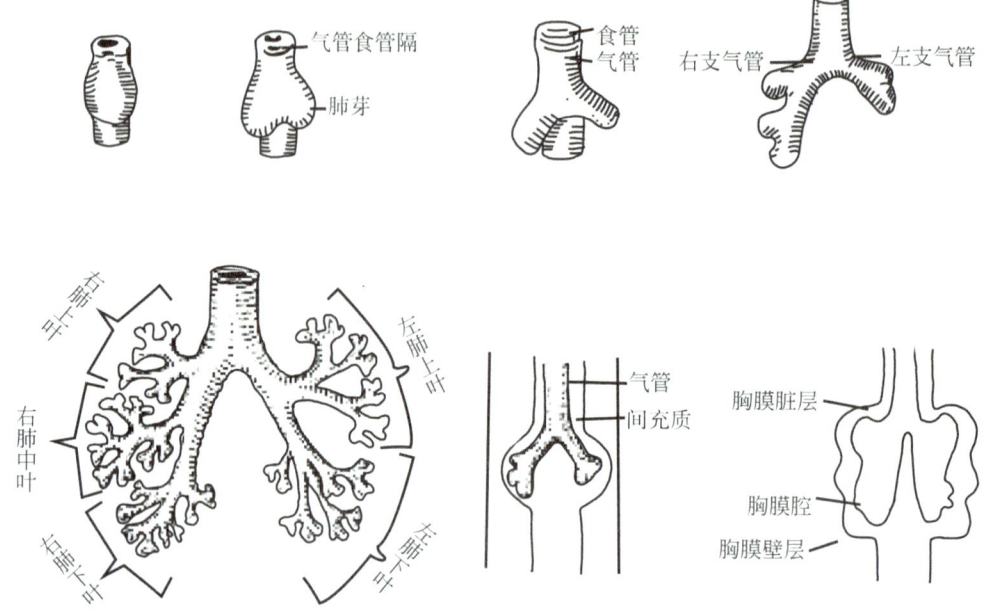

图 17-12　气管和肺脏的发生

（二）呼吸系统的常见畸形

1. 喉气管狭窄或闭锁

在喉气管的发生过程中，上皮细胞一度增生过度，致使管腔闭锁或狭窄。之后，过度增生的上皮退变吸收，使管腔恢复通畅。如果过度增生的上皮不退变吸收，就会出现管腔狭窄，甚至闭锁。

2. 气管食管瘘

由喉气管沟发育为喉气管憩室的过程中，如果气管食管隔发育不良，气管与食管的分隔不完全，两者间有瘘管相连，即称气管食管瘘（tracheoesophageal fistula）。在瘘管开口的上方或下方，常伴有不同形式的食管闭锁（图 17-13）。

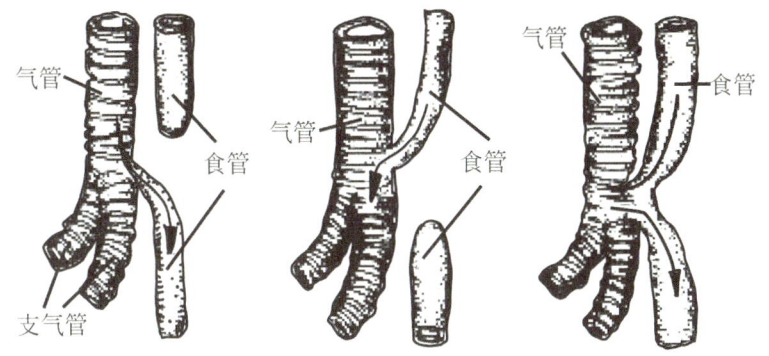

图17-13 气管食管瘘模式图

3. 透明膜病

由于Ⅱ型肺泡细胞分化不良，不能分泌表面活性物质，致使肺泡表面张力增大，胎儿出生后肺泡不能随呼吸运动而扩张。显微镜检查显示，肺泡萎陷，间质水肿，肺泡上皮表面覆盖一层血浆蛋白膜，称为透明膜病（hyaline membrane disease）。

呼吸系统的先天畸形还有单侧肺不发生（unilateral pulmonary agenesis）、异位肺叶（ectopic lung lobe）、先天性肺囊肿（congenital pulmonary cyst）、肺膨胀不全（atelectasis）等。

（林永建）

学习任务三　泌尿与生殖系统的发生

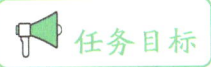任务目标

了解泌尿与生殖系统的发生。

泌尿系统和生殖系统在发生上关系密切，它们的主要器官肾及生殖腺均起源于间介中胚层，胚胎期的中肾逐渐衍化为男性的生殖管道。出生后，两系统的解剖关系亦极为密切，男性尿道具有排尿及排精的双重功能，女性尿道及阴道则共同开口于阴道前庭。

胚胎发育第4周，随胚体侧褶的形成，间介中胚层逐渐向腹侧移动，并与体节分离，形成左、右两条纵行的索状结构，称生肾索（nephrogenic cord）。第4周末，生肾索体积不

断增大,从胚体后壁向体腔,在背主动脉两侧形成左、右对称的一对纵行隆起,称尿生殖嵴(urogenital ridge),它是肾、生殖腺及生殖管道发生的原基。

尿生殖嵴进一步发育,中部出现一条纵沟,将其分成内、外两部分。外侧部分较长而粗,为中肾嵴(mesonephric ridge);内侧部分较短而细,为生殖腺嵴(gonadal ridge)(图17-14)。

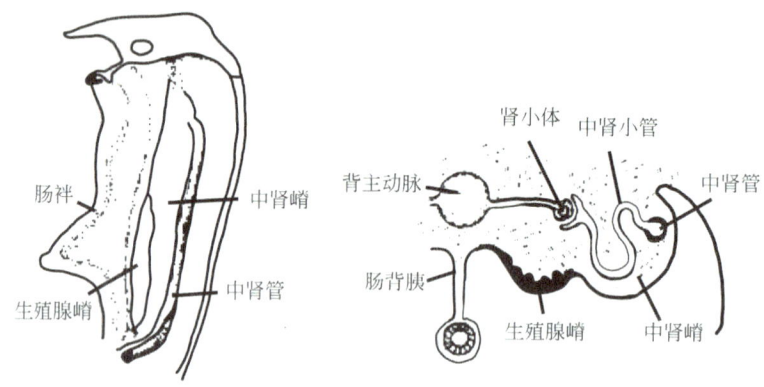

图17-14　中肾嵴和生殖腺嵴的发生

左图为侧面观;右图为胚体横切图

一、泌尿系统的发生

(一)肾和输尿管的发生

人胚肾的发生可分为三个阶段,即从胚体颈部向盆部相继出现的前肾、中肾和后肾(图17-15、图17-16)。

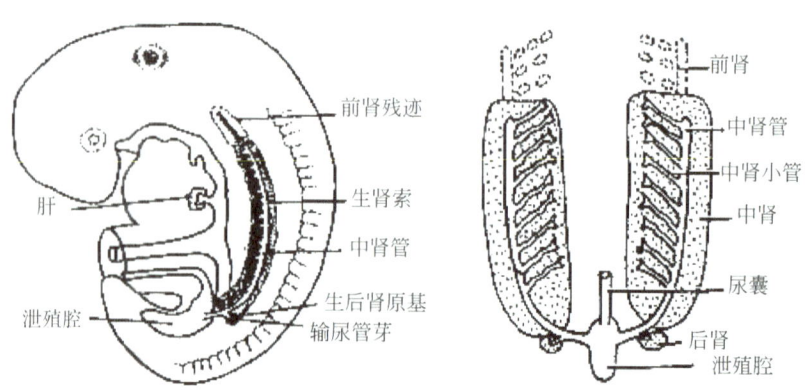

图17-15　前肾、中肾、后肾的发生

左图为侧面观;右图为腹面观

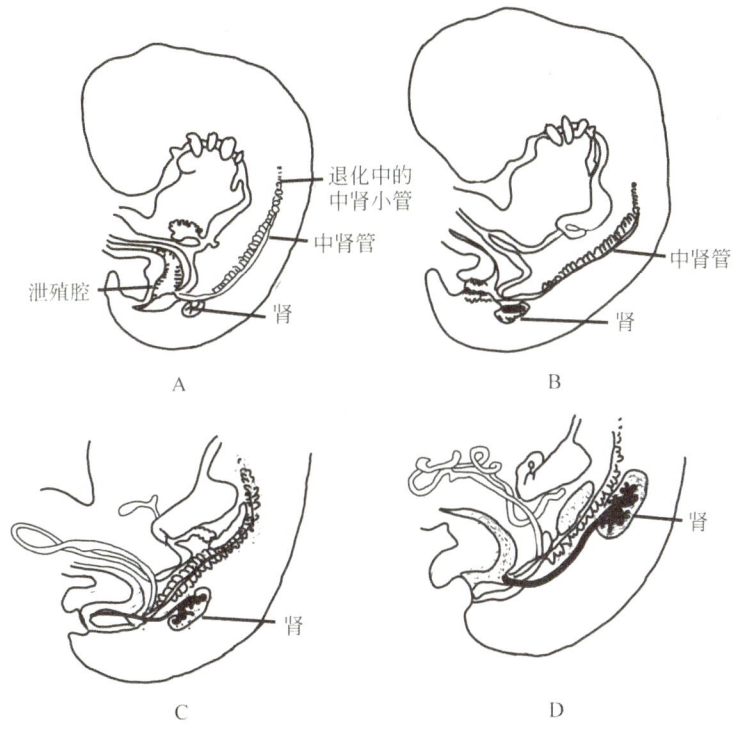

图 17-16　肾的发生

A. 为第 5 周初之人胚，已有中肾。中肾由中肾小管与中肾管组成，随后大部分中肾小管退化而中肾管不退化。B. 为人胚第 6 周初，中肾管尾端通入泄殖腔的地方向背侧突出一个盲管，名输尿管芽。输尿管芽迅速增大，根部形成输尿管，末端分支发育成肾盂、肾盏、乳头管与集合小管系。肾的泌尿部分是原来中肾嵴尾端的生后肾组织发育而成。C、D. 为人胚第 7~8 周，肾的位置即由盆腔逐步上升到腰部。与此同时，肾的方位也有改变，肾盂原居肾的腹侧，最后则转至背内侧。

1. 前肾（pronephros）

前肾发生最早，人胚第 4 周初，位于颈部第 1~4 体节的外侧，生肾索的头端部分形成数条横行细胞索（前肾小管），其内侧端开口于胚内体腔，外侧端均向尾部延伸，并互相连接成一条纵行的前肾管（pronephric duct）。前肾在人类无功能意义，于第 4 周末即退化，但前肾管的大部分保留，向尾部继续延伸，成为中肾管。

2. 中肾（mesonephros）

中肾发生于第 4 周末。继前肾之后，位于第 14~28 体节外侧的中肾嵴内，从头至尾相继发生许多横行小管，称中肾小管（mesonephric tubule）。两侧中肾小管共约 80 对，每个体节相应位置有 2~3 条。中肾小管呈 "S" 形弯曲，其内侧端膨大并凹陷成肾小囊，内有从背主动脉分支而来的毛细血管球，即肾小球，两者共同组成肾小体；中肾小管外侧端与向尾侧延伸的前肾管相吻合，于是前肾管改称为中肾管（mesonephric duct，又称 Wolff 管）。中肾管尾侧端通入泄殖腔。在人类，中肾可能有短暂的功能活动，直至后肾形成。

至第2个月末，中肾大部分退化，仅留下中肾管及尾端小部分中肾小管。后者在男性形成生殖管道的一部分；在女性则仅残留一小部分，成为附件。

3. 后肾（metanephros）

后肾发育为成体的永久肾。人胚第5周初，当中肾仍在发育中，后肾即开始形成。第11～12周，后肾开始产生尿液，其功能持续于整个胎儿期。尿液排入羊膜腔，组成羊水的主要成分。由于胚胎的代谢产物主要由胎盘排泄，故胎儿期肾的排泄功能极微。后肾起源于输尿管芽和生后肾原基两个不同的部分，但均源于中胚层。

（1）输尿管芽（ureteric bud）：是中肾管末端近泄殖腔处向背外侧长出的一个盲管。它向胚体背、颅侧方向延伸，长入中肾嵴尾端的中胚层组织中。输尿管芽反复分支达12级以上，逐渐演变为输尿管、肾盂、肾盏和集合小管。输尿管芽的起始两级分支扩大合并为肾盂，第3～4级分支扩大为肾盏，其余的分支为集合小管。集合小管的末端呈"T"形分支，它的弓形盲端诱导邻近的生后肾原基分化为肾单位。

（2）生后肾原基（metanephrogenic blastema）：是中肾嵴尾端的中胚层组织受输尿管芽的诱导而产生的。中肾嵴的细胞密集并呈帽状包围在输尿管芽的末端，即成为生后肾原基。生后肾原基的外周部分演变为肾的被膜，内侧部分形成多个细胞团，附于弓形集合小管末端两侧方。这些上皮细胞团逐渐分化成"S"形弯曲的后肾小管，一端与弓形集合小管的盲端相连，另一端膨大凹陷形成肾小囊，并与伸入囊内的毛细血管球组成肾小体。"S"形小管逐渐增长，分化成肾小管各段，与肾小体共同组成肾单位。每个远端小管曲部与一个弓形集合小管相连接，继而内腔相通连（图17-17）。近髓肾单位发生较早，随着集合小管末端不断向皮质浅层生长并分支，陆续诱导生后肾原基形成浅表肾单位。

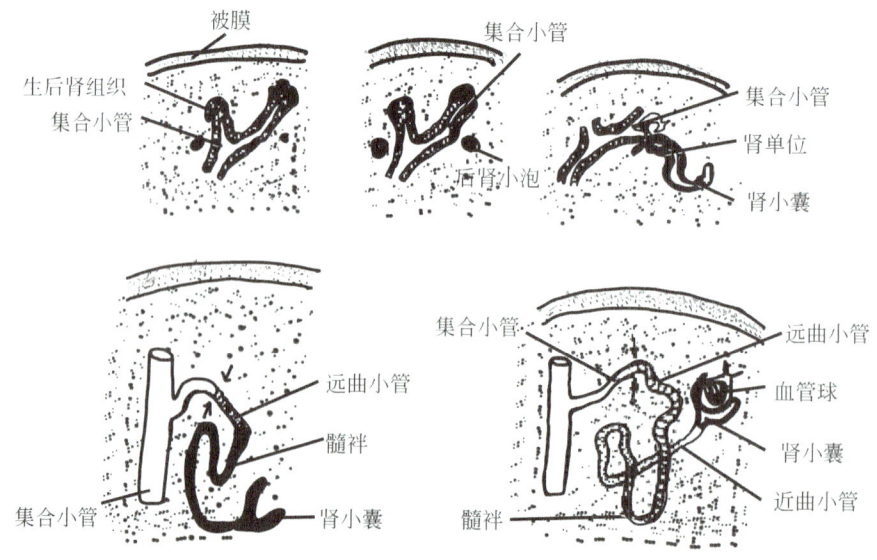

图17-17　肾单位发生模式图

由于后肾发生于中肾嵴尾侧，故肾的原始位置较低。随着胚胎腹部生长和输尿管芽的伸展，肾逐渐上升至腰部。

（二）膀胱和尿道的发生

在人胚第4~7周时，尿直肠隔将泄殖腔分隔为背侧的直肠和腹侧的尿生殖窦两个部分。尿生殖窦又分为三段：①上段较大，发育为膀胱，它的顶端与尿囊相接，在胎儿出生前从脐到膀胱顶的尿囊退化成纤维索，称脐中韧带。左、右中肾管分别开口于膀胱。随着膀胱的扩大，输尿管起始部以下的一段中肾管也扩大并渐并入膀胱，成为其背壁的一部分，于是输尿管与中肾管即分别开口于膀胱（图17-18）。②尿生殖窦的中段颇为狭窄，保持管状，在女性形成尿道，在男性成为尿道的前列腺部和膜部。由于肾向头侧迁移及中肾管继续向下生长等因素的影响，使输尿管开口移向外上方，而中肾管的开口在男性下移至尿道前列腺部；在女性，其通入尿道的部位将退化。③下段在男性形成尿道海绵体部，女性则扩大成阴道前庭。

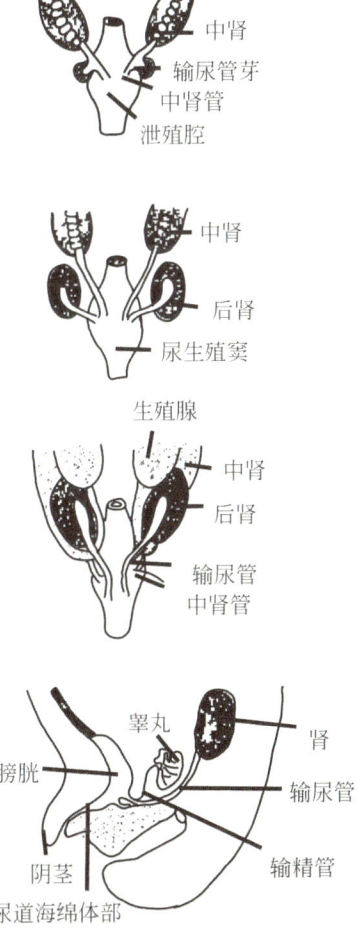

图17-18　膀胱的发生及中肾管和输尿管的位置改变（男性）

（三）泌尿系统的常见畸形

泌尿系统的畸形较为多见，人群中有3%～4%的人有肾或输尿管的先天性畸形。

1. 多囊肾（polycystic kidney）

多囊肾是一种常见畸形。由于集合小管系与远端小管未接通，使肾小管内尿液积聚，肾出现许多大小不等的囊肿（常见于皮质），致使正常肾组织受压而萎缩，造成肾功能障碍（图17-19）。

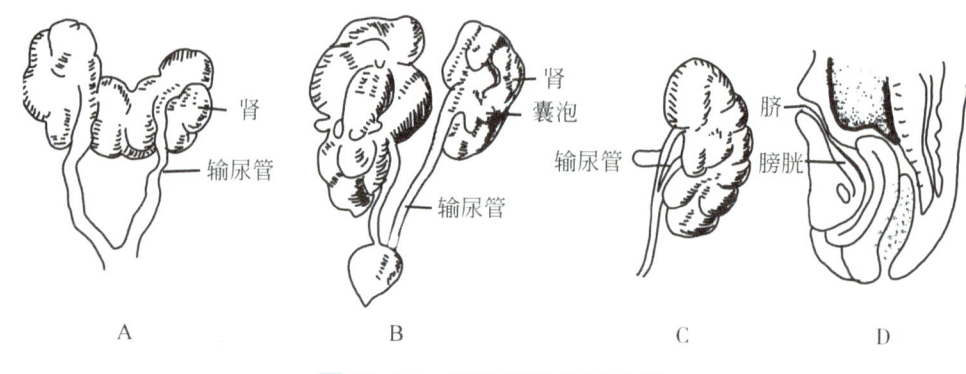

图17-19　泌尿系统先天畸形

A. 马蹄肾；B. 多囊肾；C. 双输尿管；D. 脐尿瘘

2. 异位肾

异位肾凡肾在上升过程中受阻，使出生后的肾未达到正常位置者，均称为异位肾（ectopic kidney），常见位于骨盆内。单纯异位肾的发生率约为1/800。

3. 马蹄肾（horseshoe kidney）

马蹄肾是由于两肾的下端异常融合而形成一个马蹄形的大肾，其成因为肾上升时被肠系膜下动脉根部所阻而致。其发生率约为1/600，男与女的比例为2∶1。

二、生殖系统的发生

胚胎的遗传性别虽取决于受精时与卵子结合的精子种类（23，X或23，Y），但直到胚胎第7周，生殖腺才开始有性别的形态学特征。在胚胎早期，男性和女性的生殖系统是相似的，称为生殖器官未分化期。胚胎的外生殖器则要到第9周才能辨认性别。因此，生殖系统（包括生殖腺、生殖管道及外生殖器）在发生中均可分为性未分化和性分化两个阶段。

（一）睾丸和卵巢的发生

生殖腺来自体腔上皮、上皮下方的间充质及原始生殖细胞三个不同的部分。

1. 未分化性腺的发生

人胚第5周时，左、右中肾嵴内侧的表面上皮下方间充质细胞增殖，形成一对纵行的生殖腺嵴（图17-20）。不久，生殖腺嵴的表面上皮向其下方的间充质生出许多不规则的细胞索，称初级性索（primary sex cord）。胚胎第4周时，位于卵黄囊后壁近尿囊处有许多源于内胚层的大圆形细胞，称原始生殖细胞（primordial germ cell）。它们于第6周经背侧肠系膜陆续向生殖腺嵴迁移，约在1周内迁移完成，原始生殖细胞进入初级性索内。

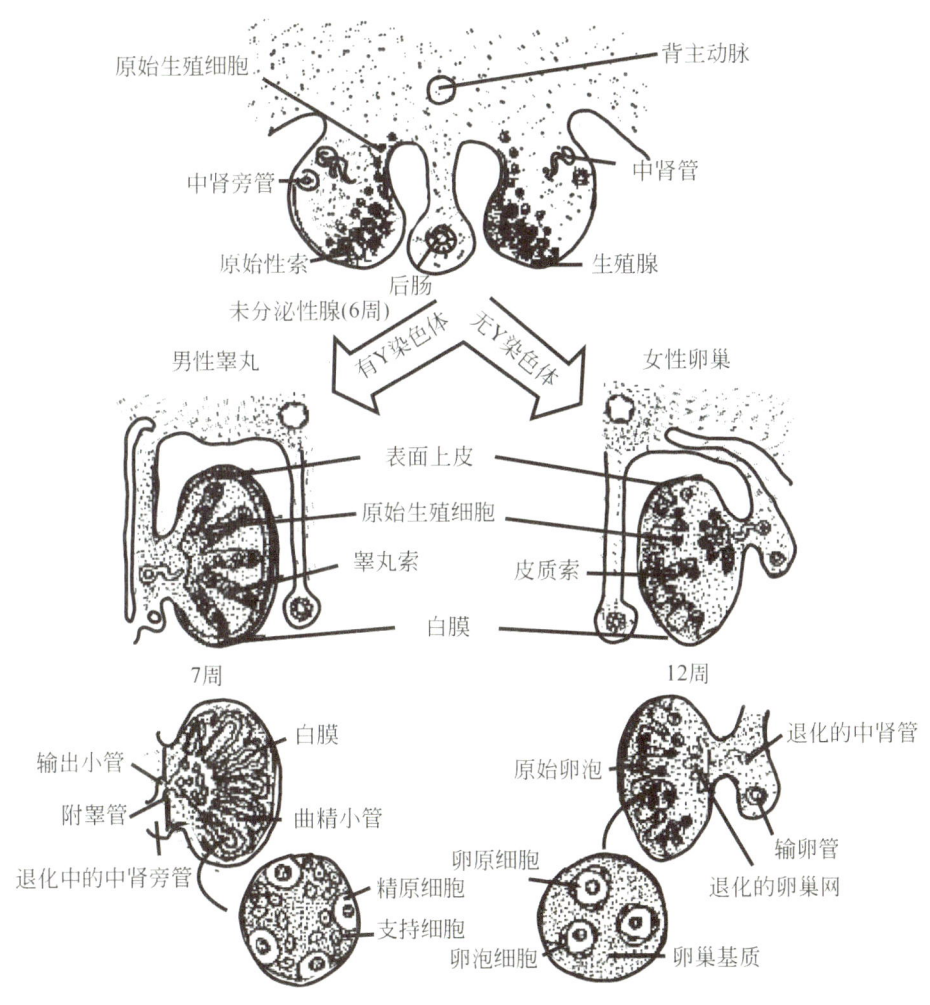

图17-20　生殖腺的发生和分化

2. 睾丸的发生

原始生殖腺有向卵巢方向分化的自然趋势。若原始生殖细胞及生殖腺嵴细胞膜表面均具有组织相容性Y抗原（histocompatibility Y antigen，H-Y抗原）时，原始生殖腺才向睾丸方向发育。一般情况下，性染色体为XY的体细胞胞膜上有H-Y抗原，而性染色体为XX的体细胞胞膜上则无H-Y抗原，故具有Y性染色体的体细胞，对未分化生殖腺向睾丸方向分化起决定性作用。目前认为，编码H-Y抗原的基因位于Y染色体的短臂近着丝点的部位。人胚第7周，在H-Y抗原的影响下，初级性索增殖，并与表面上皮分离，向生殖腺嵴深部生长，分化为细长弯曲的袢状生精小管，其末端相互连接形成睾丸网。第8周时，表面上皮下方的间充质形成一层白膜，分散在生精小管之间的间充质细胞分化为睾丸间质细胞，并分泌雄激素。在人胚第14～18周，间质细胞占睾丸体积一半以上，随后数目迅即下降，出生后睾丸内几乎见不到间质细胞，直至青春期才重现。胚胎时期的生精小管为实心细胞索，内含两类细胞，即由初级性索分化来的支持细胞和原始生殖细胞分化的精原细胞。生精小管的这种结构状态持续至青春期前。

3. 卵巢的发生

若体细胞和原始生殖细胞的膜上无H-Y抗原，则未分化性腺自然向卵巢方向分化。卵巢的形成比睾丸晚。人胚第10周后，初级性索向深部生长，在该处形成不完善的卵巢网。随后，初级性索与卵巢网都退化，被血管和基质所替代，成为卵巢髓质。此后，生殖腺表面上皮又形成新的细胞索，称次级性索（secondary sex cord）或皮质索（cortical cord），它们较短，分散于皮质内。约在人胚第16周时，皮质索断裂成许多孤立的细胞团，即为原始卵泡。

4. 睾丸和卵巢的分化

原始卵泡的中央是一个由原始生殖细胞分化来的卵原细胞，周围是一层由皮质索细胞分化来的小而扁平的卵泡细胞。卵泡之间的间充质组成卵巢基质。胚胎时期的卵原细胞可分裂增生，并分化为初级卵母细胞。足月胎儿的卵巢内约有100万个初级卵泡，尽管在母体促性腺激素的刺激下，有部分卵泡可生长发育，但它们很快退化，而大多数的初级卵泡一直持续至青春期前。

5. 睾丸和卵巢的下降

生殖腺最初位于后腹壁的上方，在其尾侧有一条由中胚层形成的索状结构，称引带（gubernaculum）。它的末端与阴唇阴囊隆起相连，随着胚体长大，引带相对缩短，导致生殖腺的下降。第3个月时，生殖腺已位于盆腔，卵巢即停留在骨盆缘稍下方，睾丸则继续下降，于第7～8个月时抵达阴囊。当睾丸下降通过腹股沟管时，腹膜形成鞘突包于睾丸的周围，随同睾丸进入阴囊，鞘突成为鞘膜腔。然后，鞘膜腔与腹膜腔之间的通道逐渐封闭。

（二）生殖管道的发生和演变

1. 未分化期

人胚第6周时，男、女两性胚胎都具有两套生殖管，即中肾管和中肾旁管（paramesonephric duct，又称Müller管）。中肾旁管由体腔上皮内陷卷褶而成，上段位于中肾管的外侧，两者相互平行；中段弯向内侧，越过中肾管的腹面，到达中肾管的内侧；下段的左、右中肾旁管在中线合并。中肾旁管上端呈漏斗形开口于腹腔，下端是盲端，突入尿生道窦的背侧壁。在窦腔内形成一隆起，称窦结节（sinus tubercle，又称Müller结节）。中肾管开口于窦结节的两侧（图17-21）。

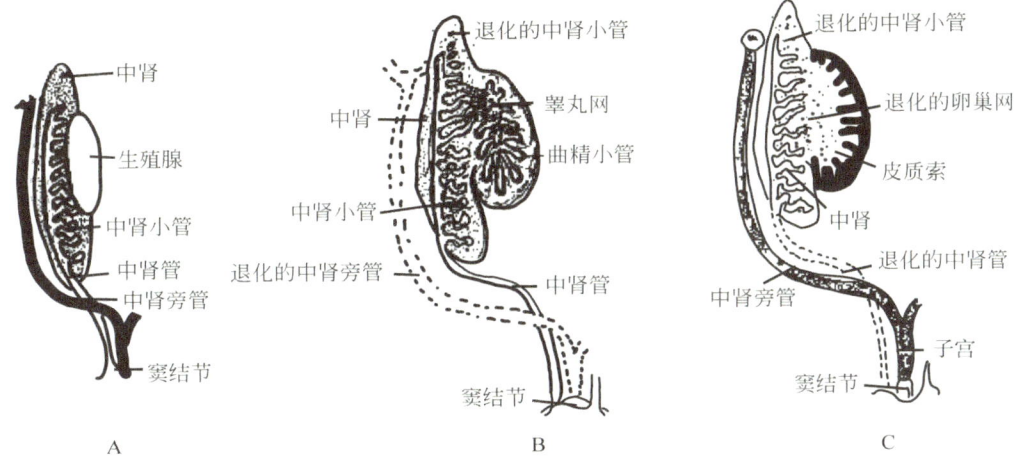

图17-21　生殖管道的发生和演变

A. 未分化；B. 男性生殖管道的发生；C. 女性生殖管道的发生

2. 女性生殖管道的分化

若生殖腺分化为卵巢，因缺乏睾丸间质细胞分泌雄激素的作用，中肾管逐渐退化；同时，因缺乏睾丸支持细胞分泌的抗中肾旁管激素的抑制作用，中肾旁管则充分发育。中肾旁管上段和中段分化形成输卵管，两侧的下段在中央愈合形成子宫及阴道穹隆部。阴道的其余部分则由尿生殖窦后壁的窦结节增生而成的阴道板形成。阴道板起初为实心结构，在胚胎第5个月时，演变成管道，内端与子宫相通，外端与尿生殖窦腔之间有处女膜相隔（图17-22）。

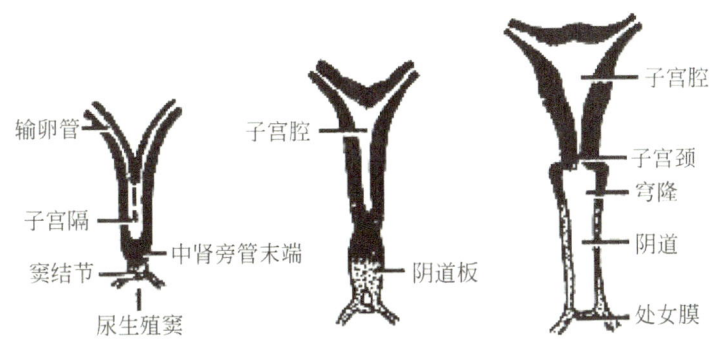

图17-22　生殖管道的发生和演变（女性）

3. 男性生殖管道的分化

若生殖腺分化为睾丸，间质细胞分泌的雄激素促进中肾管发育，同时支持细胞产生的抗中肾旁管激素抑制中肾旁管的发育，使其逐渐退化。雄激素促使与睾丸相邻的十几条中肾小管发育为附睾的输出小管，中肾管头端增长弯曲成附睾管，中段变直形成输精管，尾端成为射精管和精囊。

（三）生殖系统的常见畸形

1. 隐睾

睾丸未下降至阴囊而停留在腹腔或腹股沟等处，称隐睾（cryptorchidism）。据统计，约有30%的早产儿及3%的新生儿睾丸未降入阴囊，其中大部分在1岁末可降入阴囊，仍有约1%为单侧或双侧隐睾。因腹腔温度高于阴囊，故隐睾会影响精子发生，双侧隐睾可造成不育（图17-23）。

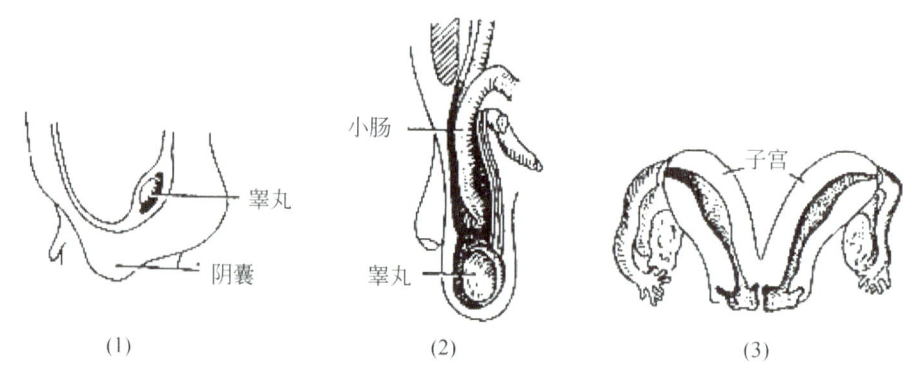

图17-23 生殖系统的先天性畸形

（1）隐睾；（2）先天性腹股沟疝；（3）双子宫、双阴道

2. 先天性腹股沟疝

先天性腹股沟疝（congenital inguinal hernia）多见于男性。若腹腔与鞘突间的通道没有闭合，当腹压增大时，部分肠袢可突入鞘膜腔，形成先天性腹股沟疝。

3. 双子宫

双子宫（double uterus）是因左、右中肾旁管的下段未愈合所致，较常见的是上半部未全愈合，形成双角子宫。若同时伴有阴道纵隔，则为双子宫、双阴道。

4. 阴道闭锁

阴道闭锁（vaginal atresia）或因窦结节未形成阴道板，或因阴道板未形成管腔。有的为处女膜未穿通，外观不见阴道。

5. 尿道下裂

因左、右尿生殖褶未能在正中愈合，造成阴茎腹侧面有尿道开口，称尿道下裂（hypospadias），发病率为1‰~3.3‰。

（王爱玉）

学习任务四　心血管系统的发生

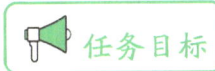

了解心血管系统的发生。

心血管系统是胚胎发生中功能活动最早的系统，约在第3周末开始血液循环，使胚胎很早即能有效地获得养料和排出废物。心血管系统是由中胚层分化而来，首先形成的是原始心血管系统，在此基础上再经过生长、合并、新生和萎缩等改建过程而逐渐完善。这种复杂的变化过程受何因素控制，目前仍不很清楚，但与遗传和局部血流动力学如血流速度与方向及血流压力等有一定的关系。

一、原始心血管系统的建立

人胚胎第15~16天，在卵黄囊壁的胚外中胚层内首先出现许多血岛（blood island），它是间充质细胞密集而成的细胞团（图17-24）。血岛周边的细胞变扁，分化为内皮细胞，内皮细胞围成内皮管即原始血管。血岛中央的游离细胞分化成为原始血细胞（primitive blood cell），即造血干细胞。内皮管不断向外出芽延伸，与相邻血岛形成的内皮管互相融合通连，逐渐形成一个丛状分布的内皮管网。与此同时，在体蒂和绒毛膜的中胚层内也以同样方式形成内皮管网。在胚胎第18~20天，胚体各处的间充质内出现裂隙，裂隙周围的间充质细胞变扁，围成内皮管，它们也以出芽方式与邻近的内皮管融合通连，逐渐形成胚体内的内皮管网。

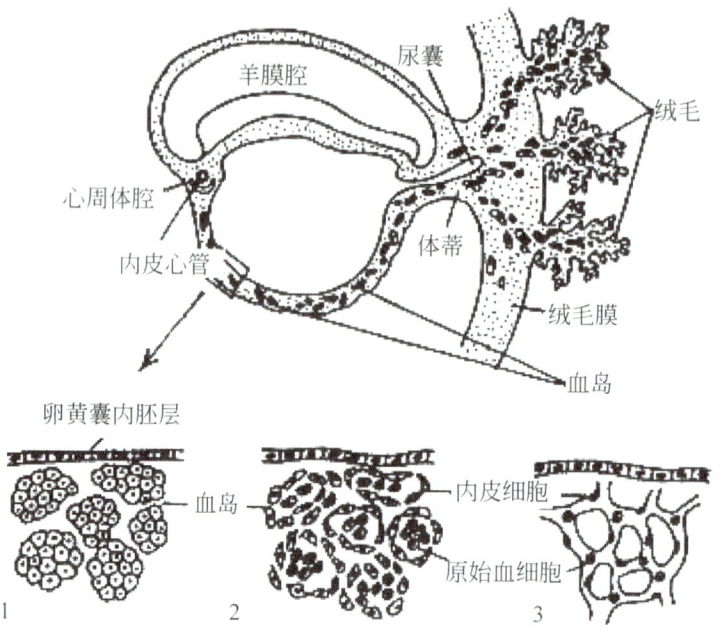

图17-24 血岛和血管的形成

第3周末，胚外和胚内的内皮管网经过体蒂彼此沟通。起初形成的是一个弥散的内皮管网，分布于胚体内外的间充质中。此后，其中有的内皮管因相互融合及血液汇流而增粗，有的则因血流减少而萎缩或消失。这样便逐渐形成原始心血管系统（primitive cardiovascular system），并开始血液循环。这时的血管在结构上还分不出动脉和静脉，但可以根据它们将来的归属，以及与心脏发生的关系而命名。以后在内皮管周围的间充质细胞密集，逐渐分化形成中膜和外膜，并显示出动脉和静脉的结构。原始心血管系统左右对称，组成该系统的血管包括如下类型。

（一）心管和动脉

心管：1对，位于前肠腹侧。胚胎发育至第4周时，左、右心管合并为1条。

动脉：背主动脉（dorsal aorta）1对，位于原始肠管的背侧。以后从咽至尾端的左、右背主动脉合并成为1条，沿途发出许多分支。从腹侧发出数对卵黄动脉（vitelline artery），分布于卵黄囊，还有1对脐动脉（umbilical artery）经体蒂分布于绒毛膜。从背侧发出许多成对的节间动脉，从两侧还发出其他一些分支。在胚胎头端还有6对弓动脉（aortic arch），分别穿行于相应的鳃弓内，连接背主动脉与心管头端膨大的动脉囊（图17-25）。

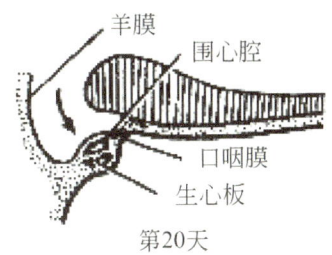

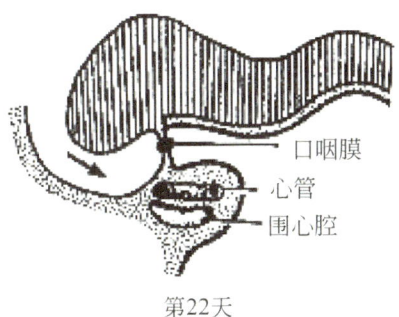

图17-25 原始心管的位置变化

（二）静脉

静脉：前主静脉（anterior cardinal vein）1对，收集上半身的血液；后主静脉（posterior cardinal vein）1对，收集下半身的血液。两侧的前、后主静脉分别汇合成左、右总主静脉（common cardinal vein），分别开口于心管尾端静脉窦的左、右角。卵黄静脉（vitelline vein）和脐静脉（umbilical vein）各1对，分别来自卵黄囊和绒毛膜，均回流于静脉窦。

胚胎早期有三套血液循环，即胚体循环、卵黄循环和脐循环（图17-26）。

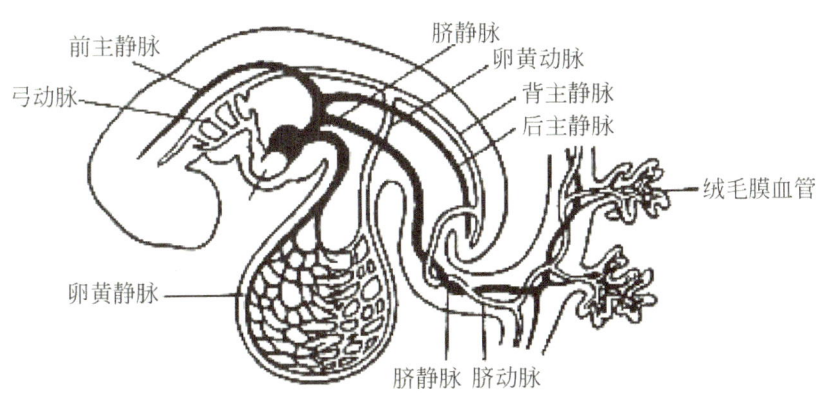

图17-26 胚胎早期三套血液循环

二、心脏的发生

心脏发生于生心区。生心区是指胚盘前缘脊索前板（口咽膜）前面的中胚层，此区前方的中胚层为原始横隔。

（一）原始心脏的形成

人胚第18～19天，生心区的中胚层内出现围心腔（pericardiac coelom），围心腔腹侧的中胚层（即脏层）细胞密集，形成前后纵行、左右并列的一对长索，称生心板（cardiogenic plate），板的中央变空，逐渐形成一对心管（cardiac tube）。由于出现头褶，胚体头端向腹侧卷曲，原来位于口咽膜头侧的心管和围心腔便转到咽的腹侧，原来在围心腔腹侧的心管则转至它的背侧。当胚体发生侧褶时，一对并列的心管逐渐向中线靠拢，并从头端向尾端融合成为一条。与此同时，心管与周围的间充质一起在心包腔（即围心腔）的背侧渐渐陷入，于是在心管的背侧出现了心背系膜（dorsal mesocardium），将心管悬连于心包腔的背侧壁。心背系膜的中部很快退化消失，形成一个左右交通的孔道，即心包横窦。心背系膜仅在心管的头、尾端存留。当心管融合和陷入心包腔时，其周围的间充质逐渐密集，形成一层厚的心肌外套层（myoepicardial mantle），将来分化成为心肌膜和心外膜。内皮和心肌外套层之间的组织为较疏松的胶样结缔组织，称心胶质（cardiac jelly），将来参与组成心内膜。

（二）心脏外形的建立

心管的头端与动脉连接，尾端与静脉相连，两端连接固定在心包上。心管各段因生长速度不同，首先出现三个膨大，由头端向尾端依次称心球（bulbus cordis）、心室和心房。以后在心房的尾端又出现一个膨大，称静脉窦（sinus venosus）。心房和静脉窦早期位于原始横隔内。静脉窦分为左、右两角。左、右总主静脉，脐静脉和卵黄静脉分别通入两角。心球的远侧份较细长，称动脉干（truncus arteriosus）。动脉干前端连接动脉囊（aortic sac），动脉囊为弓动脉的起始部。

在心管发生过程中，由于其两端固定在心包上，而游离部（即心球和心室部）的生长速度又远较心包腔扩展的速度快，因而心球和心室形成"U"形弯曲，称球室袢（bulboventricular loop），凸面向右、前和尾侧。不久，心房渐渐离开原始横隔，位置逐渐移至心室头端背侧，并稍偏左。相继静脉窦也从原始横隔内游离出来，位于心房的背面尾侧，以窦房孔与心房通连。此时的心脏外形呈"S"形弯曲，而心房受前面的心球和后面的食管限制，故向左、右方向扩展，结果便膨出于动脉干的两侧。心房扩大，房室沟加深，房室之间遂形成狭窄的房室管（atrioventricular canal）。心球则可分为三段：远侧段细长，为动脉干；中段较膨大，为心动脉球（bulbus arteriosus cordis）；近侧段被心室吸收，成为原始右心室。原来的心室成为原始左心室，左、右心室之间的表面出现室间沟。至此，心脏已初具成体心脏的外形，但内部仍未完全分隔（图17-27、图17-28）。

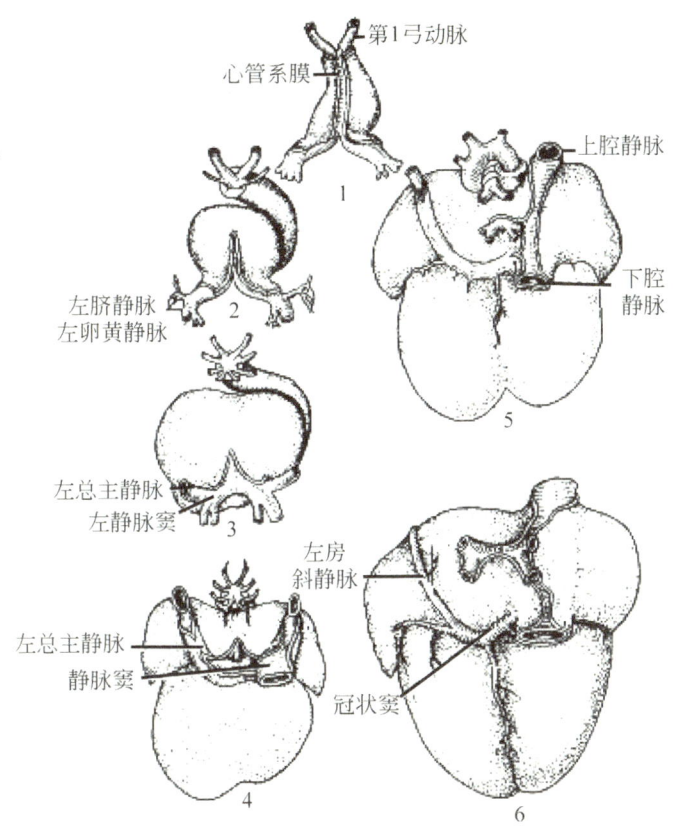

图17-27　心脏外形的演变（背侧观）

（三）心脏内部的分隔

胚胎发育到第5周初，心脏外形的建立虽已基本完成，但内部的左右分隔仍不完全，并继续进行，约在第5周末才告完成。心脏各部的分隔是同时进行的（图17-29）。

1. 房室管的分隔

心房与心室之间原是以狭窄的房室管通连的。此后，房室管背侧壁和腹侧壁的心内膜下组织增生，各形成一个隆起，分别称为背、腹心内膜垫（endocardial cushion）。两个心内膜垫彼此对向生长，互相融合，便将房室管分隔成左房室孔和右房室孔。围绕房室孔的间充质局部增生并向腔内隆起，逐渐形成房室瓣，右侧为三尖瓣，左侧为二尖瓣。

2. 原始心房的分隔

胚胎发育至第4周末，在原始心房顶部背侧壁的中央出现一个薄的半月形矢状隔，称原发隔（septum primum）或第1房间隔。此隔沿心房背侧及腹侧壁渐向心内膜垫方向生长，在其游离缘和心内膜垫之间暂留的通道，称原发孔（foramen primum）或第1房间孔。此孔逐渐变小，最后由心内膜垫组织向上凸起，并与原发隔游离缘融合而封闭。在原发孔闭合之前，原发隔上部的中央变薄而穿孔，若干个小穿孔融合成一个大孔，称继发孔（foramen secundum）或第2房间孔。原始心房被分成左、右两部分，但两者之间仍有继发孔交通。第5周末，在原发隔的右侧，从心房顶端腹侧壁再长出一个弓形或半月形的隔，称继发隔（septum secundum）或第2房间隔。此隔较厚，渐向心内膜垫生长，下缘呈弧形，当其前、后缘与心内膜垫接触时，下方留有一个卵圆形的孔，称卵圆孔（foramen ovale）。卵圆孔的位置比原发隔上的继发孔稍低，两孔呈交错重叠。原发隔很薄，上部贴于左心房顶的部分逐渐消失，其余部分在继发隔的左侧盖于卵圆孔，称卵圆孔瓣（valve of foramen ovale）。出生前，由于卵圆孔瓣的存在，当心房舒张时，只允许右心房的血液流入左心房，反之则不能。出生后，肺循环开始，左心房压力增大，致使两个隔紧贴并逐渐愈合形成一个完整的隔，卵圆孔关闭，左、右心房完全分隔。

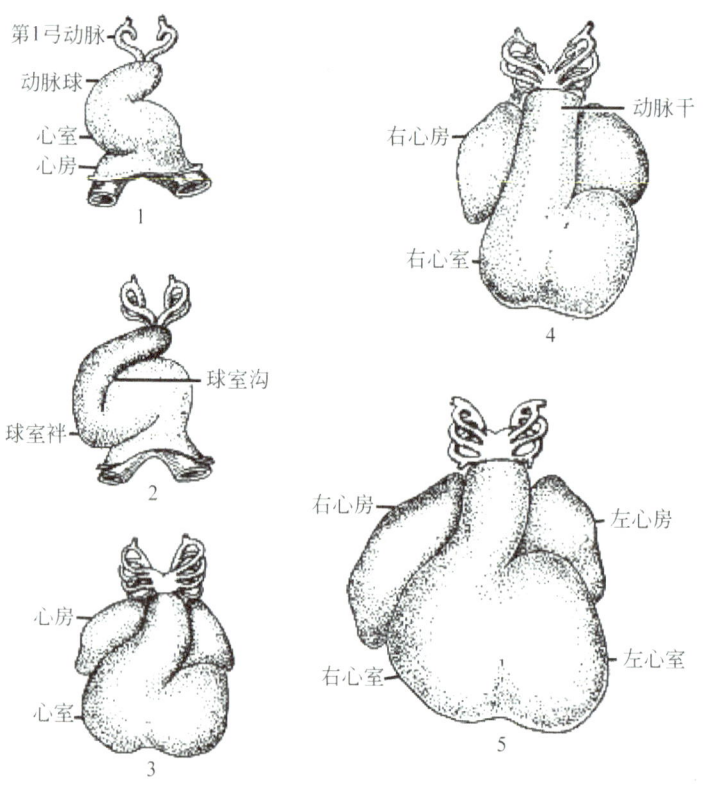

图17-28 心脏外形的演变（腹侧观）

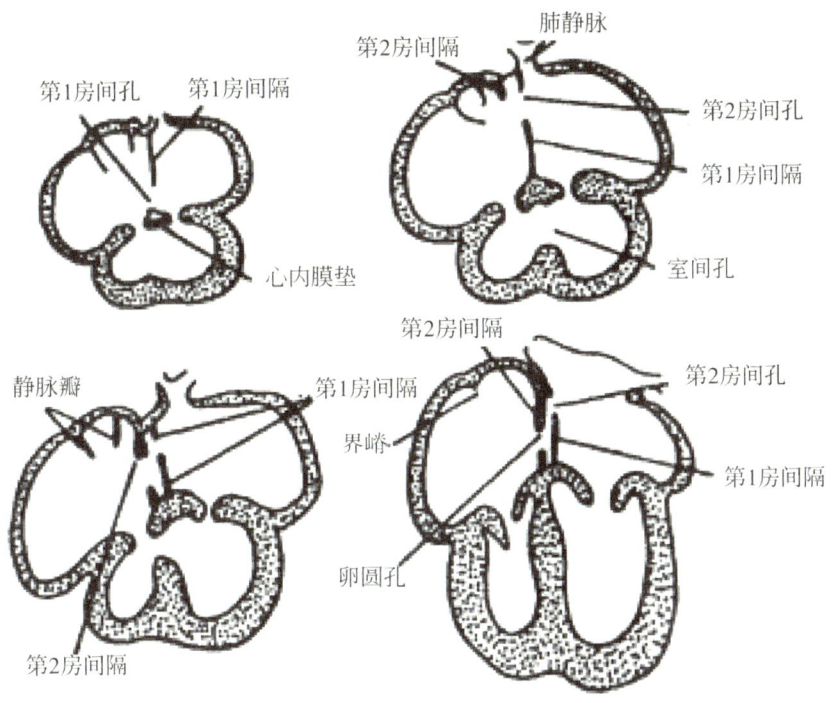

图17-29 心房、心室的分隔

3. 静脉窦的演变和永久性左、右心房的形成

静脉窦位于原始心房尾端的背面,分为左角、右角,分别与左、右总主静脉及脐静脉和卵黄静脉通连。原来的两个角是对称的,以后由于汇入左、右角的血管演变不同,大量血液流入右角,右角遂逐渐变大,窦房孔也渐渐移向右侧;而左角则渐萎缩变小,其远侧段成为左房斜静脉的根部,近侧段成为冠状窦。

胚胎发育第7~8周,原始心房扩展很快,以致静脉窦右角被吸收并入右心房,成为永久性右心房的光滑部,原始右心房则成为右心耳。原始左心房最初只有单独一条肺静脉在原发隔的左侧通入,此静脉分出左、右属支,各支再分为两支。当原始心房扩展时,肺静脉根部及其左、右属支逐渐被吸收并入左心房,结果有4条肺静脉直接开口于左心房。由肺静脉参与形成的部分为永久性左心房的光滑部,原始左心房则成为左心耳。

4. 原始心室的分隔

心室壁组织向上凸起形成一个较厚的半月形肌性嵴,称室间隔肌部(muscular part of interventricular septum)。此隔不断向心内膜垫方向伸展,上缘凹陷,它与心内膜垫之间留有一孔,称室间孔(interventricular foramen),使左心室、右心室相通。胚胎发育第7周末,由于心动脉球内部形成左、右球嵴,对向生长融合,同时向下延伸,分别与肌性隔的前缘和后缘融合,如此关闭了室间孔上部的大部分;室间孔其余部分则由心内膜垫的组织所封闭。这样便形成了室间隔膜部。室间孔封闭后,肺动脉干与右心室相通,主动脉与左心室相通（图17-30）。

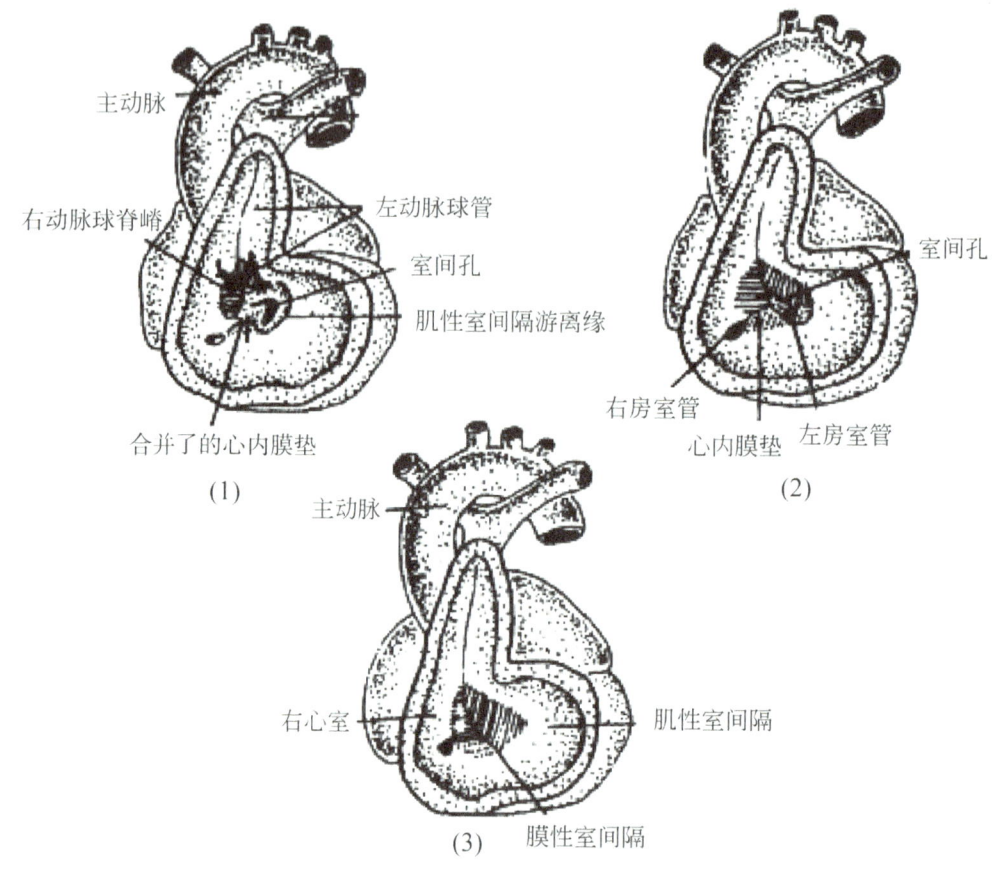

图17-30　心室分隔模式图

5. 动脉干与心动脉球的分隔

胚胎发育第5周，心球远段的动脉干和心动脉球内膜下组织局部增厚，形成一对向下延伸的螺旋状纵嵴，称左、右球嵴（bulbar ridge）。以后左、右球嵴在中线融合，便形成螺旋状走行的隔，称主肺动脉隔（aorticopulmonary septum），将动脉干和心动脉球分隔成肺动脉干和升主动脉。因为主肺动脉隔呈螺旋状，故肺动脉干呈扭曲状围绕升主动脉。当主动脉和肺动脉分隔完成时，主动脉通连第4对弓动脉，肺动脉干通连第6对弓动脉。主动脉和肺动脉起始处的内膜下组织增厚，各形成三个隆起，并逐渐改变形状成为薄的半月瓣（图17-31）。

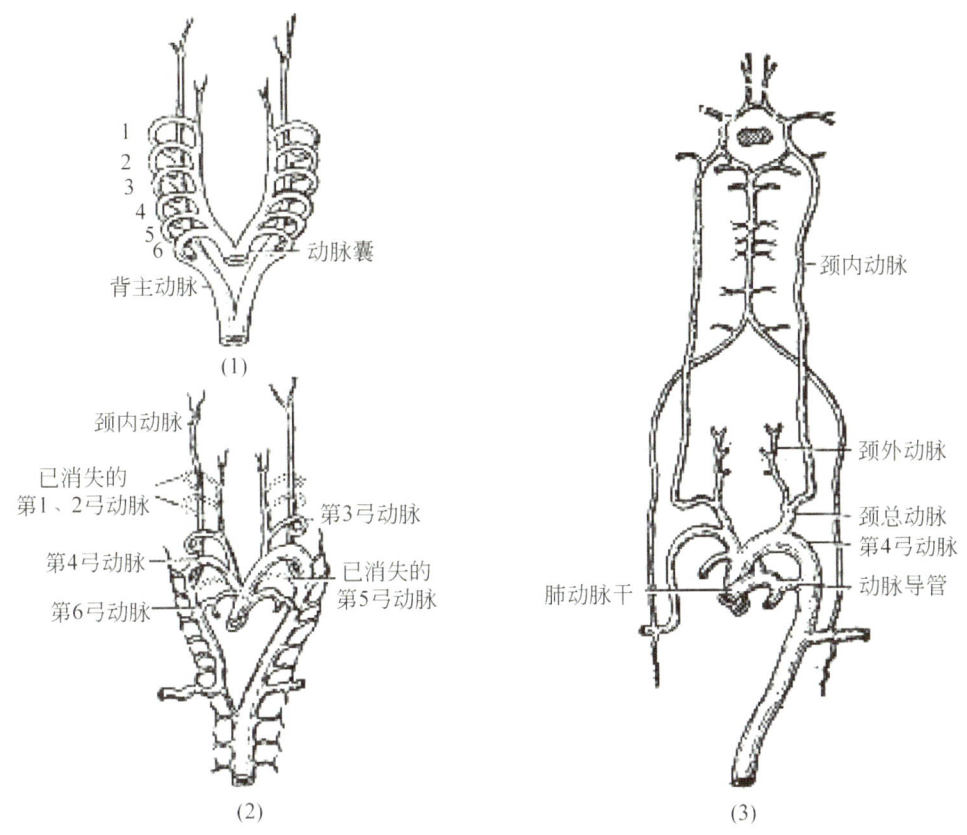

图17-31　弓动脉的演变

三、心血管常见畸形

心血管系统发生过程的变化较大，因而先天性畸形的发生也较多见，最常见的有以下几种（图17-32）。

（一）房间隔缺损

房间隔缺损（atrial septal defect）最常见的为卵圆孔未闭，可因下列原因产生：①卵圆孔瓣出现许多穿孔；②原发隔在形成继发孔时过度吸收，形成短的卵圆孔瓣，不能完全遮盖卵圆孔；③继发隔发育不全，形成异常大的卵圆孔，正常发育的原发隔形成卵圆孔瓣未能完全关闭卵圆孔；④原发隔过度吸收，同时继发隔又形成大的卵圆孔，导致更大的房间隔缺损。此外，心内膜垫发育不全，原发隔不能与其融合，也可造成房间隔缺损。

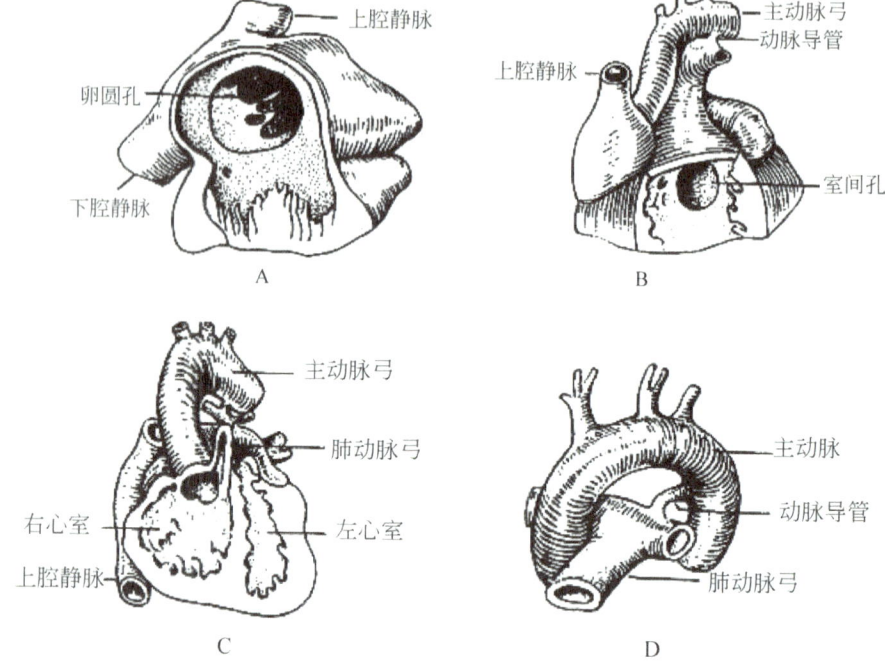

图 17-32 先天性心血管畸形模式图

A. 房间隔缺损；B. 室间隔缺损；C. 法洛四联症；D. 动脉导管未闭

（二）室间隔缺损

室间隔缺损（ventricular septal defect）有室间隔膜性缺损和室间隔肌性缺损两种情况。室间隔膜性缺损较为常见，是由于心内膜垫组织扩展时不能与球嵴和室间隔肌部融合所致的。肌性室间隔缺损较为少见，是由于肌性隔形成时心肌膜组织过度吸收所造成的，可出现在肌性隔的各个部位，呈单发性或多发性。

（三）动脉干分隔异常

1. 主动脉和肺动脉错位

主动脉和肺动脉发生中相互错位，以致主动脉位于肺动脉的前面，由右心室发出，肺动脉干则由左心室发出。此种畸形发生的原因是在动脉干和心动脉球分隔时，主肺动脉隔不呈螺旋方向，而成直隔的缘故。其常伴有隔缺损或动脉导管开放，使肺循环和体循环之间出现多处直接交通。

2. 主动脉或肺动脉狭窄

由于动脉干分隔时不均等，以致形成一侧动脉粗大，另一侧动脉狭小，即肺动脉或主动脉狭窄。此时的主肺动脉隔常不与室间隔成一直线生长，因而还易造成室间隔膜部缺损，较大的动脉（主动脉或肺动脉）骑跨在膜的缺损部。

3. 肺动脉狭窄（或右心室出口处狭窄）、室间隔缺损、主动脉骑跨和右心室肥大

该症状也称为法洛四联症（tetralogy of Fallot）。这种畸形发生的主要原因是动脉干分隔不均，致使肺动脉狭窄和室间隔缺损，肺动脉狭窄造成右心室肥大，粗大的主动脉向右侧偏移而骑跨在室间隔缺损处。

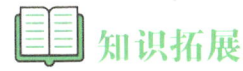

知识拓展

胎儿血液循环途径及出生后血液循环的变化

（1）胎儿血液循环途径：脐静脉从胎盘经脐带至胎儿肝。脐静脉血富含氧和营养，大部分血液经静脉导管直接注入下腔静脉，小部分经肝血窦入下腔静脉。下腔静脉还收集由下肢和盆腹腔器官来的静脉血，下腔静脉将混合血（主要是含氧高和营养丰富的血）导入右心房。从下腔静脉导入右心房的血液，少量与上腔静脉来的血液混合，大部分血液通过卵圆孔进入左心房，与由肺静脉来的少量血液混合后进入左心室。左心室的血液大部分经主动脉弓及其三大分支分布到头、颈和上肢，以充分供应胎儿头部发育所需的营养和氧；小部分血液流入降主动脉。从头、颈部及上肢回流的静脉血经上腔静脉进入右心房，与下腔静脉来的小部分血液混合后经右心室进入肺动脉。胎儿肺无呼吸功能，故肺动脉血仅小部分（5%~10%）入肺，再由肺静脉回流到左心房。肺动脉大部分血液（90%以上）经动脉导管注入降主动脉。降主动脉血液除经分支分布到盆腹腔器官和下肢外，还经脐动脉将血液运送至胎盘，在胎盘内与母体血液进行气体和物质交换后，再由脐静脉送往胎儿体内。

（2）胎儿出生后血液循环的变化：胎儿出生后，胎盘血液循环中断。新生儿肺开始呼吸活动，动脉导管、静脉导管和脐血管均失用，血液循环遂发生一系列改变。其主要变化如下：①脐静脉（腹腔内的部分）闭锁，成为由脐部至肝的肝圆韧带。②脐动脉大部分闭锁成为脐外侧韧带，仅近侧段保留成为膀胱上动脉。③肝的静脉导管闭锁成为静脉韧带，从门静脉的左支经肝到下腔静脉。④出生后脐静脉闭锁，从下腔静脉注入右心房的血液减少，右心房压力降低，同时肺开始呼吸，大量血液由肺静脉回流进入左心房，左心房压力增高，于是卵圆孔瓣紧贴于继发隔，使卵圆孔关闭。出生后约1年，卵圆孔瓣方与继发隔完全融合，达到

解剖关闭，但约有25%的人卵圆孔未达到完全的解剖关闭。⑤动脉导管在出生后3个月左右达到解剖关闭成为动脉韧带。

（高　慧）

学习任务五　神经系统的发生

任务目标

了解神经系统的发生。

神经系统起源于神经外胚层，由神经管和神经嵴分化而成。本单元主要叙述脑、脊髓、神经节和周围神经的发生，同时还叙述与神经系统发生密切相关的垂体和松果体的发生。

一、神经管和神经嵴的发生和早期分化

人胚第3周初，在脊索的诱导下，出现了由神经外胚层构成的神经板。随着脊索的延长，神经板也逐渐长大并形成神经沟。在相当于枕部体节的平面上，神经沟首先愈合成管，愈合过程向头、尾两端进展，最后在头、尾两端各有一开口，分别称前神经孔（anterior neuropore）和后神经孔（posterior neuropore）。胚胎第25天左右，前神经孔闭合；第27天左右，后神经孔闭合，完整的神经管形成。神经管的前段膨大，衍化为脑；后段较细，衍化为脊髓（图17-33）。

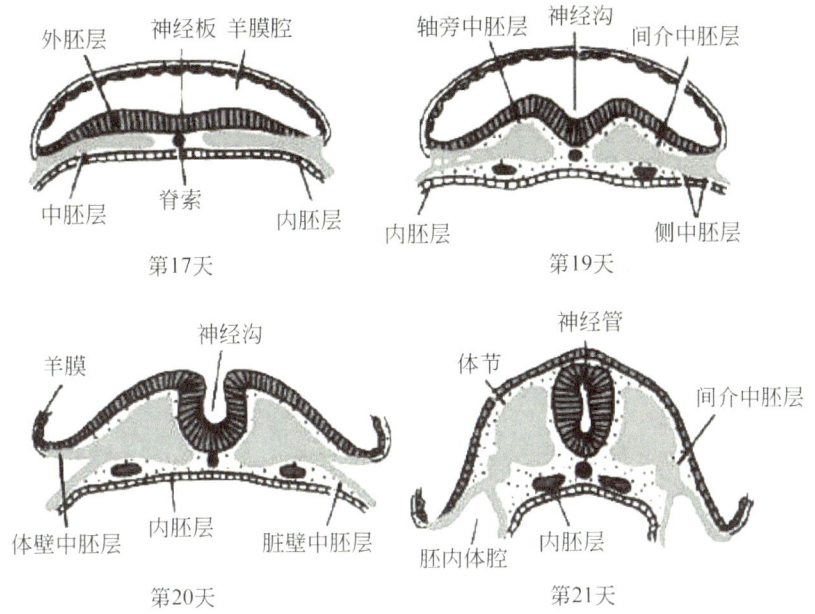

图17-33 神经管和神经嵴的早期分化

在由神经沟愈合为神经管的过程中，神经沟边缘与表面外胚层相延续的一部分神经外胚层细胞游离出来，形成左、右两条与神经管平行的细胞索，位于表面外胚层的下方，神经管的背外侧，称神经嵴（neural crest）。神经嵴分化为周围神经系统的神经节和神经胶质细胞、肾上腺髓质的嗜铬细胞、黑素细胞、滤泡旁细胞、颈动脉体Ⅰ型细胞等。另外，神经嵴头段的部分细胞还可变为间充质细胞，并由此分化为头颈部的部分骨、软骨、肌肉及结缔组织。因此，这部分神经嵴组织又称为中外胚层（mesectoderm）。

神经板由单层柱状上皮构成，称神经上皮（neuroepithelium）。当神经管形成后，管壁变为假复层柱状上皮，上皮的基膜较厚，称外界膜（external limiting membrane）。神经上皮细胞不断分裂增殖，部分细胞迁至神经上皮的外周，成为成神经细胞（neuroblast）。之后，神经上皮细胞又分化出成神经胶质细胞（glioblast），也迁至神经上皮的外周。于是，在神经上皮的外周由成神经细胞和成胶质细胞构成一层新细胞层，称套层（mantle layer）。原来的神经上皮停止分化，变成一层立方形或矮柱状细胞，称室管膜层（ependymal layer）。套层的成神经细胞起初为圆球形，很快长出突起，突起逐渐增长并伸至套层外周，形成一层新的结构，称边缘层（marginal layer）。随着成神经细胞的分化，套层中的成胶质细胞也分化为星形胶质细胞和少突胶质细胞，并有部分细胞进入边缘层。

成神经细胞属分裂后细胞，一般不再分裂增殖，起初为圆形，称无极成神经细胞（apolar neuroblast）；以后发生两个突起，成为双极成神经细胞（bipolar neuroblast）。双极成神经细胞朝向神经管腔一侧的突起退化消失，成为单极成神经细胞（unipolar neuroblast）；伸向边缘层的一个突起迅速增长，形成原始轴突。单极成神经细胞内侧端又形成若干短突起，成为原始树突，于是成为多极成神经细胞（multipolar neuroblast）（图17-34）。

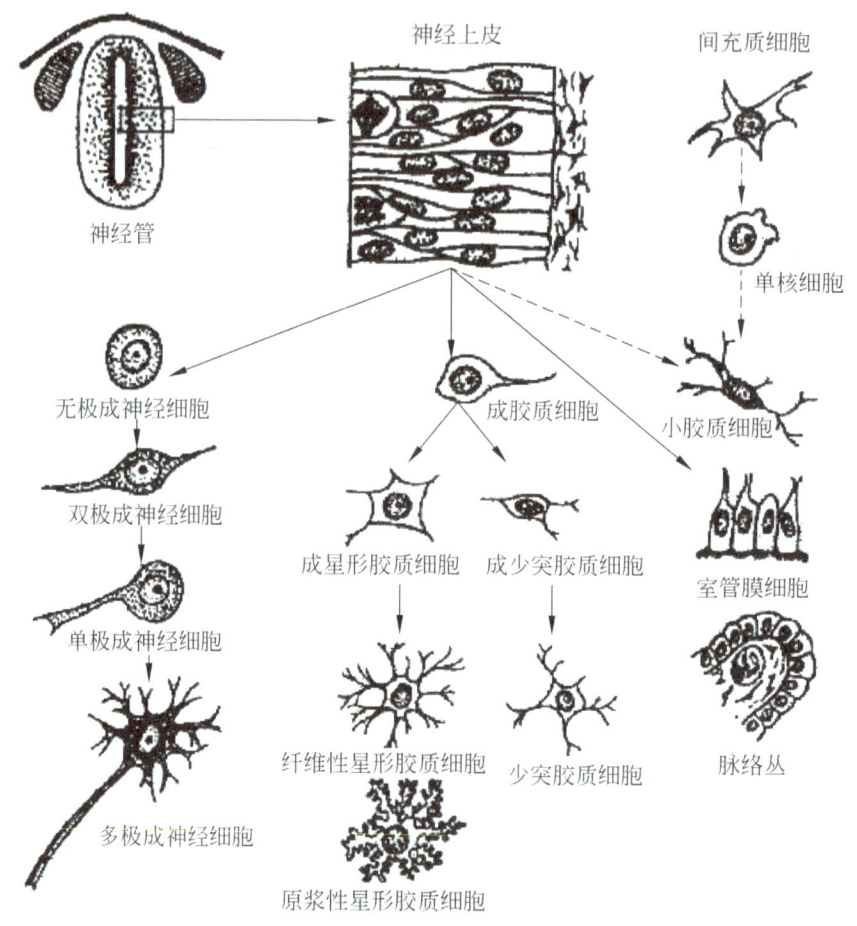

图17-34 成神经细胞发育过程

在神经元的发生过程中，最初生成的神经细胞的数目远比以后存留的数目多，那些未能与靶细胞或靶组织建立连接的神经元都在一定时间死亡。这说明神经元的存活与其靶细胞或靶组织密切相关。

近年来的研究发现，神经细胞的存活及其突起的发生主要受靶细胞和靶组织产生的神经营养因子的调控，如神经生长因子（NGF）、成纤维细胞生长因子（FGF）、表皮生长因子（EGF）、类胰岛素生长因子（IGF）。大量神经元的生理性死亡，与这些细胞不能获得靶细胞或靶组织释放的这类神经营养因子密切相关。

胶质细胞的发生晚于神经细胞。成胶质细胞首先分化为各类胶质细胞的前体细胞，即成星形胶质细胞（astroblast）和成少突胶质细胞（oligodendroblast）。然后，成星形胶质细胞分化为原浆性和纤维性星形胶质细胞，成少突胶质细胞分化为少突胶质细胞。最近有学者在体外培养的研究中发现，两种星形胶质细胞分别由两种不同的前体细胞分化而来，少突胶质细胞与纤维性星形胶质细胞来自同一种前体细胞。也有学者提出，少突胶质细胞并非来自神经上皮细胞，而是来自神经管周围的间充质。对于小胶质细胞的起源问题，至今尚有争议，有学者认为这种胶质细胞来源于神经管周围的间充质细胞，更多学者认为来源于血液中的单核细胞。神经胶质细胞始终保持分裂增殖能力。

二、脊髓的发生

神经管的下段分化为脊髓，其管腔演化为脊髓中央管，套层分化为脊髓的灰质，边缘层分化为白质。神经管的两侧壁由于套层中成神经细胞和成胶质细胞的增生而迅速增厚，腹侧部增厚形成左、右两个基板（basal plate），背侧部增厚形成左、右两个翼板（alar plate）。神经管的顶壁和底壁都薄而窄，分别形成顶板（roof plate）和底板（floor plate）。由于基板和翼板的增厚，在神经管的内表面出现了左、右两条纵沟，称界沟（sulcus limitans）（图17-35）。

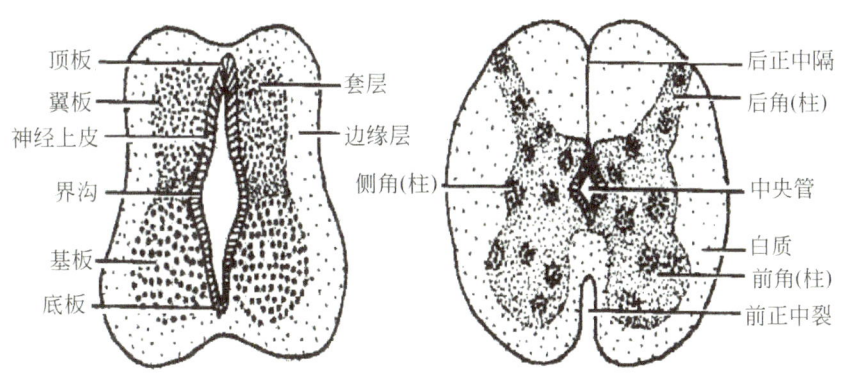

图17-35 脊髓的发生

由于成神经细胞和成胶质细胞的增多，左、右两基板向腹侧突出，致使在两者之间形成了一条纵行的深沟，位居脊髓的腹侧正中，称前正中裂。同样，左、右两翼板也增大，但主要是向内侧推移并在中线愈合，致使神经管的背侧份消失。左、右两翼板在中线的融合处形成一隔膜，称后正中隔。基板形成脊髓灰质的前角（或前柱），其中的成神经细胞分化为躯体运动神经元。翼板形成脊髓灰质后角（或后柱），其中的神经细胞分化为中间神经元。若干成神经细胞聚集于基板和翼极之间，形成脊髓侧角（或侧柱），其内的成神经细胞分化为内脏传出神经元。至此，神经管的尾端分化成脊髓，神经管周围的间充质分化成脊膜。

胚胎第3个月之前，脊髓与脊柱等长，其下端可达脊柱的尾骨。第3个月后，由于脊柱增长比脊髓快，脊柱逐渐超越脊髓向尾端延伸，脊髓的位置相对上移。至出生前，脊髓下端与第3腰椎平齐，仅以终丝与尾骨相连。由于节段分布的脊神经均在胚胎早期形成，并从相应节段的椎间孔穿出,当脊髓位置相对上移后,脊髓颈段以下的脊神经根便越来越斜向尾侧,至腰、骶和尾段的脊神经根则在椎管内垂直下行,与终丝共同组成马尾。

三、脑的发生

脑起源于神经管的头段,其形态发生和组织分化过程尽管与脊髓有一些相同或相似之处,但比脊髓更为复杂(图17-36)。

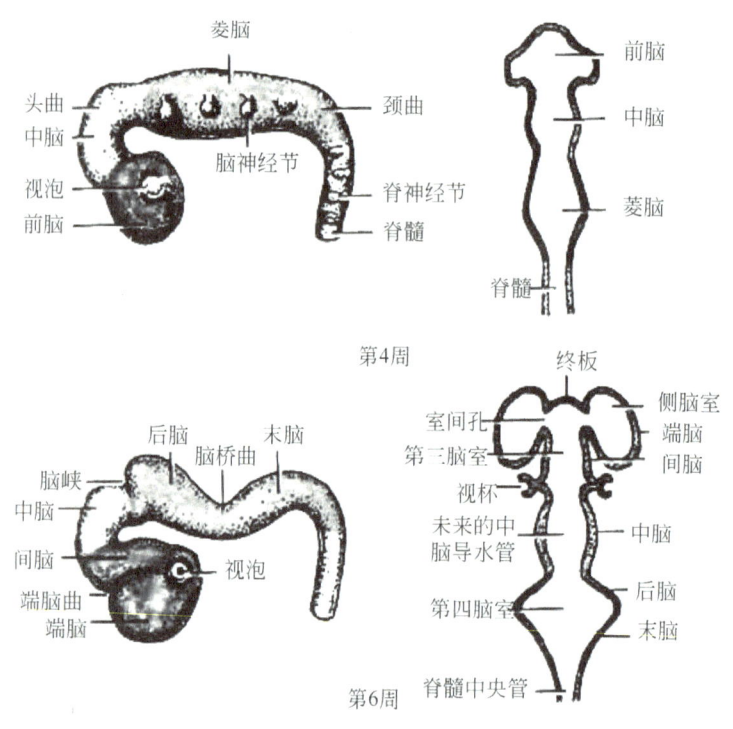

图17-36　脑的发生

(一)脑泡的形成和演变

胚胎第4周末,神经管头段形成三个膨大,即脑泡(brain vesicle),由前向后分别为前脑泡、中脑泡和菱脑泡。至第5周时,前脑的头端向两侧膨大,形成左右两个端脑(telencephalon),以后演变为大脑两半球,而前脑泡的尾端则形成间脑。中脑泡变化不大,演变为中脑。菱脑泡演变为头侧的后脑(metencephalon)和尾侧的末脑(myelencephalon),后脑演变为脑桥和小脑,末脑演变为延髓。随着脑泡的形成和演变,神经管的管腔也演变为各部位的脑室。前脑泡的腔演变为左、右两个侧脑室和间脑中的第三脑室;中脑泡的腔很小,形成狭窄的中脑导水管;菱脑泡演变为宽大的第四脑室。在脑泡的形成和演变过程中,同时出现了几个不同方向的弯曲。首先出现的是凸向背侧的颈曲

（cervical flexure）和头曲（cephalic flexure）。前者位于脑与脊髓之间；后者位于中脑部，故又称中脑曲。之后，在脑桥和端脑处又出现了两个凸向腹侧的弯曲，分别称脑桥曲和端脑曲。脑壁的演化与脊髓相似，其侧壁上的神经上皮细胞增生并向外侧迁移，分化为成神经细胞和成胶质细胞，形成套层。由于套层的增厚，使侧壁分成了翼板和基板。端脑和间脑的侧壁大部分形成翼板，基板甚小。端脑套层中的大部分细胞都迁至外表面，形成大脑皮质；少部分细胞聚集成团，形成神经核。中脑、后脑和末脑中的套层细胞多聚集成细胞团或细胞柱，形成各种神经核。翼板中的神经核多为感觉中继核，基板中的神经核多为运动核。

（二）大脑皮质的组织发生

大脑皮质由端脑套层的成神经细胞迁移和分化而成。大脑皮质的种系发生分三个阶段，最早出现的是原皮质，继之出现旧皮质，最晚出现的是新皮质。人类大脑皮质的发生过程重演了皮质的种系发生。海马（原皮质）和齿状回是最早出现的皮质结构，相当于种系发生中的原皮质（archicortex），与嗅觉传导有关（图17-37）。

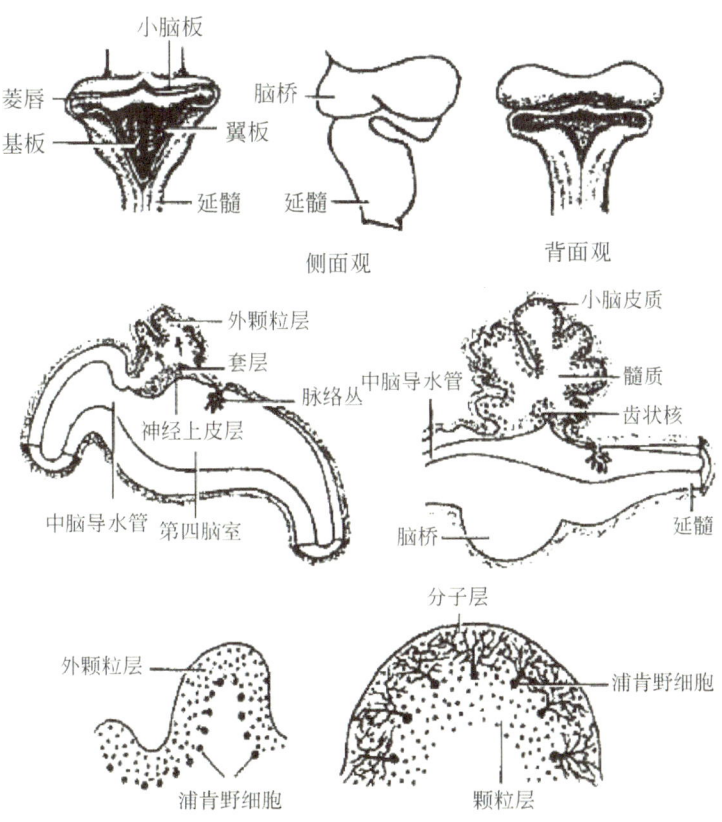

图17-37 小脑皮质的组织发生

胚胎第7周时，在纹状体的外侧，大量成神经细胞聚集并分化，形成梨状皮质（pyriform cortex），相当于种系发生中的旧皮质（paleocortex），也与嗅觉传导有关。旧皮质出现不久，神经上皮细胞分裂增殖、分批分期地迁至表层并分化为神经细胞，形成了新皮质（neocortex），这是大脑皮质中出现最晚、面积最大的部分。由于成神经细胞分批分期地产生和迁移，因而皮质中的神经细胞呈层状排列。越早产生和迁移的细胞，其位置越深；越晚产生和迁移的细胞，其位置越表浅，即越靠近皮质表层。胎儿出生时，新皮质已形成6层结构。古皮质和旧皮质的分层无一定规律性，有的分层不明显，有的分为3层。

（三）小脑皮质的组织发生

小脑起源于后脑翼板背侧部的菱唇（rhombic lip）。左、右两菱唇在中线融合，形成小脑板（cerebellar plate），这就是小脑的始基。胚胎第12周时，小脑板的两外侧部膨大，形成小脑半球；板的中部变细，形成小脑蚓。之后，由一条横裂从小脑蚓分出了小结，从小脑半球分出了绒球。由绒球和小结组成的绒球小结叶是小脑种系发生中最早出现的部分，故称原小脑（archicerebellum），仍然保持着与前庭系统的联系。起初，小脑板由神经上皮、套层和边缘层组成。之后，神经上皮细胞增殖并通过套层迁至小脑板的外表面，形成了外颗粒层（external granular layer）。这层细胞仍然保持分裂增殖的能力，在小脑表面形成一个细胞增殖区，使小脑表面迅速扩大并产生皱褶，形成小脑叶片。至第6个月，外颗粒层细胞开始分化出不同的细胞类型，部分细胞向内迁移，分化为颗粒细胞，位居浦肯野细胞层深面，构成内颗粒层。套层的外层成神经细胞分化为浦肯野细胞和高尔基细胞，构成浦肯野细胞层；内层的成神经细胞则聚集成团，分化为小脑白质中的核团，如齿状核。外颗粒层大量细胞迁出而变得较少，这些细胞分化为篮状细胞和星形细胞，形成了小脑皮质的分子层，原来的内颗粒层则改称颗粒层。

四、垂体和松果体的发生

（一）垂体的发生

垂体是由两个截然不同的原基共同发育而成的。腺垂体来自拉特克囊（Rathke pouch），神经垂体来自神经垂体芽（neurohypophyseal bud）（图17-38）。

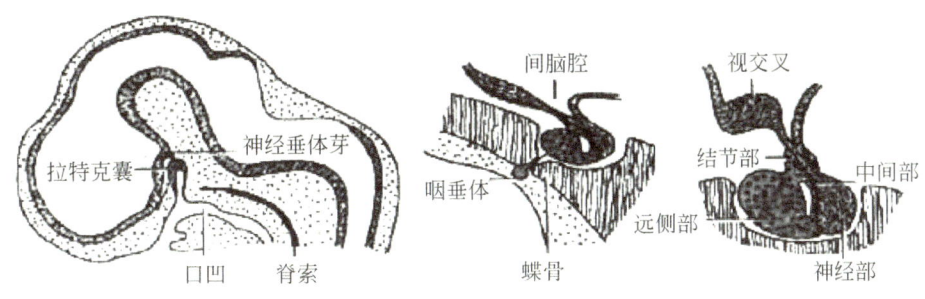

图 17-38　垂体的发生

胚胎发育至第3周，凹顶的外胚层上皮向背侧下陷，形成一囊状突起，称拉特克囊。稍后，间脑的底部神经外胚层向腹侧突出，形成一漏斗状突起，称神经垂体芽。拉特克囊和神经垂体芽逐渐增长并相互接近，至第2个月末，拉特克囊的根部退化消失，其远端长大并与神经垂体芽相贴。之后，囊的前壁迅速增大，形成垂体前叶。从垂体前叶向上长出一结节状突起并包绕漏斗柄，形成垂体的结节部。囊的后壁生长缓慢，形成垂体的中间部。囊腔大部消失，只残留一小的裂隙。神经垂体芽的远端膨大，形成神经垂体；其起始部变细，形成漏斗柄。腺垂体中分化出多种腺细胞，神经垂体主要由神经纤维和神经胶质细胞构成。

（二）松果体的发生

胚胎第7周，间脑顶部向背侧突出，形成一囊状突起，是为松果体原基。囊壁细胞增生，囊腔消失，形成一实质性松果样器官，即松果体。其中的松果体细胞和神经胶质细胞均由神经上皮分化而来。

五、神经节和周围神经的发生

（一）神经节的发生

神经节起源于神经嵴。神经嵴细胞向两侧迁移，分列于神经管的背外侧并聚集成细胞团，分化为脑神经节和脊神经节（图17-39）。这些神经节均属感觉神经节。神经嵴细胞首先分化为成神经细胞和卫星细胞，再由成神经细胞分化为感觉神经细胞。成神经细胞最先长出两个突起，成为双极神经元，由于细胞体各面的不均等生长，使两个突起的起始部逐渐靠拢，最后合二为一，于是双极神经元变成假单极神经元。卫星细胞是一种神经胶质细胞，包绕在神经元胞体的周围。神经节周围的间充质分化为结缔组织的被膜，包统整个神经节。

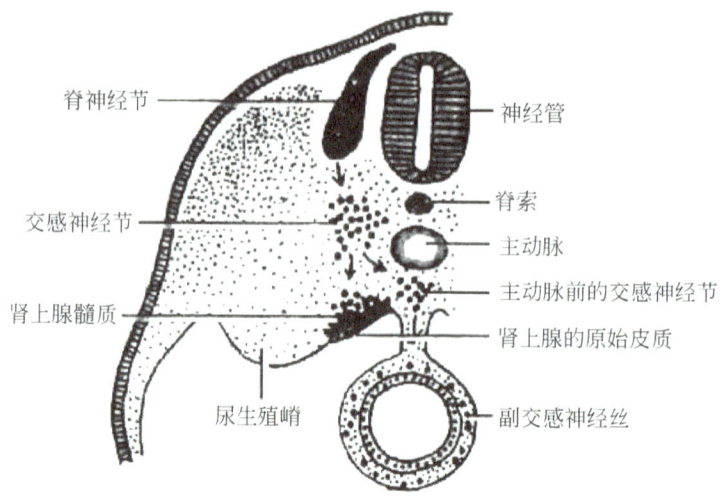

图17-39 神经节和周围神经发生

位于胸段的神经嵴，有部分细胞迁至背主动脉的背外侧，形成两列节段性排列的神经节，即交感神经节。这些神经节借纵行的神经纤维彼此相连，形成两条纵行的交感链。节内的部分细胞迁至主动脉腹侧，形成主动脉前交感神经节。节中的神经嵴细胞首先分化为交感成神经细胞（sympathetic neuroblast），再由此分化为多极的交感神经节细胞。节中的另一部分神经嵴细胞分化为卫星细胞。交感神经节的外周也有由间充质分化来的结缔组织被膜。

副交感神经节的起源问题尚有争议。有学者认为副交感神经节中的神经细胞来自中枢神经系统的原基，即神经管，也有学者认为来源于脑神经节中的成神经细胞。

（二）周围神经的发生

周围神经由感觉神经纤维和运动神经纤维构成，神经纤维由神经细胞的突起和施万细胞构成。感觉神经纤维中的突起是感觉神经节细胞的周围突；躯体运动神经纤维中的突起是脑干及脊髓灰质前角运动神经元的轴突；内脏运动神经的节前纤维中的突起是脊髓灰质侧角和脑干内脏运动核中神经元的轴突，节后纤维则是自主神经节节细胞的轴突。施万细胞由神经嵴细胞分化而成，并与发生中的轴突或周围突同步增殖和迁移。施万细胞与突起相贴处凹陷，形成一条深沟，沟内包埋着轴突。当沟完全包绕轴突时，施万细胞与轴突间形成一扁系膜。在有髓神经纤维发生中，此系膜不断增长并不断环绕轴突，于是在轴突外周形成了由多层细胞膜环绕而成的髓鞘。在无髓神经纤维，一个施万细胞可与多条轴突相贴，并形成多条深沟包绕轴突，也形成扁平系膜，但系膜不环绕，故不形成髓鞘（图17-40）。

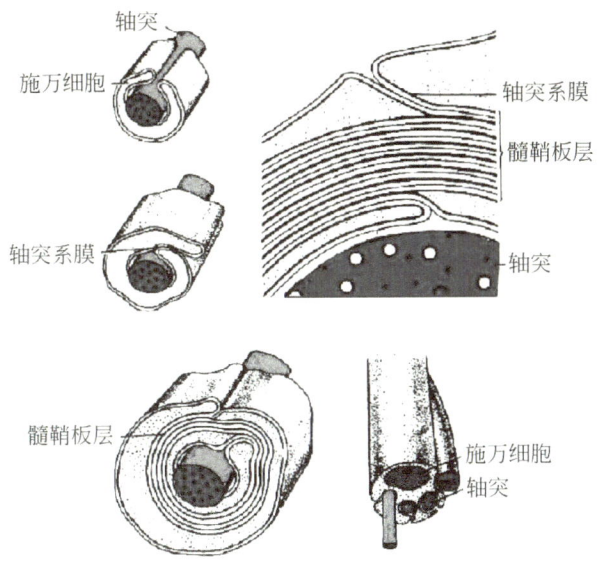

图 17-40 周围神经纤维髓质形成及其超微结构模式图

六、神经系统的常见畸形

（一）神经管缺陷

这是由于神经管闭合不全所引起的一类先天畸形，主要表现是脑和脊髓的异常，并常伴有颅骨和脊柱的异常。

正常情况下，胚胎第4周末神经管应完全闭合。如果失去了脊索的诱导作用或受到环境致畸因子的影响，神经沟就不能正常地闭合为神经管。如果头侧的神经沟未闭合，就会形成无脑畸形；如果尾侧的神经沟未闭合，就会形成脊髓裂。无脑畸形常伴有颅顶骨发育不全，称露脑；脊髓裂常伴有相应节段的脊柱裂。脊柱裂可发生于脊柱各段，最常见于腰骶部。脊柱裂的发生程度不同，轻者只有少数几个椎弓未在背侧中线愈合，留有一小的裂隙，脊髓、脊膜和神经根均正常，称隐性脊柱裂。患者的局部皮肤表面常有一小撮毛发，多无任何症状。严重的脊柱裂可为大范围的椎弓未发育，伴有脊髓裂，表面皮肤裂开，神经组织暴露于外。中度的脊柱裂比较多见，在患处常形成一个大小不等的皮肤囊袋。如果囊袋中只有脊膜和脑脊液，称脊膜膨出；如果囊袋中既有脊膜和脑脊液，又有脊髓和神经根，则称脊髓脊膜膨出。由于颅骨的发育不全，也可出现脑膜膨出和脑膜脑膨出，多发生于枕部，枕骨鳞部未发生，缺口常与枕骨大孔相通连。如果脑室也随之膨出，称积水性脑膜脑膨出。

(二)脑积水

脑积水(hydrocephalus)是一种比较多见的先天畸形,多由脑室系统发育障碍、脑脊液生成和吸收失去平衡所致,以中脑导水管和室间孔狭窄或闭锁最常见。由于脑脊液不能正常流通循环,致使脑室中积满液体或在蛛网膜下腔中积存大量液体,前者称脑内脑积水,后者称脑外脑积水。其临床特征主要是颅脑增大,颅骨变薄,颅缝变宽。

(高 慧)

学习任务六 眼和耳的发生

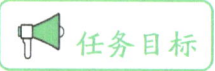

了解眼和耳的发生。

一、眼的发生

(一)眼球的发生

胚胎第4周,前脑两侧突出左、右两个视泡(optic vesicle)。视泡远端膨大,贴近体表外胚层,并凹陷形成双层杯状结构,称视杯(optic cup)。视泡近端变细,称视柄(optic stalk),与前脑分化成的间脑相连。与此同时,体表外胚层在视泡的诱导下增厚,形成晶状体板(lens placode)。随后晶状体板凹陷入视杯内,渐与体表外胚层脱离,发育成晶状体泡(lens vesicle)。在视杯内与晶状体泡之间、视杯周围及其与体表外胚层之间充填间充质。眼的各部分就是由视杯与视柄、晶状体泡及它们周围的间充质进一步发育形成的(图17-41)。

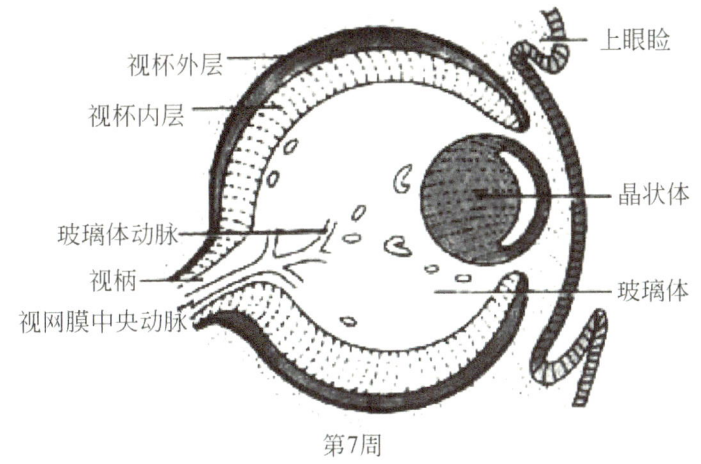

第7周

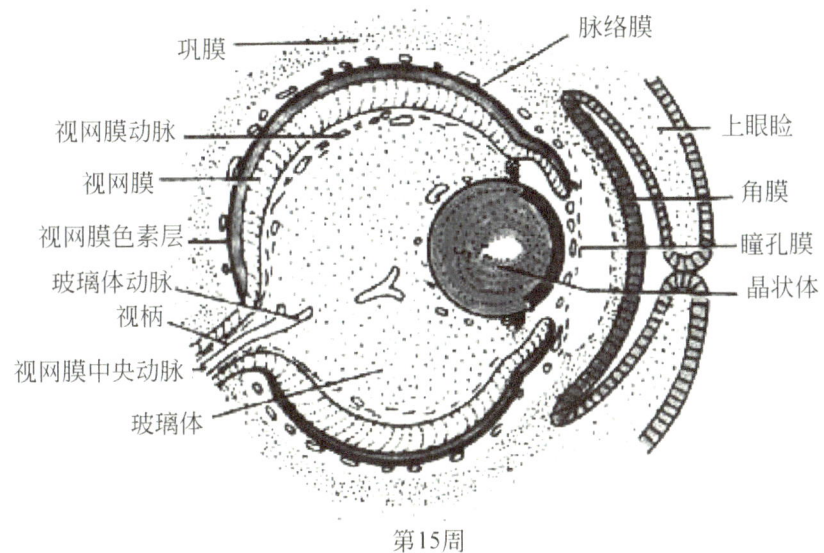

第15周

图17-41 眼球与眼睑的发生

1. 视网膜和视神经的发生

视杯分为内、外两层。外层分化为视网膜色素上皮层；内层增厚，结构与脑泡壁类似，以后分化形成视杆细胞、视锥细胞、双极细胞和节细胞等。两层之间的视泡腔变窄，最后消失，于是两层直接相贴，构成视网膜视部。视杯口边缘部，内层上皮不增厚，与外层分化的色素上皮相贴，并在晶状体泡与角膜之间的间充质内延伸，形成视网膜的睫状体部与虹膜部。睫状体部内层上皮分化为非色素上皮，虹膜部内层上皮分化为色素上皮。虹膜的外层色素上皮层还分化出虹膜的平滑肌，即瞳孔括约肌和瞳孔开大肌。

胚胎第5周，视杯及视柄下方向内凹陷，形成一条纵沟，称脉络膜裂（choroid fissure）。脉络膜裂内含间充质和玻璃体动、静脉，为玻璃体和晶状体的发育提供营养。玻璃体动脉还发出分支营养视网膜。脉络膜裂于胚胎第7周封闭，玻璃体动、静脉穿经玻璃体的一段退化，并遗留一残迹称玻璃体管。近段成为视网膜中央动、静脉。视柄与视杯相连，也分内、外两层，两层之间夹一腔隙。随着视网膜的发育分化，节细胞的轴突向视柄内层聚集，视柄内层逐渐增厚，并与外层融合，两层之间的腔隙消失，视柄演变为视神经（图17-42）。

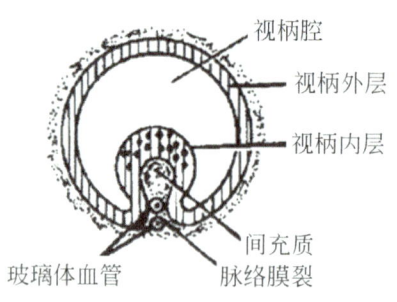

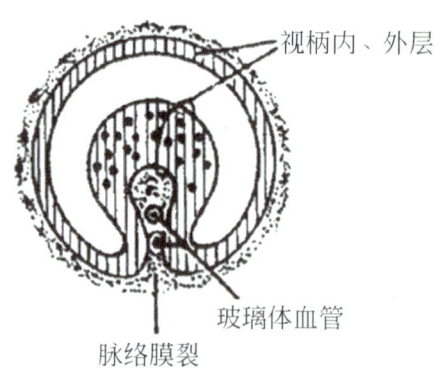

图17-42　视神经的发生

2. 晶状体、角膜和眼房的发生

晶状体由晶状体泡演变而成。最初晶状体泡由单层上皮组成。前壁细胞立方形，分化为晶状体上皮；后壁细胞高柱状，并逐渐向前壁方向伸长，形成晶状体纤维，泡腔逐渐缩小，直至消失，晶状体变为实体的结构。此后，晶状体赤道区的上皮细胞不断增生、变长，形成新的晶状体纤维。原有的晶状体纤维及其胞核逐渐退化形成晶状体核。新的晶状体纤维逐层添加到晶状体核的周围，晶状体及晶状体核逐渐增大。此过程持续终身，但随年龄的增长速度减慢，故晶状体核可区分成胚胎核、胎儿核、婴儿核及成人核等（图17-43）。

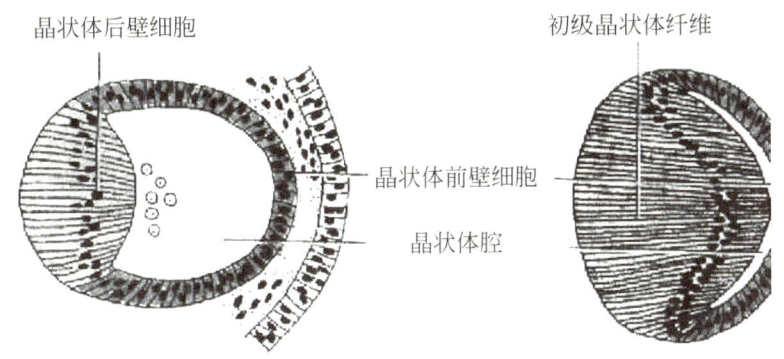

图 17-43　晶状体纤维的发育

在晶状体泡的诱导下，与其相对的体表外胚层分化为角膜上皮。在晶状体泡与角膜上皮之间充填的间充质内出现一个腔隙，即前房。角膜上皮后面的间充质分化为角膜其余各层。晶状体前面的间充质形成一层膜，周边部厚，以后形成虹膜的基质；中央部薄，封闭视杯口，称为瞳孔膜（pupillary membrane）。虹膜与睫状体形成后，虹膜、睫状体与晶状体之间形成后房。出生前瞳孔膜被吸收而消失，前、后房经瞳孔相连通（图17-44）。

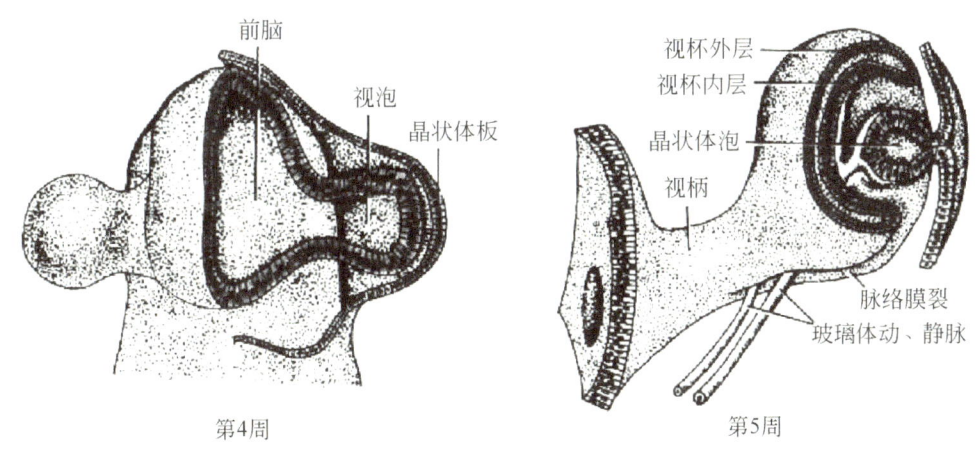

图 17-44　视杯与晶状体的发生

3. 血管膜和巩膜的发生

视杯周围的间充质分为内、外两层。内层富含血管和色素细胞，分化成眼球壁的血管膜。血管膜的大部分贴在视网膜外面，即为脉络膜；贴在视杯口边缘部的间充质则分化为虹膜基质和睫状体的主体。视杯周围间充质的外层较致密，分化为巩膜。脉络膜与巩膜分别与视神经周围的软脑膜和硬脑膜相连续。

（二）眼睑和泪腺的发生

胚胎第7周时，眼球前方与角膜上皮毗邻的体表外胚层形成上、下两个皱褶，分别为上眼睑和下眼睑。反折到眼睑内面的体表外胚层分化为复层柱状的结膜上皮，与角膜上皮相延续。眼睑外面的体表外胚层则分化为表皮。皱褶内的间充质则分化为眼睑的其他结构。第10周时，上、下眼睑的边缘互相融合，至第7或第8个月时才重新张开。泪腺由体表外胚层上皮下陷形成。泪腺的发育较晚，出生后6周才具分泌泪液的功能。

（三）眼的常见畸形

1. 虹膜缺损

若脉络膜裂在虹膜处未完全闭合，造成虹膜下方缺损，致使圆形的瞳孔呈钥匙孔样，称虹膜缺损（coloboma iridis）。此种畸形严重者可延伸到睫状体、视网膜和视神经，并常伴有眼的其他异常。

2. 瞳孔膜存留

若覆盖在晶状体前面的瞳孔膜在出生前吸收不完全，致使在晶状体前方保留着残存的结缔组织网，称瞳孔膜存留（persistent pupillary membrane），出生后可随年龄增长而逐渐吸收。若残存的瞳孔膜影响视力，可手术剔除。

3. 先天性白内障

出生前晶状体即不透明，为先天性白内障（congenital cataract），多为遗传性，也可由于妊娠早期感染风疹病毒而引起。

4. 先天性青光眼

巩膜静脉窦发育异常或缺失，致使房水回流受阻，眼压增高，眼球膨大，最后导致视网膜损伤而失明，为先天性青光眼（congenital glaucoma）。基因突变或母亲妊娠早期感染风疹病毒是产生此畸形的主要原因。

二、耳的发生

（一）内耳的发生

胚胎第4周时，菱脑两侧的体表外胚层在菱脑的诱导下增厚，继之向下方间充质内陷，最后与体表外胚层分离，形成一个囊状的听泡（otic vesicle）。听泡初为梨形，以后向背腹方向延伸增大，分为背侧的前庭囊和腹侧的耳蜗囊，并在背端内侧长出一小囊管，为内淋巴管。前庭囊形成三个半规管和椭圆囊的上皮，耳蜗囊形成球囊和耳蜗管的上皮。这样听泡及其周围的间充质便演变为内耳膜迷路。胚胎第3个月时，膜迷路周围的间充质分化成一个软骨囊，包绕膜迷路。约在胚胎第5个月时，软骨囊骨化成骨迷路。于是膜迷路就完全被套在骨迷路内，两者间仅隔以狭窄的外淋巴间隙（图17-45、图17-46）。

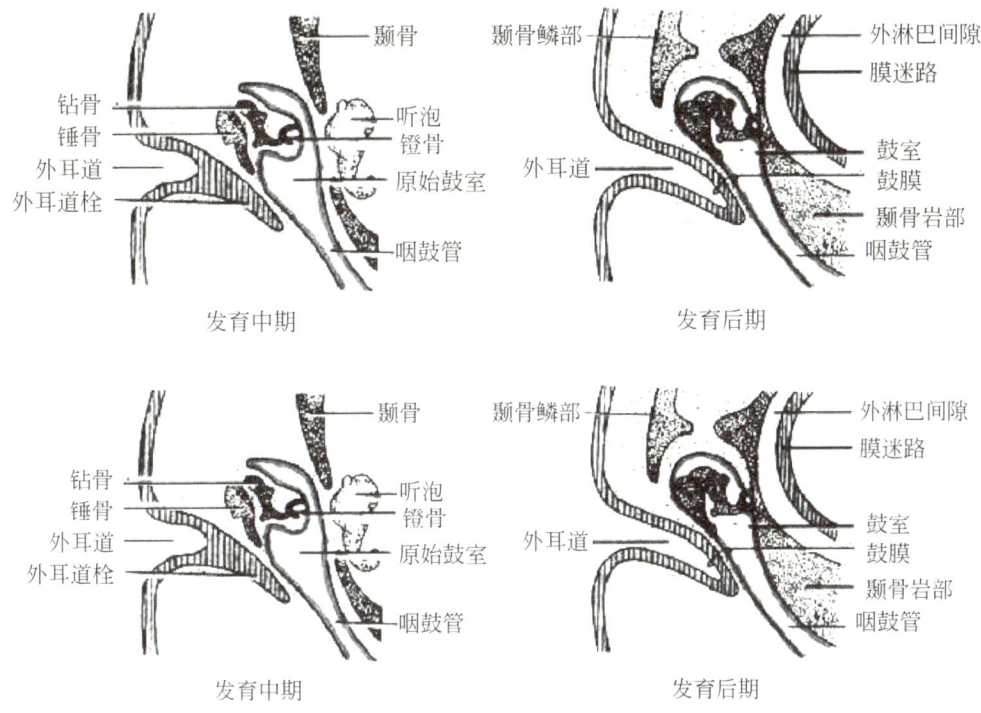

图 17-45 耳的发生

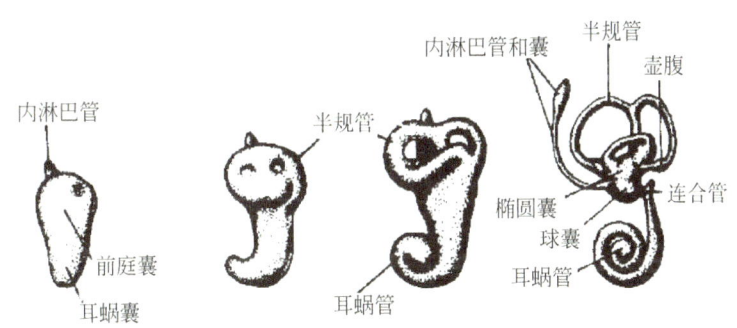

图 17-46 听泡的发育

（二）中耳的发生

胚胎第9周时，第一咽囊向背外侧扩伸，远侧盲端膨大成鼓室，近端细窄形成咽鼓管。鼓室内胚层与第一鳃沟底的外胚层相贴，分别形成鼓膜内、外上皮，两者之间的间充质形成鼓膜的结缔组织。鼓室周围的间充质分化成3块听小骨，听小骨渐突入鼓室内。

（三）外耳的发生

外耳道由第一鳃沟演变形成。胚胎第2个月末，第一鳃沟向内深陷，形成漏斗状管道，以后演变成外耳道外侧段。管道的底部外胚层细胞增生成一上皮细胞板，称外耳道栓（meatal plug）。胚胎第7个月时，外耳道栓内部细胞退化吸收，形成管腔，成为外耳道的内侧段。胚胎第6周时，第一鳃沟周围的间充质增生，形成6个结节状隆起，称耳丘（auricular hillock）。后来这些耳丘围绕外耳道口合并，演变成耳郭（图17-47）。

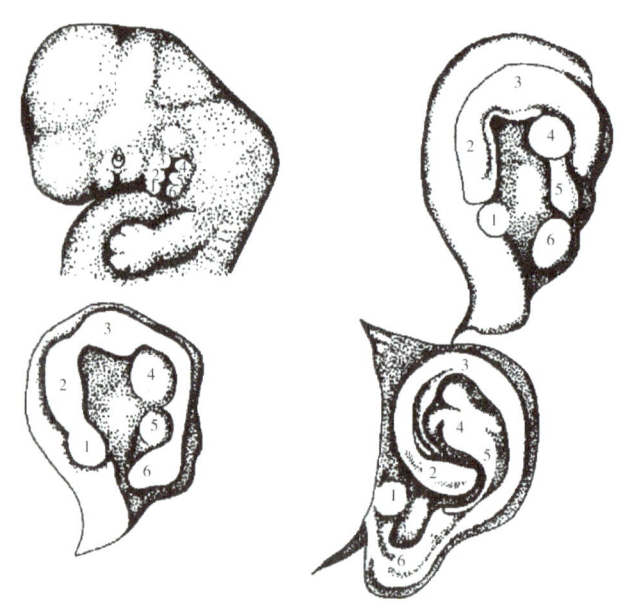

图17-47 耳郭的发生

1~6示耳丘6个结节状隆起的发生与演变

（四）耳的常见畸形

最常见的是先天性耳聋（congenital deafness）和耳郭畸形。内、中、外耳的发育异常均可导致先天性耳聋，如外耳道闭锁（外耳道栓细胞未吸收）；中耳鼓室闭锁或听小骨发生异常，造成听骨链僵直；内耳骨迷路、膜迷路发育异常；等等。先天性耳聋大多是遗传因素引起，但有些是由致畸因素的干扰，如妊娠早期感染风疹病毒，导致螺旋器损伤；妊娠后期强噪声对胎儿听力的损伤。

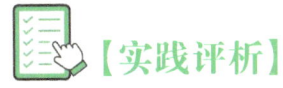【实践评析】

实践内容：

先天性畸形（congenital malformation）是由于胚胎发育紊乱而出现的形态结构异常。研究先天畸形的科学称畸形学（teratology），是胚胎学的一个重要分支。近年来，随着现代工业发展和环境污染的加重，先天畸形的发生率有上升趋势。同时，由于生活水平的提高和医疗条件的改善，感染性疾病、营养性疾病和老年性疾病的发病率和死亡率明显下降。因此，先天畸形便成了危害人类健康的严重疾患，受到世界各国的高度重视。近年对先天畸形进行了广泛的监测和病因学调查，并开展了深入的实验研究，取得长足的进展。

Kennedy（1967）综合分析了世界各国近2 000万新生儿的畸形发生状况，根据医院出生记录统计的畸形儿发生率为1.26%，根据儿科医生查体结果统计出的畸形儿发生率为4.5%，其中美国的畸形儿发生率最高，为8.76%；德国最低，为2.2%。1966年世界卫生组织对16个国家25个妇幼保健中心的421 781例产妇进行了规范化统计，结果显示416 695例产妇为单产，5 086例为双产或多产，共产出426 932个新生儿，其中畸形儿7 385例，占总数的1.73%。在出现的各种畸形中，四肢畸形占26%，神经管畸形占17%，尿生殖系统畸形占14%，颜面畸形占9%，消化系统畸形占8%，心血管畸形占4%，多发畸形占22%。据报道，1965年日本新生儿的畸形发生率为6%，1984年上升为14%，20年内增长了1倍多。从1986年10月至1987年9月，我国卫生部（现卫生健康委）组织由华西医科大学（现四川大学华西医学中心）负责及29个省、自治区、直辖市945所医院和妇幼保健院参加，对全国1 243 284例围产儿进行了监测，结果显示畸形发生率为1.3%，其中以神经管畸形和唇腭裂畸形的出现率最高。

评析：

虽然统计数据不是最新的，但由上可以看出，畸形婴儿的发生率在逐年升高，很大一部分原因可能是由于环境污染破坏了人的身体机能（隐性伤害），从而使畸形胎发生率越来越高。

实践模拟：

如果自己身边有亲朋好友受孕了，你有什么好的建议对她说吗？请从专业的角度帮助她做好孕后的各种检查。

（孙萍萍）

【考点自测】

一、选择题

(1) 关于颜面的形成，(　　) 是错误的。

　　A. 早期颜面由围绕口凹的五个突起组成

　　B. 与鼻和口的发育密切相关

　　C. 由两侧向正中方向发展

　　D. 参与形成颜面的主要是第一、二鳃弓

　　E. 参与形成颜面的主要是额鼻突、左右上颌突、左右下颌突

(2) 唇裂形成的原因是 (　　)。

　　A. 上颌突与同侧的外侧鼻突未愈合

　　B. 下颌突与同侧的内侧鼻突未愈合

　　C. 上颌突与同侧的内侧鼻突未愈合

　　D. 正中腭突与同侧外侧鼻突未愈合

　　E. 下颌突与同侧的外侧鼻突未愈合

(3) 关于胃的发生，(　　) 是错误的。

　　A. 胃背侧缘生长快，形成大弯；腹侧缘生长慢，形成小弯

　　B. 胃大弯由背侧转向右侧，小弯由腹侧转向左侧

　　C. 胃大弯头端生长快，膨大为胃底

　　D. 胃背系膜形成网膜囊

　　E. 胃的位置是左上右下的斜方位

(4) 关于原始消化管发生的描述，下列 (　　) 错误。

　　A. 原始消化管是由卵黄囊顶部内胚层在胚体内形成头尾方向的管

　　B. 原始消化管分为前肠、中肠和后肠三部分

　　C. 前肠头端由口咽膜封闭

　　D. 后肠尾端由泄殖腔膜封闭

　　E. 中肠与卵黄囊相连的部分变细成为体蒂

(5) 关于泄殖腔的演变 (　　) 错误。

　　A. 由尿直肠隔分隔成背、腹两份

　　B. 腹侧份为尿生殖窦

　　C. 背侧份为原始直肠

　　D. 腹侧份分化为外生殖器

　　E. 背侧份分化为直肠和肛管上段

(6) 中肠袢在脐带内旋转时围绕的结构是（　　）。

　　A. 脐静脉　　　　B. 脐动脉　　　　C. 肠系膜上动脉　　　　D. 肠系膜下动脉

　　E. 卵黄动脉

(7) 尿直肠隔起源于（　　）。

　　A. 泄殖腔与尿囊间的间充质

　　B. 泄殖腔与尿生殖窦之间的间充质

　　C. 后肠与尿囊之间的间充质

　　D. 直肠与尿囊之间的间充质

　　E. 卵黄囊与尿囊之间的间充质

(8) 由肝憩室演变而来的结构不包括（　　）。

　　A. 肝板　　　　　　　　　　B. 小叶间胆管及肝管

　　C. 胆囊和胆囊管　　　　　　D. 胰管

　　E. 胆小管

(9) 下列关于脐瘘的描述，（　　）是错误的。

　　A. 是由于卵黄蒂未退化造成的

　　B. 脐与肠管之间有瘘管相通

　　C. 胎儿出生后有粪便从脐漏出

　　D. 脐瘘的位置是在回肠上

　　E. 脐瘘是由于脐腔未闭锁所致的

(10) 先天性脐疝形成的原因是（　　）。

　　A. 卵黄蒂未退化　　　　　　B. 脐腔未闭锁

　　C. 卵黄囊基部退化　　　　　D. 尿囊未退化

　　E. 肠未从脐腔返回腹腔

(11) 回肠憩室产生的原因是（　　）。

　　A. 卵黄囊未退化，残留一囊状突起

　　B. 尿囊未退化，残留一囊状突起

　　C. 卵黄蒂退化不全，残留一囊状突起

　　D. 脐腔未闭，残留一囊状突起

　　E. 尿囊基部未退化，残留一囊状突起

(12) 关于喉气管憩室的发生及演变，下列（　　）错误。

　　A. 喉气管憩室是由喉气管沟变深形成的

　　B. 喉气管沟是咽底壁正中发生的一个纵沟

　　C. 喉气管憩室是从咽顶壁发生的

　　D. 喉气管憩室开口于咽

　　E. 喉气管憩室头端发育为喉，中段发育为气管，末端形成左右肺芽

(13) 后肾起源于（ ）。

　　A．前肾末端的输尿管芽和生肾索末端的生后肾组织

　　B．中肾管尾端的输尿管芽和生殖嵴的生后肾组织

　　C．中肾管尾端的输尿管芽和中肾嵴的生后肾组织

　　D．中肾旁管末端的输尿管芽和生肾索的生后肾组织

　　E．中肾旁管末端的输尿管芽和生殖嵴的生后肾组织

(14) 输尿管芽发生于（ ）。

　　A．泄殖腔　　B．尿生殖窦　　C．中肾旁管　　D．中肾管

　　E．生后肾组织

(15) 生后肾组织发生于（ ）。

　　A．尿生殖嵴内侧　　B．中肾管　　C．中肾嵴　　D．中肾旁管

　　E．生肾索

(16) 生后肾组织演变的结构（ ）不正确。

　　A．肾小囊　　　　　　　　B．细段

　　C．远端小管　　　　　　　D．弓形集合小管

　　E．近端小管

(17) 泌尿小管来源于不同的两种结构，其连接处在（ ）。

　　A．肾小体近端小管曲部　　B．近端小管直部与细段

　　C．细段与远端小管直部　　D．远端小管曲部与弓形集合小管

　　E．弓形集合小管与集合管

(18) 原始生殖细胞来源于（ ）。

　　A．卵黄囊壁的胚外中胚层　　B．尿囊壁的内胚层

　　C．卵黄囊壁的内胚层　　　　D．生殖腺嵴表面上皮

　　E．初级性索

(19) 未分化性腺的初级性索发生于（ ）。

　　A．卵黄囊壁的胚外中胚层　　B．尿囊内胚层

　　C．生殖腺嵴表面上皮　　　　D．次级性索

　　E．卵黄囊内胚层

(20) 关于睾丸发生（ ）错误。

　　A．初级性索演化成生精小管、精直小管和睾丸网

　　B．生精小管细胞间的间充质分化成睾丸间质细胞

　　C．生精小管的支持细胞和精原细胞均由初级性索分化而来

　　D．睾丸发生时位置高，后来下降入阴囊内

　　E．生精小管与表面上皮间的间充质形成白膜

(21) 关于卵巢发生，错误的一项是（　　）。

　　A．分化比睾丸晚

　　B．初级性索不退化

　　C．卵泡细胞由次级性索分化而来

　　D．卵原细胞由原始生殖细胞分化而来

　　E．出生时卵巢内已无卵原细胞

(22) 未分化生殖腺向睾丸分化的决定因素是（　　）。

　　A．胚胎细胞的性染色体为XY时

　　B．原始生殖细胞膜上无H-Y抗原

　　C．生殖腺细胞的染色体组型为46，XX

　　D．初级性索细胞膜上有雄激素受体

　　E．原始生殖细胞膜上有雄激素受体

(23) 原始卵泡来源于（　　）。

　　A．尿生殖窦　　　B．中肾小管　　　C．中肾旁管　　　D．次级性索

　　E．生殖腺嵴

(24) 能分泌抗中肾旁管激素的细胞是（　　）。

　　A．卵巢的卵泡细胞　　　　　　B．睾丸的精原细胞

　　C．睾丸的支持细胞　　　　　　D．卵巢的卵原细胞

　　E．睾丸的间质细胞

(25) 先天性腹股沟疝是由于（　　）。

　　A．睾丸未下降

　　B．鞘膜腔过大

　　C．腹膜腔与睾丸鞘膜腔之间的通道未闭合

　　D．睾丸鞘膜腔未消失

　　E．鞘膜腔过小

(26) 中肾旁管下段未愈合所引起的畸形是（　　）。

　　A．双输尿管　　　B．隐睾症　　　C．阴道闭锁　　　D．半阴阳

　　E．双子宫

(27) 早期心管出现三个膨大部，使心管由头端至尾端依次为（　　）。

　　A．心球、心房和心室

　　B．心球、心室和心房

　　C．动脉干、心球、心房和静脉窦

　　D．心室、心房和心球

　　E．中央的细胞成为造血干细胞

(28) 关于血岛的描述中，（　　）错误。

A．最初从卵黄囊壁的胚外中胚层发生

B．随后也可由羊膜体蒂的胚外中胚层发生

C．是血管和原始造血干细胞的原基

D．周边的细胞形成内皮细胞

E．中央的细胞成为造血干细胞

(29) 胚胎最早具有功能的系统是（　　）。

A．消化系统　　　B．心血管系统　　　C．呼吸系统　　　D．泌尿系统

E．神经系统

(30) 心内膜垫位于（　　）。

A．心球　　　B．心室　　　C．心房　　　D．房室管

E．静脉窦

(31) 心房分隔时，第1房间孔位于（　　）。

A．第1房间隔头端

B．第2房间隔与心内膜垫之间

C．动脉球嵴与心内膜垫之间

D．第1房间隔与心内膜垫之间

E．第1房间隔与室间隔之间

(32) 参与心房分隔的结构有（　　）。

A．第1房间隔和第2房间隔　　　B．房间隔和心内膜垫

C．房间隔和动脉干嵴　　　D．房间隔和室间隔膜部

E．房间隔和心球嵴

(33) 参与室间隔膜部形成的结构有（　　）。

A．第1房间隔和第2房间隔

B．心内膜垫和左、右心球嵴

C．半月瓣基部未分化的结缔组织

D．房室瓣基部未分化的结缔组织

E．心球和心内膜垫

(34) 关于胎儿血液循环，（　　）不正确。

A．脐动脉血经静脉导管注入下腔静脉

B．下腔静脉血是混合性的

C．下腔静脉血进入右心房，大部分经卵圆孔入左心房

D．下腔静脉中静脉血与上腔静脉中的血液混合入右心室

E．肺动脉大部分血经动脉导管注入降主动脉

(35) 胎儿出生后心血液管系统的变化不包括（　　）。

A．右心房血压下降　　　B．左心房血压升高

C．肺循环血流量增多 D．卵圆孔关闭

E．动脉导管开放

(36) 出生后血循环发生变化的主要原因（   ）。

A．动脉导管闭锁 B．静脉导管闭锁

C．卵圆孔关闭 D．左、右心房不再相通

E．胎盘血液循环中断和肺呼吸的开始

(37) 法洛四联症的缺陷不包括（   ）。

A．主动脉骑跨 B．右心室肥大

C．室间隔缺损 D．肺动脉狭窄

E．左心室肥大

(38) 早期的神经管的上皮为（   ）。

A．假复层柱状上皮 B．单层柱状上皮

C．单层立方上皮 D．复层柱状上皮

E．假复层纤毛柱状上皮

(39) 胚胎早期的神经管由内向外依次为（   ）。

A．室管膜层、套层、边缘层

B．套层、边缘层、室管膜层

C．边缘层、套层、室管膜层

D．室管膜层、边缘层、套层

E．套层、室管膜层、边缘层

(40) 脑脊液生成和吸收不平衡可导致（   ）。

A．脊柱裂   B．脊髓裂   C．积水   D．无脑儿

E．脑膨出

二、简答题

(1) 请叙述人胚颜面形成过程。

(2) 原始消化管是怎样发生的？它的各段如何分化？

(3) 试述后肾的发生及多囊肾形成的原因。

(4) 试述心房内部分隔过程。

(5) 试述胎儿血液循环的特点及出生后的变化。

三、论述题

(1) 试述二胚层胚盘的形成及意义。

(2) 简述三胚层的分化。

(3) 简述胎盘的形态结构和功能。

参考答案

学习单元一 绪 论

一、选择题

(1) E (2) A (3) E (4) B (5) C (6) C

二、简答题

(1) 简述组织学与胚胎学的研究内容及其意义。

答：组织学是研究机体微细结构及其相关功能的科学。胚胎学是研究个体发生、生长及发育机制的科学。组织学和胚胎学是互相联系的两门独立学科。组织学分为基本组织学和器官系统学两大部分，组织是由细胞群和细胞外基质构成的。人体的组织分为上皮组织、结缔组织、肌组织、神经组织四大基本类型。四种组织以不同的数量和方式组合形成器官，若干功能相关的器官构成系统。胚胎发育是一个连续发生、发育的过程，分为胚胎早期发育和各器官系统发育，以及遗传因素和环境因素对胚胎发育的影响，先天畸形及再生现象。组织学和胚胎学是重要的基础医学课程，医学生通过组织学和胚胎学的学习及对组织切片观察能力的培养，系统掌握人体的微细结构及发生规律，为学习其他基础课和临床医学课打下必备的形态学基础和基本技能。

(2) 比较免疫细胞化学术的基本原理和应用意义。

答：免疫细胞化学术是应用免疫学原理，通过特异性标记抗体与抗原（某种蛋白质、多肽等）的结合来显示细胞内某种抗原，并进行定位和定量的研究方法。这种方法特异性强，敏感性高，进展迅速，应用广泛。机体组织内的蛋白质种类繁多，均具有抗原性。提取动物的某些肽类或蛋白质，作为抗原注入另种动物体内，则产生与抗原相应的特异性抗体（免疫球蛋白），从血清中提取抗体。常用的方法为PAP法。目前，已有多种蛋白质和多肽被提纯并制成抗体，应用荧光素或辣根过氧化物酶等标记，即可在光镜（或电镜）下观察。

学习单元二 细 胞

一、选择题

(1) D　(2) A　(3) C　(4) B　(5) B　(6) C　(7) B　(8) B　(9) B　(10) C

二、简答题

(1) 细胞学说的主要内容是什么？有何重要意义？

答：细胞学说的主要内容包括：一切生物都是由细胞构成的，细胞是组成生物体的基本结构单位；细胞通过细胞分裂繁殖后代。细胞学说的创立对当时生物学的发展起了巨大的促进和指导作用。其意义在于：明确了整个自然界在结构上的统一性，即动植物的各种细胞具有共同的基本构造、基本特性，按共同规律发育，有共同的生命过程；推进了人类对整个自然界的认识；有力地促进了自然科学与哲学的进步。

(2) 生物膜的基本结构特征是什么？与它的生理功能有什么联系？

答：生物膜的基本结构特征：①磷脂双分子层组成生物膜的基本骨架，具有极性的头部和非极性的尾部的脂分子在水相中具有自发形成封闭膜系统的性质，以非极性尾部相对，以极性头部朝向水相。这一结构特点为细胞和细胞器的生理活动提供了一个相对稳定的环境，使细胞与外界、细胞器与细胞器之间有了一个界面。②蛋白质分子以不同的方式镶嵌其中或结合于表面，蛋白质的类型、数量的多少，蛋白质分布的不对称性及其与脂分子的协同作用赋予生物膜不同的特性与功能；这些结构特征有利于物质的选择运输，提供细胞识别位点，为多种酶提供了结合位点，同时参与形成不同功能的细胞表面结构特征。

(3) 细胞周期和各时期的特征有哪些？

答：细胞周期是指细胞从一次细胞分裂结束开始生长到下一次分裂终了所经历的过程，分为有丝分裂期（M期）及分裂间期。M期又被分为前期、中期、后期、末期四个时期，分裂间期被分为G1期、G0、S期、G2期。G1期是细胞DNA复制的准备期，RNA大量合成，一些重要的结构蛋白及酶蛋白大量形成，如RNA聚合酶、DNA合成酶等，脱氧核苷酸浓度增加，为DNA合成做好准备。G0期是指细胞处于阻留的状态。在未受刺激的G0期细胞，DNA合成与细胞分裂的潜力依然存在；当G0期细胞受到刺激而增殖时，又能合成DNA和进行细胞分裂。S期是DNA及与DNA合成有关的组蛋白和非组蛋白的合成时期，中心粒也在S期完成复制。G2期为细胞分裂进行准备，纺锤体的微管蛋白和MPF在此期合成，中心粒开始分离并移向细胞两极。M期前期：核膜、核仁逐渐解体消失，出现纺锤体和染色体。M期中期：染色体形态固定、数目清晰。M期后期：着丝点（着丝粒）分裂，姐妹染色单体分开成为染色体，并均匀地移向两极。M期末期：核膜、核仁重建，纺锤体和染色体消失。

（4）叙述与蛋白质合成有关的细胞器的结构和功能。

答：与蛋白质合成有关的细胞器主要包括核糖体、粗面内质网、高尔基复合体。核糖体由核糖核酸（RNA）和蛋白质组成，是细胞质内易被碱性染料着色的呈颗粒状的结构，电镜下为电子密度高的球形结构，由大小不等的两个亚单位组成，当与mRNA结合形成多聚核糖体时，才有合成蛋白质功能。多聚核糖体合成细胞自身需要的内源性蛋白质；附着在粗面内质网的核糖体，主要合成向细胞外输出的分泌性蛋白和溶酶体蛋白。粗面内质网由平行排列的扁囊和附着在囊膜外表面的核糖体构成，表面粗糙，位于细胞核周围的粗面内质网可与核膜外层通连。它的主要功能是合成分泌性蛋白。高尔基复合体在电镜下，由扁平囊群、大泡、小泡三部分组成。扁平囊群是由多层相互通连的扁平囊平行排列而成的。面向细胞核的一面略凸，称生成面；面向细胞表面的一面略凹，称为成熟面。大泡位于成熟面，是从扁平囊脱离下来的囊泡，内含分泌物或溶酶体酶等；小泡多位于生成面，是由内质网出芽断离形成的，可将粗面内质网合成的物质运送到扁平囊群加工、浓缩。其主要功能是参与形成糖蛋白类分泌物及溶酶体形成中的加工、浓缩、包装和分泌物排泄等。

三、论述题

比较微管、微丝和中间丝的异同。

答：微管、微丝和中间丝的相同点：①在化学组成上均由蛋白质构成；②在结构上都是纤维状，共同组成细胞骨架；③在功能上都可支持细胞的形状，都参与细胞内物质运输和信息的传递；都能在细胞运动和细胞分裂上发挥重要作用。

微管、微丝和中间丝的不同点：①在化学组成上均由蛋白质构成，但三者的蛋白质的种类不同，而且中等丝在不同种类细胞中的基本成分也不同。②在结构上，微管和中间丝是中空的纤维状，微丝是实心的纤维状。微管的结构是均一的，而中等丝结构是中央为杆状部、两侧为头部或尾部。③功能不同：微管可构成中心粒、鞭毛或纤毛等重要的细胞器和附属结构，在细胞运动时或细胞分裂时发挥作用；微丝在细胞的肌性收缩或非肌性收缩中发挥作用，使细胞更好地执行生理功能；中间丝具有固定细胞核作用，行使子细胞中的细胞器分配与定位的功能，还可能与DNA的复制与转录有关。总之，微管、微丝和中间丝是真核细胞内重要的非膜相结构，共同担负维持细胞形态、细胞器位置的固定及物质和信息传递重要功能。

学习单元三　上皮组织

一、选择题

（1）B　（2）E　（3）D　（4）B　（5）E　（6）B　（7）C　（8）D　（9）D

二、填空题

（1）上皮组织、结缔组织、肌组织、神经组织

（2）微米、纳米

（3）苏木精、伊红、紫蓝色、红色

（4）被覆上皮、腺上皮、被覆上皮

（5）极性、游离面

（6）基底面、基膜

（7）分泌部、导管部、黏液腺、浆液腺、混合腺

（8）未角化的复层扁平上皮、单层扁平上皮（间皮）、单层柱状上皮、复层变移上皮

（9）微绒毛、质膜内褶

（10）桥粒、缝隙连接、中间连接

三、简答题及论述题

（1）上皮组织主要具有哪结构和功能特点？

答：①细胞多，间质少，细胞排列紧密、有规则。②上皮具有明显的极性，细胞可分游离面和基底面；基底面附着于基膜，细胞借基膜与深部结缔组织相连。③上皮组织中没有血管，但有丰富的游离神经末梢。④上皮组织具有保护、吸收、分泌和排泄等功能。

（2）比较内皮和间皮的异同点。

答：①内皮和间皮都是单层扁平上皮，细胞扁平而薄，表面呈多边形，细胞核扁圆形，居于细胞中央。②内皮衬贴于心脏、血管和淋巴管的腔面；游离面光滑，有利于血液和淋巴液的流动；也有利于细胞内、外物质的交换。③间皮衬于心包腔、胸膜腔和腹膜腔的表面；细胞表面光滑、湿润，有利于内脏运动。

（3）简述腺细胞的分泌方式。

答：腺细胞分泌物排出的方式通常分为三种：①全浆分泌，细胞质内充满分泌物，细胞核萎缩，细胞退化死亡，整个细胞崩解，连同分泌物一起排出，如皮脂腺与禽类的尾脂腺的分泌。②顶浆分泌，分泌物排出时，腺细胞游离端受损伤，部分细胞膜和细胞质随分泌物一起排出，如大汗腺、乳腺的分泌。③局部分泌，分泌物聚积于细胞的游离端，排出时不引起细胞的损伤，而以胞吐方式进行，如唾液腺、胰腺的分泌。

（4）比较几种细胞连接的结构特点和功能。

答：①紧密连接：又称闭锁小带，位于细胞顶端侧面，呈箍状环绕细胞。相邻细胞膜外层呈网格状融合，细胞间隙消失，未融合处有 10～15 nm 的间隙。该连接除有机械连接作用外，还能封闭细胞顶部的细胞间隙，阻止细胞外的大分子物质经间隙进入组织内。②中间连接：又称黏着小带，直接位于紧密连接下方，相邻细胞间宽 15～20 nm，其中

充以丝状物，在胞质侧可见电子致密层，有很多来自终末网的细丝附着此处。中间连接能使终末网绷紧，保持细胞形状，与细胞收缩和松弛密切相关。③桥粒：又称黏着斑，呈圆盘状，位于细胞之间，连接处细胞间隙较宽，其中充满丝状物，并在中间密集交叉组成致密的中间线。细胞膜的胞质面有电子致密物质形成的附着板，胞质内的张力丝深入附着板，复而折回细胞质。桥粒是上皮细胞间较为牢固的连接，故多见于易受机械刺激或摩擦的部位。④缝隙连接：又称通讯连接，呈斑状，相邻细胞间有2～3 nm间隙，细胞膜上有对应等距离的连接点，由6个亚单位组成，中央有一小管（直径约2 nm）。两侧小管彼此相接，相互传递化学信息，调节细胞的增殖和分化，以及功能活动的协调。其见于上皮细胞、骨细胞、心肌细胞、神经细胞之间等。

学习单元四　结缔组织

一、选择题

（1）C　（2）B　（3）B　（4）B　（5）B　（6）B　（7）D　（8）C　（9）B　（10）A　（11）B　（12）A　（13）A　（14）A

二、简答题

（1）结缔组织的共同特征是什么？

答：结缔组织由细胞和大量细胞间质组成。细胞散在分布于细胞间质中，形态多样，分布无极性。细胞间质由纤维、基质和组织液构成。广义的结缔组织可分为固有结缔组织、软骨组织、骨组织和血液。狭义的结缔组织指固有结缔组织，包括疏松结缔组织、致密结缔组织、脂肪组织和网状组织。结缔组织在机体内具有支持、连接、防御、保护、营养和修复等功能。

（2）成纤维细胞的结构特点及功能是什么？

答：成纤维细胞是疏松结缔组织的主要细胞。细胞扁平多突起，胞核较大，染色浅，有1～2个明显核仁。胞质丰富，弱嗜碱性。电镜下，胞质内含有大量的粗面内质网、游离核糖体和发达的高尔基体，表明成纤维细胞具有产生纤维及合成与分泌基质的功能。当成纤维细胞功能处于静止状态时，细胞体积较小，呈长梭形，细胞核小，染色深，具有嗜酸性，称纤维细胞。

（3）叙述巨噬细胞的来源、结构特点及功能。

答：巨噬细胞是体内具有强大吞噬功能的细胞，也叫组织细胞，来源于血液的单核细胞。巨噬细胞形态多样，随功能状态而改变，一般为圆形或椭圆形，常有钝圆突起，当功能活跃时，可伸出较长的伪足。细胞核较小，呈圆形或卵圆形，染色较深，核仁不明显。细胞质丰富，多呈嗜酸性，内含许多异物颗粒或空泡。巨噬细胞具有趋化运动，能吞噬并清除异物和衰老死亡细胞，分泌多种生物活性物质，参与机体免疫反应，在机体中起到重要的防御作用。

（4）叙述浆细胞的来源、结构特点及功能。

答：浆细胞圆形或椭圆形。核圆形，常偏于细胞一侧，染色质常凝集成粗块状，沿核膜下呈辐射状排列，核仁明显，核形似车轮状。胞质丰富，呈强嗜碱性，核旁有一浅染区。浆细胞来源于B淋巴细胞，受到抗原刺激时，B淋巴细胞增殖，分化成为浆细胞。浆细胞可合成、分泌免疫球蛋白，或称抗体，参与机体的体液免疫。

三、论述题

试述局部创伤并伴有炎症时结缔组织细胞的反应。

答：在局部创伤并伴有炎症处，巨噬细胞在细菌产物、炎症变性蛋白等化学物质的刺激下做定向移动，聚集到产生和释放这些化学物质的部位，特异性吞噬和非特异性吞噬细菌、细菌产物和炎症变性蛋白等，并将其消化分解，将其中的抗原物质提呈给T淋巴细胞。B淋巴细胞在抗原刺激后将增殖分化为浆细胞，后者合成和分泌抗体，中和消除抗原物质的有害作用，参与消炎过程。同时，成纤维细胞进入分裂增殖状态，纤维细胞转变为成纤维细胞，形成新的细胞外基质，参与创伤修复。

学习单元五　肌组织

一、选择题

（1）C　（2）E　（3）C　（4）B　（5）E　（6）C　（7）E　（8）D　（9）E　（10）D

二、简答题

（1）简述骨骼肌的收缩机制。

答：①肌丝滑动学说：细肌丝向粗肌丝的M线方向滑动，明带变窄，暗带长度不变，H带变窄乃至消失，肌节变短，整个肌纤维变短。②收缩过程：A. 当神经冲动在运动终板传至肌膜时，肌膜去极化，冲动沿横小管传到肌原纤维表面。B. 在三联体处，横小管的冲动传到终池，使肌质网内的Ca^{2+}释放到肌质内。C. Ca^{2+}与TnC结合，引起肌钙蛋白和原肌球蛋白的构型及位置发生变化，原肌球蛋白也随之移位，使球形肌动蛋白单体上的位点暴露出来。D. 肌球蛋白头上的位点与肌动蛋白上的位点接触。E. 在接触的瞬间，肌球蛋白分子头上的ATP酶被激活，分解ATP放出能量。使肌球蛋白分子头向M线方向倾斜，随之将细肌丝拉向M线，肌节缩短，肌纤维收缩。

（2）简述横纹肌纤维的粗肌丝和细肌丝的分子结构。

粗肌丝主要成分为肌球蛋白。肌球蛋白分子形如豆芽，头部形似两个豆瓣，杆部如同豆芽茎，两者之间的部分类似关节，可以屈曲。肌球蛋白以M线为轴对称排列，杆部均朝向M线，头部朝向粗肌丝的两端，并露于表面，称为横桥。横桥是一种ATP酶，可以结合和分解ATP产生能量，使横桥发生屈曲运动。

细肌丝由肌动蛋白、原肌球蛋白和肌原蛋白组成。肌动蛋白为细肌丝的主体，肌动蛋白单体为球形，单体上有与横桥相结合的位点，许多单体相互连接成串珠状纤维形，肌动蛋白就是由两条串珠样的肌动蛋白分子链缠绕形成的双股螺旋链。原肌球蛋白由较短的双股螺旋多肽链组成，嵌在肌动蛋白的双螺旋沟内，在舒张状态下，掩盖肌动蛋白的位点。肌原蛋白又称肌钙蛋白，由三个球状的亚单位构成，分别称为TnT、TnI、TNC，其中TnC能与钙离子结合。

（3）简述心肌纤维和骨骼肌纤维在超微结构上的主要不同点。

①心肌纤维内的肌原纤维不如骨骼肌那样规则、明显，肌丝被大量纵行排列的线粒体和横小管、肌质网等分隔成粗细不等的肌丝束，以致横纹也不如骨骼肌的明显。②心肌的横小管口径较粗，位置相当于Z线水平。纵小管不如骨骼肌发达，其末端不形成典型的终池。纵小管的盲端略膨大，常是一侧膨大的盲端与横小管相贴形成二联体，三联体极少见。③闰盘是心肌细胞间的连接结构，在闰盘部位，相邻心肌细胞的两端嵌合相接，切面上呈阶梯状，增大了接触面积，在横位部分的连接方式是中间连接和桥粒，起牢固的结合作用；纵位部分是缝隙连接，便于细胞间化学信息的交流和电冲动的传导，这对心肌纤维舒缩的同步化十分重要。④心肌纤维的线粒体长且粗，嵴也较密。心肌纤维内含有丰富的糖原颗粒及脂肪小滴，两者都是心肌细胞内的能源储备物。

三、论述题

试论述三种肌组织的光镜结构。

答：①骨骼肌纤维的光镜结构。骨骼肌纤维为长圆柱状，长短不一，有明暗相间的横纹，一条肌纤维内含有十几个甚至上百个细胞核，呈扁椭圆形，位于细胞周边。肌质内充满肌原纤维。肌原纤维呈细丝状，沿细胞长轴平行排列，每条肌原纤维上都有明暗相间、重复排列的横纹，分别称为明带和暗带。暗带又称A带，为深染区；在暗带中央有一浅色窄带，称H带；H带中央有一条暗线，称M线。明带又称I带，为浅染区；在明带中央可见一条暗线，称Z线。两条相邻Z线之间的一段肌原纤维称为肌节，每个肌节由1/2 I带+A带+1/2 I带构成，它是肌原纤维的结构和功能单位。在横切面上，肌纤维呈圆形或多边形，肌质内的肌原纤维呈点状，聚集成块；细胞核呈圆形，位于周边。②心肌纤维的光镜结构。心肌纤维的光镜结构为：心肌纤维呈短柱状，有分支，有明暗相间的横纹，细胞之间连接处可见闰盘，有1~2个细胞核，位于细胞中央。电镜结构为：心肌纤维也含有粗、细肌丝，肌丝被少量肌浆和大量线粒体分隔成粗细不等的肌丝束，故肌原纤维不规则、不明显。横纹不明显。横小管较粗而短，位于Z线水平。肌质网较稀疏，纵小管不发达，终池较少也较小，常与横小管形成二联体，三联体少见。闰盘位于Z线水平，由相邻两个心肌纤维的端头处伸出许多短突相嵌而成，呈阶梯状，在连接的横位区域，有中间连接和桥粒，起牢固的连接作用。在连接纵位部分，有缝隙连接，便于细胞间化学信息的交流和电冲动的传导，使心肌纤维同步舒缩成为一功能整体。③平滑肌纤维的光镜结构。平滑肌纤维表面不平整，肌膜向内凹陷形成许多小凹，相当于骨骼肌纤维的横小管。肌膜内面有规则分布的电子致密斑，称密斑，是平滑肌细肌丝的附着点。周边部的肌质中有许多梭形小体，排成长链，称密体，相当于横纹肌的Z线，它是细肌丝和中间丝的附着点。肌丝有粗细两种，但不形成肌原纤维，故无肌节和横纹。许多粗肌丝和细肌丝聚集形成肌丝单位，又称收缩单位。细胞核两端肌质丰富，含有线粒体、高尔基复合体、少量粗面内质网和较多的游离核糖体。相邻平滑肌纤维之间有缝隙连接，便于沟通化学信息和传递神经冲动，以利于众多平滑肌纤维同步收缩和舒张。

学习单元六　神经组织

一、单项选择题

(1) B　(2) B　(3) C　(4) D　(5) B　(6) C　(7) C　(8) B　(9) B
(10) A　(11) B　(12) B

二、多项选择题

(1) ABC　(2) AD　(3) AC　(4) BCD　(5) BD　(6) BCD　(7) ABCD
(8) BC　(9) ACD

三、简答题

(1) 以多极神经元为例，简述神经元胞体细胞质的结构特点。

答：每个神经元具有胞体和突起两部分。多极神经元的胞体呈星形；胞核大而圆，位于中央，异染色质少，染色浅，核仁大而明显。光镜下，可见胞体的细胞质内含嗜碱性团块状或颗粒状尼氏体，电镜下为丰富的粗面内质网和游离核糖体。银染标本上可见细胞质内含许多神经原纤维，电镜下其由微丝或微管组成，散在分布于细胞质。突起分树突和轴突。树突短而粗，分支多，其内部结构与细胞体相似，但无高尔基复合体，表面有许多树突棘，是形成突触的重要部位。轴突细而长，也可发出侧支，表面的细胞膜又称轴膜；轴突内的细胞质又称轴质；由细胞体发出轴突处常呈圆锥形，称轴丘；轴丘处因无尼氏体而染色浅，此处也无高尔基复合体。神经原纤维沿轴突的长轴平行成束排列。

(2) 简述神经元突起的种类，以及各自的特点。

答：神经元的突起分为树突和轴突。每个神经元至少有一个树突，大多神经元为多个树突。从胞体发出的突起比较粗，逐渐变细并多有分支，形如树枝状，故称树突；在分支上常可见大量棘状的短小突起，称树突棘。树突和树突棘极大扩展了神经元接受刺激的表面积。树突表面是细胞膜，树突内胞质的结构与胞体相似。树突的功能主要是接受刺激，将信息传入胞体。每个神经元只有一个轴突，一般由胞体发出，长短不一，长者可达 1 m 以上，短者仅数微米，直径变化不大，发出的侧支常与轴突成直角。光镜下，胞体发出轴突的部位常为椭圆形，称轴丘，轴丘内无尼氏体，故染色浅。轴突表面的胞膜称轴膜，内含的胞质称轴质。轴丘和轴质内有大量微管、神经丝和细长的线粒体，还有滑面内质网、微丝和小泡。微管、微丝和神经丝之间均有横桥连接，构成轴质中的网架。轴突内无粗面内质网、游离核糖体和高尔基复合体，故不能合成蛋白质。轴突所需的蛋白质和酶是由胞体内合成后输送到轴突的。轴突内的物质运输称轴突运输。

(3) 简述化学突触的超微结构及信息传递过程。

答：化学突触包括突触前成分、突触间隙和突触后成分；突触前、后成分彼此相对的细胞膜分别称为突触前膜和突触后膜，两者之间的间隙为突触间隙。突触前成分一般是神经元的轴突终末，呈球状膨大，又称突触小体，内含许多突触小泡，还有少量线粒体、微管和微丝；突触小泡内含有神经递质或神经调质。突触后膜中有神经递质和调质的受体。当神经冲动沿轴膜传至轴突终末时，即触发细胞外的 Ca^{2+} 进入突触前成分，导致突触小泡移至突触前膜，释放小泡内物质到突触间隙，与突触后膜中相应的受体结合，使相应的离子通道开放，突触后神经元出现兴奋或抑制变化。

四、论述题

试比较有髓神经纤维和无髓神经纤维的结构和功能。

答：①周围神经系统的有髓神经纤维外包髓鞘。髓鞘呈节段性，每一节段髓鞘是由一个施万细胞的胞膜包卷轴突而形成的多层膜状结构。髓鞘的化学成分主要是髓磷脂。各节髓鞘之间的间断处称郎飞结，相邻两个郎飞结之间的一段称结间体。髓鞘纵切面上可见施-兰切迹。在髓鞘的外表面包有一层基膜。②中枢神经系统有髓神经纤维的结构基本与周围神经系统的有髓神经纤维相同。不同点是它的髓鞘是由少突胶质细胞突起末端的扁平薄膜包卷轴突形成的，一个少突胶质细胞有多个突起可分别包卷多个轴突；其次是中枢有髓神经纤维的外表面没有基膜包裹，髓鞘内无施-兰切迹。③周围神经系统的无髓神经纤维由轴突和包在它外面的施万细胞组成。施万细胞沿着轴突一个接一个地连接成连续的鞘，但不形成髓鞘，故无郎飞结。一个施万细胞的胞膜凹陷可包裹许多条轴突。④中枢神经系统的无髓神经纤维的轴突外面没有任何鞘膜，轴突是裸露的。

学习单元七　循环系统

一、单项选择题

(1) D　(2) B　(3) D　(4) A　(5) B　(6) B　(7) D　(8) C　(9) A　(10) D　(11) C

二、多项选择题

(1) BCD　(2) ABCD　(3) ABC　(4) ABCD

三、简答题

(1) 简述心壁各层结构特点。

答：心壁由心内膜、心肌膜和心外膜三层构成。心内膜由内皮、内皮下层和心内膜下层构成。内皮为单层扁平上皮，薄而光滑，利于血液流动。内皮下层为细密结缔组织，内有少量平滑肌纤维。心内膜下层为疏松结缔组织，内含小血管和神经。心肌膜主要由心肌纤维组成。心肌纤维分层或集合成束，肌层或肌束间有数量不等的结缔组织和丰富的毛细血管。心房肌薄，分为浅、深两层。心房肌纤维短而细，无分支，部分心房肌纤维在电镜下可见到心房特殊颗粒。心室肥厚，可分为内纵、中环、外斜三层。心室肌纤维粗而长，有分支，呈螺旋状排列。心外膜为浆膜心包的脏层，其表面被覆一层间皮，深面为疏松结缔组织，内含血管、神经和脂肪细胞等。

(2) 心脏传导系统的组成、功能及主要细胞类型如何？

答：心脏的传导系统由窦房结、房室结、房室束及其左右束支，以及分布到心室乳头肌和心室壁的许多细支组成。其功能是发出冲动并传导到心脏各部，使心肌按一定的节律收缩，维持心脏的自动节律性。组成心脏传导系统的细胞类型主要有三种。①起搏细胞：位于窦房结和房室结的中心部位，细胞较小，呈梭形或多边形，包埋在一团致密的结缔组织中。胞质内细胞器和肌原纤维较少，糖原较多。此型细胞是心肌兴奋的起搏点。②移行细胞：主要位于窦房结和房室结周边及房室束，细胞呈细长形，比心肌纤维短，比起搏细胞长，胞质内有较多的肌原纤维，起传导冲动的作用。③束细胞（浦肯野纤维）：位于心室的心内膜下层，纤维短而粗，形状不规则，胞质中有丰富的线粒体和糖原，肌原纤维较少；能快速传递冲动，引起心室肌兴奋。

(3) 概述大动脉与中动脉的主要区别。

答：大动脉与中动脉的主要区别有以下几点：①大动脉的管径较粗，在10 mm以上；而中动脉的管径较细，在1~10 mm。②大动脉管壁有多层弹性膜和大量弹性纤维，故称弹性动脉；而中动脉管壁有丰富的平滑肌，属肌性动脉。③大动脉的内皮下层较厚，内膜与中膜分界不明显；而中动脉内皮下层较薄，内膜与中膜交界处有明显的内弹性膜，分界清楚。④大动脉的中膜很厚，由40~70层弹性膜构成；而中动脉的中膜相对较薄，由

10~40层环形平滑肌组成。⑤大动脉的外膜较薄,外弹性膜与中膜的弹性纤维相连,分界不清;而中动脉的外膜较厚,中膜与外膜间有明显的外弹性膜,分界清楚。⑥大动脉借管壁弹性调节血管扩张与回缩,以保证血液持续流动;而中动脉以平滑肌的舒缩控制管径的大小,调节器官血流量。

四、论述题

试述各型毛细血管的结构和功能特点及主要分布。

答:电镜下,根据内皮细胞的结构常将毛细血管分为三类:①连续毛细血管的特点是内皮细胞间有紧密连接结构,基膜完整,胞质中有大量吞饮小泡。此型毛细血管通透性较差,物质交换主要通过吞饮小泡的作用完成,主要分布于结缔组织、肌组织、肺和中枢神经系统等处。②有孔毛细血管的特点是内皮细胞不含核的部分极薄,有许多贯穿胞质的内皮窗孔,内皮细胞含吞饮小泡很少,基膜连续。此型毛细血管的物质交换主要通过内皮细胞的窗孔来完成,故通透性较大,主要分布于胃肠黏膜、肾血管球和某些内分泌腺等处。③血窦也称窦状毛细血管,其特点是管腔大,形状不规则,内皮细胞间隙较大,有窗孔,基膜不连续或无基膜。此型毛细血管的物质交换是通过内皮细胞的窗孔和细胞间隙进行的,故通透性最大。血窦主要分布于肝、脾、骨髓和某些内分泌腺等处。

学习单元八 消化系统

一、选择题

(1) B (2) D (3) A (4) A (5) C (6) D (7) C (8) C (9) B
(10) A (11) D (12) C (13) A (14) D (15) D

二、简答题

(1) 试述胃的主细胞与壁细胞的结构及其功能。

答:①主细胞:又称"胃酶细胞",分布于腺的体部和底部。细胞呈柱形或锥体形,核圆形位于基部,胞质基部嗜碱性,顶部充满酶原颗粒。电镜观察,细胞表面有短而不规则的微绒毛,核基部胞质内含有大量粗面内质网,核上方有发达的高尔基复合体,酶原颗粒外包单位膜,内含胃蛋白酶原,经盐酸的作用转变成有活性的胃蛋白酶,能将蛋白质水解成胨、胨及少量多肽与氨基酸。婴儿的主细胞还分泌凝乳酶,有利于乳汁的分解。②壁细胞:又称"泌酸细胞",数量较少,多分布在胃底腺上段,细胞较大,呈卵圆形或三角形,核圆形,位于细胞中央,胞质呈强嗜酸性,普通染色呈红色。电镜观察,细胞膜向胞质内凹陷形成大量迂曲分支的小管系统,称"细胞内分泌小管",从小管腔面伸出许多细长的微绒毛,扩大了壁细胞的表面积。胞质内尚有许多管泡状滑面内质网,称"小管泡系统"。胞质还有较多的线粒体。壁细胞的功能主要是合成和分泌盐酸，它能激活胃蛋白酶原成为胃蛋白酶，并有杀菌作用，还能刺激胃肠胰内分泌细胞的分泌和促进胰液的分泌。人的壁细胞尚可分泌一种糖蛋白，称"内因子"，它与维生素B_{12}（抗恶性贫血因子或称外因子）结合成复合物，使维生素B_{12}不被水解酶消化。

（2）试比较小肠与大肠黏膜的结构特点及其与功能的关系。

答：①小肠黏膜向肠腔形成突起，形成肠绒毛。它是由上皮和固有层向肠腔突出而形成的，是小肠特有结构。它使小肠表面积扩大20~30倍。绒毛中轴含有中央乳糜管，与脂肪的吸收有关。其周围还有丰富的毛细血管，与氨基酸及单糖的吸收有关。②小肠上皮的吸收细胞游离面有明显的纹状缘，电镜下纹状缘由细胞表面密集而规则的微绒毛构成。它使小肠表面积扩大约30倍。微绒毛表面有一层细胞衣，内含多种水解酶，促进食物的进一步分解和吸收。③固有层中有小肠腺，其中杯形细胞分泌黏液，潘氏细胞是一种与免疫功能有关的细胞，而未分化细胞是上皮的干细胞，可增殖补充顶部经常脱落的上皮细胞。④固有层中还含有丰富的淋巴组织，其中包括分散的淋巴细胞、孤立淋巴小结及集合淋巴小结，它们与抗原物质进行免疫应答，可防御有害物质的侵害。⑤在十二指肠的黏膜下层，含有十二指肠腺，可保护黏膜免受酸性胃液和胰液的消化和侵蚀。

大肠与小肠相比较，具有以下特点：①黏膜表面无肠绒毛；②固有层内有丰富的大肠腺；③上皮及大肠腺中有丰富的杯形细胞，分泌黏液以润滑黏膜；④外纵肌局部增厚，形成结肠带。

（3）试述胰岛的结构及其功能。

答：胰岛是散布于外分泌腺腺泡之间呈小岛状的细胞团，由数个至数百个细胞组成，细胞排列呈团索状，细胞之间有丰富的有孔毛细血管，细胞分泌激素入血管，用特殊方法染色可显示胰岛主要有A、B、D、PP四种细胞。

①A细胞（甲细胞，α细胞）。A细胞约占细胞总数的20%，多分布于胰岛的周围部，细胞体积较大，呈多边形，胞质内含有很多粗大的分泌颗粒，染成鲜红色。核呈圆形。电镜观察，胞质中有适量的粗面内质网和丰富的游离核糖体。A细胞分泌高血糖素，故又称高血糖素细胞。高血糖素是一种小分子多肽，它能促进肝细胞、肌纤维等的糖原分解为葡萄糖，并抑制糖原合成，故使血糖升高。②B细胞（乙细胞，β细胞）。B细胞为胰岛的主要细胞，约占细胞总数的70%，多分布于胰岛中央，细胞体积较小，分界不清，胞质内有细小的橘黄色颗粒。B细胞分泌胰岛素，故又称"胰岛素细胞"。胰岛素直接或间接地作用于全身各器官的细胞。胰岛素最主要的作用是促进血液内的葡萄糖通过细胞膜进入胞质，是细胞内代谢的主要能量来源；还促进肝细胞、肌纤维和脂肪细胞将葡萄糖合成糖原或转化为脂肪，使血糖降低，所以B细胞与A细胞作用相反，二者协同作用以维持血糖的

相对稳定。③D细胞（丁细胞，δ细胞）。D细胞数量较少，约占胰岛细胞总数的5%。人的D细胞为卵圆或梭形，分散于胰岛周边部的A、B细胞之间，细胞间有缝隙连接，核卵圆形。特殊染色，胞质内含大量蓝色颗粒，D细胞分泌生长抑素，能抑制A、B细胞的分泌，以维持胰岛素的分泌同血糖浓度相适应。④PP细胞。数量很少，主要存在于胰岛周边部，还可见于外分泌部的导管上皮内及腺泡细胞间。PP细胞分泌胰多肽，具有抑制胃肠运动、胰液分泌及胆囊收缩的作用。

（4）试述肝小叶的立体结构。

答：肝小叶是肝脏的基本单位。每个肝小叶呈多角棱柱体，横切面为多边形，肝细胞是构成肝小叶的主要成分。每个肝小叶中轴有一条沿其长轴贯行的静脉，称为"中央静脉"，管壁只有一层内皮细胞围成，管壁上有许多肝血窦的开口。肝细胞以中央静脉为中心，向四周呈放射状排列，形成肝细胞板，它实为连续的单层上皮细胞板，彼此吻合成网。其断面呈索状，称"肝索"。在肝小叶的周围有一层连续的环形肝板，称为"界板"，肝板之间的不规则空隙内有肝血窦，它们经肝板的孔互相连通成网状管道，其中血液向心性地流入中央静脉。相邻肝细胞凹陷形成的微细管道称"胆小管"，互相通连成胆小管网。肝板、肝血窦和胆小管共同组成肝小叶的复杂立体结构。

三、论述题

试述肝细胞的超微结构特点及有关的功能。

答：肝细胞的结构与其功能相适应，具有以下特点。

①肝细胞有三个功能面：相邻肝细胞的连接面、胆管面和肝血窦面。电镜下，胆管面和肝血窦面有发达的微绒毛使表面积增大。肝细胞通过这三种不同的邻接面实现多种生理功能。②肝细胞是具有多方面功能的细胞，各种细胞器丰富而发达，其功能如下。A. 线粒体：为细胞的功能活动不断提供能量。B. 粗面内质网：是肝细胞合成蛋白质的基地，血浆中的白蛋白、纤维蛋白原和其他血浆蛋白等均是在其核糖体上合成的。C. 滑面内质网：具有多方面的功能，进行肝细胞胆汁、三酰甘油和低密度脂蛋白合成，激素和胆红素代谢，类固醇激素的灭活及多种物质的生物转化等。此外，尚可通过酶的氧化、还原、水解和结合等过程，对有害物质起解毒作用。D. 高尔基复合体：粗面内质网合成的蛋白质转移到高尔基复合体进行加工或贮存，然后经运输小泡由血窦面分泌。它还参与胆汁和脂蛋白的形成过程。E. 溶酶体：可消化水解细胞内的代谢物质和退化的细胞器，以维持肝细胞结构的自我更新；溶酶体还参与肝细胞的物质转运和贮存。F. 过氧化物酶体（微体）：它们能将细胞代谢中产生的过氧化氢还原为水，以消除它对细胞的毒性作用。③肝细胞内还含有多种包含物，如糖原、脂滴和色素等，它们的含量因机体的生理状况不同而异。如进食后糖原增多，饥饿时则减少；正常肝细胞内脂滴少，在某些病理情况时脂滴增

多；色素有胆色素、含铁血黄素和脂褐素，后者可随年龄的增长而增多。

学习单元九　呼吸系统

一、单项选择题
（1）B　（2）A　（3）D　（4）D　（5）E　（6）A　（7）B　（8）D　（9）D　（10）A

二、多项选择题
（1）AC　（2）BC　（3）AB　（4）ABC　（5）ABCD

三、简答题

（1）简述肺呼吸部的组成及其管壁结构变化。

答：肺呼吸部由呼吸性细支气管、肺泡管、肺泡囊和肺泡组成。由于呼吸部管壁上都有肺泡开口，因此管壁不完整，各段都有进行气体交换的功能。随着呼吸性细支气管的进一步分支，管壁越来越薄，壁结构越来越少，肺泡开口越来越多，上皮呈移行性变化。

呼吸性细支气管与终末细支气管相连处为单层柱状纤毛上皮，逐渐变为单层柱状、单层立方上皮，近肺泡部分为单层扁平上皮，上皮下为薄层固有膜，由胶原纤维、分散的平滑肌细胞和弹性纤维组成，管壁上的肺泡较少。

肺泡管由呼吸性细支气管分支而来，其管壁越来越少，管壁上的肺泡开口越来越多，肺泡管表面为单层立方或单层扁平上皮，上皮外方有薄层的弹性纤维和膨大的平滑肌束，也是管壁上最后一段存在的平滑肌。

肺泡囊是几个肺泡共同开口处，肺泡管的末端开口于肺泡囊。肺泡呈半球形的小囊，肺泡开口与肺泡囊、肺泡管、呼吸性细支气管相通，相邻肺泡之间为肺隔。

（2）肺泡表面活性物质是怎样降低肺泡表面张力、稳定肺泡的？

答：表面活性物质的主要功能是降低肺泡表面张力，它在肺泡腔面形成一层很薄的液膜，当吸气末时，肺泡增大，表面张力也增大，附在肺泡腔面的表面活性物质可降低肺泡表面张力，防止肺泡过于膨大而破裂；在呼气之末，肺泡缩小，表面活性物质能降低肺泡回缩力而避免肺泡的萎缩，故表面活性物质对稳定肺泡直径起重要作用。

（3）细支气管和终末细支气管管壁中的环形平滑肌与临床上的支气管哮喘有什么联系？

答：细支气管和终末细支气管管壁上的环形平滑肌受自主神经的支配，平滑肌的舒缩可以改变管径的大小来调节进出肺部的气体量；病理情况下，如肥大细胞释放组胺、白三烯等，此处平滑肌产生痉挛性收缩，使细支气管和终末细支气管管径变小，造成气体交换障碍，产生呼吸困难等一系列症状，临床上称为支气管哮喘。

四、论述题

试述肺泡的结构及其与呼吸功能的关系。

答：肺泡是肺的呼吸单位。肺泡呈半球形的小囊，肺泡开口与肺泡囊、肺泡管、呼吸性细支气管相通，肺泡上皮分为两型。Ⅰ型肺泡：细胞扁平菲薄，肺泡表面大部分由此种上皮封裱，提供了一个完整而最薄的面易于气体通过。Ⅱ型肺泡：细胞为立方或圆形，又称颗粒肺泡细胞，位于Ⅰ型细胞之间，胞质中有特殊的嗜锇性板层小体，其分泌物在肺泡腔面形成表面活性物质，能稳定肺泡形态。Ⅱ型肺泡细胞还有分裂、增殖并转化为Ⅰ型肺泡细胞的功能。

相邻肺泡之间为肺泡隔，肺泡隔含胶原纤维、网状纤维、大量的弹性纤维和丰富的毛细血管网、肺巨噬细胞等，肺泡腔内的气体和血管内的气体进行交换要经过血-气屏障。其厚度为 0.2～0.5 μm，由表面活性物质、肺泡Ⅰ型细胞及其基膜、毛细血管基膜及内皮细胞组成，血-气屏障是保证呼吸功能的重要结构。

学习单元十　泌尿系统

一、选择题

（1）C　（2）E　（3）E　（4）C　（5）B　（6）B　（7）A　（8）B　（9）A　（10）C　（11）D　（12）E　（13）B　（14）A　（15）E　（16）C　（17）B　（18）B

二、简答题

（1）试述泌尿小管的组成。

答：泌尿小管是肾实质的主要组成部分，包括肾小管和集合小管。肾小管是由单层上皮组成的小管，外有基膜，依次为近端小管、细段和远端小管三部分。近端小管和远端小管又可再分为曲部和直部。近端小管曲部在尿极处与肾小囊壁层上皮相连并盘曲在肾小体周围，以后沿髓放线由皮质向髓质呈直线延伸为近端小管的直部。在髓质部，直部小管的管径突然变细，为细段。细段从髓质又反折回皮质，管径又重新变粗，仍直行，为远端小管直部。直部从髓放线进入皮质迷路后盘曲在肾小体的周围，为远端小管曲部。近端小管直部、细段和远端小管直部在走向中形成一介"U"形襻状结构为髓襻。远端小管的末端汇合后进入集合管系。集合小管系又可分为弓形集合小管、直集合小管和乳头管三部分。

（2）试述近曲小管和远曲小管的结构特点及功能。

答：近端小管曲部是肾中最粗、最长的一段。光镜下，可见管腔小而不规则，管壁由单层锥体形细胞构成。细胞体积较大，界限模糊。核圆形，靠近细胞基底部，胞质嗜酸性强，普通染色呈深红色。细胞基部有纵纹，游离面有刷状缘。电镜观察刷状缘由密集排列的微绒毛组成，可扩大小管的表面积，有利于重吸收。细胞基底面的质膜向内凹陷形成质膜内褶。内褶间有许多纵行排列的线粒体，两者共同构成光镜下所见的纵纹。细胞的侧面有许多侧突，相邻的侧突凹凸相嵌。侧突和质膜内褶同样可增加细胞的表面积。细胞质膜上还有丰富的Na^+-K^+依赖式ATP酶，执行Na^+和K^+的主动运输功能，线粒体为这一耗能过程提供ATP。原尿中几乎所有的氨基酸、葡萄糖、维生素、大部分水和无机盐离子等均在近端小管内被重吸收，同时，近端小管曲部还能分泌氨、肌酐等物质进入管腔内。

远曲小管的管壁为立方上皮，细胞质呈弱酸性，染色较浅，核靠近管腔面，表面仅有少量微绒毛，不形成刷状缘。细胞也有广泛的侧突和质膜内褶，膜上有丰富的Na^+-K^+依赖式ATP酶，能主动重吸收Na^+，排出K^+，并可释放H^+，使尿液酸化，还可进一步吸收水分。

（3）说明球旁细胞和致密斑的结构特点及二者的功能关系。

答：球旁细胞是入球微动脉在进入肾小体处，管壁内的平滑肌纤维转变成的上皮样细胞。细胞体积大，呈立方形或多边形，核大，胞质丰富，弱嗜碱性。胞质内有丰富的粗面内质网和核糖体、发达的高尔基复合体及大量的分泌颗粒。

致密斑是远端小管曲部在接近肾小体血管极处，其面向血管球一侧的细胞变为高柱状，紧密排列，形成的一个圆形隆起。

球旁细胞的主要功能是合成和分泌肾素。肾素可调节机体的血压、血容量和电解质的平衡。致密斑是一种化学感受器，可感受远端小管内原尿中Na^+浓度的变化。当原尿中Na^+浓度下降或上升时，致密斑可调节球旁细胞对肾素的分泌，出现肾素分泌量相应的增加或减少。

（4）说明肾的血液循环特点及其意义。

肾的血液循环具有如下特点及意义：①肾动脉直接来自腹主动脉，血管较粗，血压较高，血流量丰富。大量的血液进入肾皮质后可经过毛细血管球的过滤。②肾小体入球微动脉的管径大于出球微动脉，所以血液流出的阻力较大，血管球内的血压较高，有利于血浆部分物质滤出而形成原尿。③在肾动脉和肾静脉之间，先后形成血管球毛细血管网和球后毛细血管网，前者为动脉毛细血管网，起滤过作用；后者缠绕在泌尿小管周围，起营养和接受从肾小管重吸收的物质返回血液循环内的作用。④髓旁肾单位的出球微动脉还发出若干直小动脉直行降入髓质，而后在髓质中又反折直行上升为直小静脉，直小动脉和直小静脉在髓质内形成许多"U"形血管袢，并与肾小管髓袢平行排列，且结构与毛细血管相似，有利于髓袢和集合小管的重吸收和尿液的浓缩。

三、论述题

试述后肾的发生及主要畸形的成因。

答：①后肾的发生：后肾起源于生后肾组织和输尿管芽两个不同的部分。A. 输尿管芽。输尿管芽是中肾管末端近泄殖腔处向背外侧长出的一个盲管。输尿管芽向头端延伸且反复分支，主干演变为输尿管，末端膨大并分支形成肾盂、肾大盏、肾小盏和集合管。B. 生后肾组织。在输尿管芽的诱导下，中肾嵴尾端向其聚集包围，形成生后肾组织。外周部分的生后肾组织形成肾被膜和肾内结缔组织，内侧部分形成多个细胞团，逐渐演化为"S"形小管，一端膨大并凹陷形成肾小囊，包绕毛细血管球形成肾小体；其余部分延长弯曲形成肾小管，逐渐演化为近端小管、细段和远端小管，末端与弓形集合管相通。肾小管与肾小体共同组成肾单位。后肾发生于中肾嵴尾侧，故肾最初位于盆腔。随着胎儿腹部器官的生长、输尿管的伸展和胚体的直立，肾逐渐移至腰部。②主要畸形及成因：A. 多囊肾。远曲小管未与集合管接通，导致尿液积聚在肾小管内，使肾内出现许多大小不等的囊泡。B. 肾缺如。因输尿管芽未形成或早期退化，不能诱导后肾发生。C. 异位肾。肾在上升过程中受阻，未达到正常位置，停留在盆腔。D. 马蹄肾。两肾下端在发生时融合在一起，呈马蹄形。E. 双输尿管。由于输尿管芽过早分支所致。F. 脐尿瘘。因脐尿管未闭锁，出生后尿液从脐部外溢。

学习单元十一　免疫系统

一、单项选择题

(1) D　(2) C　(3) A　(4) D　(5) C　(6) A　(7) B　(8) C

二、多项选择题

(1) ABC　(2) CD　(3) ABCD　(4) ABC　(5) ABD　(6) ABC

(7) ACD　(8) ABCD　(9) ABD　(10) BCD

三、简答题

(1) 简述淋巴结的结构。

答：①淋巴结的一般结构是由被膜和实质组成。②淋巴结的实质由淋巴组织构成，分为皮质和髓质。皮质由淋巴结、弥散淋巴组织和皮质淋巴窦组成。髓质由髓索和髓质淋巴窦组成。

(2) 简述淋巴细胞的特征。

答：①在细胞体内分布很广，普遍存在于血液、淋巴液、淋巴组织及免疫器官内；②人类淋巴细胞主要来源于骨髓的淋巴干细胞；③淋巴细胞是机体内种类繁多、功能各异的一个复杂的细胞群体；④淋巴细胞分为T细胞、B细胞、K细胞和NK细胞。

(3) 什么是血-胸腺屏障？

答：胸腺皮质的毛细血管及其周围结构具有屏障作用，称为血-胸腺屏障，由下列数层构成：①连续性毛细血管，其内皮细胞间有完整的紧密连接；②完整的内皮基膜；③血管周隙（其中有巨噬细胞等）；④上皮性网状细胞的基膜；⑤一层连续的胸腺上皮细胞。血液内一般抗原物质和某些药物不易透过此屏障，这对维持胸腺内环境的稳定、保证胸腺细胞的正常发育起着极其重要的作用。

学习单元十二 内分泌系统

一、选择题

（1）B （2）C （3）C （4）D （5）E （6）D （7）D （8）A （9）D （10）E （11）D （12）B （13）D （14）B （15）A

二、简答题

（1）从甲状腺滤泡上皮细胞的超微结构说明甲状腺激素的合成、贮存和释放过程。

答：滤泡上皮细胞从血液中摄取氨基酸在粗面内质网合成甲状腺球蛋白前体，运至高尔基复合体加工并浓缩形成分泌颗粒，以胞吐的方式排至滤泡腔内贮存。由滤泡上皮细胞基底部的细胞膜碘泵，从血液中摄取碘离子，在细胞内活化后进入滤泡腔内与甲状腺球蛋白合成碘化甲状腺球蛋白。在腺垂体分泌的促甲状腺激素的作用下，滤泡上皮细胞以胞吞方式重吸收腔内的碘化甲状腺球蛋白，形成胶质小泡，它与溶酶体融合，溶酶体的水解酶分解碘化甲状腺球蛋白形成甲状腺激素释放至滤泡之间的毛细血管，因此滤泡上皮细胞电镜下胞质内有发达的粗面内质网、线粒体、溶酶体、高尔基复合体，顶部有分泌颗粒。

（2）体内有哪些腺细胞分泌物参与调节血钙？它们的结构特点是什么？

答：体内参与钙代谢的腺细胞有甲状腺滤泡旁细胞和甲状旁腺的主细胞。甲状腺滤泡旁细胞合成分泌的降钙素是一种多肽，能促进成骨细胞的活动使骨盐沉积于类骨质，并抑制胃肠道和肾小管吸收钙离子，使血钙降低。甲状旁腺主细胞合成分泌甲状旁腺激素，主要作用于骨细胞和破骨细胞，使骨盐溶解，并促进肠和肾小管吸收钙离子，从而使血钙升高，也是含氮类激素。这两种细胞结构特点为胞质内富含粗面内质网、高尔基复合体，以及膜包被分泌颗粒。

（3）试述肾上腺皮质的组织结构与功能。

答：肾上腺实质的周边为皮质，以其皮质细胞形态和排列特征可分为球状带、束状带和网状带。球状带位于皮质浅层，腺细胞呈球状团块，细胞较小，呈锥形，核小，染色深，胞质较少，合成分泌盐皮质激素；束状带位于球状带内侧，细胞较多，呈多边形，排列成行，核圆而大，着色浅，合成分泌糖皮质激素；网状带位于皮质深层，细胞索互相吻合成网，细胞小，核小而着色深，胞质呈嗜酸性，主要合成分泌性激素。皮质腺细胞电镜下胞质富含滑面内质网、管状嵴线粒体及脂滴。

(4) 试述神经垂体的结构和功能。

答：神经垂体与下丘脑相连，两者是结构功能的统一体。神经垂体主要由无髓神经纤维和神经胶质细胞组成，后者又称"垂体细胞"。光镜下，大小不等的嗜酸性团块称"赫令体"，为视上核、室旁核神经内分泌细胞的分泌颗粒聚集而成。神经垂体可贮存和释放视上核分泌的抗利尿激素（加压素）和室旁核分泌的催产素。

三、论述题

试述垂体远侧部的组织结构和功能。

答：腺垂体的远侧部在HE染色切片中可分为嗜酸性细胞、嗜碱性细胞和嫌色细胞，均具有含氮类激素分泌细胞的超微结构特点。嗜酸性细胞占40%，细胞呈圆形或椭圆形，胞质内有许多嗜酸性颗粒，合成和释放生长激素、催乳激素；嗜碱性细胞占10%，体积较大，大小不一，呈椭圆形或多边形，核着色深，染色质呈粒状，胞质含嗜碱性颗粒，可合成与释放促甲状腺激素、促肾上腺皮质激素、卵泡刺激素和黄体生成素；嫌色细胞占5%，体积小，胞质少，圆形或多角形，着色浅，细胞界限不清，这些细胞可能是脱颗粒的嗜色细胞或处于形成嗜色细胞的初期阶段。

学习单元十三　生殖系统

一、选择题

(1) A　(2) D　(3) B　(4) E　(5) C　(6) A　(7) A　(8) B　(9) C　(10) E　(11) B　(12) C　(13) E　(14) B　(15) D　(16) E　(17) A　(18) C　(19) E　(20) C

二、简答题

(1) 叙述精子发生的过程。

答：精子的发生是一个连续增殖分化的过程，包括精原细胞的增殖、精母细胞的成熟分裂和精子形成三个阶段。精原细胞是最幼稚的生精细胞，可不断增殖分化成精母细胞。精母细胞分为初级精母细胞和次级精母细胞。初级精母细胞核型为46，XY，经过DNA复制后，进行第一次减数分裂，形成2个次级精母细胞，核型为23，X或23，Y。次级精母细胞不再进行DNA复制，很快进行第二次成熟分裂，形成2个精子细胞。精子细胞不再分裂，经过复杂的形态结构变化，成为精子。

(2) 叙述睾丸间质细胞的结构及功能。

答：间质细胞在生精小管之间的间质内成群分布。细胞体积较大，圆形或多边形，核圆形，位于细胞中央或偏位，核仁明显，胞质嗜酸性，有丰富的管状嵴线粒体和滑面内质网，还有脂滴、色素颗粒和蛋白质结晶等。间质细胞可合成和分泌雄激素。雄激素具有促进精子发生，促进男性生殖器官的发育和分化，以及维持第二性征和性功能等作用。

（3）简述卵泡发育和成熟的过程。

答：卵泡发育和成熟经历三个阶段，即原始卵泡-生长卵泡-成熟卵泡，生长卵泡又分为初级卵泡和次级卵泡阶段。①原始卵泡的中央为一个初级卵母细胞，周围是单层扁平的卵泡细胞。②初级卵泡中初级卵母细胞增大，卵泡细胞变为单层立方或多层细胞，为颗粒细胞，颗粒细胞和初级卵母细胞之间出现透明带，周围结缔组织形成卵泡膜。③次级卵泡中初级卵母细胞进一步增大，颗粒细胞继续增殖，出现卵泡腔、卵泡液、卵丘、放射冠、颗粒层，卵泡膜分化为内、外两层。④成熟卵泡由次级卵泡进一步发育而来，体积最大。

（4）叙述成熟卵细胞的形成过程。

答：成熟卵细胞的形成过程分为四个阶段：卵原细胞-初级卵母细胞-次级卵母细胞-成熟卵细胞。①卵原细胞在胚胎时期经过第一次成熟分裂形成1个初级卵母细胞，停留在分裂前期。②初级卵母细胞在排卵前36～48 h恢复并完成第一次成熟分裂，形成1个次级卵母细胞和1个第一极体。③次级卵母细胞进入第二次成熟分裂，并停留在分裂中期，其受精后完成第二次成熟分裂，形成1个成熟的卵细胞和1个第二极体。第一极体分裂为2个第二极体。1个卵原细胞最终形成1个成熟的卵细胞和3个极体。

（5）试述黄体的形成、功能和转变。

答：①形成：成熟卵泡排卵后，卵泡壁塌陷并形成皱襞，卵泡膜的血管和结缔组织侵入颗粒层，形成富有毛细血管的内分泌腺，色黄，称为黄体。②功能：颗粒黄体细胞——产生孕酮，膜黄体细胞——产生雌激素。③转变：未受精——月经黄体，维持14 d；受精——妊娠黄体，维持6个月。最后均退化为白体。

（6）何为月经？月经是怎样产生的？

答：在卵巢激素的影响下，子宫内膜周期性剥脱，并随血液从阴道排出，即月经。由于排卵未受精，月经黄体退化，雌激素和孕激素水平下降，子宫内膜螺旋动脉收缩，内膜缺血、萎缩、坏死；螺旋动脉收缩后又突然扩张，导致毛细血管骤然充血、破裂。坏死的子宫内膜组织块和毛细血管破裂产生的血液一起从阴道排出，即形成月经。

三、论述题

（1）试述支持细胞的形态结构与功能。

答：支持细胞分布于生精小管之间，呈不规则长锥形，基部紧贴基膜，顶部伸达腔面，侧面和腔面有许多不规则的凹陷，其内镶嵌着各级生精细胞，所以光镜下支持细胞的轮廓不清。细胞核大，呈三角形、卵圆形或不规则形，染色质稀疏，着色浅，核仁明显。电镜下，胞质内可见丰富的滑面内质网、发达的高尔基复合体和许多线粒体，溶酶体数量较多，微丝和微管丰富。

支持细胞对生精细胞有支持和营养作用。①吞噬和消化变性的生精细胞和精子形成过程中脱落的残余胞质。②胞质内微丝和微管的收缩可使不断成熟的生精细胞向生精小管腔面移动,并促使精子释放入管腔。③合成和分泌雄激素结合蛋白,这种蛋白可与雄激素结合,提高生精小管内雄激素的浓度,促进精子的发生。④分泌少量的液体帮助精子的运动。分泌抑制素,抑制腺垂体远侧部合成和分泌卵泡刺激素。⑤参与血-睾屏障的组成,阻止某些有害物质进出生精上皮,并防止精子抗原物质溢出生精小管外,避免自体免疫反应。

(2) 试述子宫内膜的周期性变化与卵巢的关系。

答:①增生期(卵泡期):卵巢的卵泡迅速生长,分泌大量雌激素,使子宫腺上皮和螺旋动脉增生、轻度弯曲,结缔组织致密,子宫内膜增厚至2~3 mm。②分泌期(黄体期):卵巢排卵后黄体生成,分泌大量孕酮和雌激素,使子宫腺肥大、弯曲,螺旋动脉迂曲、充血,结缔组织水肿,子宫内膜比增生期增厚2~3倍。③月经期:卵巢的黄体退化,孕酮和雌激素水平急剧下降,使子宫腺分泌停止,螺旋动脉收缩,引起子宫内膜缺血、坏死、脱落。

学习单元十四 皮 肤

一、选择题

(1) B   (2) D   (3) E   (4) B   (5) E   (6) A   (7) C   (8) D   (9) A   (10) C   (11) B   (12) D   (13) A   (14) B   (15) D   (16) C   (17) D   (18) E

二、名词解释

(1) 板层颗粒。

板层颗粒是表皮角蛋白形成细胞胞质内的一种颗粒,电镜下方可见。颗粒始见于表皮棘层的细胞内,颗粒层细胞含此种颗粒较多。颗粒有界膜包被,内含板层状物质,主要成分为糖脂和固醇,是由高尔基复合体生成的。颗粒层细胞内的这种颗粒多位于胞质周边,有的与细胞膜粘连,并以胞吐方式将所含的糖脂等物质释放到细胞间隙内,使表皮浅层细胞的间隙内充满脂类物质,可阻止皮肤表面的某些物质进入组织内。

(2) 黑素颗粒。

黑素颗粒是黑素细胞生成并分布在其胞质内的一种颗粒,如表皮黑素细胞、眼球壁色素细胞等胞质内的黑素颗粒。某些非黑素细胞胞质内也可见来自黑素细胞的黑素颗粒,如表皮的角蛋白形成细胞等。黑素细胞的高尔基复合体先生成黑素体,内含酪氨酸酶,可将酪氨酸经一系列过程转化为黑素,黑素体内充满黑素即为黑素颗粒。表皮黑素细胞生成黑素颗粒的大小和多少，是决定皮肤颜色差异的主要因素。黑色素能吸收和散射紫外线，有保护深层组织的作用。

（3）毛母质细胞。

毛母质细胞是组成毛球的上皮细胞，细胞较幼稚，增殖分化能力强。在毛生长期，毛母质细胞增生活跃，分化为毛根和上皮根鞘的细胞，毛不断增长。在毛退化期，毛母质细胞停止分裂并发生角化，毛与毛球连接不牢，易脱落。

（4）角化细胞。

角化细胞是皮肤和其他某些部位的复层扁平上皮浅表部的细胞，是已干硬的死细胞。细胞扁平，无细胞核，也无细胞器，细胞内充满角蛋白（密集的角蛋白丝浸埋于富含组氨酸的均质蛋白质中）。相邻角质细胞互相嵌合，细胞间隙中充满脂类物质，以致细胞轮廓不清。上皮表面的角质细胞之间的桥粒解体，细胞连接不牢，逐渐脱落，即为皮屑。毛和甲也是由角质细胞组成的。

（5）肌上皮细胞。

肌上皮细胞是分布在汗腺、唾液腺、乳腺等的分泌部的一种有收缩功能的细胞。它位于腺细胞与基膜之间，呈梭形，有突起，其突起与腺细胞形成连接。细胞结构与平滑肌相似，胞质内有肌动蛋白丝。细胞的收缩作用有助于将分泌部腔内的分泌物排入导管。

（6）真皮乳头。

真皮乳头是真皮乳头层的结缔组织向表皮底部突出形成的乳头状突起，使表皮与真皮的交界面呈凹凸不平状，扩大了两者之间的连接面，增强了两者的连接。乳头内的纤维较细密，含细胞较多。有的乳头内含有触觉小体，尤以手指腹侧皮肤真皮乳头内多见；有的乳头内的毛细血管较丰富。

三、论述题

试联系皮肤角质化过程，概述角质形成和细胞形态结构的变化。

答：皮肤的表皮是角化的复层扁平上皮，含有角质形成细胞和非角质形成细胞，前者构成表皮的主体，根据该种细胞的分化程度和形态结构特征可将表皮由深层至浅层分为五层：基底层、棘层、颗粒层、透明层和角质层。①基底层：由一层矮柱状的基底细胞组成。电镜下，胞质内含丰富的核糖体并有分散或成束的角蛋白丝。基底细胞具有活跃的分裂增殖能力，故基底层又称"生发层"，部分新生的细胞向浅层推移，逐渐分化为表皮的其他几层细胞。②棘层：由4~10层多边形细胞组成，细胞伸出许多细短的棘状突起，故名。相邻细胞的突起以桥粒相连。棘细胞核圆形，胞质丰富，含核糖体较多，并含大量角蛋白丝，常成束分布。胞质内还含有膜被颗粒，内含磷脂等物质。此层细胞彼此牢固连接。③颗粒层：由3~5层扁梭形细胞组成，细胞界限清楚，胞核着色浅，细胞器已消失，显示细胞已趋向于退化。细胞的主要结构特点是胞质内含有许多大小不等的强嗜碱性透明角质颗粒。胞质中膜被颗粒增多，并将磷脂等物质排到细胞间隙中，有助于细胞的互相黏合，又能阻止水溶性物质外流。④透明层：由数层更扁的细胞组成。在HE染色标本上，细胞界限不清，均质透明，嗜酸性，折光强。电镜显示细胞核和细胞器已消失，主要含透明角质。⑤角质层：由几层至几十层扁平的细胞组成，这些细胞是已经完全角化的死细胞，无细胞核也无细胞器，在HE染色标本上呈均质状，易被伊红染色。电镜下，胞质中充满密集的角蛋白丝，它和均质状物质结合为角蛋白。角质层浅表的细胞间桥粒解体，细胞连接松散，脱落后形成皮屑。从基底层到角质层的结构变化，反映了角质形成细胞增殖、分化、迁移，由幼稚到成熟以至死亡和脱落的动态变化过程，同时也是角蛋白逐渐形成、表皮逐渐角化的过程。

学习单元十五　眼和耳

一、选择题

（1）B　（2）B　（3）D　（4）C　（5）D　（6）E　（7）A　（8）A　（9）C　（10）E　（11）B　（12）D　（13）A　（14）C

二、简答题

（1）概述角膜的结构及其生理学特点。

答：角膜的组织结构由外而内可区分为以下五层。①角膜上皮：是未分化的复层扁平上皮，由5～6层排列整齐的细胞组成。上皮基底部平整，无乳头。②前界层：是一层均质的薄膜，由微细的胶原纤维和基质组成。③角膜基质：此层最厚，约占角膜全厚的90%，由许多粗细一致的胶原纤维与表面平行排列成层。基质内无血管，含水和硫酸软骨素等。④后界层：结构与前界层相似，但略薄。⑤角膜内皮：是一层扁平上皮，细胞间有紧密连接。

角膜的生理学特点：①角膜无色透明，主要因为基质层无血管，其胶原纤维的直径一致，排列整齐规则，以及含有适量的水分和丰富的硫酸软骨素等。②角膜内皮与房水直接接触，细胞膜上有离子泵和酶，可调节水和物质的代谢，以保持角膜组织内的水分和折光率。③角膜上皮有丰富的感觉神经末梢，故感觉灵敏。④因无血管、淋巴管及胶原纤维的抗原性较弱，使角膜移植成功率较高。

（2）概述视细胞的结构及功能。

答：视细胞是高度分化的感觉神经元。细胞有内、外突起，相当于轴突和树突，故它是一种特殊的双极神经元。按形态特征，视细胞可分为视杆细胞和视锥细胞。

视杆细胞：视杆细胞的外突（树突）呈细长杆状，称视杆，外突可分为内、外两节。

外节为圆柱体，内有许多平行排列的扁圆形膜盘，是由细胞基部的细胞膜内陷、折叠而成的。其内镶嵌有视紫红质颗粒。外节是细胞的感光部位，能将光能转换成电信号。内节较粗大，有线粒体、粗面内质网、滑面内质网等。内节为外节提供能量和原料。视杆细胞的内突（轴突）末端呈小球状，与双极细胞形成突触。视杆细胞能感受弱光，因其膜盘的视紫红质含有维生素A的衍生物，故维生素A缺乏时感受弱光发生障碍，引起夜盲症。

视锥细胞：视锥细胞的形态与视杆细胞相似，外突粗短，呈锥形，外节也有膜盘，膜盘上有视色素，能感受强光和色觉。人视网膜上有三种视细胞，分别有红、绿、蓝三种颜色的视色素，如因遗传的原因，不能合成某种视色素，会使相应的色觉缺乏，称"色盲"。

（3）试述声波的传导途径及产生听觉的过程。

答：声波的传导有骨传导和气传导两种方式。骨传导在正常听觉中作用甚微。气传导是声波传导的主要方式。声波传进外耳道，振动鼓膜，由听小骨传递到前庭窗，致使前庭阶外淋巴受振动，从而振动到前庭膜和蜗管的内淋巴，进一步影响基底膜与相应的听弦产生振动。另外，前庭阶外淋巴的振动也可经蜗孔传入鼓室阶，引起基底膜共振，使内淋巴在盖膜与基底膜之间发生横向移动，使毛细胞的静纤毛弯曲，刺激毛细胞，从而产生神经冲动，经耳蜗神经传向中枢，产生听觉。

三、论述题

（1）试述视网膜的感光细胞的分类，光电镜形态结构和功能差异。

答：①感光细胞是感受光线的感觉神经元，又称视细胞，细胞分胞体、外突（树突）和内突（轴突）三部分。视细胞分视杆细胞和视锥细胞两种。前者的外突呈杆状（视杆），后者的外突呈锥状（视锥），故而得名。②视杆细胞细长，核较小，染色较深。视杆细胞的外突呈杆状，内突末端膨大呈小球状。视杆分内节与外节两段，内节是合成蛋白质的部位，含丰富的线粒体、粗面内质网和高尔基复合体；外节为感光部位，含有许多平行排列的膜盘，它们是由外节基部一侧的胞膜内陷，与胞膜分离后形成的独立膜盘。外节顶部衰老的膜盘不断脱落，并被色素上皮细胞吞噬。膜盘上镶嵌的感光物质称视紫红质，感弱光。视紫红质由11-顺式视黄醛和视蛋白组成，维生素A是合成11-顺式视黄醛的原料。因此，当人体维生素A不足时，视紫红质缺乏，导致弱光视力减退即为夜盲。③视锥细胞：细胞形态较视杆细胞粗壮，细胞核较大，染色较浅。外突呈圆锥形（视锥），视锥细胞的内突末端膨大呈足状，可与一个或多个双极细胞的树突及水平细胞形成突触。视锥也分内节和外节。外节的膜盘大多与细胞膜不分离，顶部膜盘也不脱落，膜盘上嵌有能感受强光和色觉的视色素。有三种视锥细胞，分别含有红敏色素、蓝敏色素和绿敏色素，也由11-顺式视黄醛和视蛋白组成，但视蛋白的结构与视杆细胞的不同。如缺少感红光（或绿光）的视锥细胞，则不能分辨红（或绿）色，为红（或绿）色盲。

(2) 论述螺旋器的结构与功能。

答：螺旋器，又称柯蒂氏器，位于在膜蜗管的基底膜上。螺旋器由支持细胞和毛细胞组成。支持细胞的种类较多，主要有柱细胞和指细胞。①柱细胞：排列为内、外两行，分别为内柱细胞和外柱细胞，细胞的基部较宽，并列于基底膜上；胞体中部细而长，彼此分离围成一个三角形的内隧道，细胞顶部彼此嵌合。②指细胞：也分内指细胞和外指细胞。内指细胞有一列，外指细胞有3～5列，分别位于内、外柱细胞的内侧和外侧。指细胞呈杯状，顶部凹陷内托一毛细胞，一侧伸出一个指状突起抵达螺旋器的游离面，扩展形成薄板状结构，并与邻近的指细胞和柱细胞等形成的薄板连接，共同构成网状膜。支持细胞的胞质内含有丰富的张力原纤维，起支持作用。毛细胞：是感觉性的上皮细胞。毛细胞分内毛细胞和外毛细胞，分别坐落在内、外指细胞的胞体上。毛细胞顶部有许多静纤毛，内毛细胞的静纤毛分为3～4行，总体呈U形或弧形排列，外毛细胞的静纤毛呈"V"或"W"形排列。静纤毛的排列也呈阶梯形，外侧的静纤毛较内侧的逐排增高，外毛细胞中较长的静纤毛插入盖膜的胶质中。毛细胞的底部与来自耳蜗神经节细胞的树突末端形成突触。螺旋器是听觉感受器，当外耳道的声波传递到蜗管的外淋巴时，外淋巴的振动使螺旋器的基底膜共振，导致盖膜与毛细胞的静纤毛接触，使毛细胞产生神经冲动，并将冲动经耳蜗神经传入中枢，形成听觉。

学习单元十六　人体胚胎学

一、选择题

(1) A　(2) B　(3) C　(4) C　(5) B　(6) C　(7) D　(8) E　(9) E　(10) B　(11) D　(12) D　(13) E　(14) C　(15) C

二、简答题

(1) 简述受精的定义、过程、部位和意义。

答：定义：指精子与卵子结合形成受精卵的过程。过程：精子释放顶体酶，溶蚀放射冠与透明带（此过程为顶体反应），精子细胞膜与卵细胞膜融合，精子进入卵，此时透明带结构发生变化，阻止其他精子穿越透明带（此过程为透明带反应），保证了正常的单精受精。同时卵完成第二次成熟分裂，精、卵细胞核融合而形成受精卵。部位：受精地点多在输卵管壶腹部。条件：①精子获能。②时间：自然状况下，排卵后24 h，精子在女性生殖道1 d内有受精能力。意义：①精子与卵子结合，恢复了细胞的二倍体核型；新个体既维持了双亲的遗传特点，又具有与亲代不完全相同的性状。②受精决定新个体的性别。③受精使原本相对静止的卵子转入旺盛的能量代谢与生化合成，启动了胚胎发育的进程。

(2) 简述植入的定义、时间、部位、条件、过程和意义。

答：定义：胚泡埋入子宫内膜的过程称植入，又称着床。时间：植入于受精后第5~6天开始，于第11~12天完成。部位：植入的部位通常在子宫的体部和底部，最多见于后壁。条件：①子宫内膜处于分泌期；②透明带的及时消失；③胚泡准时进入子宫腔。过程：胚泡内细胞群侧的极端滋养层细胞分泌蛋白酶，破坏子宫内膜，胚泡从缺口逐渐埋入子宫内膜功能层。意义：胚胎与母体建立密切联系，从母体获得养分。

(3) 什么叫胎膜？包括哪些成分？对胚胎发育有何意义？

答：胎膜是胚胎发育过程中形成的临时性结构，包括绒毛膜、羊膜、卵黄囊、尿囊和脐带。它们对胚胎起保护、营养及物质交换等作用，有的对胚胎发育还有特殊意义。部分在分娩前退化，部分在分娩时与胎儿脱离。

(4) 简述神经管的形成与分化。

答：第4周，在脊索诱导下，其背侧中线的外胚层增厚形成神经板，这部分外胚层也称神经外胚层；神经板中央沿长轴向脊索方向凹陷，形成神经沟，神经沟两侧边缘隆起称神经褶，两侧神经褶在神经沟中段靠拢并愈合，愈合向头尾两端进展，最后在头尾两端各有一开口，分别称前神经孔和后神经孔；它们在第4周愈合，使神经沟完全封闭为神经管。神经管是中枢神经系统的原基，其头端演化为脑，尾端演化为脊髓。若前、后神经孔未愈合，将会分别导致无脑畸形和脊髓裂。

三、论述题

(1) 二胚层和三胚层胚盘是如何形成的？

答：二胚层胚盘的形成：在第2周胚泡植入的过程中，内细胞群的细胞增殖分化，逐渐形成圆盘状的胚盘，由两个胚层组成，也称二胚层胚盘。邻近滋养层的一层柱状细胞为上胚层，靠近胚泡腔的一层立方细胞为下胚层。两个胚层紧贴，中间隔以基膜。胚盘是人体发生的原基。继之在上胚层与滋养层之间出现一腔，为羊膜腔，腔内液体为羊水，上胚层为羊膜腔的底。下胚层的周缘细胞向腹侧生长延伸围成一个囊，即卵黄囊，下胚层为卵黄囊的顶。

三胚层胚盘的形成：第3周初，上胚层中轴线上部分上胚层细胞增殖较快，形成一条增厚区，称原条。原条的出现决定了胚体的头尾方向及中轴，原条所在的一端为胚体尾侧。原条头端略膨大，为原结。原条的中线出现浅沟，原结的中心出现浅凹，分别称原沟和原凹。原沟深部的细胞在上、下胚层之间向周边扩展迁移，一部分细胞则在上、下胚层之间形成一个夹层，称胚内中胚层，即中胚层；一部分细胞进入下胚层，并逐渐全部置换了下胚层的细胞，形成一层新的细胞，称内胚层。此时上胚层改称外胚层。第3周末，三胚层胚盘形成，三个胚层均起源于上胚层。

(2) 中胚层分化为哪几部分？它们演变为哪些组织和器官？

答：中胚层形成后，在脊索两侧，由内向外依次分化为以下三部分。①轴旁中胚层：紧邻脊索两侧的中胚层细胞迅速增殖，形成一对纵行的细胞索，即轴旁中胚层。它随即裂为块状细胞团，称体节，第5周时，体节全部形成，共42~44对。体节将主要分化为背侧的皮肤真皮、骨骼肌和中轴骨骼。②间介中胚层：位于轴旁中胚层与侧中胚层之间，将分化为泌尿生殖系统的主要器官。③侧中胚层：是中胚层最外侧的部分。其内部出现一个大腔称胚内体腔，侧中胚层分为两层，与外胚层相贴的为体壁中胚层，将主要分化为胸腹部和四肢的皮肤真皮、骨骼肌、骨骼和血管等；与内胚层相贴的为脏壁中胚层，将分化为消化、呼吸系统的肌组织、血管、结缔组织和间皮等。胚内体腔从头端到尾端将分化为心包腔、胸膜腔和腹膜腔。

（3）试述胎盘的组成、结构和功能。

答：胎盘是由胎儿的丛密绒毛膜和母体的基蜕膜共同组成的圆盘形结构。胎儿面羊膜下方为绒毛膜的结缔组织，脐血管的分支行于其中。绒毛膜发出绒毛干，绒毛干又发出许多细小绒毛，绒毛干的末端以细胞滋养层壳固着于母体的基蜕膜上。脐血管的分支沿绒毛干进入绒毛内，形成毛细血管。绒毛干之间为绒毛间隙，有基蜕膜构成的短隔伸入其内，称胎盘隔。子宫螺旋动脉与子宫静脉的分支开口于绒毛间隙，其内充满母体血液，绒毛浸泡其中。胎盘内有母体和胎儿两套血液循环系统。母体的动脉血从子宫螺旋动脉流入绒毛间隙，在此与绒毛内毛细血管的胎儿血进行物质交换后，再经子宫静脉流回母体。胎儿的静脉血经脐动脉及其分支流入绒毛毛细血管，与绒毛间隙内的母体血进行物质交换，从而成为动脉血，后经脐静脉回流到胎儿。胎盘屏障是胎儿血与母体血在胎盘内进行物质交换所通过的结构。包括：合体滋养层，细胞滋养层及基膜，薄层绒毛结缔组织，毛细血管的基膜与内皮。功能：是胎儿血与母血之间的屏障，可选择性地通透物质；防止有害物质进入胎儿体内。胎盘的功能：①物质交换（起着小肠、肺和肾的作用），传递氧气和营养物质给胎儿，排出二氧化碳和代谢产物；②分泌激素，由合体滋养层分泌，包括人绒毛膜促性腺激素、人胎盘催乳素、孕激素和雌激素等。

学习单元十七　系统发生演变

一、选择题

（1）D　（2）C　（3）B　（4）E　（5）D　（6）C　（7）C　（8）D　（9）E
（10）B　（11）C　（12）C　（13）C　（14）D　（15）C　（16）D　（17）D
（18）C　（19）C　（20）C　（21）B　（22）A　（23）D　（24）C　（25）C
（26）E　（27）B　（28）B　（29）B　（30）D　（31）D　（32）A　（33）B
（34）A　（35）E　（36）E　（37）E　（38）A　（39）D　（40）C

二、简答题

(1) 请叙述人胚颜面形成过程。

答：颜面是由额鼻突、左右上颌突及左右下颌突五个隆起融合而成的。五个隆起之间的凹陷为口凹，即原始口腔，口凹的底为口咽膜。第4周末，额鼻突下缘两侧的外胚层细胞增生，形成左右鼻板，鼻板中央凹陷形成鼻窝，鼻窝周围的间充质增生，分别形成内侧鼻突和外侧鼻突。以后，左右上颌突向中线生长，先后与外侧鼻突和内侧鼻突愈合。上颌突与同侧的内侧鼻突愈合，形成上颌和上唇的外侧部；左右内侧鼻突愈合，形成人中和上唇的中部；左右外侧鼻突形成鼻的外侧壁和鼻翼；额鼻突下缘正中部分形成鼻尖和鼻梁；左右下颌突在中线愈合，形成下唇和下颌；眼最初位于额鼻突的外侧，随着脑与颅的增大及上颌与鼻的形成，两眼向中央靠近。至第2个月末，颜面初具人形。

(2) 原始消化管是怎样发生的？它的各段如何分化？

答：人胚第3周，胚盘向腹侧卷折，卵黄囊顶部的内胚层被包卷形成头尾方向的原始消化管，分前肠、中肠和后肠三部分。前肠的头端有口咽膜封闭，后肠的尾端有泄殖腔膜封闭，中肠与卵黄囊之间相连的部分变细，称为卵黄蒂。其各段分化如下：前肠分化为咽、食管、胃、十二指肠的上段、肝、胆、胰，以及喉以下的呼吸系统，中肠分化为从十二指肠中段至横结肠右2/3部的肠管，后肠分化为从横结肠左1/3部至肛管上段的肠管。

(3) 试述后肾的发生及多囊肾形成的原因。

答：后肾于第5周开始发生，它起源于输尿管芽和生后肾组织。输尿管芽是左右中肾管近泄殖腔处向背外侧长出的两对盲管，它反复分支，逐渐演变成输尿管、肾盂、肾盏和集合小管系，集合小管系的末端诱导生后肾组织形成肾单位。生后肾组织是生肾索尾端的中胚层组织，每个集合小管系的分支末端诱导生后肾组织呈帽状增生，附于集合小管系的盲端上，并逐渐分化形成"S"形小管系，一端与集合小管系的盲端通连，另一端膨大凹陷形成肾小囊，并与伸入囊内的毛细血管球共同组成肾小体。"S"形小管延伸形成肾小管各段，与肾小体组成肾单位。若远端小管与集合小管系发育异常，二者未能接通，使尿液在肾小管内积聚，而致肾功能异常，称多囊肾。

(4) 试述心房内部分隔过程。

答：人胚第4周末，在心房头端背侧壁的正中线处发生一个镰状薄膜，称第1房间隔；它向心内膜垫伸延，其尾缘与心内膜垫之间留有一孔，称第1房间孔。此孔以后逐渐闭合，在该孔封闭之前，于第1房间隔的上部中央又出现一孔，称第2房间孔。同时，在第1房间隔的右侧又发生一个镰状膜，称第2房间隔；它也向心内膜垫方向生长，其上部正好遮盖第2房间孔，且与心内膜垫之间也留有一孔，称卵圆孔。第1房间隔的下部恰好遮盖卵圆孔，成为卵圆孔瓣膜。出生前，由于右心房的压力大于左心房，由下腔静脉进入右心房的血液大部分经卵圆孔流入左心房，但不能倒流。出生后，由于肺循环的建立，左心房内压力大于右心房，压迫卵圆孔瓣，使其与第2房间隔愈合，形成完整的房间隔。

(5) 试述胎儿血液循环的特点及出生后的变化。

答：胎儿血液循环的特点包括：①有通向胎盘的脐动脉和脐静脉；②肝内有静脉导管；③房间隔上有卵圆孔；④肺动脉和主动脉之间有动脉导管。

胎儿出生后血液循环的变化：①脐动脉大部分闭锁为脐外侧韧带，近侧端保留为膀胱上动脉；②脐静脉（腹腔内部分）闭锁，成为肝圆韧带；③肝的静脉导管闭锁成为静脉韧带；④动脉导管闭锁为动脉韧带；⑤肺呼吸使肺静脉血液回流增多，左心房压力增高，卵圆孔瓣膜紧贴第2房间隔，使卵圆孔闭锁。

三、论述题

(1) 试述二胚层胚盘的形成及意义。

答：人胚发育的第2周初，随着胚泡的植入，内细胞群大量增殖，其中朝向胚泡腔侧的细胞分化为一层立方形细胞称下胚层，又称初级内胚层；而贴近滋养层侧的细胞分化为一层柱状细胞称上胚层，又称初级外胚层。上、下胚层间夹有基膜。约第8天，上胚层细胞间出现腔隙并渐扩大，内有羊水，称羊膜腔；该腔的底部由上胚层构成，周围及顶部包绕一层扁平的羊膜细胞，形成羊膜；由羊膜环绕羊膜腔形成的囊称羊膜囊。第9天，下胚层细胞迅速增殖，其外周部分向腹侧延伸包绕成一封闭的囊，称初级卵黄囊，其顶部由下胚层构成。初级卵黄囊很快退化，由次级卵黄囊即卵黄囊替代。到第2周末，上、下胚层紧密相贴形成椭圆形细胞盘，称胚盘，又称二胚层胚盘。它构成人体胚胎发育的原基，且决定了胚胎的背（上胚层侧）面、腹（下胚层侧）面。胚盘以外的部分将形成胚的附属结构。

(2) 简述三胚层的分化。

答：第3周，外胚层在脊索的诱导下，其在中线处形成神经板。神经板中轴处凹陷形成神经沟，沟两侧隆起的神经褶在胚体中段开始愈合，形成神经管。至第4周末，神经管头、尾端封闭；若未封闭，则分别形成无脑畸形和脊柱裂。神经管是中枢神经系统的原基。其头端膨大，将分化为脑、松果体、神经垂体和视网膜等；其尾端较细，分化为脊髓。同时，神经板外侧缘的部分细胞迁移到神经管的背侧形成神经嵴，它是周围神经系统的原基，以后分化为脑神经节、脊神经节和自主神经节及肾上腺髓质的嗜铬细胞等。覆盖在胚体表面的外胚层，将分化为表皮及皮肤附属器官、晶状体、内耳膜迷路、角膜上皮、味觉上皮、口腔和鼻腔及肛门的上皮等。第3周末，中胚层细胞增殖在中轴线两侧由内向外依次分化成轴旁中胚层、间介中胚层和侧中胚层。轴旁中胚层分化为中轴骨骼、骨骼肌、真皮等；间介中胚层分化为泌尿生殖系统的主要器官；侧中胚层参与体壁骨骼与骨骼肌的形成，参与内脏平滑肌及结缔组织的形成，以及心包腔、胸膜腔和腹膜腔的形成。间质可分化为结缔组织、肌组织和心血管、淋巴管等。内胚层随着胚盘的卷折被卷入胚体内，形成原始消化管，将分化为消化系统及呼吸道和肺的上皮，以及中耳、膀胱、甲状腺等器官的上皮。

（3）简述胎盘的形态结构和功能。

答：足月胎儿的胎盘呈圆盘状，中间厚、边缘薄，平均厚度2.5 cm，直径15~20 cm，重约500 g。胎盘的胎儿面被覆有羊膜，表面光滑；中央或近中央处有脐带附着，透过羊膜可见脐带附着处为中心呈放射状走行的脐血管分支。母体面粗糙，为剥离后的底蜕膜，可见15~30个稍突起的胎盘小叶。胎盘由胎儿面的丛密绒毛膜与母体面的底蜕膜共同构成。胎儿面的羊膜深部为滋养层和胚胎性结缔组织构成的绒毛膜板，绒毛膜板发出40~60个固定绒毛，借细胞滋养层壳固定于底蜕膜上；每个绒毛干又分支形成若干细小的游离绒毛，脐血管的分支经绒毛干到达游离绒毛内形成毛细血管。底蜕膜中血管开口于绒毛间隙，使绒毛直接浸泡在盛有母体血液的绒毛间隙中。胎盘小叶由1~4个绒毛干及其分支构成，小叶之间有从底蜕膜发出的楔形小隔，称胎盘隔；其远端呈游离状态，使胎盘小叶间相互连通。胎盘屏障（胎盘膜）是胎儿血与母体血之间进行物质交换所经过的天然屏障，它由合体滋养层和细胞滋养层及基膜、绒毛内薄层结缔组织、绒毛内毛细血管的基膜及内皮构成。它可进行选择性通透，完成物质交换。但某些药物、病毒和激素等可透过胎盘屏障进入胎儿体内。胎盘的合体滋养层可分泌多种激素，对胚胎的发育起重要作用，主要有：①人绒毛膜促性腺激素（HCG），能促进卵巢内黄体生长发育，维持妊娠；②人胎盘催乳素（HPL），可促进母体乳腺及胎儿的生长发育；③孕激素和雌激素，于妊娠第4个月开始分泌，以后逐渐增多，母体的黄体退化后，胎盘的这两种激素起着继续妊娠的作用。

参考文献

[1] 张我华，汪维伟. 人体解剖学与组织胚胎学（第3版）[M]. 重庆：重庆大学出版社，1996.

[2] 徐昌芬，陈永珍，王晓冬. 组织胚胎学 [M]. 南京：东南大学出版社，2006.

[3] 胡捍卫. 组织胚胎学 [M]. 南京：东南大学出版社，2006.

[4] 徐昌芬，王德俊. 组织胚胎学 [M]. 南京：东南大学出版社，1997.

[5] 霍琨，徐国成，韩秋生. 解剖学与组织胚胎学图谱 [M]. 吉林：吉林科学技术出版社，2007.

[6] 承德医学专科学校. 组织胚胎学 [M]. 北京：人民卫生出版社，1980.

[7] 王淑钗，朱清仙，顾栋良. 组织胚胎学 [M]. 北京：人民军医出版社，1999.

[8] 王金茂，冯京生，周作民，等. 组织胚胎学 [M]. 南京：江苏科学技术出版社，2002.

[9] 魏丽华，苏衍萍，崔海庆. 组织学与胚胎学实验指导和图谱 [M]. 上海：上海科学技术出版社，2004.

[10] 李秋明. 组织胚胎学 [M]. 北京：人民军医出版社，2006.

[11] 周国民，钟翠平. 组织胚胎学 [M]. 上海：复旦大学出版社，2005.

[12] 朱启锭. 组织胚胎学 [M]. 南京：东南大学出版社，1994.

[13] 朱启锭，吴明章，顾文祥. 组织胚胎学 [M]. 南京：江苏科学技术出版社，1997.

[14] 楼允东. 组织胚胎学 [M]. 北京：中国农业出版社，1980.

[15] 南京医学院，浙江医科大学，上海第二医科大学，等. 组织胚胎学（第3版）[M]. 南京：江苏科学技术出版社，1990.

[16] 郭泽云，吴春云，马丽梅，等. 组织胚胎学习题集 [M]. 北京：军事医学科学出版社，2005.

[17] 黄仲照，阙玉玲，浩培刚. 解剖学及组织胚胎学 [M]. 南宁：广西科学技术出

版社，1995.

[18] 徐维蓉. 组织胚胎学习题集［M］. 上海：上海中医药大学出版社，2003.

[19] 蔡玉文. 组织学与胚胎学习题集［M］. 北京：中国中医药出版社，2003.

[20] 魏德. 解剖学及组织胚胎学复习题集［M］. 乌鲁木齐：新疆青少年出版社，1994.

[21] 南京医学院，浙江医科大学，等. 组织胚胎学（第2版）［M］. 南京：江苏科学技术出版社，1981.

[22] 霍琨，徐国成，韩秋生，等. 解剖组织胚胎学图谱［M］. 长春：吉林科学技术出版社，2003.

[23] 江启元，叶珠萍，李仲坤，等. 功能组织学与胚胎学图谱［M］. 济南：山东科学技术出版社，1982.

[24] 蒋加年，郭仁强，张适，等. 组织胚胎学图谱［M］. 北京：人民卫生出版社，1958.